全国中医药行业高等职业教育“十二五”规划教材

健康评估

（供护理学专业用）

主　　编　姜　涌（辽宁医药职业学院）
副 主 编　欧应华（四川中医药高等专科学校）
　　　　　刘俊香（重庆三峡医药高等专科学校）
　　　　　李小英（安阳职业技术学院）
编　　委　孙晓再（南阳医学高等专科学校）
　　　　　刘剑辉（辽宁医药职业学院）
　　　　　周秀玲（长春中医药大学附属医院）
　　　　　鲁丽敏（黑龙江中医药大学佳木斯学院）
　　　　　张彩坤（山东中医药高等专科学校）
　　　　　徐红俊（河北中医学院）
　　　　　徐　刚（江西中医药大学）
　　　　　金宁宁（北京中医药大学）

中国中医药出版社
·北　京·

图书在版编目（CIP）数据

健康评估/姜涌主编．—北京：中国中医药出版社，2016.10
全国中医药行业高等职业教育“十二五”规划教材
ISBN 978-7-5132-2610-3

Ⅰ.①健… Ⅱ.①姜… Ⅲ.①健康-评估-高等职业教育-教材
Ⅳ.①R471

中国版本图书馆 CIP 数据核字（2015）第 129846 号

中国中医药出版社出版
北京市朝阳区北三环东路 28 号易亨大厦 16 层
邮政编码 100013
传真 010 64405750
天津市蓟县宏图印务有限公司印刷
各地新华书店经销
*
开本 787×1092 1/16 印张 24.5 字数 551 千字
2016 年 10 月第 1 版 2016 年 10 月第 1 次印刷
书 号 ISBN 978-7-5132-2610-3
*
定价 49.00 元
网址 www.cptcm.com

社长热线 010 64405720
购书热线 010 64065415 010 64065413
微信服务号 zgzyycbs
书店网址 csln.net/qksd/
官方微博 http://e.weibo.com/cptcm
淘宝天猫网址 http://zgzyycbs.tmall.com

全国中医药职业教育教学指导委员会

前　言

中医药职业教育是我国现代职业教育体系的重要组成部分，肩负着培养中医药多样化人才、传承中医药技术技能、促进中医药就业创业的重要职责。教育要发展，教材是根本，在人才培养上具有举足轻重的作用。为贯彻落实习近平总书记关于加快发展现代职业教育的重要指示精神和《国家中长期教育改革和发展规划纲要（2010—2020年）》，国家中医药管理局教材办公室、全国中医药职业教育教学指导委员会紧密结合中医药职业教育特点，充分发挥中医药高等职业教育的引领作用，满足中医药事业发展对于高素质技术技能中医药人才的需求，突出中医药高等职业教育的特色，组织完成了“全国中医药行业高等职业教育‘十二五’规划教材”建设工作。

作为全国唯一的中医药行业高等职业教育规划教材，本版教材按照“政府指导、学会主办、院校联办、出版社协办”的运作机制，于2013年启动了教材建设工作。通过广泛调研、全国范围遴选主编，又先后经过主编会议、编委会议、定稿会议等研究论证，在千余位编者的共同努力下，历时1年半时间，完成了84种规划教材的编写工作。

“全国中医药行业高等职业教育‘十二五’规划教材”，由70余所开展中医药高等职业教育的院校及相关医院、医药企业等单位联合编写，中国中医药出版社出版，供高等职业教育院校中医、针灸推拿、中医骨伤、临床医学、护理、药学、中药、中药鉴定与质量检测技术、现代中药技术、中药制药技术、中草药栽培技术、医药营销、药品经营与管理、中医保健康复技术、康复治疗技术、医学美容技术等16个专业使用。

本套教材具有以下特点：

1. 坚持以学生为中心，强调以就业为导向、以能力为本位、以岗位需求为标准的原则，按照高素质技术技能人才的培养目标进行编写，体现“工学结合”“知行合一”的人才培养模式。

2. 注重体现中医药高等职业教育的特点，以教育部新的教学指导意见为纲领，注重针对性、适用性及实用性，贴近学生、贴近岗位、贴近社会，符合中医药高等职业教育教学实际。

3. 注重强化质量意识、精品意识，从教材内容结构、知识点、规范化、标准化、编写技巧、语言文字等方面加以改革，具备“精品教材”特质。

4. 注重教材内容与教学大纲的统一，教材内容涵盖资格考试全部内容及所有考试要求的知识点，满足学生获得“双证书”及相关工作岗位需求，有利于促进学生就业。

5. 注重创新教材呈现形式，版式设计新颖、活泼，图文并茂，配有网络教学大纲指导教与学（相关内容可在中国中医药出版社网站 www. cptcm. com 下载），符合职业院校学生认知规律及特点，以利于增强学生的学习兴趣。

在“全国中医药行业高等职业教育‘十二五’规划教材”的组织编写过程中，得到了国家中医药管理局的精心指导，全国高等中医药职业教育院校的大力支持，相关专家和各门教材主编、副主编及参编人员的辛勤努力，保证了教材质量，在此表示诚挚的谢意！

我们衷心希望本套规划教材能在相关课程的教学中发挥积极的作用，通过教学实践的检验不断改进和完善。敬请各教学单位、教学人员及广大学生多提宝贵意见，以便再版时予以修正，提升教材质量。

国家中医药管理局教材办公室
全国中医药职业教育教学指导委员会
中国中医药出版社
2015 年 5 月

编写说明

健康评估是高等职业院校护理学专业的必修课和桥梁课。本教材是全国中医药行业高等职业教育“十二五”规划教材之一。在教材编写中，我们以护理专业培养目标为依据，在强调“三基”（基本理论、基本知识和基本技能）培养的同时，注重学生创新意识、创新能力和批判性思维的培养。

本教材的编写特点体现在以下四个方面。

1. 注重基本理论、基本知识和基本技能的阐述，增加了实训指导，明确了技能培养目标。

2. 紧扣学科发展现状，适当补充新知识、新技术。

3. 突出护理特色，强化整体护理观念，培养学生监测和判断病情变化的能力。

4. 注重理论联系实际，将基础理论融入大量习题或案例中，使抽象问题具体化；坚持理论知识实用为主、够用为度，将复杂的理论知识简单化。

本教材共有十二章，分为绪论、健康史的采集、护理诊断、常见症状评估、身体评估、心理评估、社会评估、实验室检查、心电图检查、影像学检查、护理病历书写和健康评估实训指导。编写过程中，编委们始终坚持高等职业教育的特色，并注重工学结合，认真完成各部分的编写任务，力争内容简单明了，条理清晰，希望能通过本教材的引导，加强学生对临床基础知识的理解，初步掌握临床思维方法，培养学生一定的发现问题、分析问题和解决问题的能力，初步具备一定的健康评估、健康教育咨询与管理的能力。

具体编写分工：第一章由姜涌编写，第二章由刘俊香编写，第三章由周秀玲编写，第四章由张彩坤、孙晓再编写，第五章由金宁宁、孙晓再编写，第六章由欧应华编写，第七章由孙晓再编写，第八章由徐红俊编写，第九章由刘剑辉编写，第十章由鲁丽敏编写，第十一章由周秀玲编写，第十二章由徐刚编写。

本教材编写始终得到中国中医药出版社编辑的热心帮助与指导，以及相关学校的大力支持与帮助，在此表示衷心感谢！本教材参考了许多有关专著、教材和资料，在此向相关作者表示感谢，并致以崇高的敬意！

编写过程中编委们付出了辛苦和努力，若有不足之处希望读者提出宝贵意见，以便再版时修订提高。

《健康评估》编委会

2016 年 8 月

目 录

第一章　绪　　论

教学要求

1. 掌握健康评估的概念。
2. 熟悉健康评估的内容。
3. 了解健康评估的发展史。

健康评估（health assessment）是研究诊断个体、家庭或社区对现存的或潜在的健康问题或生命过程的反应的基本理论、基本技能和临床思维方法的科学，是形成护理理念、从护理的角度思考健康问题的起点课程，是从医学基础过渡到临床护理的桥梁课程，是临床各科护理学的基础课程。

随着人们对卫生保健服务要求的不断提高，实施以患者为中心、以护理程序为基础的整体护理（holistic nursing）已成为当今的护理理念。护理程序是由评估、诊断、计划、实施和评价所组成的循序渐进、不断循环的动态过程，其中健康评估是最为重要、最为关键的环节。它既是执行护理程序的基础，又贯穿于整个护理过程之中，因而全面、完整、正确的评估是确保高质量护理的先决条件。及时、准确的评估，可使护理程序正确运行，使被评估者获得恰当的处理，从而达到减轻痛苦、缩短病程、早期康复、提高生命质量的目的；而错误或延迟的评估，却可使健康问题由简单发展至复杂，由轻微发展至严重，甚至危及生命。美国护士协会（ANA）早在 1980 年确定的护理实践标准中就特别强调了评估的重要性："评估阶段为实施高质量的个体化护理提供坚实的基础，需要有标准、完整的评估来推进人类反应的诊断与治疗。"因而，护士作为"健康守护者"，就必须学好临床各科护理学的基础课程——健康评估，学会健康评估的基本知识、基本技能和基本方法。

一、健康评估的发展史

早在 19 世纪中叶，人们就已经意识到评估在护理中的重要性。Florence Nightingale 视评估为"对疾病的观察"，她强调护理观察、与患者交谈的重要性，因为这样可以获取更多有关健康和疾病相关的信息。

20 世纪 50 年代，Lydia Hall 第 1 次提出了护理程序的概念。1967 年，Yara 和 Walsh 将护理程序划分为评估、计划、实施和评价 4 个部分。此后，护理程序在护理作为拥有自己知识体系的独立学科的背景下广为讨论并迅速发展起来。评估被进一步分为评估和诊断两个部分。

1967 年，Black 在有关护理程序的国际会议上提出，护理评估的重点在于评估患者的需要。Black 提议采用 Maslow 人的需要层次论作为评估框架，指导护理评估。会议最终确立了护理评估的原则：①评估是护理程序的第一步。②评估是一个系统的、有目的的护患互动过程。③护理评估的重点在于评估个体的功能能力和日常生活能力。④评估过程包括收集资料和临床判断。诸多护理理论模式产生于 20 世纪 60 年代和 70 年代，其目标在于明确护理的实质性内容并将其视为独立的学科。新模式的另一目的是对护理教学大纲进行结构性调整以支持专业教育。虽然这些理论模式有助于护理作为独立学科的发展，但并未能在很大程度上规范护理实践及促进有意义的研究进展。

自 1970 年以来，美国开始重视在教学计划中培养护士收集资料的方法和技巧，包括全面的体格检查，使用医疗的模式培养护理学生健康评估的能力。这一模式的重点在于评估机体系统状况、疾病对身体的影响、并发症及治疗的效果。医学的评估模式被很好地标准化，包括以主诉、现病史、既往史、家族史、系统回顾等特定的问诊形式收集资料，随之是系统的体格检查。尽管医学的评估模式使护士能够辨认和监测疾病的过程，但并不能为评估个体的护理需要提供系统的工具。

与此同时，在 70 年代早期，护理也开始采用另一种方法以便将护理所特有的内容定义为一个专业。这种方法的重点不在于发展广义的护理理论，而在于对护理实践中护士能独立进行的、无须医生等其他专业人员监督和指导的临床判断进行定义和分类，以进一步确定护理的独立性。此即护理史中的“护理诊断运动”，其目的是对“患者的护理需要”“护理问题”或“患者问题”进行正式分类和命名。这一时期的工作意味着护理学已能明确表达其独立的、与医疗不同的定义而趋于成熟。

随着护理诊断的发展及护士开始在临床实践中运用护理诊断人们发现，确立护理诊断的困难是以传统的身体系统医学模式作为评估和组织评估资料的形式造成的。虽然这一模式有助于指导护士收集辨认临床问题和医疗诊断的资料，但无助于护士收集与护理诊断相关的资料。于是护理开始寻求一种能有效地收集与护理相关的临床资料的护理评估系统，以利于做出护理诊断。

基于此种需要，Gordon 于 1987 年提出了带有明显护理特征的、被称为功能性健康型态（functional health patterns，FHPs）的收集和组织资料的框架。FHPs 使有明显护理特征的、系统的、标准化的资料收集和分析方法成为可能。目前，FHPs 模式已被越来越广泛地用于护理评估，以确定个体整体健康状况及其护理的需要。

二、健康评估的内容

对被评估者健康评估的目的在于了解其在健康和生命过程中的经历；寻找促进其健康或增进其最佳身体功能的有利因素；识别其护理需要、临床问题或护理诊断，作为选择护理干预方案的基础；评价其治疗和护理的效果。为达成此目的，健康评估的内容包括从如何与被评估者交流并建立良好的护患关系，到学习问诊和身体评估的内容和方法，辅助检查的内容和意义，以及如何运用诊断性推理分析、综合资料，以发现其中的意义并得出合乎逻辑的结论。

（一）健康史采集

准确、系统地收集被评估者的健康资料，确保所搜集的健康资料完整无误是健康评估的基础。

（二）护理诊断

评估的最后阶段是诊断性推理。诊断性推理涉及对评估过程、观察结果和临床判断的评判性思维能力。初学者在学习诊断性推理的基础上，如能注意理论与实际相结合，将有助于提高临床护理诊断的水平。

（三）常见症状评估

个体患病后对机体功能异常的主观感觉或自身体验称为症状（symptom），如咳嗽、咳痰、头痛、恶心等。症状作为被评估者健康状况的主观资料，是健康史的重要组成部分。研究症状的发生、发展和演变，以及由此而发生的被评估者身心两方面的反应，对形成护理诊断、指导临床护理监测起着主导的作用。

（四）身体评估

身体评估是指评估者通过自己的感官或借助听诊器、血压表、体温表等辅助工具对被评估者进行细致观察与系统检查，找出机体正常或异常征象的评估方法，是获取护理诊断依据的重要手段。体征是被评估者体表或内部结构发生的、能客观检查到的改变，如水肿、心脏杂音等。身体评估以解剖生理和病理学等知识为基础，具有很强的技术性。正确、娴熟的操作可获得明确的评估结果；反之，则难以达到评估的目的。

（五）心理与社会评估

从自我概念、认知水平、情感和情绪、个性、压力与应对、角色与角色适应、文化，以及家庭和环境等方面全面阐述如何对被评估者进行评估。由于社会心理评估受主观因素影响较大，资料的收集、分析及结果的判断都比较困难，故其评估结果不能简单地以正常与否来划分。

（六）辅助检查

辅助检查包括实验室检查、心电图和影像学检查。辅助检查的结果作为客观资料的重要组成部分，可指导护士观察、判断病情，做出护理诊断。

（七）护理病历书写

病历是将问诊、身体评估、辅助检查所获得的资料经过医学的思维后形成的书面记录。它既是护理活动的重要文件，也是有关被评估者病情的法律文件。其格式和内容有严格而具体的要求。

三、健康评估的学习方法与要求

通过健康评估课程的学习，应达到如下要求。

1. 应用沟通交流的技巧进行健康史的采集，并了解主诉和症状的临床意义。
2. 独立进行全面、系统的身体评估，达到熟练、准确的程度。
3. 识别正常和异常体征，并解释其临床意义。
4. 解释常用辅助检查结果的临床意义。
5. 对被评估者心理、社会、家庭状况做出整体评估。
6. 能书写完整的护理病历，根据问诊、身体评估和辅助检查的结果做出初步的护理诊断。

目标检测

一、选择题

1. 护理程序的第一步是（　）。

A. 评估　B. 诊断　C. 计划　D. 实施　E. 评价

2. 健康评估的目的是（　）。

A. 了解被评估者的病情，确定医疗诊断

B. 对被评估者进行解释说明

C. 了解被评估者的健康状况，确定护理诊断

D. 对被评估者进行基础护理操作

E. 医疗卫生保健工作的特有内容

二、名词解释

1. 健康评估
2. 症状
3. 体征

三、简答题

1. 简要概括健康评估的主要内容。
2. 结合实际情况，思考如何学好健康评估课程。

第二章 健康史的采集

教学要求

1. 掌握问诊方法，能应用问诊技巧收集健康资料；掌握主诉的概念和记录方法。

2. 熟悉健康史的内容及采集的注意事项。

3. 了解功能性健康型态评估的内容。

【病例引入】

这是一位实习护士书写的护理评估记录中的主诉及现病史部分。

患者，男，42 岁。因“慢性支气管炎 5 年，加重 1 天”入院。最近患者因受凉感冒后症状加重，出现咳嗽咳痰，并伴发热 1 天。患者曾自行服药，未到医院进行正规治疗。

思考：

1. 找出该患者的主诉存在什么问题？正确主诉应该怎么记录？

2. 找出该现病史的不足之处。

健康史（health history）也称护理病史，是指生活中对被评估者心理和躯体健康产生影响的相关资料。收集健康史资料的过程称为健康史采集（history taking）。

健康史采集是建立护理诊断的基础之一，也是护理评估的首要环节，是评估者通过与被评估者交谈，有计划、系统地收集被评估者的健康资料，并对资料进行整理、分析、推理和判断的过程，以了解被评估者目前及既往的健康状况、影响健康状况的因素及对自己健康状况的认识与反应。与医疗病史采集不同的是，护理人员更关注被评估者对其健康状况及因病所导致的生活方式改变所做出的反应，评估的重点在于评估被评估者的功能能力和日常生活能力。

第一节 健康史采集的方法与注意事项

一、健康史采集的方法

问诊（inquiry）是健康史采集的主要方法之一，是评估者通过与被评估者或其知情人的交谈，借以获得被评估者的健康状况、患病情况，以及由此带来的身体、心理、社会活动的反应或潜在的健康问题。问诊是采集健康资料最重要的手段，是建立良好护患关系的开始。

（一）问诊的重要性

1. 问诊是建立良好护患关系的基础 正确的问诊方法和良好的问诊技巧，可使被评估者感到评估者的亲切，增加相互信任，从而提高被评估者对治疗护理的依从性。

2. 问诊是获得护理诊断依据的重要手段 问诊可了解被评估者的健康状况，以及其对自己健康状况的认识和反应，从中获取提出护理诊断的主要依据。

3. 问诊可为进一步身体评估提供线索 通过问诊获取的健康史资料能为身体评估的重点提供线索。如被评估者以咳嗽、痰中带血为主要表现，若同时伴有消瘦、乏力，结合其年龄在 40 岁以上长期吸烟，就要考虑肺癌的可能。根据这一线索进行肺部评估和 X 线检查，一般能明确诊断。

成功的问诊是确保健康资料完整性和准确性的关键，因此，护士在临床工作中应掌握问诊的方法和技巧。

（二）问诊的对象

健康史采集问诊的对象一般是患者本人（被评估者），因为只有被评估者自己最清楚、最能准确地表达自己的病情，因此也最为可靠。对于重症患者、意识不清、语言交流障碍、智力不全、精神障碍等无法自述病史者，可由其家庭成员或与被评估者关系密切的知情者代述。

（三）问诊的步骤

1. 准备阶段

（1）安排合适的时间：健康史采集一般在被评估者入院事项安排就绪后进行，不宜在被评估者就餐、会客、情绪不稳或其他不便时间内交谈，以免影响交谈的效果。

（2）安排良好的环境：交谈需要舒适、安全、安静的环境，避免干扰。室内相对隔音，光线明亮但需柔和，温度适宜，设施舒适，卫生状况良好。重病患者可在床边交谈。

（3）查阅门诊资料：通过查阅门诊资料，初步了解被评估者的基本情况、主要表现及诊治经过，以便初步确定问诊内容和方法，预测可能出现的问题及需要采取的相应措施。

（4）明确问诊的目的及内容：评估者问诊前准备一份谈话提纲，考虑好问诊要收集的主要资料及问诊的顺序。

（5）评估者在健康史评估过程中应衣帽整洁，仪表良好，态度亲切。

知识链接

交谈的方式

交谈分为正式交谈和非正式交谈。正式交谈是指预先通知被评估者，有目的的交谈，如入院时收集健康资料。非正式交谈是指评估者在治疗、护理过程中与被评估者之间的交谈。

2. 问诊开始 问诊前，评估者应根据被评估者的年龄、性别、职业、文化背景等礼貌地称呼对方，并作自我介绍，避免以床号称呼被评估者。向被评估者说明交谈的目的、交谈所需时间，了解被评估者的要求与愿望，并表示愿尽自己的所能解除被评估者的病痛和满足被评估者的要求，承诺保密被评估者的隐私。

3. 问诊过程 根据健康史采集内容从一般情况、主诉开始逐步深入地进行问诊，问诊过程中应注意问诊的技巧。

（1）根据情况选用合适的提问方式

1）开放式提问：是评估者提出一个疑问句，没有可选择的答案，被评估者需根据自己的实际情况加以描述才能回答。如“您感到哪里不舒服”“您头痛有多长时间”“您多在什么情况下疼痛”“您发生疼痛的时候自己是怎么处理的”等，然后耐心地倾听被评估者的叙述。开放性提问易于打开被评估者的思路，有利于其主动、自由地诉说，这样评估者能获得更客观、更完整的资料。其缺点是被评估者的回答可能与评估无关，占用时间较长，所以急症情况下不宜使用。

2）封闭式提问：是一种将被评估者的回答限制在特定范围之内的提问，被评估者用“是”或“否”，“好”或“不好”就可回答。如“您睡眠好吗”“您现在还胸痛吗”。封闭式提问回答内容已包含在问句中，直接简单，节省时间，对处理急诊患者特别合适。但这样的提问方式带有较强的暗示性，容易错误地引导被评估者，有时获得的资料会不真实。

问诊过程中评估者可根据具体情况灵活应用两种提问方式。一般来说，为了获得和掌握更多的病史资料，调动被评估者自己解决问题的主动性和积极性，会谈中初始阶段或转移话题时宜多采用开放式提问。只有为证实或确认健康史的细节时才用封闭式提问。

（2）注意非语言沟通 交谈中与被评估者的视线保持接触，双目平视。保持适当的距离，理想的交谈距离是50～120cm。在交谈中适时点头、微笑、应答表示听懂了对方所说的话，鼓励继续交谈；运用必要的手势，如握手、抚摸头部或背部，可使被评估者感到护理人员的关怀，有助于建立良好的护患关系。但要根据不同的文化背景和接受程度恰当运用。

(3) 巧用过渡语言，掌控交谈速度　问诊过程中，要注意多听被评估者的叙述，应让其充分地陈述他的情况和感受，不要轻易打断。只有当其陈述离病情太远时，评估者才须及时给予启发和引导把话题转回。如“有关您本次发病的情况我已了解，下面请您谈谈过去的身体情况，好吗?”。这样既可让被评估者按自己的方式叙述病情，也能控制交谈速度。

(4) 及时核实资料　为确保所获取资料的准确性，在交谈中必须对含糊不清、存有疑问或矛盾的内容作进一步的核实。常用的核实方法有：

1）复述：将对方所说的话再复述1遍，待对方确认后再继续倾听和交谈，进一步证实所述的事实。如“您刚才说您半夜感到胸闷，是这样吗?”

2）澄清：请被评估者对模棱两可或模糊不清的内容做进一步的解释和说明，以求取得更确切的信息。如“您说您胸痛，能否具体说一下是怎样的情况”等。

3）反问：以询问的口气重复被评估者所说的话，但不可以加入自己的观点，并鼓励其提供更多的信息，如“您说您夜里睡眠不好，对吗?”

4）质疑：用于被评估者所说的与评估者所观察到的内容不一致时，如“您说您对自己的病情没有任何的顾虑，可我看您的眼睛却是红红的，好像哭过，能告诉我这是为什么吗?”

5）解析：对被评估者所提供的信息进行分析和推论，并与其交流。被评估者可以对您的解析加以确认、否认或提供另外的信息等。

当被评估者回答不确切时，要耐心启发，如“请您再想想，能不能再确切些”等，注意给被评估者充分思考的时间回答问题。

4. 结束阶段　已取得必要的资料、准备结束谈话前，护士应真诚地感谢被评估者的合作和配合，并向被评估者简单复述一下谈话的重要内容，让被评估者确认其所述情况，对那些含糊不清、存有疑问的谈话内容进行核实，以确保病史资料的准确性。护士还应对相关事项做出必要的解释，如作息时间安排、亲属探视时间的规定等。

（四）特殊评估对象的问诊

1. 对危重患者　健康史采集的重点应放在对目前主要问题的评估上，并立即进行抢救，详细的病史可在病情好转后再作补充，以免延误抢救。

2. 对反应迟钝、思维缓慢的老年人　应注意简单、通俗，语速要慢，给被评估者留有足够的思考、回忆时间，注意耐心启发，必要时予以适当的重复等。如“您再想一想，能不能再具体些”等，以免因老年人体力、听力、视力的减退，影响健康史采集。

对老年人、婴幼儿、听力语言障碍者、极度虚弱甚至神志不清的、精神异常的被评估者，其健康史可向其家属或监护人询问，同时要求必须有人陪同被评估者。

二、健康史采集的注意事项

1. 尊重被评估者 评估者应始终态度诚恳、和蔼、耐心，对被评估者应一视同仁，对外观异常或身体有异味者，不可表现出嘲笑、怠慢的态度；尊重被评估者的隐私，如其不愿回答的问题，不应追问。为了取得被评估者的信任可寻找自己与其之间的相似之处，如“我们是老乡呢”“我以前也得过您这个病，我理解您的心情。”这样可缩短评估者和被评估者之间的距离，并取得其信任。

2. 避免套问和诱问 在与被评估者交谈中，可适当提出一些需要进一步核实的问题，但应避免套问如“您有失眠吗?”而应用“您睡眠情况如何?”还应避免诱问，如“您是下午发热吗?”而应用“您发热一般是在什么时间?”以免被评估者顺口称是，影响资料的真实性。

3. 避免使用医学术语 问诊语言应通俗易懂，问题简单明了，避免使用医学术语，如“里急后重”“心悸”“端坐呼吸”“黄疸”“隐血”等。避免因被评估者难以理解或理解有误，而提供与实际情况不相符的资料。

4. 认真倾听，避免重复提问 评估者提问时要注意系统性、目的性和必要性，避免重复提问。有时为了核实资料，需要就同样的问题多问几次时，应注意表达方式。重复或杂乱无章的提问，可能会失去被评估者的信任。

5. 不宜使用责难性提问 以免使被评估者产生防御心理。如“您为什么不早点来，而拖了几周才来看病”“您为什么要吃剩菜剩饭呢?”

6. 注意文化差异 不同国家、地区、民族、社会阶层的人在人际沟通的方式及对疾病的反应上也存在文化差异，护士应了解自己与其他文化间的差异，学会理解和尊重他人文化的重要性。

知识链接

富兰克林避免抗拒的沟通技巧

寻找推动任何可能引起争论的事情时，我总是以最温和的方式表达自己的观点，从来不使用绝对确定或不容许怀疑的字眼，而代之以下列说法：据我了解，事情是这样的；如果我没有记错，我想事情是这样；我猜想事情是不是该这样；就我看来，事情是不是该如此。像这样对自己看法没多大把握的表达习惯，多年来使我解决许多棘手的问题一帆风顺。

第二节 健康史的内容

健康史采集的内容包括一般资料、主诉、现病史、既往史、成长发育史、心理社会评估以及系统回顾。评估者需按项目的顺序系统地采集健康史。

一、一般资料

一般资料包括姓名、性别、年龄、籍贯或出生地、民族、婚姻、家庭住址、电话号码、工作单位、职业、文化程度、医疗费用支付形式、入院诊断，入院日期、记录日期、病史陈述者及可靠程度等。

若病史陈述者不是本人，则应注明与被评估者的关系。年龄在 1 月以内者记录至天，在 1 岁以下者记录至月或几个月零几天。入院时间和健康史采集时间的记录应准确到小时。为避免问诊过于生硬，可将某些一般项目的内容如职业、婚姻、文化程度等放在个人史中穿插询问。

二、主诉

主诉（chief complaints）是被评估者感受最痛苦或最明显的症状或体征及其性质和持续时间，也就是被评估者此次就诊的主要原因及持续时间。记录主诉应简明扼要，用一两句话概括，一般不超过 20 个字，不超过 3 个主要症状，如“活动后心悸、气短 3 年，双下肢水肿 1 周”“咽痛 3 天，高热 1 天”。不要用医疗诊断作为主诉，要以症状为主诉，尽可能用被评估者的语言，如“多饮、多食、多尿伴消瘦 2 年”，不能写成“糖尿病 2 年”。对于当前无症状表现的，应以入院目的为主诉，如“经 B 超检查发现胆囊结石，入院接受手术治疗”“体检时胸透发现胸部阴影 3 天”。已经确诊，经住院治疗症状消失，需多次住院治疗的被评估者，应记录确诊疾病的时间及治疗的次数，如“确诊左肺上叶鳞癌 2 个月，行第 2 次化疗。”

三、现病史

现病史（history of present illness）是健康史中的主体部分，是以主诉为中心详细描述被评估者患病以来的健康问题的发生、发展、演变和诊治、护理的全过程。可按以下的内容和程序询问。

1. 起病情况与起病时间 询问何时、何地、如何起病，现病史的时间应与主诉保持一致。起病的急缓，如脑栓塞、心绞痛起病急骤，而肺结核、肿瘤则起病缓慢；询问有无与本次发病有关的病因和诱因，如脑血栓形成常发生于睡眠时；脑出血常发生于激动或活动时。

2. 主要症状的特点 询问主要症状出现的部位、性质、持续时间和程度，发作频率及有无使其加重或缓解因素等。症状出现的部位及性质常为寻找病变部位及性质提供重要依据，也为确定护理诊断及制定相应护理措施提供重要依据。如胃、十二指肠、胆囊、胰腺病变疼痛部位在上腹部，阑尾炎则为转移性右下腹痛；十二指肠溃疡进食可缓解疼痛，而胰腺炎进食则会加重腹痛。

3. 伴随症状 伴随症状是指与主要症状同时或者随后出现的一系列其他症状。伴随症状对确定病因和判断有无并发症具有重要的意义。如夏天出现腹泻伴腹痛、呕吐，多为急性胃肠炎，而腹泻伴里急后重则痢疾的可能性更大。又如咳嗽、咯血伴午后低热、盗汗，提示存在活动性肺结核。伴随症状应记录发生的时间、特点及演变情况，与鉴别诊断有关的“阴性症状”也应记录。

4. 诊治和护理经过 诊治和护理经过包括被评估者于本次就诊前曾在何时、何地做过何种检查和治疗，如药物的名称、剂量、用药后的疗效以及接受了哪些护理措施、效果如何等。

5. 一般情况 一般情况包括被评估者患病后的精神、体力状态；食欲及食量的改变；睡眠与大小便的改变，被评估者对自己目前健康状况的评价及现存的健康问题对其生理、心理、社会各方面的影响。这些内容为确定护理诊断及制定护理措施提供参考依据。

四、既往史

既往史（past history）包括被评估者既往的健康状况和过去曾经患过的疾病，特别是与目前所患疾病有密切关系的情况。如肝硬化患者应询问过去有无肝炎病史，冠心病患者应询问过去有无高血压、糖尿病等。其目的是了解被评估者过去主要的健康状况、治疗经过、对目前所患疾病的影响及对自身健康的态度。其主要内容包括一般健康状况，急、慢性传染病史和预防接种史，外伤、手术史，用药史和过敏史。

1. 一般健康状况 有无慢性病，如高血压、糖尿病、溃疡病等病史。是被评估者对自己既往健康状况的评价。

2. 急、慢性传染病史和预防接种史 是否患过传染病，何种传染病；预防接种史包括预防接种、复种时间及类型。

3. 外伤、手术史 手术或外伤的时间、原因、严重程度、处理经过及转归等。

4. 用药史 询问以前及目前用药情况，包括药物名称、剂型、用法、用量、效果及不良反应。对于过去用药史，主要询问有无药物过敏史、药物疗效及主要副作用等。

5. 过敏史 有无药物、食物和其他接触物的过敏史，机体的特殊反应及脱敏方法。有药物过敏史者用红笔标明过敏药物名称，如为过敏性休克等严重反应需加以注明。

五、成长发展史

成长发展史（growth and development history）不同的年龄阶段有着不同的成长发展任务，成长发展史也是反映被评估者健康状况的重要指标之一。

1. 生长发育史　根据被评估者所处的生长发育阶段，确定其生长发育是否正常。对于儿童来说，主要了解其出生、喂养及目前的生长发育情况。

2. 月经史　包括月经初潮的年龄、月经周期和经期天数，经血的量和颜色，经期症状、有无痛经与白带异常、末次月经日期、闭经日期、绝经年龄。记录格式如下。

$$\text{初潮年龄}\ \frac{\text{行经期（d）}}{\text{月经周期（d）}}\ \text{末次月经时间或绝经年龄}$$

例如：$13\ \frac{3\sim5d}{28\sim31d}$ 2013. 8. 16（或 50 岁）

3. 婚姻史　婚姻史指目前婚姻状况、结婚年龄，配偶健康状况、性生活情况、夫妻关系等。

4. 生育史　生育史指妊娠与生育次数和年龄，人工流产或自然流产的次数，有无早产、死产、手术产、产褥热及计划生育状况等。对男性患者也应询问是否患过影响生育的疾病。

5. 个人史　个人史包括出生地、居住地和居留时间（特别是疫源地和地方病流行区）、受教育程度、经济生活和业余爱好等；工种、劳动环境、职业防护、与工业毒物的接触情况和时间等；个人起居与卫生习惯、烟酒嗜好的时间与摄入量，以及其他异嗜物和麻醉药品、毒品等；有无不洁性交史，是否患过性病等。

六、家族健康史

家族健康史（family history）主要询问双亲与兄弟、姐妹及子女的健康情况，特别应询问是否患有与被评估者同样的疾病，有无与遗传有关的疾病，如血友病、白化病、高血压、糖尿病、精神病等。对已死亡的直系亲属要询问死因与年龄。有些遗传性疾病必要时应了解患者非直系亲属的健康状况，如血友病应追问舅父及姨表兄弟等有无类似患者。

七、系统回顾

系统回顾（review of system）是通过询问被评估者各系统与各健康功能型态有关的症状和特点，系统地评估既往发生的健康问题与本次健康问题的关系。通过系统回顾可避免遗漏重要信息。系统回顾可根据需要选择不同的系统模式，常采用身体 - 心理 - 社会评估模式或功能性健康型态（FHPs）评估模式进行。

（一）身体 - 心理 - 社会评估模式

1. 身体　身体包括一般健康状况和全身各系统的健康状况。

（1）一般健康状况　有无疲乏无力、食欲减退、发热、睡眠障碍和体重改变等。

（2）头颅及其器官　有无视力障碍、耳聋、耳鸣、鼻出血；有无龋齿、义齿、牙齿松动或脱落、咀嚼困难、牙龈出血；有无咽喉痛、扁桃体肿大、声音嘶哑等。

（3）呼吸系统　有无咳嗽，咳嗽发生的时间、性质、程度、与体位的关系；咳痰，咳痰的性状、颜色、量、气味；有无呼吸困难，呼吸困难发作的时间、急缓、严重程度；有无胸痛，疼痛的部位、时间、性质、与咳嗽及体位的关系；是否伴随咯血、发绀等。

（4）循环系统　有无心前区疼痛，疼痛出现的部位、性质、程度、持续时间、有无诱因及缓解的方式；有无心悸，心悸发生的诱因和时间、发作的频率；有无呼吸困难，呼吸困难发生的程度、与体位和体力活动的关系；有无水肿，水肿出现的时间、部位、程度；有无其他伴随症状等。既往有无反复游走性关节疼痛、高血压病等病史。

（5）消化系统　有无食欲改变、吞咽困难、嗳气、反酸、恶心、呕吐、腹胀、腹痛、腹泻、便秘、呕血、便血、黄疸史等。如有腹痛要注意询问腹痛的部位、性质、持续时间、有无规律、加重或缓解的因素；呕吐要注意询问呕吐物的内容、量、性状及气味；有无其他伴随症状等。此外还应询问有无体重的改变、日常饮食习惯、有无饮酒嗜好及摄入量等。

（6）泌尿生殖系统　有无排尿困难、尿频、尿急、尿痛、血尿；了解尿量、尿的颜色有无改变、有无尿潴留及尿失禁等；外生殖器有无溃疡、异常分泌物、皮疹；性欲有无改变。还应询问既往有无高血压、咽炎、扁桃体炎等病史，有无汞、铅等化学物品中毒史。

（7）造血系统　有无皮肤苍白、头晕、乏力、眼花、耳鸣、记忆力减退、皮肤或黏膜出血点、瘀斑、淋巴结肿大、肝、脾肿大，骨骼疼痛、食欲异常（异食癖）等情况。有无化学药物、工业毒物、放射性物质的接触史。

（8）内分泌系统及代谢　有无畏寒、怕热、多汗、食欲异常、多饮、多尿，视力障碍、体重明显改变、有无性格、毛发和第二性征改变等。

（9）神经系统　有无头痛，头痛的部位、性质、持续时间；有无记忆力的减退、意识障碍、晕厥；性格异常、运动异常、瘫痪等。如疑有精神状态改变，还应了解情绪状态、思维过程、智能、自知力等。

（10）肌肉骨骼系统　有无肢体肌肉麻木、疼痛、痉挛、萎缩，有无关节肿痛、运动障碍等。有无骨骼的外伤、脱位、骨折等。

2. 心理　心理包括对疾病的认识和态度、康复的信心、病后精神及情绪的变化等。

（1）感知能力　视觉、听觉、触觉、嗅觉等功能是否正常，有无错觉、幻觉等。

（2）认知能力　有无定向力、思维能力、注意力、语言能力改变。

（3）情绪状态　有无焦虑、恐惧、抑郁、绝望、愤怒等不良情绪。

（4）自我概念　对自己的评价是充满自信、有价值感的积极评价，还是认为自己是无用、毫无希望或成为别人累赘的消极评价。

（5）对疾病和健康的理解与反应　可向被评估者询问以下问题，如："您认为自己现在的健康状况如何""您发觉自己患病后，您是怎样做的""您希望通过这次住院治疗达到什么目的，解决什么问题”“您知道怎样预防复发吗”等。

(6) 应激反应及应对方式　是否经常感到紧张，用什么方法解决；近期生活中有无重大改变或危机，如离婚、丧偶、失业等；当生活中遇到重大困难时是如何解决的，是自己独立解决还是同亲人朋友商量解决的。

3. 社会

(1) 价值观与信仰　可询问被评估者：“您认为什么对您最重要”“您是怎样看待困难的”“您有宗教信仰吗”等。

(2) 受教育状况　曾接受过何种专业教育、培训以及所取得的成绩如何。

(3) 生活与居住环境　包括居民的素质、卫生状况等，有无饮食、饮水、各种噪音及空气污染等影响健康的因素。

(4) 职业及工作环境　所从事过的工种有无影响正常的生活规律等，工作环境中有无噪音、粉尘及毒物接触等。

(5) 家庭　包括家庭人口构成情况、家庭关系是否融洽、被评估者在家庭中的地位、患病后对家庭有无影响、家人对被评估者的态度等。

(6) 社交状况　社交是否广泛，与朋友、同事和领导等的关系是否融洽。

(7) 经济负担　目前享受的医疗保健待遇、家庭的经济状况如何；有无因患病导致家庭的经济负担加重等。

（二）功能性健康型态评估模式

见本章第三节。

第三节　功能性健康型态评估

功能性健康型态（FHPs）是戈登（Morjory Gordon）1987年提出的收集和组织健康资料的分类模式。FHPs评估模式涉及人类健康和生命过程的11个方面。

一、健康感知－健康管理型态

健康感知－健康管理型态是11个功能性健康型态中最基本的，其内容包括六个方面。

1. 被评估者对自己既往和现在健康状况是否了解　如您认为您的健康状况如何？您过去得过什么病？

2. 保持或促进健康的措施有哪些　是否有良好的卫生习惯、维持平衡饮食、控制体重、有无锻炼计划、进行乳房的自我检查、高血压患者能否自测血压、糖尿病患者能否自测血糖及常规健康检查等。

3. 有无特殊嗜好　如有无烟、酒嗜好，每日摄入量及持续时间；有无药物成瘾或药物依赖、剂量及持续时间。

4. 自认为造成自己健康问题的原因有哪些。

5. 过去对自己的健康问题如何处理，是否服从医护人员的健康指导。

6. 是否知道所患疾病的病因、自我保健及预防的方法等。

二、营养－代谢型态

营养－代谢型态涉及个体食物和液体的摄入与利用，包括4个方面，即营养、体液平衡、组织完整性和体温调节。评估内容如下。

1. 营养 以确认被评估者食物摄入的合理性以及对营养状况可能产生的影响因素为重点。如每日几餐，菜里放多少食盐和油；有无咀嚼、吞咽有困难；有无食物过敏，对什么食物过敏；近期有无体重增加或减少，原因是什么，采取了什么措施；知道哪些是高热量或富含蛋白质、脂肪及营养价值低的食物？

2. 体液平衡 主要包括饮水量、食物含水量、尿量和出汗等情况。有无水肿或脱水征、每天的液体摄入量是否足够；有无与体液失衡相关的疾病或使用有关的药物，如利尿剂等。

3. 组织完整性 皮肤、口腔黏膜是否有溃疡、破损和发红区；是否存在引起组织完整性受损的因素，如水肿、营养不良、躯体移动障碍等；有无皮肤、指甲、毛发方面的变化、有无牙齿缺损。

4. 体温调节 有无体温高于或低于正常范围；周围环境温度、湿度和空气流通对维持体温是否有影响；有无引起体温改变的疾病。

三、排泄型态

排泄型态主要涉及个体排便与排尿的功能，包括被评估者自觉的排泄功能状态，排泄时间、方式、量和质的改变，以及泻药或排泄辅助器具的使用情况，包括各种引流管在内。评估内容如下。

1. 每天排便的时间、次数、量、颜色及形状是否正常，是否应用药物，使用频率和剂量如何等。

2. 每天排尿的量、颜色及性状是否正常，有无尿急、尿频、尿痛、排尿困难、尿失禁等。

3. 有无导致排泄型态改变的相关疾病，如有无泌尿系感染、结石、肿瘤、中枢神经系统疾病、糖尿病等。

四、活动－运动型态

活动－运动型态主要涉及日常生活活动、休闲娱乐活动和日常体格锻炼习惯。主要包括被评估者活动方式、活动量、活动耐力与日常生活自理能力。评估内容如下。

1. 日常活动情况，如工作、锻炼、家务活动和娱乐活动等。

2. 日常生活自理能力，如进食、如厕、洗澡、穿衣、行走、上下楼梯、购物、备餐等能力；是否需要他人帮助或借助辅助工具。

3. 有无活动后心悸、气急或经常诉说疲乏、软弱或无力。

4. 是否有心血管系统、呼吸系统、神经系统等疾病。

五、睡眠－休息型态

睡眠－休息型态涉及被评估者休息和放松的方式，主要了解被评估者日常睡眠情况、白天精力是否充沛，有无睡眠异常及促进睡眠的辅助手段和药物的使用情况。评估内容如下。

1. 每日睡眠时间及持续情形，询问被评估者每天睡眠的总时间大约是多少小时，一般什么时间入睡，早上几点醒来，是否有午睡的习惯？一般午睡多少时间。

2. 有无入睡困难、频繁醒转和早醒等失眠表现。入睡前是否需要帮助（如服安眠药、饮牛奶、热水泡脚或听催眠的音乐等）。

3. 有无影响睡眠的各种因素，如噪音、频繁的检查、不熟悉的环境、睡前摄入咖啡、可乐、烈酒等。

4. 有无呼吸困难、尿频、皮肤瘙痒等疾病影响睡眠情况。

六、认知－感知型态

认知－感知型态是指个体的神经系统对外界各种感官刺激的感受能力，以及大脑对接收的各种刺激的反应和判断能力，涉及机体神经系统的感知功能与脑的认知功能。前者主要包括视觉、听觉、味觉、嗅觉、触觉和痛觉，后者主要包括思维能力、语言能力、定向力与意识状态等。评估内容如下。

1. 有无听觉、视觉、味觉、嗅觉的异常，对生活有何影响，视、听觉是否借助辅助用具。

2. 目前身体有无不舒服或疼痛，确定疼痛的部位、性质、程度、持续时间、加重或缓解的因素。

3. 记忆力、思维能力、语言能力、定向力是否异常；有无意识障碍，属何种意识障碍。

七、自我概念型态

自我概念型态是个体对自己的身体意象、自我认同和自尊方面的自我感觉与评价，即被评估者如何看待自己，自我感觉如何。身体意象是自我概念中最不稳定的部分，易受疾病、手术或外伤的影响。评估内容如下。

1. 您自认为自己是个怎样的人，您最关注的健康问题是什么；您最希望外表的什么地方改变？这些身体意象改变对您有哪些影响，为什么？

2. 健康问题是否影响对自己的看法；是否感到患病后自己与以前有所不同，目前考虑最多的问题是什么。

3. 有无对目前处境或健康状况的顾虑，能否知道顾虑的来源。

4. 有哪些事情让您感到最忧虑或痛苦，有哪些事情让您感到焦虑、恐惧、绝望，能否自己应付目前的情境。

八、角色－关系型态

角色－关系型态包括职业、社会交往情况，对自己所扮演角色的认识、角色适应、家庭关系和同事关系等。评估内容如下。

1. 是独居还是与人同住，与哪些人一起居住，彼此之间的关系如何。

2. 平时与谁最亲近，有困难或有高兴事情时一般希望找谁交谈。

3. 有无处理家庭问题的困难，家庭对患者患病或住院有何看法。

4. 家庭中的事情通常谁来做主，您生病会给您的家庭带来什么影响，家庭经济的情况怎样。

5. 喜欢参加社团活动吗，有无较要好的朋友。

6. 在工作场所中感受到的气氛如何，是否与他人的关系紧张，您认为自己能胜任这项工作吗，经济收入能否满足生活所需。

九、性－生殖型态

性－生殖型态主要包括个体的性别认同和性别角色、性生活满意程度、性生活有无改变，女性月经史、生育史等。评估内容如下。

1. 第一性征和第二性征的发育是否正常。

2. 对女性，月经周期是否正常，量多少，平时如何处理。

3. 是否接受自身的性别角色，与配偶是否感觉亲密。

4. 是否有性生活，如果有，满意吗，不满意的原因是什么，希望怎样改变。

5. 有无生儿育女，有无生育计划；如何采取避孕措施。

十、压力－压力应对型态

压力－压力应对型态包括被评估者应对的压力源、对压力的认知与评价及其应对方式。评估内容如下。

1. 您是否常感到有压力或紧张焦虑，您自己是怎样缓解压力和紧张情绪的。

2. 您的压力是来自疾病、环境、家庭、工作还是经济方面，如何处理，是否有效，是否须借助烟、酒、药物等。

3. 当您遇到困难时，您的家人、亲友和同事中谁能帮助您。

4. 您是否不能接受健康状况的改变，是否还处于依赖状态。

5. 照顾者在承担角色任务中有无感觉紧张和困难。

十一、价值－信念型态

价值－信念型态主要包括价值观、健康信念、人生观和宗教信仰等。评估内容如下。

1. 有无宗教信仰，遇事依赖宗教吗？疾病影响您的信仰活动吗？
2. 能否在生活中得到自己所需要的，以及对目前生活状况的满意程度。
3. 被评估者对于生活、死亡、健康、疾病和精神世界的价值观与信念。
4. 被评估者的价值观与信念与其所接受的健康照料体系有否冲突。

以 FHPs 作为收集和分析资料的框架指导护士收集临床资料，体现了“以人为本”的护理理念。该框架从生理健康、身体功能状况、心理健康和社会适应能力等方面收集健康资料，使系统的、标准化的资料收集和分析成为可能。临床上按 FHPs 系统编制“患者入院评估表”，在每个功能型态中列出代表该型态特征的提纲作为问诊条目，护士按这些条目收集资料，从中找出有意义的资料来确定该型态是否正常，以及是否有发生改变的危险，再进一步探讨相关因素，即可获得护理诊断。

【病例分析】

1. 主诉一般不能使用诊断名词，应为“咳嗽咳痰 5 年，加重伴发热 1 天”。
2. 现病史的记录存在的不足：①咳嗽咳痰的情况描述不详细，如咳嗽的时间、音色、性质，痰液的性质、颜色、量等未加描述。②未记录有无伴随症状。③服药情况未详细描述，如自行服药的药名、剂量等。④未记录自发病以来的一般情况。

目标检测

一、单选题

1. 对发热患者的问诊语言，正确的是（ ）。
   A. 发热前有寒战吗　　B. 您除了发热还有哪里不舒服吗
   C. 您发热都在下午吗　　D. 您发热时有无头痛
   E. 您发热时有谵妄吗
2. 健康资料采集错误的是（ ）。
   A. 最好被评估者自己叙述病史
   B. 先问感觉最明显、最易回答的问题
   C. 避免套问、提示性诱问
   D. 其他单位病情介绍作为护理诊断的主要依据
   E. 语言要通俗易懂
3. 下列问诊语言正确的是（ ）。
   A. 您是否下午发热　　B. 您腹部疼痛是否在空腹的时候吗
   C. 您头痛时还有什么不舒服　　D. 您大便有黏液脓血吗

E. 您腹痛时有否有背部放射痛

4. 问诊时不恰当的一项是（　）。

A. 语言要通俗易懂　B. 尽可能问被评估者本人

C. 不要套问、诱问　D. 危重患者亦应详细询问

E. 态度要亲切和蔼

5. 关于客观资料的记录，正确的是（　）。

A. 每天排尿3～5次，量中等

B. 咳嗽剧烈，有大量黏痰

C. 每天饮白开水4～5次，每次约150mL

D. 每餐主食1碗，一日三餐

E. 发热2天，午后明显

6. 下列写得最好的主诉是（　）。

A. 疼痛2天　B. 恶心呕吐伴腹泻

C. 昨天开始胸痛、咳嗽、咳痰　D. 心慌气短2年，下肢浮肿3天

E. 肾炎1年

7. 现病史不应包括（　）。

A. 月经和生育情况　B. 病情发展与演变情况

C. 治疗经过及一般情况　D. 伴随症状

E. 起病情况及主要症状

8. 主诉是指（　）。

A. 病后最早出现的症状　B. 被评估者最痛苦的感觉

C. 主要症状或体征及持续的时间　D. 迫使被评估者就诊最明显的体征

E. 确定病变性质和部位的依据

9. Gorden的11个功能性健康型态中最基本的是（　）。

A. 营养－代谢型态　B. 活动－运动型态

C. 健康感知－健康管理型态　D. 角色－关系型态

E. 活动－运动型态

10. 女性，55岁，卵巢囊肿新入院。护士收集资料时，询问“您是否绝经了？”这一提问属于（　）。

A. 间接问题　B. 主观问题　C. 开放式问题

D. 闭合性问题　E. 指导性问题

11. 问诊中应及时核实资料的准确性，常使用以下方法，其中错误的是（　）。

A. 解析　B. 反问　C. 质疑　D. 重复提问　E. 澄清

12. 病史中的主题部分是（　）。

A. 现病史　B. 主诉　C. 既往史　D. 家族史　E. 一般项目

二、简答题

1. 健康史采集的内容包括哪些？
2. 什么是主诉，记录主诉应注意哪些？
3. 现病史的采集应围绕哪些方面进行？

第三章 护理诊断

教学要求

1. 掌握护理诊断与医疗诊断的区别；3 种护理诊断的构成和陈述；合作性问题与护理诊断的区别及其陈述。

2. 熟悉护理诊断的定义与意义；诊断性思维与步骤。

3. 了解护理诊断的分类系统和常见且易混淆的护理诊断。

【病例引入】

患者，男，68 岁。在与家人争执时突感头晕、头痛，跌倒在地，呼之不应，由家人急送入院。患者有原发性高血压病史，长期服用降压药物，血压控制较好。

体格检查：T 39℃，P 90 次/分钟，BP 150/95mmHg；心、肺、腹部体检未见异常；神经系统：瞳孔对光反射消失，膝腱反射消失，角膜反射消失，左侧上、下肢肌力 0 级，排便排尿失禁。GCS 评分 3 分。

思考：

1. 该患者可能发生什么问题？
2. 为进一步确认该患者对健康问题的反应，还需进行哪些评估？
3. 列举该患者的主要护理诊断与相关因素。

护理诊断（nursing diagnoses）作为临床护士的基本实践活动，是护理程序的核心，是护士为被评估者确立护理目标、制定护理计划、选择护理措施和进行护理评价的依据。护理诊断是护士在护理职能范围内，将经问诊、身体评估、实验室及其他检查取得的资料，结合护理理论与实践经验，经过分析、综合、推理，所做出的判断。

护理诊断的概念最先由美国的 McManus、Virginia Fry 等于 20 世纪 50 年代提出，但其后的 20 年中有关护理诊断的思想并未得到重视，直到 20 世纪 70 年代早期，美国护士发起了一场以“对患者的护理需要”“病人问题”或“护理问题”进行分类和命名的护理诊断运动后，护理诊断才得以发展，并用于临床护理实践。

1973 年，美国护理协会（American Nursing Association，ANA）出版的《护理实践标准》一书将护理诊断纳入护理程序，并授权在护理实践中使用。这意味着根据收集的资料做出护理诊断成为护士的责任和权利。为了统一护理诊断的分类系统，同年召开了第一届全美护理诊断分类会议，成立了全美护理诊断分类小组。

1982 年召开的第 5 次会议因有加拿大代表参加，全美护理诊断分类小组更名为北美护理诊断协会（North American Nursing Diagnoses Association，NANDA），成为有关护理诊断的权威机构。此后，NANDA 每两年召开 1 次会议，对原有的护理诊断进行修订，同时发展新的护理诊断。2009 年出版的《NANDA－Ⅰ护理诊断手册 2009～2011》中共收录了 207 个护理诊断。

第一节　护理诊断

一、护理诊断的定义与意义

1. 护理诊断的定义　护理诊断是护士针对个体、家庭或社区对现存的或潜在的健康问题或生命过程的反应所作出的临床判断。护理诊断为护士在其职责范围内选择护理措施提供了基础，以最终达到预期的护理结果。

护理诊断的定义表明了护理的内涵和实质：①诊断和处理人类对现存的和潜在的健康问题的反应。这里所指的反应包括生理、心理和社会等方面的反应。②护理的对象不仅是患者，也包括健康人，护理的范围也从个体扩展到家庭和社区。③护理诊断不仅关注被评估者现有的健康问题，同时也关注其尚未发生的潜在的健康问题，反映出护理的预见性。④护理诊断是由护士启动护理治疗措施的基础。

2. 护理诊断的意义　护理诊断的出现并纳入护理程序对护理事业的发展有着重要的意义。

（1）护理诊断是护理专业的语言/术语，体现了护理专业的独立性，使护理专业的价值和独立性更引人注目。

（2）以护理诊断标识的护理问题是护士能够进行独立处理的问题，可以增加护士的专业责任心和自主性，从而激发护士为解决这些问题而积极主动地获取新知识与技能。

（3）以护理诊断记录的被评估者资料便于计算机管理，可以分析、综合护理资料，有利于为护理实践和护理研究。

（4）护理诊断所体现出的护理专业和护士工作的独立性，为提高护士受尊重程度奠定了基础。

3. 护理诊断与医疗诊断的区别　护理诊断是护士独立工作的范畴，是针对人类的病理变化和健康变化所引起的已存在或潜在的行为反应，包括生理、心理、社会和精神方面的反应，护士可以自己做出决定，选择护理措施。医疗诊断是医疗工作的范畴，针对疾病或疾病潜在的病理过程，是对疾病本质做出的判断，包括病因诊断、病理诊断、病理生理诊断。如被评估者起床时忽觉头晕，对此医生的工作重点在于寻找引起头晕的原因，做出相应的医疗诊断；而护士更关心的是被评估者可能因头晕导致受伤，因而提出“有受伤的危险”这一护理诊断。两者的区别见表3－1。

表3－1 护理诊断与医疗诊断的区别

区别内容	护理诊断	医疗诊断
侧重点	人类对健康问题或生命过程的反应	疾病的本质
研究对象	个体、家庭、社区，可以是健康人	患者
诊断的数目	数目较多，随被评估者的变化而变化，有同病异护和异病同护现象	数目较少，常为1个，相对稳定，在病程中保持不变
决策者	护士	医生
职责范围	在护理职责范围内，有相应的护理措施	在医疗职责范围内，有相应的治疗方法

二、护理诊断的构成

NANDA的每个护理诊断基本由诊断名称、定义、诊断依据、相关因素四部分组成。

1. 诊断名称 名称是对被评估者健康状态或其对疾病的反应的概括性描述。

2. 定义 定义是对护理诊断名称的清晰、准确的描述，并与其他诊断相鉴别。每个护理诊断都有与之相应的特征性的定义。如“便秘”是指个体处于一种正常排便习惯发生改变的状态，主要特征为排便次数减少和（或）排出干、硬便；“感知性便秘”是指个体自我诊断为便秘，并通过应用缓泻剂、灌肠或栓剂以保证每天排便1次；“结肠性便秘”是指个体处于因食物残渣通过停滞，以致其排便形态以干、硬便为特征的状态。

3. 诊断依据 诊断依据是做出护理诊断的临床判断标准，多来自对被评估者健康评估后获得的有关其健康状况的主观和客观资料，或者是危险因素。诊断依据可分为：

（1）必要依据 是做出某一护理诊断必须具备的依据。

（2）主要依据 是做出某一护理诊断时通常需要存在的依据。

（3）次要依据 是指做出某一护理诊断时有支持作用的依据，但不一定每次做出该诊断时都存在的依据。

3种依据的划分并非随意而为，需通过严谨的科学研究加以证实。

4. 相关因素 相关因素是指可能造成或影响被评估者健康状况或个人处境发生改变的因素，为促成护理诊断成立和维持的原因或情境。相关因素主要来自于以下四个方面。

（1）疾病因素 如“体温过高”的相关因素可能是体温调节障碍、脱水、排汗能力下降或不能排汗；“体液过多”的相关因素可能是肾脏功能受损。

（2）治疗因素 如被评估者接受肾上腺皮质激素治疗时出现的库欣综合征，恶性肿瘤患者接受化疗时出现脱发，均可引起“自我形象紊乱”等护理问题。

（3）心理因素 如“营养失调：低于机体需要量”可以是心理因素引起摄入减少，或消化吸收营养障碍所致；如“便秘”也可因应激事件引起被评估者情绪波动所致。

（4）情境因素 即涉及环境、生活习惯、生活经历、角色等方面的因素。如“睡眠形态紊乱”的相关因素可以是心情焦虑、环境改变、工作压力过大等，如“营养失调：高于机体需要量”的相关因素可以是不良的饮食习惯、缺乏运动或饮食结构不合理等。

（5）成熟发展因素　指与年龄相关的各个方面情况，包括认知、生理、心理、社会、情感等的发展状况，比单纯的年龄因素所包含的内容更广泛。如老年人“淋浴或卫生自理缺陷”的相关因素可以是机体老化带来的活动或运动能力减退所致。

相关因素的确定可以为制定护理措施提供依据。护理诊断的相关因素往往涉及多个方面，一个护理诊断通常不只与单一方面的相关因素有关，每个护理诊断都可以有多个方面的相关因素。

三、护理诊断的类型

NANDA 将护理诊断分为现存的护理诊断、有危险的护理诊断和健康的护理诊断 3 种类型。不同类型的护理诊断，其构成亦不相同。

1. 现存的护理诊断（actual nursing diagnoses）　现存的护理诊断是护士对个体、家庭或社区目前正出现的健康状况或生命过程的反应的描述，如“便秘”“恐惧”等。

2. 有危险的护理诊断（risk nursing diagnoses）　有危险的护理诊断或称潜在的护理诊断，是护士对易感的个体、家庭或社区对健康状况或生命过程可能出现的反应所做的临床判断。做出此类诊断，必须要有“危险因素”作为依据，如长期卧床患者存在“有皮肤完整性受损的危险”。

3. 健康的护理诊断（wellness nursing diagnoses）　健康的护理诊断是指个体、家庭或社区从特定的健康水平向更高的健康水平发展的护理诊断，如“母乳喂养有效”“有增进精神健康的趋势”等。

4. 综合征（syndrome）　综合征是指一组由特定的情境或事件引起的一组现存的或潜在的护理诊断，如“强暴创伤综合征”。

四、护理诊断的陈述

（一）护理诊断的陈述形式

护理诊断的陈述是对个体、家庭或社区健康状态或生命过程的反应及其相关因素/危险因素的描述，有 3 种陈述方式：一部分陈述、两部分陈述和三部分陈述。

1. 三部分陈述　三部分陈述即 PSE 公式，由诊断名称、症状体征、相关因素三部分组成。P（problem）为问题，即护理诊断；S（signs and symptoms）为症状和体征，也包括实验室检查及其他辅助检查的结果，即诊断依据；E（etiology）为原因，即相关因素，以“与……有关”的形式陈述。如“急性疼痛：胸痛：与心肌缺血坏死有关。”其中“急性疼痛”为 P；“胸痛”为 S；“心肌缺血坏死”为 E。三部分陈述多用于现存的护理诊断。

2. 两部分陈述　两部分陈述即 PE 公式，只包含诊断名称和危险因素，如“有体液不足的危险：与幽门梗阻致严重呕吐有关”。两部分陈述常用于有危险的护理诊断。

3. 一部分陈述 一部分陈述仅包含诊断名称，如“潜在的精神健康增强”“强暴创伤综合征”等，常用于健康的护理诊断或综合征的诊断。

（二）护理诊断陈述的注意事项

1. 诊断名词要规范。使用 NANDA 认可的护理诊断，不要随意创造，不要将医疗诊断、药物不良反应、患者需要等作为护理诊断名称。

2. 相关因素要具体直接。确定相关因素可以为制定护理措施提供依据。因此相关因素越具体、直接，护理措施就越有针对性。

（1）同一护理诊断可因相关因素不同而采取不同的护理措施。如“清理呼吸道无效：与痰液黏稠有关”和“清理呼吸道无效：与术后切口疼痛有关”，前者采取稀释痰液使其易于咳出的护理措施，后者则应帮助患者在保护手术切口、不增加疼痛的情况下将痰咳出。

（2）不可将医疗诊断作为相关因素。

（3）无法确定相关因素时，可暂时写成“与未知因素有关”，需进一步收集资料，以明确相关因素。

3. “知识缺乏”的陈述。这一护理诊断的陈述方式是“知识缺乏：缺乏……方面的知识”。如“知识缺乏：缺乏糖尿病饮食控制方面的知识”。

4. 在书写护理诊断时要避免引起法律纠纷的护理诊断陈述方式。

五、护理诊断的分类系统

（一）人类反应型态分类

人类反应型态分类是 1986 年 NANDA 第 7 次会议上与会者一致通过的护理诊断分类，又称为“NANDA 护理诊断分类 I”。“人的 9 个反应型态”为这一分类系统的概念框架，分别是选择（choosing）、沟通（communicating）、交换（exchange）、认知（knowing）、活动（moving）、感知（percieving）、联系（relating）和价值（valuing）。根据人类反应型态分类的护理诊断，前面都标有编码，以便于护理诊断的计算机化管理。

（二）功能性健康型态分类

功能性健康型态以多种护理理论为基础，涵盖个体的生理、心理、社会、文化、压力调适和生活行为等层面，使评估者在资料收集过程中即可确定护理问题和护理诊断。FHPs 是各种分类法中使用最方便的一种。

（三）多轴系健康型态分类

多轴系健康型态分类是 2000 年 4 月 NANDA 第 14 次会议通过的护理诊断分类系统，

又称“NANDA 护理诊断分类Ⅱ”。这一分类系统是对 Gordon 的功能性健康型态分类的改进和发展。

NANDA 护理诊断分类系统Ⅱ包括范畴、类别、诊断性概念和护理诊断 4 级结构：第 1 级为范畴，相当于原来的形态，共有 13 个；第 2 级为类别，每一范畴含两个及以上的类别；第 3 级为诊断性概念，每个诊断性概念包含一个或若干个护理诊断；第 4 级为护理诊断。

NANDA 护理诊断分类系统Ⅱ较之 NANDA 护理诊断分类系统Ⅰ更清晰明确和具有可操作性。

第二节　合作性问题

在临床护理实践中，需要护士提供护理的情况并不能全部被护理诊断涵盖。临床护理实践中需要护士干预的情景分为两大类，一类是可以通过护理措施预防和处理的，属于护理诊断；另一类是要与其他医务人员，尤其是医生合作方可解决的，属于合作性问题（collaborative problems）。

一、合作性问题的定义

合作性问题是指不能通过护理措施独立解决的由疾病、治疗、检查所引起的并发症。对于合作性问题，护理人员的职责在于通过观察和监测，及时发现和预防问题的发生和发展，以减少并发症的出现。一旦被护士确定为合作性问题，就意味着被评估者可能发生或正在发生某种并发症。但并非所有的并发症都是合作性问题，如果是护理人员能独立处理和预防的并发症（如压疮），属于护理诊断；护理人员不能预防和独立处理的并发症才是合作性问题。

二、合作性问题的陈述方式

所有合作性问题均以“潜在并发症（potential complication）”开始，其后为潜在并发症的名称，如“潜在并发症：低钾血症”“潜在并发症：心律失常”等。在书写合作性问题时，护士应确保不要漏写“潜在并发症”，以表明与之相关的是护理措施，否则就无法与医疗诊断相区别了。

三、合作性问题与护理诊断的区别

临床上，被评估者可能出现的并发症有很多，并不是所有的并发症都是合作性问题。如果是护士独立提供护理措施可预防和处理的并发症，为护理诊断，如与长期卧床导致皮肤受压有关的“有皮肤完整性受损的危险”。只有那些护士不能预防和独立处理的并发症才是合作性问题。如血小板减少性紫癜患者可发生颅内出血，护士无法通过护理措施阻止其发生，此时应提出“潜在并发症：颅内出血”这一合作性问题。护士的主要作用是密切观察患者的生命体征、意识状态和瞳孔变化，并按照医嘱输血或血小板。合作性问题与护理诊断的区别见表3－2。

表3－2　合作性问题与护理诊断的区别

合作性问题	护理诊断
包含人类反应：主要指疾病、治疗和检查所产生的生理并发症	描述各种类型的人类反应
护士能做出诊断	护士能做出诊断
护士协助医生治疗和预防（需要医嘱）	护士独立治疗和预防
护理焦点：预防、监测疾病发生和情况变化。有时是独立性护理活动，更多的是监测和预防	护理焦点：预防和治疗，独立性的护理活动
变化快	变化慢

第三节　诊断性思维与步骤

护理诊断的过程是对评估获取的资料进行分析、综合、推理、判断，最终得出符合逻辑的结论的过程。这一过程一般需要经过收集资料；整理分析资料，形成假设；验证和修订诊断3个步骤。

一、收集资料

收集资料是做出护理诊断的基础。利用健康评估的方法，问诊、身体评估、实验室或其他辅助检查，收集主观、客观资料，获得有关被评估者身体健康、功能状况、心理健康和社会适应的情况。收集到的资料是否全面、正确将直接影响到护理诊断、护理计划的准确性。

二、整理分析资料，形成假设

经评估获得的资料按照一定的分类系统进行综合归纳，如人类反应形态分类系统、功能性健康型态分类系统、多轴系健康形态分类系统。

护士利用所学的基础医学知识、护理学知识、人文知识等与自己的临床经验相结合，对资料进行分析，发现异常。这些异常就是诊断依据。然后进一步寻找相关因素或危险因素，为形成护理诊断提供线索和可能性。

其后，护士将可能性较大的问题罗列出来，形成一个或多个诊断性假设。假设的诊断要属于护理工作的范畴，所涉及的问题能通过护理干预得以解决。护士不能独立解决的问题判断为合作性问题。将这些假设的诊断与其诊断依据、相关因素进行比较，以确认整理发现的异常资料与假设的一个或几个护理诊断的诊断依据之间的匹配关系。一旦在一组资料与某一护理诊断的诊断依据之间建立了匹配关系并符合该护理诊断的定义特征，即产生了一个初步的护理诊断。

三、验证和修订诊断

初步的护理诊断是否正确，需在临床实践中进一步验证。护士需进一步收集资料或核实数据，以确认或否定诊断性假设。客观、细致地观察病情变化，随时提出问题，诘问自己、查阅文献寻找证据，对新的发现、新的检查结果不断进行反思，予以解释，是进一步支持还是不利于原有诊断，甚至否定原有诊断。如此不断验证和修订直至做出最终的护理诊断。此外，随着被评估者健康状况的改变，其对健康问题的反应也在改变。因此还要不断地重复评估以维持护理诊断的有效性。

四、护理诊断的排序

确立护理诊断后，若同时存在多个护理诊断和合作性问题，还需将这些诊断或合作性问题按重要性和紧迫性排出主次顺序。一般按照首优问题、次优问题和其他问题的顺序排列，同时也应注意排序的可变性。

1. 首优问题的确定 首优问题是指威胁被评估者生命的紧急情况，需要护士立即采取措施处理的护理诊断。常见的首优问题包括气道（Airway）、呼吸（Breathing）、心脏或循环（Cardiac/Circulation）的问题，即“ABC 问题”，以及生命体征（如体温、脉搏、血压等）异常的问题等。

2. 次优问题的确定 次优问题是指虽然尚未处于威胁生命的紧急状态，但需要护士及早采取措施，以避免情况进一步恶化。常见的次优问题包括意识改变、急性疼痛、急性排尿障碍、实验室检查异常（如高钾血症等）、感染的危险、受伤的危险，以及需要及时处理的医疗问题（如糖尿病患者未注射胰岛素）等。

3. 其他问题的确定 首优和次优问题往往需要护士立即或及早采取措施处理；而其他问题对被评估者的健康同样重要，但对护理措施的必要性和及时性的要求并不严格。常见的其他问题包括知识缺乏、营养失调、父母不称职等。

4. 排序的可变性 根据问题的严重程度及问题之间的相互关系，护理诊断的排序可相应发生变化。例如，某被评估者因急性疼痛（次优问题）而发生呼吸受限（首优问题），此时，由于疼痛是引起呼吸受限的原因，因此，疼痛应为首优问题，排序应在呼吸受限之前。又如，对于白细胞极低的白血病化疗患者，若不立即采取措施感染的危险性很大，在不存在“ABC 问题”的情况下，“有感染的危险”就是首优问题。

第四节 常用且易混淆的护理诊断

一、活动无耐力与疲乏

（一）活动无耐力（Activity Intolerance）

1. 定义 个体处于生理上和心理上都无足够的能量来耐受或完成必需的或希望进行的日常活动的状态。

2. 诊断依据

（1）主要依据 活动后生理反应的改变。

①呼吸方面：呼吸困难、呼吸急促、频率减慢或过速。

②循环方面：脉搏减弱、减慢、过快、节律改变或3分钟后未能恢复到活动前水平，血压不能随活动而上升或收缩压上升>15mmHg。

(2) 次要依据

①虚弱、精神恍惚、疲乏、眩晕、面色苍白或发绀。

②活动后出现心电图改变，表现为心律失常或心肌缺血。

3. 相关因素

(1) 病理生理因素

①先天性心脏病、心肌病、充血性心力衰竭、心律失常、心绞痛、心肌梗死、瓣膜病、外周血管病变、贫血，以及慢性阻塞性肺疾病、支气管和肺发育不良、肺不张等呼吸系统疾病，影响氧的运输。

②急、慢性感染，内分泌代谢紊乱，慢性肾病或肝病以及神经肌肉骨骼疾病使代谢率增加。

③肥胖、饮食不当、营养不良等能量供给不当。

(2) 治疗因素

①恶性肿瘤、外科手术、诊断性检查和治疗过于频繁等使代谢率增加。

②血容量下降、卧床时间过长等，影响氧的运输。

(3) 情境因素

①继发于抑郁、缺乏动力、静态生活方式等使活动过少。

②使用辅助器具（助行器、拐杖）、极度应激、疼痛、环境障碍（如楼梯）、气候异常（特别是潮湿而炎热的气候）、空气污染（如烟雾、粉尘）、大气压改变（如迁往海拔高的地区生活）等使代谢率增加。

(4) 成熟因素　老年人肌肉的力量及灵活性减弱伴感觉缺失，使其自信心减低，可直接或间接促发活动无耐力。

（二）疲乏（Fatigue）

1. 定义　疲乏是被评估者自己意识到的一种状态，在此状态下感到过度的、持续的疲劳，以及体力及脑力活动能力下降，而且休息后不能缓解。

2. 诊断依据

(1) 主要依据　①主诉有不断的精疲力竭感。②无能力维持常规活动。

(2) 次要依据　①感觉到需要更多能量才能完成常规任务。②躯体不适感增加。③情绪不稳定或处于易激惹状态。④注意力不集中。⑤做事减少。⑥嗜睡或无精打采。⑦睡眠紊乱。

3. 相关因素

(1) 病理生理因素　①急、慢性感染，恶性肿瘤，艾滋病，重症肌无力等消耗增加。②充血性心力衰竭、慢性阻塞性肺疾病、贫血等所致的组织缺氧。③糖尿病、甲状腺功能减低、肾功能衰竭、肝硬化、消化系统疾患等内分泌或代谢紊乱。④妊娠。

（2）治疗因素 放、化疗或其他药物的副作用。

（3）情境因素 ①长期活动减少，体能降低。②过多角色需求、压力过度。③睡眠紊乱。

知识链接

活动无耐力、疲乏与劳累的区别

1. 活动无耐力与疲乏的区别 活动无耐力休息后可缓解，相应的护理目标是增加对活动的耐受能力；疲乏休息后不能缓解，相应的护理目标是帮助个体适应疲乏。

2. 疲乏与劳累的区别 劳累是由于睡眠减少、营养不良、暂时的工作增加等导致的短暂性状态；疲乏是广泛的、主观的、消耗性的不能缓解的感觉。

二、低效性呼吸型态与气体交换受损

（一）低效性呼吸型态（ineffective breathing pattern）

1. 定义 低效性呼吸型态是指个体的吸气和/或呼气的型态不能提供足够的通气。

2. 诊断依据

（1）主要依据 ①呼吸速率和型态发生改变。②脉搏（速率、节律、质量）发生改变。

（2）次要依据 ①端坐呼吸。②呼吸急促、三凹征、呼气延长。③呼吸不均匀、不敢有呼吸动作、过度换气。④动脉血气分析异常。

3. 相关因素

（1）病理生理因素 ①胸廓活动受限、分泌物淤积、低效性咳嗽。②气道狭窄、阻塞。

（2）治疗因素 ①麻醉药、镇静药的作用。②继发的咳嗽反射受抑制。

（3）情境因素 ①感知或认知障碍。②大哭、大笑等导致过度换气。

（二）气体交换受损（impaired gas exchange）

1. 定义 气体交换受损是指个体处于肺泡与肺毛细血管间氧合不足或过多和/或二氧化碳排出不足或过多。

2. 诊断依据

（1）主要依据 用力时出现呼吸困难，严重时不活动也可出现。

（2）次要依据 ①鼻翼扇动，呼吸速率、节律、深度异常，端坐呼吸。②缩唇呼吸、呼气延长。③意识障碍、精神错乱、易激动、神情不安或疲乏。④动脉血气分析异常、出现发绀。

3. 相关因素 病理生理因素：肺泡－微血管膜发生病理改变，即换气功能障碍。

三、皮肤完整性受损与组织完整性受损

（一）皮肤完整性受损（impaired skin integrity）

1. 定义 皮肤完整性受损是指表皮和（或）真皮状态改变。

2. 诊断依据

（1）主要依据 表皮和真皮组织破损。

（2）次要依据 表皮剥脱、局部发红、有原发性或继发性皮肤损害、皮肤瘙痒。

3. 相关因素

（1）病理生理因素 肥胖或消瘦、水肿、循环改变等。

（2）治疗因素 放射治疗、药物作用、机械性损伤（如治疗性固定装置、石膏、约束带、绷带等）。

（3）成熟因素 年龄过大或过小。

（4）情境因素 局部潮湿，认知、感觉或活动障碍，日灼等。

（二）组织完整性受损（impaired tissue integrity）

1. 定义 组织完整性受损是指个体处于黏膜、角膜、皮肤或皮下组织受损伤的状态。

2. 诊断依据 有受伤或被破坏的组织（切口、口腔溃疡、角膜溃疡、皮肤溃疡等）。

3. 相关因素

（1）病理生理因素 ①皮肤、黏膜的炎症性损伤，如脓疱病、单纯疱疹、手足癣、系统性红斑狼疮等。②组织的血液和营养供应不足，见于糖尿病、下肢静脉曲张、水肿、脱水、营养不良、长期卧床等。

（2）治疗因素 ①治疗用的固定装置导致的机械性创伤。②放疗。③接触温度过高或过低的物体。④胶布、鼻胃管、导尿管、隐形眼镜的刺激或压迫。⑤使用镇静剂或约束带等被迫不能活动。

（3）情境因素 ①环境刺激：日灼、潮湿、蚊虫叮咬、有毒植物等。②个人生活习惯，如卫生习惯。③排泄物、分泌物的刺激。

知识链接

不同程度的压疮属于何种护理问题

Ⅰ期压疮和Ⅱ期压疮未形成溃疡，护理诊断为“皮肤完整性受损”；Ⅱ期压疮形成溃疡和Ⅲ期压疮，护理诊断为“组织完整性受损”；Ⅲ期压疮继发感染和Ⅳ期压疮，判断为合作性问题“潜在并发症：感染”“潜在并发症：Ⅳ期压疮”等。

四、营养失调

（一）营养失调：低于机体需要量（imbalanced nutrition：less than body requirements）

1. 定义 营养失调：低于机体需要量是指个体处于营养物质摄入量不足以满足机体需要量的状态。

2. 诊断依据

（1）主要依据 ①体重低于理想体重的20%及以上。②摄入食物明显或不明显低于机体正常需要量。③膳食评估证实摄入食物低于或潜在低于推荐每日摄入量。④身体评估指标如肱三头肌部皮褶厚度、上臂肌围值低于正常值的60%。

（2）次要依据 ①存在促成摄入不足的因素。②较严重病例可出现情绪易激惹、记忆力减退、注意力不集中、肌肉松软、血管脆性增加及皮肤干燥、头发干枯等。③实验室检查可有血清清蛋白、转铁蛋白、视黄醇结合蛋白、淋巴细胞计数下降等。

3. 相关因素

（1）病理生理因素 ①机体代谢率增高，如发热、感染、烧伤、恶性肿瘤、外伤、甲状腺功能亢进等。②能量摄取障碍，如慢性肠炎等所致肠道吸收障碍。③食物摄入困难，如脑血管意外、脑性瘫痪、肌肉萎缩及帕金森病患者。

（2）治疗因素 ①因放射治疗或化学治疗致味觉改变或食欲下降，或因口腔疾患影响吞咽、咀嚼能力。②因恶心、呕吐致摄食量过少或偏食。③某些药物的副作用致食欲下降或吸收不良。

（3）情境因素 ①缺乏正确的营养知识。②因情绪紧张、抑郁、畏食致摄食量过少或偏食。③因经济、体力或交通不便无能力获取所需要的食物。④个体宗教信仰、饮食习俗。

（4）成熟因素 ①婴儿及儿童因唇裂、腭裂等先天畸形影响摄食，父母缺乏营养知识致摄入不足，生长发育过速、营养需要量增加，未能及时补充等。②青少年过度节食、神经性畏食或偏食。③老年人因牙齿松动或缺失、味觉改变或得不到所需食物。

（二）营养失调：高于机体需要量（imbalanced nutrition：more than body requirements）

1. 定义 营养失调：高于机体需要量是指个体处于营养物质摄入量超过代谢需要量，或体重超常的状态。

2. 诊断依据

（1）主要依据 ①体重超过理想体重的10%为超重，超过20%为肥胖。②肱三头肌部皮褶厚度：男性 >15mm，女性 >25mm。

（2）次要依据 ①自述或被观察到有不良饮食习惯。②活动量少，食物摄入量超过代谢的需要量。

3. 相关因素

(1) 病理生理因素 每日摄入能量与消耗量不平衡，可因味觉或嗅觉障碍引起摄入量增多，或个体于餐后缺乏饱感所致。

(2) 治疗因素 激素治疗所致食欲亢进和肥胖倾向。

(3) 情境因素 ①不良的饮食习惯，如集中在晚餐进食，饱食后静坐，或于焦虑、抑郁、孤独时有进食的习惯。②活动量不足，体力消耗少。③缺乏营养知识，膳食结构不合理。④妊娠期间体重增长过快。

(4) 成熟因素 成人或老人活动量减少，能量消耗减少。

五、体液不足与组织灌注无效（外周）

（一）体液不足（deficient fluid volume）

1. 定义 体液不足是指个体处于血管内、细胞间隙和（或）细胞内脱水状态。

2. 诊断依据

(1) 主要依据 没有进食或者经口摄入液体不足、水的摄入与排出呈负平衡、皮肤黏膜干燥、体重下降。

(2) 次要依据 尿量减少或过多、尿液浓缩、皮肤弹性差、口渴、恶心、畏食。

3. 相关因素

(1) 病理生理因素 ①排尿过多，如糖尿病和尿崩症。②水分丧失增多，如发热、新陈代谢率增高、引流过多、腹泻和呕吐、烧伤者皮肤水分蒸发过多。

(2) 情境因素 ①环境过热、过于干燥。②运动量过大、出汗过多和补充不足。

(3) 成熟因素 ①婴儿或儿童由于水贮存量较少，浓缩尿的能力较差易发生体液不足。②老年人因口渴感下降和水贮存量少易发生体液不足。

（二）组织灌注无效（外周）[ineffective tissue perfussion (peripheral)]

1. 定义 组织灌注无效（外周）是指个体处于毛细血管供血下降而引起周围组织细胞的营养供应不足和呼吸功能降低的状态。

2. 诊断依据

(1) 主要依据 ①跛行、静息痛、疼痛。②动脉搏动减弱或消失。③皮肤颜色改变：苍白或发绀。④皮肤温度改变：变冷或变热。⑤血压下降，或四肢血压有变化。

(2) 次要依据 ①感觉功能改变。②水肿。③运动功能改变。④所滋养的组织改变：指甲变硬变厚、脱发、伤口不愈合。

3. 相关因素

(1) 病理生理因素 血流减少，见于动脉硬化、静脉曲张、深静脉血栓形成、糖尿病、肝硬化、低血压等。

(2) 治疗因素 ①不能活动。②侵入性导管。③血管创伤或受压。

(3) 情境因素 ①增大的子宫或腹部对外周循环的压迫。②低温。③持重时肌肉群压迫。

知识链接

上消化道大出血患者最主要的护理诊断是什么

上消化道大出血使血容量不足，致血压下降、外周组织灌注不足，患者并不是出于脱水状态，因此不适用“体液不足”；大出血有并发失血性休克的可能，并非护士单独可以处理的情况，所以应判断为合作性问题“潜在并发症：血容量不足”或“潜在并发症：失血性休克”。

六、身体意象紊乱

1. 定义 身体意象紊乱（disturbed body image）是指个体在躯体的自我形象方面出现混乱。

2. 诊断依据

（1）主要依据 ①诉说对自己身体的外表、结构或功能改变看法的感觉和感知时，表现出害羞、窘迫、内疚、厌恶等情绪。②对现实的或感知的身体结构或功能变化有言语的或非言语的消极反应，如对自己身体采取回避、监视等行为。

（2）次要依据

1）客观依据：①失去了身体的某部分或丧失了某种功能。②消极的行为反应，对无功能部分的伤害，不看和（或）不去触摸身体的某部分，隐蔽或过分暴露身体某部分；回避社交场合；有自伤行为或自杀企图，过多进食或绝食等。

2）主观依据：①诉说对自己的身体感到无助、无能为力或绝望及由此带来的生活方式的改变。②拒绝证实或谈论已存在的身体变化或对身体的变化产生偏见，害怕他人的反应和被他人排斥。③强调以前的体力、身体功能或外表，或过度强调、夸大尚留存的功能和力量。

3. 相关因素

（1）病理生理因素 慢性疾病、严重外伤及丧失肢体或功能所致的外表改变。

（2）社会因素 ①因患神经症、神经性畏食症等对外表的不现实感。②因文化的、精神的或发展的变化等导致对身体形象的看法的改变。

（3）情境因素 ①因住院、手术、化疗、放疗等引起的外表改变。②因肥胖、妊娠、不能活动等对外表的影响。

七、焦虑与照顾者角色紧张

（一）焦虑（anxiety）

1. 定义 焦虑是指个体或群体处于对模糊的、不具体的威胁感到不安（忧虑）及自主神经系统受到刺激的状态。

2. 诊断依据 表现出生理的、情绪的和认知的三个方面症状；症状根据焦虑程度的不同而有所不同。

（1）生理方面 心率加快、血压增高、呼吸加快、出汗、瞳孔扩大、声音颤抖/声调改变、发抖、坐卧不安、面色潮红或苍白、尿频、恶心或呕吐、腹泻、失眠、厌食、身体疼痛（特别是胸、背、颈部）。

（2）情绪方面 ①个体诉说有下列感觉：恐惧担心、无助感、神经紧张、缺乏自信心、失去控制、无法放松、预感不幸。②个体表现出：易怒/没有耐心、发脾气、哭叫、自责及责备别人、畏缩、缺乏主动性、怕与人目光接触。

（3）认知方面 无法集中注意力、缺乏对环境的警觉、健忘、沉默、怀念过去而不是考虑现在或未来、学习能力降低。

3. 相关因素

（1）病理生理因素 存在干扰个体对食物、空气、舒适、安全等基本需要的任何因素。

（2）情境因素 ①继发于以下情景的现存或感知到的对自我概念的威胁：社会地位和权力的变化，有伦理上的难题，他人对自己缺乏理解，事业失败。②已丧失和感知到的将要失去重要的相关人士：离婚、死亡、分离等。③已存在的和感知到的环境改变：住院、退休、环境污染、搬家等。④已存在的和感知到的对身体的威胁：有创检查、手术、疾病、临终等。

（3）成熟因素

①婴幼儿：分离、陌生环境或同伴关系改变。

②青春期：性发育、同伴关系改变造成的自我概念受到威胁。

③成年期：妊娠、作为父母、事业问题、年龄等。

④老年期：感觉减退、运动退化、退休、经济能力等。

（二）照顾者角色紧张（caregiver role strain）

1. 定义 照顾者角色紧张是指个体在为另一个人提供照顾的过程中，所经受的躯体、情感、社会和经济上的沉重负担的一种状态。

2. 诊断依据 表达出来的或被观察到的：①照顾者自感时间不足或体力不支。②对所要进行的照顾活动感到困难。③照顾职责与其他角色冲突。④担心被照顾者今后的健康状态及自己提供照顾的能力。⑤情绪改变：精神紧张、烦躁、易怒、感到压抑、有挫败感。⑥健康状况改变：出现高血压、糖尿病、睡眠紊乱、胃肠道不适、体重变化、皮疹等。

3. 相关因素 ①照顾活动的长期性、复杂性。②照顾者提供照顾的能力。

知识链接

焦虑与恐惧、焦虑与照顾者角色紧张的区别

1. 焦虑与恐惧的区别　两者都有担心害怕的情绪反应，焦虑是一种对不确定因素模糊的忧虑和不安全感；恐惧是对可识别的威胁感到的不安全感，如拟诊癌症的患者接受手术治疗。可产生对手术引起的疼痛的恐惧，同时又对可能的癌症诊断产生焦虑。

2. 焦虑与照顾者角色紧张的区别　评估对象不同，焦虑是针对被评估者本人的，照顾者角色紧张是针对为被评估者提供照顾的人。

八、躯体移动障碍与有废用综合征的危险

（一）躯体移动障碍（impaired physical mobility）

1. 定义　躯体移动障碍是指个体处于躯体活动受限的状态，但并非不能活动。

2. 诊断依据

（1）主要依据　①在特定环境中，有目的的活动能力受到损害。②关节活动范围受限。

（2）次要依据　①活动被约束。②不愿意活动。

3. 相关因素

（1）病理生理因素　肌力和耐力的降低。

（2）治疗因素　外用器具，如夹板、石膏、静脉插管等；行走应具备的强度和耐力不足，如假肢、拐杖、助行器等。

（3）情境因素　疲劳、动力下降、疼痛等。

（4）成熟因素　老年人运动敏捷性和肌肉力量下降。

（二）有废用综合征的危险（risk for disuse syndrome）

1. 定义　有废用综合征的危险是指由于医生的医嘱或无法避免的肌肉骨骼不活动，个体处于躯体系统退化或功能发生改变的危险状态。

2. 诊断依据　出现一组与不活动有关的现存的/潜在的护理诊断：有皮肤完整性受损的危险；有便秘的危险；有呼吸功能异常的危险；有周围组织灌注障碍的危险；有活动无耐力的危险；有躯体移动障碍的危险；有受伤的危险；有感知改变的危险；无能为力感；身体意象紊乱。

3. 危险因素　瘫痪、严重疼痛、机械性不能活动、医嘱性不能活动、意识障碍等。

目标检测

一、单选题

1. 在护理诊断发展史上起重要作用，从而成为护理诊断权威机构的是（ ）。

A. 美国护理诊断分类小组 B. 北美护士协会 C. 北美护理诊断协会
D. WHO E. ICSH

2. 北美护理诊断协会成立于（ ）年。

A. 1973 B. 1975 C. 1982 D. 1986 E. 1987

3. 确立护理诊断的依据来自下列评估内容，除外（ ）。

A. 健康史 B. 身体状况评估 C. 实验室检查
D. 医疗诊断 E. 辅助检查

4. 护理诊断的构成不包括（ ）。

A. 名称 B. 定义 C. 健康问题 D. 诊断依据 E. 相关因素

5. “有皮肤完整性受损的危险”，此护理诊断属于（ ）。

A. 现存的护理诊断 B. 可能的护理诊断 C. 健康的护理诊断
D. 有危险的护理诊断 E. 合作性问题

6. 护理诊断的陈述要素中“S”表示（ ）。

A. 诊断名称 B. 相关因素 C. 疾病分类
D. 症状和体征 E. 定义

7. 对现存的护理诊断的正确的记录方式是（ ）。

A. PES 公式 B. PE 公式 C. EP 公式 D. ESP 公式 E. SPE 公式

8. “潜在的精神健康增强”属于（ ）。

A. 现存的护理诊断 B. 有危险的护理诊断 C. 健康的护理诊断
D. 合作性问题 E. 可能的护理诊断

二、简答题

1. 试述护理诊断的类型有哪些。
2. 解释 PES 公式中，“E”的含义。
3. 列表说明护理诊断与合作性问题的区别。
4. 若一个被评估者存在多个护理诊断，你将如何对多个护理诊断进行排序？

第四章　常见症状评估

教学要求

1. 掌握各症状的病因和临床表现。
2. 熟悉各症状的护理评估要点和相关护理诊断。
3. 了解各症状的发生机制。

第一节　发　热

【病例引入】

患者，女，23 岁。发热、咳嗽 3 天。患者 3 天前淋雨后出现寒战，体温高达 39.8℃，伴咳嗽、咳痰，痰量不多，为铁锈色样痰。无胸痛，无咽痛和关节痛。病后食欲不振，睡眠差，大小便正常，体重无变化。入院后初步诊断：肺炎球菌肺炎。

思考：

1. 该患者发热的原因和机制。
2. 提出该患者的护理诊断。

体温一般指人体内部的温度，正常人体温相对恒定，一般为 36℃ ~37℃。正常体温在不同个体之间略有差异，且常受机体内、外因素的影响而稍有波动。机体在致热源作用下或各种原因引起体温调节中枢功能障碍时，导致机体产热增多，散热减少，体温升高超出正常范围，称为发热（fever）。

（一）病因

引起发热的原因较多，可分为感染性发热和非感染性发热两大类，以前者多见。

1. 感染性发热　各种病原体如病毒、细菌、支原体、立克次体、螺旋体、真菌、寄生虫等引起的感染均可出现发热。

2. 非感染性发热

（1）无菌性坏死物质的吸收　由组织细胞坏死、组织蛋白分解及组织坏死产物的吸收所致的无菌性炎症，常可引起发热，亦称为吸收热，如大手术后、大面积烧伤、内出血、心肌梗死及恶性肿瘤、溶血反应等。

（2）抗原－抗体反应　风湿热、血清病、药物热、结缔组织病等。

（3）内分泌与代谢疾病　如甲状腺功能亢进、重度脱水等。

（4）皮肤散热障碍　可见于广泛性皮炎、鱼鳞癣及慢性心力衰竭，一般为低热。

（5）体温调节中枢功能障碍　可见于中暑、安眠药中毒、脑出血、脑震荡、颅骨骨折，常表现为高热无汗。

（6）自主神经功能紊乱　属功能性发热，多为低热，包括原发性低热、夏季低热、生理性低热。

（二）发生机制

1. 致热源性发热

（1）内源性致热源　如白介素（IL－1）、肿瘤坏死因子（TNF）和干扰素等，通过血脑屏障直接作用于体温调节中枢的体温调定点，使其上移，终至产热大于散热，体温升高引起发热。

（2）外源性致热源　外源性致热源多不能通过血脑屏障直接作用于体温调节中枢，而是通过激活血液中的中性粒细胞、嗜酸性粒细胞和单核－巨噬细胞系统，使其产生并释放内源性致热源，引起发热。

2. 非致热源性发热　非致热源性发热是由于体温调节中枢直接受损，或存在引起产热过多或者散热减少的疾病所致。

（三）临床表现

1. 发热的分度　根据发热的高低可分为低热（37.3℃～38℃）、中等度热（38.1℃～39℃）、高热（39.1℃～41℃）和超高热（41℃以上）。

2. 发热的过程

（1）体温上升期　此期产热大于散热使体温上升，临床表现为疲乏不适，肌肉酸痛，皮肤苍白，干燥无汗，畏寒或寒战。体温上升有骤升和缓升两种形式。

①骤升型：体温在几小时内达39℃～40℃或以上，常伴有寒战。见于肺炎球菌肺炎、败血症、急性肾盂肾炎、输液或某些药物反应等。

②缓升型：体温逐渐上升在数日内达高峰，多不伴寒战。见于伤寒、结核病等。

（2）高热期　此期体温上升达高峰之后保持一定时间，产热与散热过程在较高水平保持相对平衡。临床表现为皮肤发红、灼热、呼吸加快加深、开始出汗。

（3）体温下降期　体温中枢的体温调定点逐渐降至正常水平，散热大于产热，使体温降至正常水平。此期表现为出汗多，皮肤潮湿。体温下降有骤降和渐降两种形式。

①骤降：体温于数小时内迅速下降至正常，常伴有大汗。见于疟疾等。

②渐降：体温于数日内逐渐降至正常，如伤寒、风湿热等。

3. 热型　热型即体温曲线类型，不同的病因所致发热可有不同的热型。常见热型有稽留热、弛张热、间歇热、波状热、回归热和不规则热。

(1) 稽留热　体温恒定地维持在39℃～40℃以上的高水平，达数天或数周，24小时内体温波动范围不超过1℃。常见于肺炎球菌肺炎、斑疹伤寒和伤寒高热期（图4－1）。

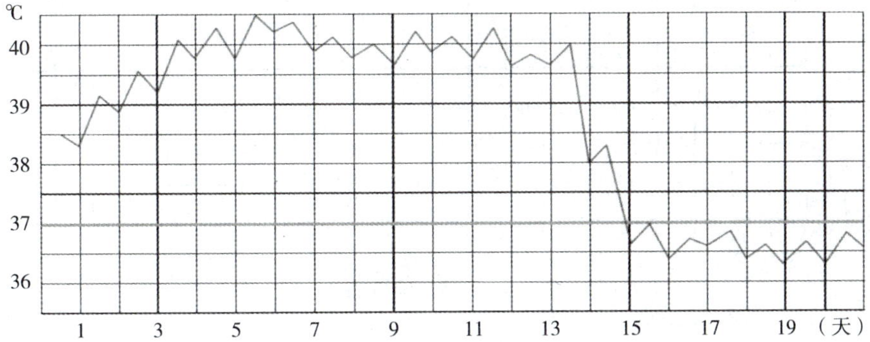

图4－1　稽留热

(2) 弛张热　弛张热又称败血症热型。体温常在39℃以上，波动幅度大，24小时内波动范围超过2℃，但都在正常水平以上。常见于败血症、风湿热、重症肺结核及化脓性感染等（图4－2）。

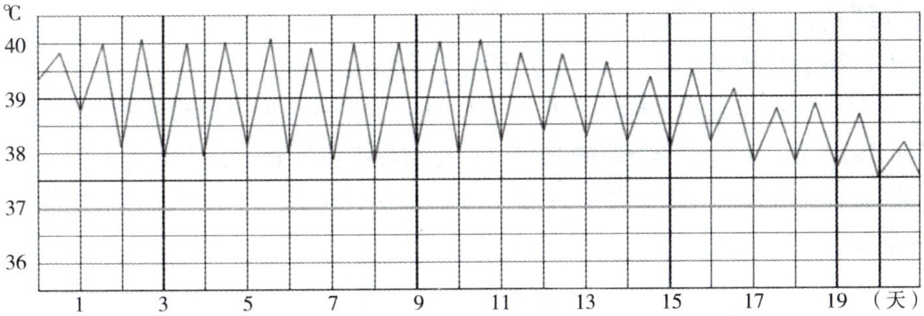

图4－2　弛张热

(3) 间歇热　体温骤升达高峰后持续数小时，又迅速降至正常水平，无热期（间歇期）可持续1天至数天，如此高热期与无热期反复交替出现称间歇热。常见于疟疾、急性肾盂肾炎等（图4－3）。

(4) 波状热　体温逐渐上升达39℃或以上，数天后又逐渐下降至正常水平，持续数天后又逐渐升高，如此反复多次。常见于布氏杆菌病。

(5) 回归热　体温急剧上升至39℃或以上，持续数天后又骤然下降至正常水平。高热期与无热期各持续若干天即出现规律性交替。可见于回归热、霍奇金（hodgkin）病等。

(6) 不规则热　体温曲线无一定规律，可见于结核病、风湿热、支气管肺炎、渗出性胸膜炎等。

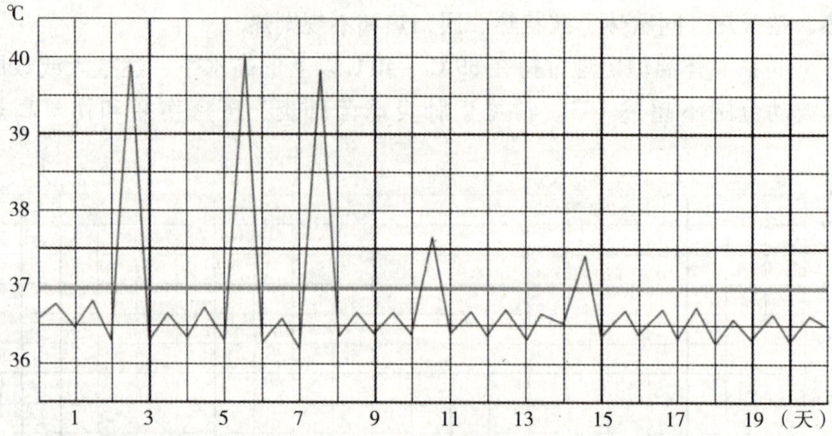

图4-3 间歇热

（四）护理评估要点

1. 发热的程度、热期和热型 定时测量体温，绘制体温曲线，观察发热的程度和热期，注意有无特征性热型。一般急性短期发热，多见于急性感染，如肺炎球菌肺炎、流行性腮腺炎、急性细菌性痢疾等；慢性长期发热，常见于恶性肿瘤、结缔组织病、慢性感染如结核病、慢性肝胆管感染等、甲亢、自主神经功能紊乱。评估时还应注意年龄差异、生殖周期差异及运动、情绪以及环境对体温的影响。

2. 对功能性健康型态的影响 有无食欲与体重下降、脱水等营养代谢型态的改变；有无意识障碍等认知与感知型态的改变；小儿高热者应注意观察有无惊厥的发生，尤其是高热期患者，要动态观察脉搏、呼吸、血压和意识状态，以判断高热对机体重要器官的影响及程度。

3. 诊断、治疗与护理经过 包括是否用药，药物的种类、剂量和疗效；有无采取物理降温措施，方法及其疗效。

（五）相关护理诊断

1. 体温过高 与病原体感染有关；与体温调节中枢功能障碍有关；与自主神经功能紊乱有关。

2. 体液不足 与发热出汗过多和（或）液体摄入量不足有关。

3. 营养失调：低于机体需要量 与长期发热所致机体消耗增加及营养物质摄入不足有关。

4. 口腔黏膜改变 与发热所致口腔黏膜干燥有关。

5. 潜在并发症 意识障碍、惊厥。

知识链接

体温的生理性波动

在生理状态下，体温受体内外因素的影响而稍有波动。昼夜之间下午较早晨高，剧烈活动、劳动或进餐后体温也略升高，但一般波动范围不超过1℃。年轻人体温偏高，老年人体温偏低，妇女在月经期体温较低，在月经前和妊娠期稍高。

【病例分析】

1. 根据患者的病史及初步诊断，其发热多为肺炎球菌感染后激活血液中的中性粒细胞、嗜酸性粒细胞和单核－吞噬细胞系统，使其产生并释放内源性致热源，引起发热。

2. 体温过高，与病原体感染有关；潜在并发症：意识障碍。

第二节 疼 痛

【病例引入】

男性，42岁，工人，上腹痛反复发作两年，加重5天。患者两年前开始间断出现上腹胀痛，空腹时明显，进食后可自行缓解，有时夜间痛醒，无放射痛，有嗳气和反酸，常因进食不当或生气诱发，每年冬春季节易发病。5天前因吃水饺后复发，腹痛较前重，但部位和规律同前，自服中药后无明显减轻。发病以来无恶心、呕吐和呕血，饮食好，二便正常，无便血和黑便，体重无明显变化。

思考：

1. 说出患者腹痛的部位、性质、加重和缓解的因素，以及发病规律。

2. 该患者腹痛最可能的病因。

疼痛（pain）是机体由于受到伤害性刺激而产生的痛觉反应，常伴有不愉快的情绪反应。疼痛的生理意义是提醒个体身体的某个部位已出现了异常状况，需提高警觉，去除引起疼痛的伤害源，使受损组织得以修复。强烈、持久的疼痛可致生理功能紊乱，甚至导致休克。

（一）病因

1. 头痛的病因

（1）*颅脑病变* 感染，如脑膜炎、脑炎、脑脓肿等；血管病变，如蛛网膜下腔出血、脑出血、脑血栓形成、脑栓塞、高血压脑病、脑血管畸形等；占位性病变，如脑肿瘤、颅内寄生虫病等；颅脑外伤，如脑震荡、脑挫伤；其他，如偏头痛、腰椎穿刺后及腰椎麻醉后头痛。

（2）颅外病变　如颈椎病、三叉神经痛及眼、耳、鼻、牙所致的疼痛。

（3）全身性疾病　如流感、伤寒、原发性高血压、酒精中毒、一氧化碳中毒、尿毒症等。

（4）神经症　如神经衰弱及癔症性头痛。

2. 胸痛的病因

（1）胸壁疾病　如急性皮炎、带状疱疹、肋间神经炎、肋骨骨折等。

（2）心血管疾病　如心绞痛、心肌梗死、心肌病、急性心包炎、胸主动脉瘤、肺栓塞等。

（3）呼吸系统疾病　如胸膜炎、自发性气胸、支气管炎、肺炎、支气管肺癌等。

（4）纵隔疾病　如纵隔炎、纵隔气肿、纵隔肿瘤等。

3. 腹痛的病因

（1）急性腹痛　腹腔脏器的急性炎症，如急性胃炎、急性肠炎、急性胰腺炎、急性胆囊炎、急性阑尾炎等；空腔脏器阻塞或扩张，如肠梗阻、胆道结石、胆道蛔虫症、泌尿系统结石、梗阻等；脏器扭转或破裂，如肠扭转、肠系膜或大网膜扭转、卵巢扭转、肝破裂、脾破裂、异位妊娠破裂、胃肠穿孔等；腹膜炎；腹腔内血管阻塞；胸腔疾病所致的腹部牵涉痛。

（2）慢性腹痛　腹腔脏器慢性炎症，如慢性胃炎、慢性胆囊炎、慢性胰腺炎、结核性腹膜炎、溃疡性结肠炎等；消化性溃疡；脏器包膜的牵张，如肝淤血、肝炎、肝脓肿、肝癌等；肿瘤压迫及浸润；中毒与代谢障碍，如铅中毒、尿毒症等。

（二）发生机制

痛觉感受器为位于皮肤和其他组织内的游离神经末梢。各种形式的刺激（物理的或化学的）达到一定的强度，都能引起组织损伤。受损部位的组织释放出5－羟色胺、组胺、乙酰胆碱、缓激肽、氢离子及酸性代谢产物等致痛物质，痛觉感受器受其刺激而发出冲动，经脊髓后根沿脊髓丘脑侧束进入内囊，上传至大脑皮质痛觉感觉区，引起痛觉。

（三）临床表现

1. 头痛　头痛是指额、顶、颞及枕部的疼痛。可见于多种疾病，大多无特异性，但反复发作或持续的头痛，可能是某些器质性疾病或病情恶化的征兆。急剧的头痛，持续不减，并有不同程度的意识障碍而无发热者，提示颅内血管性疾病（如蛛网膜下腔出血）；慢性进行性头痛并有颅内压增高的症状（如呕吐、缓脉、视神经乳头水肿）应注意颅内占位性病变；高血压引起的头痛多在额部或整个头部，全身性或颅内感染性疾病的头痛，多为全头痛；血管性及发热性疾病的头痛，往往带有搏动性。神经痛多呈电击样痛或刺痛；颅内占位性病变往往清晨加剧，鼻窦炎的头痛也常发生于清晨或上午；血管性及颅内感染所致头痛可因咳嗽、打喷嚏、摇头等动作而加重。

2. 胸痛 胸壁疾病引起的胸痛常固定于病变部位，局部有压痛；心绞痛及心肌梗死的疼痛多在胸骨后方和心前区或剑突下，可向左肩和左臂内侧放射，甚至达左手环指与小指。带状疱疹呈刀割样或灼热样剧痛；食管炎多呈烧灼痛。食管疾病的疼痛多在进食时发作或加剧，服用抗酸剂和促动力药物可减轻或消失；胸膜炎的胸痛可因咳嗽或用力呼吸而加剧。

3. 腹痛 胃和十二指肠病变所致疼痛多在中上腹部；肝胆疾病的疼痛多在右上腹部；急性阑尾炎疼痛在右下腹麦氏点；小肠疾病疼痛位于脐周。消化性溃疡所致疼痛为慢性，具有周期性和节律性；剑突下阵发性钻顶样疼痛则提示胆道蛔虫症；小肠及结肠病变的疼痛多为间歇性、痉挛性绞痛。反流性食管炎患者的烧灼痛于身体前屈时明显而直立位时则减轻；急性胰腺炎患者的腹痛常出现在酗酒或暴饮暴食之后。

总的来讲，全身各个部位均可产生疼痛。由于引起疼痛的病因及病变部位不同，疼痛的临床表现也不尽相同。同时，受个体的年龄、意志、经历及文化背景的影响，不同个体对疼痛的感受和耐受力也有较大差异。

（四）护理评估要点

1. 与疼痛相关的病史或诱因 患者疼痛发生前有无外伤、手术史，有无感染、药物和食物中毒，有无类似发作史和家族史。

2. 疼痛的特点 应评估疼痛的部位、起病急缓、发生与持续的时间、性质、程度、加重或缓解的因素。疼痛的部位多为病变所在部位，但某些内脏疾病可伴有牵涉痛，其牵涉痛可为其突出表现；疼痛程度与病情严重程度并不一定呈平行关系，但进行性加重的疼痛与突然加剧的疼痛常提示病情进一步发展或恶化。

3. 对功能性健康型态的影响 有无因疼痛而导致的睡眠与休息型态的改变；有无活动与运动型态改变；有无焦虑等压力与压力对应型态改变；有无角色与关系型态改变等。

4. 诊断、治疗与护理经过 重点评估患者曾接受了哪些止痛措施及其效果如何。

（五）相关护理诊断

1. 急性/慢性疼痛 与各种有害刺激作用于机体引起的不适有关。

2. 焦虑 与疼痛迁延不愈有关。

3. 潜在并发症 休克。

知识链接

急慢性腹痛的临床特点

急性腹痛具有起病急、进展迅速、变化快、病情重、先腹痛后发热等特点，大多属于外科范围，如急性胃肠穿孔、急性阑尾炎、肝脾破裂；慢性腹痛具有起病缓、病程长、时轻时重等特点，大多属于内科范围，如慢性胃炎、肠易激综合征、病毒性肝炎等。

【病例分析】

1. 根据病例提示，患者腹痛部位为上腹部，其性质为胀痛，空腹时明显，进食后可自行缓解，冬春季节易发病。

2. 病例中腹痛为慢性，具有周期性（冬春季节易发病）和节律性（空腹时明显，进食后可自行缓解），故为消化性溃疡的可能性较大。

第三节　水　肿

【病例引入】

患者，女，56 岁，乏力、食欲减退及水肿 3 年，加重 1 周。3 年前，于感冒后出现乏力、眼睑和下肢轻度水肿，劳累后加重，尿常规检查有蛋白尿，未重视。近 1 周来，劳累后上述症状加重。体检：颜面及双下肢水肿，心肺无异常；辅助检查：尿蛋白（++），血红蛋白 90g/L，血尿素氮 6mmol/L，血肌酐 90μmol/L。医生诊断为慢性肾小球肾炎。

思考：

1. 该患者水肿的部位、特点和程度？

2. 该患者发生水肿的病因和发生机制是什么？

组织间隙有过多的液体积聚使组织肿胀称为水肿（edema）。液体在各组织间隙呈弥漫性分布时称全身性水肿；液体在局部组织间隙积聚时称局部性水肿。过多的液体积聚于体腔内称积液，如胸腔积液、腹腔积液、心包积液等，为水肿的特殊形式。通常意义下的水肿不包括内脏器官局部的水肿，如脑水肿、肺水肿等。

（一）发生机制

正常情况下，血管内液体持续地从毛细血管小动脉端滤出至组织间隙成为组织液，同时组织液又不断从毛细血管小静脉端回吸收入血管中，这一过程使组织间隙液体量保持动态平衡，无水肿发生。当这一平衡被打破而出现组织间液的生成大于回吸收时，则可产生水肿。

（二）病因与临床表现

1. 全身性水肿

（1）心源性水肿　主要见于右心衰竭。其特点是首先在身体下垂部位出现，常具有对称性及凹陷性，可伴有颈静脉怒张、肝大、静脉压升高等表现。水肿程度可因心力衰竭程度而有所不同，严重时可出现全身水肿、胸水、腹水等表现。

（2）肾源性水肿　可见于各型肾炎和肾病。早期表现为晨间起床时有眼睑与颜面水肿，以后发展为全身水肿。常伴有尿常规改变、高血压或肾功能损害的表现。

（3）肝源性水肿　主要见于肝硬化失代偿期。水肿特点是以腹水为主要表现，也可首先出现踝部水肿，逐渐向上蔓延，而头、面部及上肢常无水肿。

（4）营养不良性水肿　常见于慢性消耗性疾病，多为长期营养缺乏、蛋白质丢失过多而引起低蛋白血症所致。水肿常从足部开始，逐渐蔓延至全身。水肿发生前常有消瘦、体重减轻等表现。

（5）其他

1）黏液性水肿：常见于甲状腺功能减退症。水肿为非凹陷性，颜面及下肢较明显。

2）经前期紧张综合征：特点为月经前 7 ~ 14 天出现眼睑、踝部及手部轻度水肿，可伴乳房胀痛及盆腔沉重感，月经后水肿逐渐消退。

3）药物性水肿：可见于糖皮质激素、雄激素、雌激素、胰岛素等药物使用过程中，多与药物影响肾脏的过滤和重吸收而引起水钠潴留有关。其特点为用药后轻度水肿，多为局限性，停药后不久消失。严重者亦可出现全身水肿。

2. 局部性水肿　局部性水肿多为局部静脉、淋巴回流受阻或毛细血管通透性增加所致，可见于疖、痈、丝虫病、上腔静脉阻塞综合征、创伤或过敏等。

（三）护理评估要点

1. 水肿发生的部位与特点　有无与水肿发生有关的疾病或用药史。观察水肿是发生在全身还是在局部。如果是对称性全身水肿，根据特点的不同，区分心源性水肿、肝源性水肿、肾源性水肿或营养不良性水肿。如果是局部性水肿，根据具体情况查找原因。

2. 水肿的程度　水肿可分为轻、中、重三度。轻度水肿仅见于眼睑、眶下软组织、胫骨前、踝部皮下组织，指压后可出现组织轻度下陷，平复较快；中度水肿时全身组织均可见明显水肿，指压后可出现明显的较深的组织下陷，平复较慢；重度水肿时全身组织严重水肿，身体低位皮肤紧张发亮，甚至有液体渗出。此外，胸腔、腹腔等浆膜腔内可见积液。

3. 对功能性健康型态的影响　有无尿量减少等排泄型态的改变，此时应详细记录 24 小时液体出入量；有无活动与运动型态改变；有无营养与代谢型态改变。

4. 诊疗及护理经过　重点为是否使用利尿剂，药物的剂量、种类、疗效和不良反应；休息、饮食、保护皮肤等护理措施的实施情况。

（四）相关护理诊断

1. 体液过多　与右心功能不全有关；与肾脏疾病所致钠水潴留有关。

2. 有皮肤完整性受损的危险　与水肿所致组织、细胞营养不良有关。

3. 潜在并发症　急性肺水肿。

知识链接

导致水肿产生的主要因素

导致水肿产生的主要因素有：①钠与水的潴留，如继发性醛固酮增多症。②毛细血管滤过压升高，如右心衰竭。③毛细血管通透性增高，如急性肾炎。④血浆胶体渗透压降低，如血清清蛋白减少。⑤淋巴回流受阻，如丝虫病。

【病例分析】

1. 根据病例提示，患者水肿的部位为颜面和双下肢，特点为劳累后加重，轻度水肿。

2. 慢性肾小球肾炎发生时，多种因素导致组织间隙液体量动态平衡受到破坏即组织间液的生成大于回吸收，故水肿发生。

第四节　咳嗽与咳痰

【病例引入】

患者，女，24 岁。18 年前患麻疹后咳嗽迁延不愈，常伴有黄色脓痰，每日 50 ~ 70mL，夜间体位变动或清晨起床后症状加重，间有少量咯血，曾到当地医院就诊，经抗生素治疗后好转。此后上述症状反复发作，多以劳累、受凉为诱因。两天前淋雨后症状加重，痰量增多，每日 150 ~ 200mL，伴臭味，咯血约 100mL。

思考：

1. 该患者咳嗽咳痰的病因和发病机制？

2. 该患者咳嗽咳痰的特点。

咳嗽（cough）是一种反射性防御动作，通过咳嗽可以清除呼吸道分泌物及气道内异物。痰是气管、支气管的分泌物或肺泡内的渗出液，借助咳嗽将其排出称为咳痰（expectoration）。

（一）病因

1. 呼吸道疾病　呼吸道各部位受到炎症、出血、肿瘤、理化因素刺激后均可引起咳嗽、咳痰，如支气管炎、肺结核、支气管扩张、支气管肺癌等。呼吸道感染是引起咳嗽、咳痰最常见的原因。

2. 胸膜疾病　胸膜炎、胸膜间皮瘤、自发性气胸等。

3. 心血管疾病　二尖瓣狭窄、肺淤血、肺水肿、肺栓塞等。

4. 中枢神经系统疾病　中枢神经病变如脑炎、脑膜炎等刺激大脑皮质与延髓的咳嗽中枢引起咳嗽。

（二）发生机制

1. 咳嗽 鼻、咽、喉、支气管、胸膜等部位受到刺激后，经迷走神经、舌咽神经和三叉神经的感觉神经纤维将神经冲动传递至中枢，兴奋延髓咳嗽中枢，该中枢再将冲动传向运动神经，即喉下神经、膈神经和脊髓神经，分别引起咽肌、膈肌和其他呼吸肌的运动，从而引起咳嗽。

2. 咳痰 痰液是气管、支气管及肺泡所产生的分泌物，当呼吸道受到刺激时痰液分泌增多，并且痰液中常混有尘埃、病原体和某些组织坏死物等。

（三）临床表现

1. 咳嗽的性质 咳嗽无痰或痰量极少，称为干性咳嗽。干性咳嗽常见于急性咽喉炎、喉癌、急性支气管炎初期、支气管异物、支气管肿瘤、胸膜疾病。咳嗽伴有咳痰称为湿性咳嗽，常见于慢性支气管炎、支气管扩张、肺炎、肺脓肿和肺结核等。

2. 咳嗽的音色 咳嗽无力或声音微弱，见于声带麻痹或极度衰弱者；咳嗽呈金属音，常见于纵隔肿瘤、肺癌及主动脉瘤压迫气管；咳嗽声音嘶哑，多为声带的炎症或肿瘤压迫喉返神经所致；鸡鸣样咳嗽，表现为连续阵发性剧咳伴有高调吸气回声，见于百日咳、会厌、喉部疾患和气管受压。

3. 咳嗽的时间与规律 突发性咳嗽多见于呼吸道异物、刺激性气体吸入等；长期慢性咳嗽常见于慢性支气管炎、支气管扩张、肺结核等；晨起咳嗽加剧、排痰多，见于慢性支气管炎、支气管扩张、肺脓肿；夜间咳嗽常见于左心衰竭和肺结核。

4. 痰的性质和量 肺炎球菌肺炎多为铁锈色痰；阿米巴性肺脓肿常为巧克力色痰；肺水肿为粉红色泡沫样痰；肺结核和肺癌常有血痰；恶臭痰提示有厌氧菌感染；痰白黏稠且牵拉成丝难以咳出，提示有真菌感染。

（四）护理评估要点

1. 相关病史 患者的年龄、职业，有无粉尘接触史；是否患有慢性呼吸道疾病、心脏病；有无吸烟史及过敏史；有无呼吸道传染病接触史及有害气体接触史。

2. 咳嗽咳痰的特点 应评估咳嗽的性质、持续时间、音色，以及与体位、睡眠的关系；痰液的性质、颜色、痰量、气味、黏稠度，以及咳痰与体位的关系。

3. 对功能性健康型态的影响 重点为有无营养与代谢型态、睡眠与休息型态的改变；胸腹部手术后剧烈频繁咳嗽者应注意评估其伤口情况。

4. 诊断、治疗与护理经过 是否服用过止咳祛痰药物，药物的种类、剂量和疗效。有无使用促进排痰的护理措施。

（五）相关护理诊断

1. 清理呼吸道无效 与痰液黏稠有关；与咳嗽无力有关；与胸、腹部手术引起的无效咳嗽有关。

2. 睡眠型态紊乱 与夜间频繁咳嗽有关等。

3. 潜在并发症 自发性气胸。

知识链接

咳嗽动作的全过程

咳嗽动作的全过程分四个步骤：先是短而深的吸气，随之声门关闭，继而膈肌与肋间肌快速收缩，使肺内压增高，最后声门突然开放，膈肌快速收缩，将肺内高压空气喷射而出，冲击狭窄的声门裂隙而发生咳嗽动作，并产生音响，呼吸道内的分泌物或异物也随之排出。

【病例分析】

1. 略（见病因和发生机制）。

2. 根据病例提示，患者 15 年前患麻疹后即咳嗽迁延不愈，两天前淋雨后痰量增多，每日 150～200mL，伴臭味。

第五节 咯 血

【病例引入】

患者，男，55 岁。8 年前受凉后低热，咳嗽、咳白色黏痰，体重逐渐下降。给予抗生素和祛痰治疗，1 个月后症状不见好转，后拍胸片诊为浸润型肺结核，用药治疗 1 个月后，症状逐渐减轻，遂自行停药。两个月前劳累后咳嗽加重，伴低热、盗汗、胸闷、乏力。今日患者咯血 1 次，约 160mL。患者十分恐惧，担心咯血危及生命。

思考：

1. 该患者目前存在的主要护理诊断是什么？

2. 如何区别咯血与呕血。

喉及喉部以下的呼吸道和肺组织出血，经口排出称为咯血（hemoptysis）。咯血量较少时，可表现为痰中带血；当出血量较大时，可阻塞呼吸道，导致窒息，甚至死亡。

（一）病因与发生机制

1. 呼吸系统疾病 在我国，引起咯血的首要原因仍为肺结核。此外，还可见于支气管扩张、支气管肺癌、肺炎、肺淤血、肺栓塞等疾病。其发生机制主要是炎症、肿瘤、结石等因素致支气管黏膜或肺组织损伤，使病变处毛细血管通透性增加或黏膜下血管破裂出血所致。

2. 心血管疾病 多见于二尖瓣狭窄，还可见于肺动脉高压、肺栓塞、肺血管炎、高血压病、先天性心脏病（如房间隔缺损、动脉导管未闭等）。其发生机制多为各种疾病导致肺淤血后造成肺泡壁，或支气管内膜毛细血管破裂和支气管黏膜下层支气管静脉曲张破裂所致。毛细血管破裂可引起血丝痰或小量咯血，静脉曲张破裂可引起大咯血。

3. 其他疾病 其他疾病还可见于血液病，如白血病、血小板减少性紫癜、再生障碍性贫血；传染病，如流行性出血热、肺出血型钩端螺旋体病；风湿性疾病，如系统性红斑狼疮、白塞病。

（二）临床表现

1. 咯血量 每日咯血量在100mL以内为小量咯血，可表现为痰中带血；每日咯血100～500mL为中等量咯血，咯血前可有喉部发痒、胸闷、咳嗽等先兆；如每日咯血量在500mL以上，或1次咯血100～500mL为大量咯血。此时患者可表现为咯出满口血液或短时内咯血不止，并常伴呛咳、出冷汗、面色苍白、呼吸急促、紧张不安和恐惧感。

2. 颜色和性状 咯出的血液多为鲜红色，呈碱性，血中混有痰液和泡沫。咯血的颜色和性状也可因疾病不同而有不同表现：二尖瓣狭窄所致咯血多为暗红色；左心衰竭所致咯血为浆液性粉红色泡沫痰；肺梗死引起咯血为黏稠暗红色血痰；肺炎克雷白杆菌肺炎可见砖红色胶冻样血痰；肺炎球菌肺炎可见铁锈色血痰。

3. 并发症

（1）窒息 窒息是导致咯血患者死亡的直接原因，表现为大咯血过程中咯血突然减少或终止，继而气促、胸闷、烦躁不安或惊恐、大汗淋漓、面色青紫，重者出现意识障碍。

（2）肺不张 多由血块堵塞支气管所致，表现为咯血后出现呼吸困难、气急、胸闷、发绀、呼吸音减弱或消失。

（3）失血性休克 大咯血后出现面色苍白、四肢厥冷、尿量减少、烦躁不安、脉搏细速、血压下降等表现。

（三）护理评估要点

1. 相关病史 有无呼吸系统、循环系统疾病；有无吸烟史，吸烟的时间及量；从事的职业及生活习惯等。

2. 判断是否为咯血 咯血需与鼻咽部、口腔出血和呕血相鉴别。鼻咽部、口腔出血一般量较少，可在相应部位发现出血灶。呕血是上消化道出血经口腔呕出，出血量较大。咯血与呕血的鉴别见表4－1。

表4－1 咯血与呕血的鉴别

	咯血	呕血
病因	肺结核、支气管扩张、肺癌、心脏病等	消化性溃疡、肝硬化、胃癌等
出血前症状	喉部痒感、胸闷、咳嗽等	上腹部不适、恶心、呕吐等
出血方式	咯出	呕出，可为喷射状

续表

	咯血	呕血
出血颜色	多为鲜红色	暗红色、棕色、有时为鲜红色
混合物	痰、泡沫	食物残渣、胃液
酸碱反应	碱性	酸性
黑便	无，若咽下血液量较多时可有	上腹部不适、恶心、呕吐等
出血后痰的性状	常有血痰数日	无痰

3. 咯血的特点 应评估咯血的量、颜色、性状和持续时间。大咯血者有无窒息、肺不张、失血性休克等并发症。

4. 对功能性健康型态的影响 主要为有无焦虑、恐惧等压力与压力应对型态的改变。

5. 诊断、治疗与护理经过 是否使用止血药和镇静剂，药物种类、剂量和疗效；输血输液情况。

（四）相关护理诊断

1. 有窒息的危险 与大量咯血所致呼吸道血液潴留有关；与意识障碍有关；与无力咳嗽有关。

2. 体液不足 与大量咯血所致循环血量不足有关。

3. 焦虑/恐惧 与咯血不止及对检查结果感到不安有关。

知识链接

大咯血窒息时如何抢救

1. 保持呼吸道通畅，立即取头低脚高45°的俯卧位，面部偏向一边，轻拍背部，迅速排出在气道和口咽部的血块，或直接刺激咽部以使血块咯出，有条件的可使用吸痰管机械吸引。

2. 高浓度吸氧。

3. 做好气管插管或气管切开的准备与配合工作，以解除呼吸道阻塞。

【病例分析】

1. 主要的护理诊断

（1）有窒息的危险：与大量咯血所致呼吸道血液潴留有关。

（2）恐惧：与患者担心咯血危及生命有关。

2. 咯血与呕血的鉴别

见表4－1。

第六节 发 绀

【病例引入】

患儿，女，25天，出生时体重约3.2kg，发育良好。因母乳不足，混合喂养，用井水烧开后冲奶粉给患儿喂养。近5日发现患儿全身皮肤黏膜逐渐发青。查体：体温36.5℃，脉搏120次/分，患儿呼吸正常，精神状态良好，全身皮肤黏膜发绀，呈灰蓝色，双侧瞳孔等大等圆，对光反射灵敏，无鼻翼扇动，唇绀，颈软，双肺呼吸音清晰。经化验，给患儿冲奶粉所用井水中亚硝酸盐含量超标。

思考：

1. 什么是发绀。
2. 患儿发绀的原因和机制？

发绀（cyanosis）是指血液中还原血红蛋白或异常血红蛋白衍生物增多使皮肤、黏膜呈青紫色改变的一种现象，也称紫绀。这种改变常发生在皮肤较薄、色素较少和毛细血管较丰富的部位，如口唇、指（趾）、甲床、舌、鼻尖等。

（一）发生机制

发绀是由于血液中还原血红蛋白的绝对量增加所致。当毛细血管内血液的还原血红蛋白量超过50g/L时，即可出现发绀。极少部分患者的发绀是由于异常血红蛋白衍生物形成，使部分血红蛋白丧失携带氧的能力所致，如当血液中高铁血红蛋白达30g/L或硫化血红蛋白达5g/L时也可发绀。发绀是缺氧的表现，但临床上所见发绀，并不能全部确切反映动脉血氧下降的情况。如重度贫血时，患者即使有严重缺氧也不出现发绀。

（二）病因与临床表现

1. 血液中还原血红蛋白增多

（1）中心性发绀　中心性发绀是由心肺疾病导致动脉血氧饱和度降低引起的发绀。其特点为全身性发绀，除四肢末梢及颜面外，也累及躯干皮肤和黏膜，发绀部位皮肤温暖，包括肺源性发绀和心源性发绀。

①肺源性发绀：由于呼吸系统疾病导致肺泡通气、换气功能和弥散功能障碍，血中还原血红蛋白增高，见于呼吸道阻塞、肺炎、肺水肿、肺纤维化等。

②心源性发绀：由于异常通道分流，使部分静脉血未通过肺进行氧合作用而入体循环动脉所引起，可见于发绀型先天性心脏病，如Fallot四联征。

（2）周围性发绀　由周围循环血流障碍引起组织缺氧所致。其特点为发绀主要见于肢体的末端与下垂部位，如肢端、耳垂、鼻尖。发绀部位的皮肤是冷的，当按摩或加温该部位使皮肤转暖时，发绀可消退。可见于右心衰竭、血栓性静脉炎、重症休克、雷诸病等。

（3）混合性发绀　中心性发绀与周围性发绀并存。常见于心力衰竭。

2. 血液中存在异常血红蛋白衍生物

（1）高铁血红蛋白血症　可由亚硝酸盐、硝基苯、磺胺类药物或化学物质中毒所致；也可因进食大量含有亚硝酸盐的变质蔬菜引起。其机制为血红蛋白分子的二价铁被三价铁所取代，因而失去与氧结合的能力，当血中高铁血红蛋白含量达30g/L时，即出现发绀。

（2）硫化血红蛋白血症　能引起高铁血红蛋白血症的药物或化学物质也能引起硫化血红蛋白血症，但患者同时须有便秘或服用硫化物，使肠内形成大量硫化氢为先决条件。硫化氢作用于血红蛋白，产生硫化血红蛋白，当血液中硫化血红蛋白含量达到5g/L时即可出现发绀。

（三）护理评估要点

1. 相关病史　有无心肺疾病及其他与发绀有关疾病病史；有无相关药物、化学物品、变质蔬菜摄入史。

2. 发绀的特点　发绀的发生年龄、起病时间、可能的诱因；发绀的部位与范围、青紫的程度及发绀的类型；发绀部位皮肤的温度；发绀是否伴有呼吸困难。

3. 诊断、治疗与护理经过　有无氧气疗法的应用，给氧的方式、浓度、流量、时间及效果。

（四）相关护理诊断

1. 活动无耐力　与心肺功能不全导致氧的供需失衡有关。

2. 气体交换受损　与心肺功能不全所致肺淤血有关。

3. 焦虑/恐惧　与缺氧所致的呼吸费力有关。

知识链接

肠源性发绀

亚硝酸盐食物中毒是指食用了含硝酸盐和亚硝酸盐的蔬菜或误食亚硝酸盐后引起的一种高铁血红蛋白血症，也称肠源性青紫症。常见的亚硝酸盐有亚硝酸钠和亚硝酸钾。蔬菜中常含有较多的硝酸盐，特别是当大量施用含硝酸盐的化肥或土壤中缺钼时，可增加植物中的硝酸盐。

【病例分析】

1. 发绀是指血液中还原血红蛋白或异常血红蛋白衍生物增多使皮肤、黏膜呈青紫色改变的一种现象，也可称紫绀。

2. 该患儿发绀的原因为“冲奶粉所用井水中亚硝酸盐含量超标”，其机制为大量亚硝酸盐进入人体后，血红蛋白分子的二价铁被三价铁所取代，因而失去与氧结合的能力，血中高铁血红蛋白含量达30g/L时，即出现发绀。

第七节　呼吸困难

【病例引入】

患者，男，61岁。5年前登山时突感心悸、气短、胸闷，休息约1小时稍有缓解。以后自觉体力日渐下降，稍微活动即感气短、胸闷，夜间时有憋醒，无心前区痛。当地医院诊断为心律失常，服药疗效不好。1个月前感冒后咳嗽，咳白色黏痰，气短明显，不能平卧，尿少，颜面和两下肢浮肿，腹胀加重而来院。既往高血压病史，吸烟40年，不饮酒。查体：T 37.1℃，P 72次/分，R 20次/分，BP 160/96mmHg，神清合作，半卧位，口唇轻度发绀，巩膜无黄染，颈静脉充盈，气管居中，甲状腺不大；两肺叩清，左肺可闻及细湿啰音，心界两侧扩大，心律不齐，心率92次/分，心前区可闻Ⅲ/6级收缩期吹风样杂音；腹软，肝肋下2.5cm，有压痛，肝颈静脉回流征（+），脾未及，移动性浊音（-），肠鸣音减弱；双下肢明显可凹性水肿。

思考：

1. 该患者属于哪一种呼吸困难？
2. 该患者目前主要的护理诊断是什么？

呼吸困难（dyspnea）是指患者主观上感到空气不足，呼吸费力；客观上出现呼吸频率、节律和深度的改变，严重时可出现鼻翼扇动、发绀、端坐呼吸、辅助呼吸肌也参与呼吸活动等。

（一）发生机制

1. 呼吸系统疾病

（1）气道阻塞　如喉、气管、支气管的炎症、水肿，肿瘤或异物，支气管哮喘，慢性阻塞性肺疾病等。

（2）肺部疾病　如肺炎、肺结核、肺不张、肺淤血、肺水肿等。

（3）胸壁、胸廓、胸膜腔疾病　如胸壁外伤、胸壁炎症、严重胸廓畸形、胸腔积液、自发性气胸等。

（4）神经肌肉疾病　如急性感染性多发性神经根炎、重症肌无力、呼吸肌麻痹等。

（5）膈运动障碍　如膈麻痹、大量腹水、腹腔巨大肿瘤、妊娠末期。

2. 循环系统疾病　常见于左心衰竭、右心衰竭、心包压塞、心肌病等。

3. 中毒　如急性一氧化碳中毒、有机磷杀虫药中毒、糖尿病酮症酸中毒、吗啡中毒等。

4. 神经精神性疾病　如脑出血、脑外伤、脑肿瘤、脑炎、脑膜炎、癔症等。

5. 血液病 如重度贫血、高铁血红蛋白血症、硫化血红蛋白血症等。

（二）病因与临床表现

1. 肺源性呼吸困难 肺源性呼吸困难由呼吸系统疾病引起通气、换气功能障碍导致缺氧、二氧化碳潴留引起。临床上分为吸气性呼吸困难、呼气性呼吸困难和混合性呼吸困难3种类型。

（1）吸气性呼吸困难 主要由于喉部、气管、主支气管的狭窄与阻塞所致，如喉头水肿、气管异物等。临床特点为吸气费力，吸气时间延长。严重者可出现吸气时胸骨上窝、锁骨上窝和肋间隙向内凹陷，称为三凹征。

（2）呼气性呼吸困难 主要由于肺泡弹性减弱、小支气管的痉挛或炎症所致，如喘息型慢性支气管炎、慢性阻塞性肺气肿、支气管哮喘等。临床特点为呼气费力、呼气时间明显延长，常伴哮鸣音。

（3）混合性呼吸困难 主要由于肺或胸膜腔病变使呼吸膜面积减少导致换气功能障碍所致，可见于重症肺炎、重症肺结核、大量胸腔积液、气胸等。临床特点为吸气和呼气时均感费力，呼吸浅而快，可伴有呼吸音异常或病理性呼吸音。

2. 心源性呼吸困难 心源性呼吸困难可由左心衰竭或右心衰竭引起。左心衰竭时，呼吸困难主要是由肺淤血导致气体弥散功能障碍所致。右心衰竭时，呼吸困难主要由体循环瘀血所致，但程度较左心衰竭轻。

心源性呼吸困难主要表现为劳力性呼吸困难、夜间阵发性呼吸困难和端坐呼吸。

（1）劳力性呼吸困难 指伴随着体力活动而出现的呼吸困难，休息后可缓解或消失。

（2）夜间阵发性呼吸困难 患者在熟睡中突然因气急而憋醒，被迫坐起，惊恐不安，可伴有咳嗽。轻者数分钟至数十分钟后症状逐渐减轻、消失；重者高度气喘、面色发绀、大汗淋漓、有哮鸣音，咳粉红色泡沫痰，称为“心源性哮喘”。

（3）端坐呼吸 患者在安静情况下也感到呼吸困难，平卧时尤为明显，故常被迫采取端坐位或半卧位以减轻呼吸困难的程度，为严重心功能不全的表现之一。

3. 中毒性呼吸困难 代谢性酸中毒时血液中酸性代谢产物刺激呼吸中枢引起呼吸困难，出现深长而规则的呼吸，可伴鼾音，称为酸中毒大呼吸，见于尿毒症、糖尿病酮症酸中毒等；某些药物如吗啡类、巴比妥类和某些化学毒物如一氧化碳中毒、亚硝酸盐等中毒时也可出现呼吸困难。

4. 神经精神性呼吸困难 神经精神性呼吸困难是指颅脑疾病（如脑外伤、脑出血、脑膜炎等）因呼吸中枢受压或供血减少，使呼吸深而慢，常伴呼吸节律改变。癔病引起的呼吸困难的特点是呼吸浅表而频率可达60～100次/分。

5. 血源性呼吸困难 血源性呼吸困难是指因红细胞携氧量减少，血氧含量降低以致呼吸急促、心率增快，见于严重贫血、高铁血红蛋白血症等。

（三）护理评估要点

1. 相关病史 相关病史包括患者的职业和年龄，有无化学试剂或毒物接触史；有无心血管疾病、肺和胸膜疾病、内分泌代谢性疾病病史；有无感染、贫血、颅脑外伤史；有无饮食异常、药物及毒物摄入史；有无刺激性气体、过敏源摄入史。

2. 呼吸困难的特点 呼吸困难的发生和进展特点，呼吸困难的类型及表现，呼吸困难的严重程度，以及对日常生活自理能力的影响。

3. 对功能性健康型态的影响 对功能性健康型态的影响主要包括有无因缺氧导致的活动与运动型态的改变、认知与感知型态的改变。

4. 诊断、治疗与护理经过 诊断、治疗与护理经过主要包括是否给氧治疗，给氧的方式、浓度、流量、时间及疗效；是否使用过支气管扩张剂，药物种类、剂量、疗效和不良反应。

（四）相关护理诊断

1. 气体交换受损 与心肺功能不全、肺部感染等导致肺通气或肺换气功能障碍有关。

2. 活动无耐力 与呼吸困难所致缺氧有关。

3. 语言沟通障碍 与严重喘息有关，与辅助呼吸有关。

知识链接

癔病引起的呼吸困难

癔病患者可有呼吸困难发作，其特点是呼吸频速（1 分钟可达 60 ~ 100 次）和表浅，常因换气过度而发生胸痛与呼吸性碱中毒，出现手足搐搦症。此外，还有一种叹息样呼吸，患者常主诉呼吸困难，但并无呼吸困难的客观表现，临床特点是偶然出现的 1 次深呼吸，伴有叹息样呼气。在叹息性呼吸之后患者暂时自觉轻快，这也属神经官能症范畴。

【病例分析】

1. 本例患者具有长期的明显的呼吸道症状，以及右心衰竭体循环淤血的表现，因此患者既有肺源性的呼吸困难，又有右心衰引起的心源性呼吸困难。

2. 患者目前存在的主要护理诊断

（1）低效性呼吸型态 与心肺功能不全有关。

（2）活动无耐力 与缺氧有关。

（3）焦虑/恐惧 与缺氧所致呼吸费力等有关。

第八节 心 悸

【病例引入】

患者，男，40 岁。近 3 个月反复出现心悸，多于情绪激动时发作，无明显气短、胸痛，无发热，无恶心、呕吐，无晕厥、视物模糊等表现。既往健康。查体：BP 110/65mmHg，P 85 次/分，T 36.5℃。一般情况可，双肺呼吸音清，可闻及早搏，无病理性杂志。腹平软，未见肠型，无压痛、反跳痛，未触及肿块，肠鸣音正常。心电图可见室性早搏。医生诊断为室性早搏。

思考：

1. 该患者心悸的特点是什么？
2. 该患者目前主要的护理诊断是什么？

心悸（palpitation）是一种自觉心脏跳动的不适感或心慌感。心悸时，心率可过速、过缓或心律失常，也可表现为心率和心律正常。

（一）发生机制

心悸发生机制尚未完全明了，一般认为心悸发生的基础是心脏活动过度，与心动过速、心搏出量增大和心律失常有关。另外，突然发生的心律失常，心悸较为明显；长期心律失常，如房颤，因逐渐适应可无明显心悸。

（二）病因与临床表现

1. 心脏搏动增强

（1）生理性　常见于精神过度紧张、剧烈运动时，饮酒、喝浓茶或咖啡后，以及应用阿托品、肾上腺素等药物。其特点为心悸持续时间较短，可伴有胸闷等其他不适，一般不影响正常活动。

（2）病理性　常见于高血压性心脏病、主动脉瓣关闭不全、甲亢、贫血、发热、低血糖等疾病。其特点为持续时间较长或反复发作，常伴有胸闷、气急、晕厥等心脏病表现。

2. 心律失常

（1）心动过速　各种原因引起的窦性心动过速、阵发性室上性或室性心动过速等。

（2）心动过缓　二度或三度房室传导阻滞、窦性心动过缓或病态窦房结综合征等。

（3）其他　期前收缩、心房扑动或颤动等。

3. 心脏神经症　多见于女性，由自主神经功能紊乱所引起而心脏本身并无器质性病变。

（三）护理评估要点

1. 相关病史　相关病史包括有无器质性心脏病、内分泌疾病、贫血等病史；有无阿托品、氨茶碱、麻黄碱等药物的使用史；有无过度劳累、精神刺激、高热、心律失常；有无烟、酒、浓茶、咖啡的嗜好。

2. 心悸的特点　心悸发作的持续时间、发作频率，以及发作时的主观感受和伴随症状。

3. 诊断、治疗和护理经过　是否使用过镇静剂和抗心律失常的药物，药物种类、剂量及疗效；已采取过哪些护理措施，效果如何。

（四）相关护理诊断

1. 活动无耐力　与心悸发作诱发的不适感有关。

2. 恐惧　与心悸发作时情绪紧张有关。

知识链接

心悸的其他特点和表现

心悸的发生还可与精神因素及注意力有关，焦虑、紧张及注意力集中时易于出现。

心悸可见于心脏病患者，但与心脏病不能等同，心悸不一定有心脏病，反之心脏病患者也可不发生心悸，如无症状的冠状动脉粥样硬化性心脏病就无心悸发生。

【病例分析】

1. 根据病例提示，患者反复发作，并且发作多有明显的诱因。
2. 主要的护理诊断

（1）活动无耐力　与该患者心悸发作诱发的不适感有关。

（2）恐惧　与心悸发作时情绪紧张有关。

第九节　恶心与呕吐

【病例引入】

患者，男，28岁。于两天前突然全腹痛，以右下腹明显，多次呕吐，开始呕吐物为绿色物，后呕吐物有粪臭味，伴有腹胀。两天来未进食，停止排便排气。3年前曾做过阑尾切除术。查体：急性病容，神智清楚，BP 110/70mmHg，P 125 次/分，T 38.5℃。心肺正常，腹膨隆，未见肠型，全腹触诊柔软，广泛轻压痛，无反跳痛，未触及肿块，肠鸣音高亢，有气过水音。腹部透视有多个液平面。诊断为急性肠梗阻。

思考：

1. 该患者呕吐的特点是什么？
2. 该患者目前主要的护理诊断是什么？

恶心（nausea）为上腹部紧迫欲吐的不适感。呕吐（vomiting）是通过胃的强烈收缩使胃或部分小肠的内容物逆流经食管、口腔而排出体外的现象。恶心常为呕吐的前奏，一般恶心后随之呕吐，但也可仅有恶心而无呕吐，或仅有呕吐而无恶心。

（一）病因与发病机制

呕吐是一种复杂的反射动作，由位于延髓的呕吐中枢支配。引起呕吐的病因有反射性呕吐、中枢性呕吐和前庭障碍性呕吐。

1. 反射性呕吐

（1）消化系统疾病　口咽部刺激，如咽部炎症等；胃肠疾病，如急慢性胃炎、消化性溃疡、肠梗阻等；肝、胆、胰腺疾病，如急性肝炎、肝硬化、胆囊炎及胰腺炎等；腹膜及肠系膜疾病，如急性腹膜炎。

（2）其他系统疾病　眼部疾病，如青光眼、屈光不正等；心血管疾病，如心力衰竭、心肌梗死等；泌尿、生殖系统疾病，如尿路结石、尿毒症、盆腔炎等、异位妊娠等。

2. 中枢性呕吐

（1）神经系统疾病　如脑炎、脑膜炎、脑出血、脑栓塞、颅脑损伤及脑肿瘤等。

（2）药物或化学毒物作用　如某些抗生素、抗癌药、洋地黄、吗啡、有机磷杀虫药等。

（3）其他　如尿毒症、甲亢、糖尿病酮症酸中毒、低血糖、甲状腺危象等。

3. 前庭障碍性呕吐　如晕动病、内耳迷路炎、梅尼埃病等。

（二）临床表现

1. 呕吐的时间　晨起呕吐见于早期妊娠、尿毒症、慢性酒精中毒或功能性消化不良；鼻窦炎患者因起床后脓液经鼻后孔刺激咽部，亦可致晨起恶心、干呕；晚上或夜间呕吐见于幽门梗阻。

2. 呕吐与进食的关系　餐后近期呕吐，特别是集体发病者多由食物中毒所致；餐后即刻呕吐，可能为精神性呕吐；餐后 1 小时以上呕吐，提示胃张力下降或胃排空延迟；餐后较久或数餐后呕吐，见于幽门梗阻。

3. 呕吐的特点　喷射状呕吐多为颅内高压性疾病。前庭功能障碍性呕吐与头部位置改变有关，常伴有眩晕、恶心。

4. 呕吐物的性质　呕吐物带发酵、腐败气味提示胃潴留；带粪臭味提示低位小肠梗阻；不含胆汁说明梗阻平面多在十二指肠大乳头以上，含多量胆汁提示在此平面以下；含有大量酸性液体者多有胃泌素瘤或十二指肠溃疡，无酸味者可能为贲门狭窄或贲门失弛缓症所致。上消化道出血时呕吐物常呈咖啡色。

（三）护理评估要点

1. 相关病史　有无消化系统疾病、泌尿及生殖系统疾病、中枢神经系统疾病、内分泌代谢疾病等病史；有无不洁饮食及服药史；有无腹部手术史、毒物及传染病接触史。

2. 恶心、呕吐的特点　恶心呕吐的时间、频率，以及与体位、进食、用药、运动的关系；呕吐物的量、气味、颜色和内容物。

3. 对功能性健康型态的影响　主要包括有无脱水或电解质、酸碱平衡紊乱、营养不良等，以及有无呛咳、呼吸道是否通畅等营养与代谢型态的改变；对儿童、老人、病情危重和意识障碍者还应评估是否可能发生误吸，警惕窒息的发生。

4. 诊断、治疗和护理经过　是否做过呕吐物毒物分析；血电解质及酸碱平衡的检测结果；是否已做胃镜、腹部B超、X线钡餐等辅助检查；使用药物的种类、剂量、疗效；已采取的护理措施及效果。

（四）相关护理诊断

1. 体液不足/有体液不足的危险　与频繁呕吐导致体液丢失过多和（或）水摄入量减少有关。

2. 营养失调：低于机体需要量　与长期呕吐和摄入量不足有关。

3. 潜在并发症　窒息。

知识链接

呕吐过程

呕吐过程可分3个阶段，即恶心、干呕与呕吐。恶心时胃张力和蠕动减弱，十二指肠张力增强，可伴或不伴有十二指肠液反流；干呕时胃上部放松而胃窦部短暂收缩；呕吐时胃窦部持续收缩，贲门开放，腹肌收缩，腹压增加，迫使胃内容物急速而猛烈地从胃反流，经食管、口腔而排出体外。

【病例分析】

1. 根据病例提示，患者48小时前突然全腹痛后呕吐多次，开始呕吐物为绿色物，后呕吐物有粪臭味。

2. 主要的护理诊断

（1）*疼痛*　与肠梗阻导致肠内容物通过障碍和肠蠕动增强有关。

（2）*有体液不足的危险*　与频繁呕吐导致体液丢失过多和水摄入量减少有关。

第十节　呕血与便血

【病例引入】

患者，男，67岁。10余年前开始无明显诱因出现间断上腹胀痛，餐后半小时明显，持续2~3小时，可自行缓解。两周来加重，食欲不振。6小时前突觉上腹胀、恶心、头晕，先后两次解柏油样便，共约700g，并呕吐咖啡样胃内容物1次，约200mL，此后心悸、头晕、出冷汗。查体：T 36.7℃，P 108 次/分，R 22 次/分，BP 90/70mmHg，神清，面色稍苍白，四肢湿冷，肠鸣音 10 次/分。

思考：

1. 什么是呕血、便血？

2. 该患者目前主要的护理诊断是什么？

呕血与便血（hematemesis and melena）都是消化道出血的症状。呕血是上消化道疾病（指屈氏韧带以上的消化道，包括食管、胃、十二指肠、肝、胆、胰等脏器的疾病）或全身性疾病所致的上消化道出血，血液经口腔呕出。便血是指经肛门排出血液或粪便带血。

（一）病因

1. 呕血的病因

（1）食管疾病　食管炎、食管癌、食管异物、反流性食管炎等。

（2）胃及十二指肠疾病　消化性溃疡、胃癌、急性糜烂性出血性胃炎、慢性胃炎、应激性溃疡等。

（3）肝胆疾病　肝硬化所致的食管或胃底静脉曲张破裂、胆结石、胆囊癌等。

（4）胰腺疾病　急性胰腺炎、胰腺癌等。

（5）血液病　血小板减少性紫癜、白血病、血友病、弥散性血管内凝血等。

（6）急性传染病　流行性出血热、急性重型肝炎等。

（7）其他　尿毒症、呼吸功能衰竭、肺源性心脏病等。

2. 便血的病因　除以上呕血的病因之外，引起便血的病因还有：

（1）小肠疾病　肠结核、钩虫病、Crohn 病、小肠肿瘤、肠套叠等。

（2）结肠疾病　急性细菌性痢疾、阿米巴痢疾、血吸虫病、溃疡性结肠炎、结肠癌、结肠息肉等。

（3）直肠肛管疾病　直肠肛管损伤、直肠息肉、直肠癌、痔、肛裂、肛瘘等。

（二）临床表现

1. 呕血　呕血是提示上消化道出血的直接证据。呕血前常有上腹不适和恶心，随后呕吐血性胃内容物。其颜色视出血量的多少、在胃内停留时间的长短及出血部位而不同，当出血量多、在胃内停留时间短、出血位于食管时，血色为鲜红色或暗红色，可混有凝血块；当出血量较少或在胃内停留时间较长时，则因血红蛋白与胃酸作用形成酸化正铁血红蛋白，呕吐物可呈咖啡色或棕褐色。呕血的同时因部分血液经肠道排出体外，可形成黑便。

2. 便血　便血多为下消化道出血，其颜色可呈鲜红、暗红或柏油样黑色。便血颜色可因出血部位不同、出血量的多少，以及血液在肠腔内停留时间的长短而异。小肠出血，因出血部位高，血液在肠道内停留时间较长，粪便可呈黑色或柏油样。右半结肠引起的血便多呈暗红色。左半结肠、直肠或肛门病变引起的便血多呈鲜红色。痔疮、肛裂或直肠肿瘤的出血，不与粪便混合，仅黏附于粪便表面或于排便后肛门滴血。消化道出血每日在5mL以下者，无肉眼可见的粪便颜色改变，称为隐血便。急性细菌性痢疾和溃疡性结肠炎，血液与粪便混合呈黏液脓血样便；急性出血坏死性肠炎为洗肉水样便，且有特殊的腥臭味；阿米巴痢疾的粪便多为暗红色果酱样脓血便。

3. 失血的表现　大量呕血可致失血性周围循环衰竭，其程度与出血量有关。出血量占循环血容量10%以下时，患者一般无明显临床表现；出血量占循环血容量10%～20%时，可有头晕、无力等症状，多无血压、脉搏等变化；出血量达循环血容量的20%以上时，有冷汗、四肢厥冷、心慌、脉搏增快等急性失血症状；若出血量在循环血容量的30%以上，则有神志不清、面色苍白、心率加快、脉搏细弱、血压下降、呼吸急促等急性周围循环衰竭的表现。短时间大量便血也可致失血性周围循环衰竭，但临床少见。长期慢性黑便或便血可致乏力、头晕、活动后心悸气促等贫血症状。

（三）护理评估要点

1. 相关病史　相关病史包括有无消化性溃疡、肝炎、肝硬化、溃疡性结肠炎、痢疾、痔疮、肛裂、血液病等病史；有无服用肾上腺糖皮质激素、保泰松、吲哚美辛、水杨酸类等药物史；出血前有无饮食失调、大量酗酒、进食粗硬或刺激性食物、劳累或精神紧张等。

2. 呕血和便血的特点　呕血和便血的次数、量、颜色及其变化，尤其要重视对出血量的判断。同时应确定是否为呕血及便血。呕血需与咯血相鉴别（见本章第五节）。以下两种情况不属于便血：进食动物血、肝等食物导致的黑便，大便隐血试验虽为阳性，但素食后即可转为阴性；服用铋剂、铁剂、炭粉及中药等药物亦可使粪便变黑，但一般为灰黑色无光泽，隐血试验阴性。

3. 出血是否停止　出血是否停止可通过呕血或便血的次数与量是否减少或停止、临床表现是否好转或消失、实验室检查是否逐渐恢复等进行评估。

4. 对功能性健康型态的影响　对功能性健康型态的影响主要包括有无乏力、头晕、面色苍白、活动后心悸气促等活动与运动型态的改变；有无紧张、焦虑、恐惧等压力与压力应对型态的改变。

5. 诊断、治疗和护理经过　诊断、治疗和护理经过包括是否做过内镜检查，实验室检查有哪些结果异常；补充血容量所用药物的种类及液体总量，是否给予输血治疗；使用了哪些止血及护理措施，效果如何。

（四）相关护理诊断

1. 组织灌注量改变　与消化道出血所致血容量减少有关。

2. 活动无耐力　与呕血和便血所致贫血有关。

3. 恐惧　与反复大量呕血和便血有关。

4. 潜在并发症　休克。

知识链接

柏油样便

血红蛋白中的铁，在胃酸和肠道细菌的作用下，与硫化物起作用而变成硫化亚铁，这种化合物使大便变黑。形、色如柏油，故称为柏油样便。柏油样便不仅粪便的外观是黑色的，有血腥味，而且由于硫化亚铁使肠壁黏液分泌增多，故而使其具有光泽，带黏性，一般无粪臭。

【病例分析】

1. 呕血是上消化道疾病（指屈氏韧带以上的消化道，包括食管、胃、十二指肠、肝、胆、胰等脏器的疾病）或全身性疾病所致的上消化道出血，血液经口腔呕出。便血是指经肛门排出血液或粪便带血。

2. 患者目前存在的主要护理诊断

（1）组织灌注量改变　与消化道出血所致血容量减少有关。

（2）活动无耐力　与呕血及便血所致贫血有关。

（3）潜在并发症　休克。

第十一节　腹　泻

【病例引入】

患者，男，36岁，货车司机，经常在外就餐。入院前24小时无诱因出现高热，体温达39.0℃，伴寒战，左下腹疼痛，腹泻，排便1天约10次，开始为溏泄便，逐渐发展为黏液、脓血便。

思考：

1. 该患者的突出症状是什么？

2. 该患者所患腹泻从病理生理角度看属于哪个类型？

3. 该患者的主要护理诊断有哪些？

腹泻（diarrhea）是指排便次数较平时增加，粪质稀薄，或带有黏液、脓血和未消化的食物。腹泻在临床上分为急性和慢性两大类。急性腹泻起病急，病程在两个月以内。慢性腹泻是指腹泻持续或反复发作（间歇期在2～4周内），病程超过两个月。

（一）病因

1. 急性腹泻

（1）食物中毒　细菌性食物中毒可由沙门菌、嗜盐菌、金黄色葡萄球菌、变形杆菌等引起。非细菌性食物中毒可由毒蕈、河豚、鱼胆、发芽马铃薯、桐油等引起。

(2) 急性肠道感染 见于霍乱或副霍乱、急性细菌性痢疾、急性阿米巴痢疾、病毒性肠炎等。

(3) 变态反应性疾病 见于变态反应性肠炎、腹型过敏性紫癜等。

(4) 化学物质中毒 见于有机磷杀虫药、砷、锌、锑等急性中毒。

(5) 药物副作用或服用泻剂 应用利福平、新斯的明、驱蛔灵等药物后，或服用各种泻剂，如硫酸镁、果导片、番泻叶、大黄等后。

(6) 饮食不当 进食生冷、油腻食物。

2. 慢性腹泻

(1) 肠源性腹泻 临床上最常见的慢性腹泻。

①肠道感染与寄生虫病：如慢性细菌性痢疾、慢性阿米巴痢疾、蛔虫病、蛲虫病、钩虫病、鞭虫病、慢性血吸虫病等。

②肠肿瘤：如结肠癌、直肠癌、小肠恶性淋巴瘤等。

③其他：如局限性肠炎、溃疡性结肠炎、吸收不良综合征等。

(2) 胃源性腹泻 胃酸及胃蛋白酶缺乏致消化不良引起，见于慢性胃炎、胃癌、胃大部切除术后等。

(3) 胰源性腹泻 胰腺分泌的消化液减少致消化不良引起，见于慢性胰腺炎、胰腺癌等。

(4) 胃肠神经功能紊乱 见于肠易激综合征等。

肠道感染和细菌性食物中毒是腹泻最常见的原因。

（二）发生机制

腹泻的发生机制较为复杂，从病理生理角度可分为分泌性腹泻、渗透性腹泻、渗出性腹泻、动力性腹泻和吸收不良性腹泻。

1. 分泌性腹泻 因胃肠黏膜分泌过多的水与电解质所致，常见于霍乱、沙门菌感染。由于细菌毒素刺激肠黏膜细胞内的腺苷环化酶，促使细胞内环磷酸腺苷（cAMP）含量增加，引起大量水和电解质分泌到肠腔从而导致腹泻。小肠部分切除术及某些胃肠道内分泌肿瘤，如促胃液素瘤也可引起分泌性腹泻。

2. 渗透性腹泻 因肠腔内渗透压增高，阻碍肠内水与电解质吸收所致，如胃大部切除术后，以及服用不易吸收的药物，如硫酸镁、甘露醇等所致的腹泻。

3. 渗出性腹泻 因肠黏膜炎症、溃疡或肿瘤浸润，使病变部位血管通透性增加导致血浆、黏液、脓血渗出所致，如细菌性痢疾、肠炎、结肠癌等。

4. 动力性腹泻 因肠蠕动亢进致肠内食糜停留时间缩短，未被充分吸收所致，如肠炎、胃肠功能紊乱和甲状腺功能亢进等。

5. 吸收不良性腹泻 因肠黏膜的吸收面积减少或吸收障碍所致，如小肠大部切除术后、吸收不良综合征等。

（三）临床表现

由于病因与发生机制不同，腹泻的次数、粪便的量和性状等也有所不同。急性腹泻起病急，病程短，每日排便次数多达10次以上，粪便量多；慢性腹泻起病缓慢，病程较长，多数每日排便数次。分泌性腹泻多为水样便，每日排便量大于1000mL，粪便无脓血或黏液，与进食无关，多无明显腹痛。渗出性腹泻粪便少于分泌性腹泻，可有脓血或黏液，多伴有腹痛及发热。渗透性腹泻粪便常有不消化食物、泡沫和恶臭，多不伴有腹痛，禁食后腹泻可在24～48小时后缓解。动力性腹泻粪便较稀，亦无脓血及黏液，多不伴有腹痛。吸收不良性腹泻粪便内含有大量脂肪及泡沫，量多而臭。

急性腹泻严重者可在短时间内丢失大量水和电解质而引起脱水、电解质紊乱及代谢性酸中毒。长期慢性腹泻可导致营养障碍、维生素缺乏、体重下降，严重者可发生营养不良性水肿。由于频繁排便及粪便刺激，可致肛周皮肤糜烂及破损。长期不愈的腹泻可干扰患者休息、睡眠等正常生活，也会对学习和工作造成影响。

（四）护理评估要点

1. 相关病史 查询健康史中有关腹泻的病史或不当、不洁饮食史；是否服用番泻叶、硫酸镁等引起腹泻的药物；有无腹部受凉、过劳、过于紧张等诱因。

2. 腹泻的特点 注意评估腹泻的次数、粪便量、形状、颜色、性状和气味，有无黏液、脓、血或未消化的食物，加重或缓解因素等。

3. 对人体功能性健康型态的影响 注意有无排泄时间、方式、量等排泄型态改变；有无体重减轻、脱水、肛门周围皮肤破损等营养－代谢型态改变；有无活动能力减弱、体质虚弱等活动－运动型态改变；有无睡眠减少、体力不支、精力不足等休息－睡眠型态改变；小儿急性感染引起腹泻伴高热，注意有无意识障碍、抽搐等认知－感知型态改变。

4. 诊断、治疗与护理经过 重点为是否做过粪便检查及其结果，是否采取相应的措施及其效果。

（五）相关护理诊断

1. 腹泻 与胃肠道感染有关；与结肠癌有关；与胃大部切除有关等。

2. 体液不足/有体液不足的危险 与急性腹泻丢失液体过多有关。

3. 营养失调：低于机体需要量 与长期慢性腹泻导致营养摄取过少有关。

4. 皮肤完整性受损/有皮肤完整性受损的危险 与排便次数多及排泄物刺激肛门周围皮肤有关。

【病例分析】

1. 上述案例中，患者最突出的症状是腹泻。

2. 根据资料，引起患者出现该症状的原因可能为感染引起的肠黏膜炎症，使病变部位血管通透性增加导致血浆、黏液、脓血渗出而致渗出性腹泻。

3. 该患者主要的护理诊断

(1) 腹泻 与肠道感染有关。

(2) 体温过高 与肠道感染有关。

(3) 有皮肤完整性受损的危险 与频繁排便及排泄物对肛周皮肤的刺激有关。

第十二节 黄 疸

【病例引入】

患者，男，46 岁。黄疸，皮肤瘙痒。体格检查：皮肤、巩膜明显黄染，血清总胆红素及结合胆红素明显增高，非结合胆红素正常，尿胆红素阳性，大便颜色呈灰白色，尿液颜色加深。

思考：

1. 该患者的黄疸类型和诊断依据是什么？
2. 该患者的主要护理诊断有哪些？

黄疸（jaundice）是由于血清中胆红素浓度升高（超过 34.2μmol/L）而使皮肤、黏膜、巩膜发黄的症状和体征。正常血清胆红素浓度为 1.7 ~ 17.1μmol/L，超过 34.2μmol/L 即出现黄疸。当血清胆红素浓度达到 17.1 ~ 34.2μmol/L 时，虽然超过了正常范围，但无皮肤、黏膜、巩膜无黄染，称为隐性黄疸。

（一）病因与发生机制

体内的胆红素主要来源于血红蛋白。血循环中衰老的红细胞在单核 - 吞噬细胞系统被破坏和分解而产生的胆红素为游离胆红素，又称非结合胆红素（unconjugated bilirubin，UCB）。正常人每日由红细胞破坏产生的胆红素占总胆红素的 80% ~85%。另外的胆红素来源于骨髓幼稚红细胞的血红蛋白和肝内含有亚铁血红素的蛋白质（如过氧化氢酶、过氧化物酶、细胞色素氧化酶及肌红蛋白等），这些胆红素为旁路胆红素（bypass bilirubin），占总胆红素的 15% ~20%。

非结合胆红素为脂溶性，不能溶于水，不能从肾小球滤出，当其经血液循环到达肝脏时，被肝细胞摄取，经葡萄糖醛酸转移酶的催化作用与葡萄糖醛酸结合，形成结合胆红素（conjugated bilirubin，CB）。结合胆红素为水溶性，可通过肾小球滤过从尿中排出，其主动排泌入毛细胆管，随胆汁经胆道进入肠道，在肠道内细菌的作用下，被还原为无色的尿胆原（又称粪胆原）。大部分粪胆原自粪便排出，遇空气氧化为粪胆素，这是粪便呈黄褐色的原因。小部分尿胆原在肠内被重吸收入血液，经门静脉带回肝脏。大部分回肝的尿胆原在肝细胞内再变成结合胆红素，形成所谓的“胆红素的肠肝循环”。小部分回肝的尿胆原则经体循环由肾脏排出，遇到空气被氧化为尿胆素，这是尿液呈浅黄色的原因之一（图4－4）。

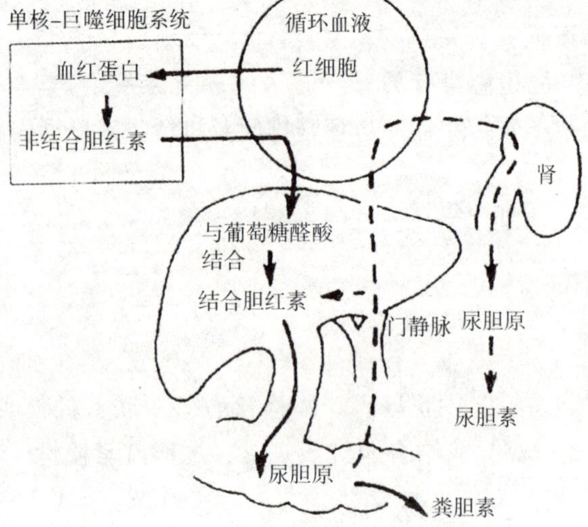

图4－4　胆红素正常代谢示意图

凡胆红素产生过多，肝细胞对胆红素的摄取、结合、排泄障碍，肝内外胆管阻塞等，均可致血清胆红素浓度增高而发生黄疸。临床上将黄疸分为溶血性、肝细胞性和胆汁淤积性（即旧称的阻塞性）3种类型，还有1种临床少见的黄疸——先天性非溶血性黄疸，是由于机体胆红素代谢功能缺陷引起的，大多为家族遗传性。

1. 溶血性黄疸　凡能引起溶血的疾病都可产生黄疸，如误输异型血、疟疾、败血症、蚕豆病、新生儿溶血性贫血、自身免疫溶血性贫血、阵发性睡眠性血红蛋白尿等。由于大量红细胞被破坏，形成的大量UCB超过了肝细胞摄取、结合和排泄能力，加之溶血造成贫血、缺氧和红细胞破坏产物的毒性作用，降低了肝细胞对胆红素代谢的能力，使UCB在血液中浓度增高，而出现黄疸（图4－5）。

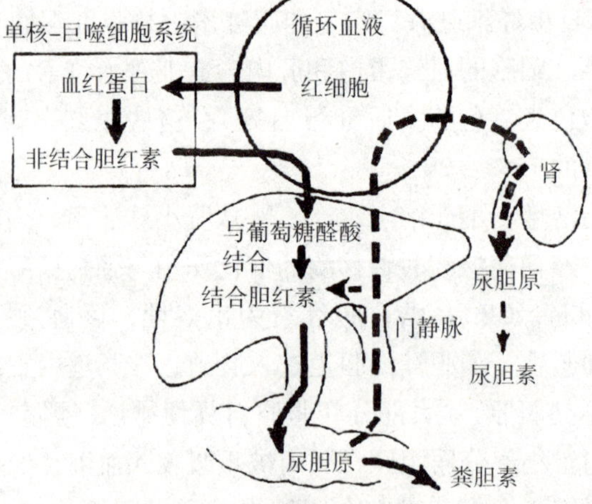

图4－5　溶血性黄疸

2. 肝细胞性黄疸 各种使肝细胞广泛损害的疾病均可发生黄疸，如病毒性肝炎、中毒性肝炎、钩端螺旋体病、肝硬化、肝癌、败血症等。由于肝细胞损害，转化非结合胆红素为结合胆红素的能力下降，使血液中 UCB 增加。同时，未受损的肝细胞仍能够将 UCB 转化为 CB，但由于肝细胞肿胀、坏死及小胆管内胆栓形成等原因，使胆汁排泄受阻而反流进入血循环，导致血中 CB 也增加。以上机制引起血液中非结合胆红素和结合胆红素含量均升高，从而引起黄疸（图 4－6）。

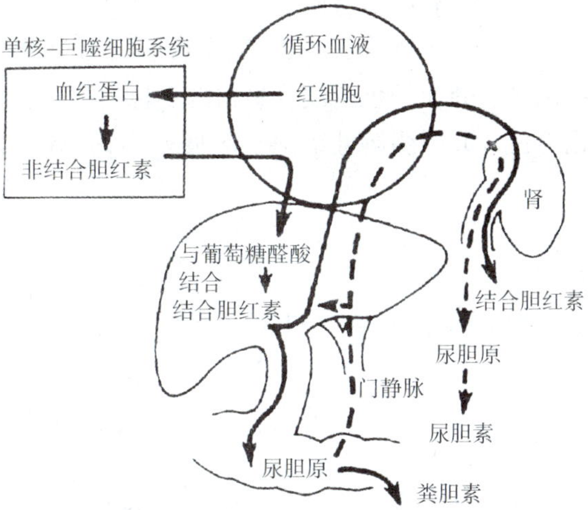

图 4－6 肝细胞性黄疸

3. 胆汁淤积性黄疸 胆汁淤积性黄疸常见于胆石症、胆管炎、胆道蛔虫病、胆管癌、胰头癌、壶腹癌、原发性胆汁性肝硬化、毛细胆管炎型病毒性肝炎等。由于肝外或肝内胆管阻塞，结合胆红素不能随胆汁排入肠道，阻塞部位上方的胆汁淤积，胆管内压不断增高，胆管扩张，终至小胆管及毛细胆管破裂，结合胆红素反流入血，血液中结合胆红素含量升高而发生黄疸（图 4－7）。

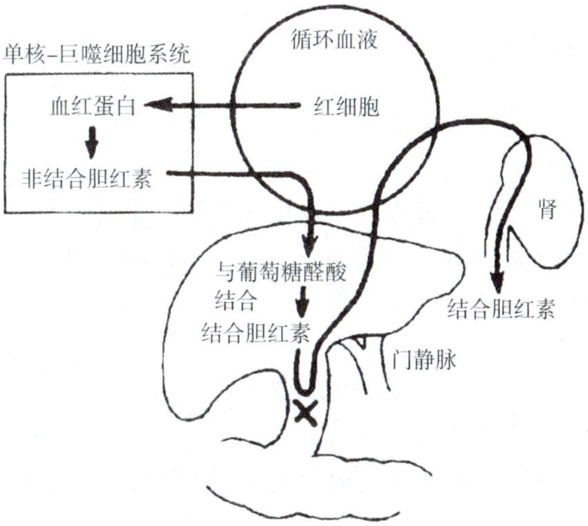

图 4－7 胆汁淤积性黄疸

（二）临床表现

1. 溶血性黄疸 黄疸较轻，皮肤呈浅柠檬黄色。急性溶血时可有发热、寒战、头痛、腰背四肢酸痛，并有不同程度的贫血和血红蛋白尿（尿呈酱油色或浓茶色）。严重者可发生急性肾功能衰竭。慢性溶血多为先天性，可有贫血和脾大。

2. 肝细胞性黄疸 皮肤、黏膜浅黄至深黄色，伴乏力、恶心、食欲减退、腹胀、肝区不适或胀痛等症状，严重者有出血倾向。

3. 胆汁淤积性黄疸 皮肤呈暗黄色，胆道完全梗阻者可呈黄绿或绿褐色，并有皮肤瘙痒及心动过缓、尿色深、粪便颜色变浅或呈白陶土色。由于食物中脂肪的消化和吸收障碍而致腹胀、消化不良，并因脂溶性维生素 K 吸收障碍，影响某些凝血因子合成，常有出血倾向。

（三）护理评估要点

1. 确定有无黄疸、了解相关病病史和诱因 了解有无引起黄疸的相关病因病史，注意有无进食过多胡萝卜、南瓜、橘子等可导致皮肤黏膜黄染的食品，此黄染以手掌、足底、前额及鼻部等处明显。长期服用阿的平、呋喃类等含黄色素的药物也可引起皮肤、黏膜黄染，其巩膜黄染的特点是近角膜缘明显。

2. 黄疸的特点 根据黄疸发生的缓急、皮肤色泽的深浅、粪尿颜色的改变，以及是否伴有皮肤瘙痒及其程度判断黄疸的轻重等。一般黄染越深，病情越重；梗阻越完全，皮肤瘙痒越严重，粪色越浅。皮肤瘙痒减轻则提示病情好转。

3. 对人体功能性健康型态的影响 注意评估有无因皮肤瘙痒所致的睡眠－休息型态的改变；有无皮肤、黏膜及巩膜黄染引起的自我概念型态的改变；有无因原发病及面临的检查所引起的焦虑、恐惧、自卑等压力－压力应对型态的改变。

4. 诊断、治疗及护理经过 重点为是否做过与黄疸有关的实验室检查及其结果；是否做过创伤性的病因学检查；是否采取相应的治疗及护理措施，效果如何。

（四）相关护理诊断

1. 舒适的改变 与胆红素排泄障碍、血液中胆酸盐过高有关。

2. 有皮肤完整性受损的危险 与皮肤瘙痒有关。

3. 自我形象紊乱 与黄疸所致皮肤、黏膜和巩膜黄染有关。

4. 焦虑 与皮肤严重黄染影响自我形象有关；与病因不明、创伤性检查有关。

知识链接

黄疸的必要检查

黄疸时必须做的实验检查项目有血清总胆红素、非结合胆红素、结合胆红素、尿胆原、尿红素、碱性磷酸酶、血清总胆固醇、肝功能等，以帮助鉴别黄疸的类型及病因。

【病例分析】

1. 上述病例中患者有皮肤瘙痒，皮肤、巩膜明显黄染，血清总胆红素及结合胆红素明显增高，非结合胆红素正常，尿胆红素阳性，大便颜色呈灰白色，尿液颜色加深等，说明有胆道梗阻，属胆汁淤积性黄疸。

2. 主要护理诊断

（1）舒适的改变　与胆红素排泄障碍、血液中胆酸盐过高有关。

（2）皮肤完整性受损的危险　与胆汁淤积性黄疸所致皮肤瘙痒有关。

（3）自我形象紊乱　与黄疸所致皮肤、黏膜、巩膜黄染有关。

第十三节　排尿异常

【病例引入】

患者，女，29 岁。已婚，以“尿急、尿频、尿痛，伴畏寒、发热、全身酸痛乏力 3 天，恶心、呕吐、右侧腰痛 1 天”入院。体格检查：T 39.7℃，P 118 次/分，R 26 次/分，BP 105/75mmHg。经检查，诊断为急性肾盂肾炎。

思考：

1. 什么是尿急、尿频、尿痛？

2. 该患者主要的护理诊断是什么？

正常成人 24 小时（一昼夜）排尿量为 1000～2000mL，平均 1500mL 左右。日间排尿 4～6 次，夜间就寝后 0～2 次，每次尿量 200～400mL。常见排尿异常包括少尿与多尿、血尿、尿频、尿急、尿痛、尿失禁与尿潴留。

一、少尿与多尿

成人 24 小时（一昼夜）尿量经常超过 2500mL，称为多尿（polyuria）。

成人 24 小时（一昼夜）尿量少于 400mL 或每小时尿量持续少于 17mL，称为少尿（oliguria）。24 小时（一昼夜）尿量持续少于 100mL 或 12 小时内完全无尿，称为无尿（anuria）。

（一）病因与发生机制

1. 多尿

（1）内分泌与代谢障碍疾病　见于尿崩症、糖尿病、原发性醛固酮增多症、原发性甲状旁腺功能亢进症等。

尿崩症是由于下丘脑-神经垂体受损，抗利尿激素分泌减少，造成远端肾小管及集合管对水分重吸收减少而大量排尿，亦有肾小管及集合管对抗利尿激素不敏感而引起大量排尿者。糖尿病的尿量增加是尿中含有葡萄糖造成渗透性利尿。原发性醛固酮增多症多尿的主要机制是增多的醛固酮作用于远端肾小管排钾保钠，血钠增高刺激渗透压感受器引起口渴，以致多饮而出现多尿。原发性甲状旁腺功能亢进症时，甲状旁腺激素分泌增多，抑制近端肾小管重吸收磷酸根，磷酸根随尿排出增多引起多尿。

（2）肾脏疾病　见于慢性肾炎、慢性肾盂肾炎、肾小球硬化症、肾小管性酸中毒等。

（3）精神因素　见于精神性多饮患者，常因自觉烦渴而大量饮水所致。

2. 少尿与无尿

（1）肾前性　由于肾血流量减少，肾小球滤过率降低所致。见于各种原因引起的休克、重度失水、心力衰竭、肾动脉栓塞或血栓形成等。

（2）肾性　由于肾实质病变，肾单位毁损，致肾小球滤过率严重降低所致。见于急性肾炎、慢性肾炎急性发作、尿毒症等。

（3）肾后性　由于尿路梗阻致尿液不能排出。见于泌尿系结石、肿瘤、前列腺肥大等。

（二）临床表现

1. 多尿　多尿除尿量增多外，常有原发病的表现和伴随症状。多尿伴有烦渴多饮，排低比重尿见于尿崩症；多尿伴有多饮多食和消瘦见于糖尿病；多尿伴有高血压、低血钾和周期性麻痹见于原发性醛固酮增多症；多尿伴有酸中毒、骨痛和肌麻痹见于肾小管性酸中毒；少尿数天后出现多尿，可见于急性肾小管坏死恢复期；多尿伴神经症症状可能为精神性多饮。

2. 少尿　少尿除了尿量减少外，常有原发病的表现和伴随症状。少尿伴肾绞痛见于肾动脉血栓或栓塞、肾结石；少尿伴心悸、气促、胸闷等见于心力衰竭；少尿伴大量蛋白尿、水肿、高脂血症和低蛋白血症见于肾病综合征；少尿伴有乏力、食欲不振、腹水、皮肤黄染等见于肝肾综合征；少尿数天后出现多尿可见于急性肾小管坏死恢复期。

（三）护理评估要点

1. 相关病史及诱因　了解患者有无尿崩症、糖尿病、原发性醛固酮增多症、原发性甲状旁腺功能亢进症、休克、心力衰竭、肾动脉栓塞、急性肾炎、慢性肾炎、急性肾盂肾炎、慢性肾盂肾炎、尿毒症、泌尿系结石/肿瘤、前列腺肥大、膀胱炎等引起排尿异常的疾病；有无大量饮水或饮水量减少、服用利尿剂、精神过度紧张等诱因。

2. 判断是否存在多尿、少尿和无尿　通过记录24小时尿量即可确定。

3. 对人体功能性健康型态的影响　注意有无紧张、焦虑、恐惧等压力与压力应对型态的改变；有无失水、电解质紊乱等营养与代谢型态的改变；有无因排尿异常导致的睡眠－休息型态的改变。

4. 诊断、治疗及护理经过　重点为是否查24小时尿量、尿常规、肾功能、电解质和血糖等及其结果；是否应用利尿药物治疗，药物的名称、剂量、时间及其疗效。

（四）相关护理诊断

1. 体液过多 与尿量减少、水钠潴留有关。

2. 睡眠型态紊乱：睡眠剥夺 与排尿规律改变有关。

3. 焦虑 与预感自身受到疾病威胁有关。

二、血尿

正常人尿液中无红细胞或偶尔看见个别红细胞。如离心沉淀后的尿液在光镜下每高倍镜视野有 3 个以上红细胞称血尿（hematuria）。

（一）病因与发生机制

血尿是泌尿系统疾病最常见的症状之一。98% 的血尿由泌尿系统疾病引起，2% 的血尿由全身性疾病或泌尿系统邻近器官病变所致。

1. 泌尿系统疾病 急性和慢性肾小球肾炎、IgA 肾病、遗传性肾炎和薄基底膜肾病；各种间质性肾炎、尿路感染、泌尿系统结石、结核、肿瘤、多囊肾、血管异常、息肉和先天性畸形等。

2. 全身性疾病

（1）血液病 白血病、再生障碍性贫血、血小板减少性紫癜、过敏性紫癜和血友病。

（2）免疫和自身免疫性疾病 系统性红斑狼疮、结节性多动脉炎、皮肌炎、类风湿性关节炎等。

（3）心血管疾病 亚急性细菌性心内膜炎、急进性高血压、慢性心力衰竭、肾动脉栓塞和肾静脉血栓形成等。

3. 尿路邻近器官疾病 前列腺炎、急性阑尾炎、急性盆腔炎、直肠癌、结肠癌、宫颈癌等。

4. 尿路的损害 磺胺类、消炎痛、甘露醇、汞剂、抗凝剂、环磷酰胺的副作用。

5. 功能性血尿 平时运动量小的健康人，突然加大运动量可出现运动性血尿。

（二）临床表现

1. 尿颜色的改变 血尿的主要表现是尿液颜色的改变，除镜下血尿其颜色正常外，肉眼血尿根据出血量多少而尿呈不同颜色。尿呈淡红色、洗肉水样，提示每升尿含血量超过 1mL。出血严重时尿可呈血液状。肾脏出血时，尿与血混合均匀，尿呈暗红色；膀胱或前列腺出血尿色鲜红，有时有血凝块。但红色尿不一定是血尿，需仔细辨别。如尿呈暗红色或酱油色，不混浊无沉淀，镜检无或仅有少量红细胞，见于血红蛋白尿；棕红色或葡萄酒色，不混浊，镜检无红细胞见于卟啉尿；服用某些药物如大黄、利福平，或进食某些红色蔬菜也可排红色尿，但镜检无红细胞。

2. 分段尿异常 将全程尿分段观察颜色，如尿三杯试验，分别留起始段、中段和终末段尿观察。如起始段血尿提示病变在尿道；终末段血尿提示出血部位在膀胱颈部、三角区或后尿道的前列腺和精囊腺；三段尿均呈红色即全程血尿，提示血尿来自肾脏或输尿管。

（三）护理评估要点

1. 相关病史与诱因 有无与血尿相关的病史或肾脏病、泌尿系统感染或结石、结核及使用泌尿器械操作、外伤史，以及有关药物治疗史等诱因。

2. 血尿的类型 血尿为全程血尿、初始血尿还是终末血尿，属间歇性发作还是持续性血尿等。

3. 影响因素 是否有进食引起红色尿的药物、食物，以及月经血污染等，以排除假性血尿。

4. 对人体功能性健康型态的影响 主要为有无焦虑、恐惧等压力－压力应对型态的改变。

5. 诊断、治疗及护理经过 重点为是否做过尿常规、尿潜血、尿培养、肾功能、凝血功能、腹部B超、CT检查及其结果；应用药物的名称、剂量、时间、疗效。

（四）相关护理诊断

1. 焦虑 与预感自身受到疾病威胁有关。

2. 排尿疼痛或困难 与膀胱或尿路结石有关。

3. 潜在并发症 继发感染。

三、尿频、尿急和尿痛

尿频（frequent micturition）是指单位时间内排尿次数增多。尿急（urgent micturition）是指患者一有尿意即迫不及待需要排尿，难以控制。尿痛（urdynia）是指患者排尿时感觉耻骨上区、会阴部和尿道内疼痛或有烧灼感。尿频、尿急、尿痛合称为膀胱刺激征。

（一）病因与临床表现

1. 尿频

（1）*多尿性尿频* 排尿次数多而每次量正常，故总尿量增多。见于糖尿病、尿崩症、急性肾功能衰竭多尿期等。

（2）*炎症性尿频* 排尿次数多而每次尿量减少，多伴有尿急和尿痛，尿液镜检可见炎性细胞。见于膀胱炎、尿道炎、前列腺炎和尿道旁腺炎等。

（3）*神经性尿频* 排尿次数多而每次尿量少，不伴尿急和尿痛，尿液镜检无炎性细胞。见于中枢及周围神经病变，如癔症、神经源性膀胱。

（4）*膀胱容量减少性尿频* 表现为持续性排尿次数多，药物治疗难以缓解，每次尿量少，见于膀胱占位性病变、妊娠子宫增大或卵巢囊肿等压迫膀胱、膀胱结核引起膀胱纤维性缩窄及尿道口周围病变。

（5）其他 尿道口息肉、处女膜伞和尿道旁腺囊肿等刺激尿道口引起尿频。

2. 尿急 常见于泌尿系统的炎症、结石、异物、肿瘤等，如急性膀胱炎、尿道炎、前列腺炎、输尿管下段结石、膀胱癌、神经源性膀胱，少数与精神因素有关。尿急常伴有尿频、尿痛等。

3. 尿痛 引起尿急的病因几乎都可以引起尿痛。疼痛部位多在耻骨上区、会阴部和尿道内，呈灼痛或刺痛。尿道炎多在排尿开始时出现疼痛，后尿道炎、膀胱炎和前列腺炎常出现排尿终末性疼痛。

（二）护理评估要点

1. 相关病史和诱因 有无与尿频、尿急、尿痛相关的病史或妊娠、精神紧张、中枢神经系统受损等诱发因素。

2. 排尿特点 排尿次数、尿量，是否伴随尿急、尿痛等症状。

3. 对人体功能性健康型态的影响 注意有无焦虑等压力－压力应对型态的改变；有无睡眠－休息型态的改变等。

4. 诊断、治疗及护理经过 是否做过诊断性的检查及其结果；采取的治疗和护理措施及其效果。

（三）相关护理诊断

1. 体温过高 与急性膀胱炎、肾结核导致的感染有关。

2. 活动无耐力 与发热导致机体消耗增加有关。

3. 疼痛 与尿路结石、尿路感染造成的局部刺激有关。

4. 睡眠型态紊乱：睡眠剥夺 与尿频、尿急等排尿规律改变影响睡眠有关。

四、尿失禁与尿潴留

尿失禁是指膀胱内的尿液不能控制而自行流出，可分为真性尿失禁、压力性尿失禁和充盈性尿失禁。尿潴留是指膀胱内的尿液潴留在充盈的膀胱内而尿液不能排出。长期尿潴留导致膀胱过度膨胀、压力增高，可引起双侧输尿管及肾积水，导致肾功能受损。

（一）病因与临床表现

1. 尿失禁

（1）真性尿失禁 表现为膀胱内尿液不断流出而不能自行控制。多见于膀胱神经功能障碍或损伤。

（2）压力性尿失禁 表现为咳嗽、打喷嚏、大笑、行走和突然站立时出现流尿。多见于女性，为膀胱尿道括约肌张力降低、骨盆底部肌肉和韧带松弛所致。

（3）充盈性尿失禁 表现为膀胱充盈后尿液不受控制而自行流出。多由于前列腺增生、尿道狭窄等尿道梗阻或脊髓损伤等致膀胱收缩无力所引起。

2. 尿潴留 尿潴留表现为膀胱胀满，但排不出尿液而辗转不安。在触诊或叩诊膨胀的膀胱区时有尿意感。常见于尿道梗阻、尿道损伤和神经性因素等。

（1）尿道梗阻 由于尿道炎性水肿、结石或肿瘤、前列腺肥大的压迫等所致。

（2）尿道损伤 尿道外伤、手术或金属器械操作后，引起尿道损伤而致尿潴留。

（3）神经性因素 各种病因所致中枢神经系统疾病均可引起尿潴留。

（4）其他 药物如阿托品、普鲁苯辛、氨茶碱、山莨菪碱等。各种病因引起的低血钾、高热、昏迷、不习惯卧位排尿或环境改变影响排尿等。

（二）护理评估要点

1. 相关病史与诱因 有无与尿失禁、尿潴留相关的病史或尿路感染史、尿石排出、尿道手术或器械操作史等诱因。

2. 症状与体征 尿潴留发生的缓急，有无血尿、尿急、尿痛等伴随症状。

3. 对人体功能性健康型态的影响 注意有无紧张、恐惧、焦虑等压力－压力应对型态的改变；有无睡眠－休息型态的改变。

4. 诊断、治疗与护理经过 尿失禁时重点为预防或处理尿失禁采取的措施及其效果；尿潴留时重点为是否采取促进排尿的相关措施及其效果。

（三）相关护理诊断

1. 体液过多 与尿量减少、水钠潴留有关。

2. 睡眠型态紊乱：睡眠剥夺 与排尿规律改变影响睡眠有关。

3. 舒适度改变：疼痛 与尿路结石、尿路感染造成的局部刺激有关。

4. 体温过高 与急性尿路感染有关。

5. 焦虑 与预感自身受到疾病威胁有关。

6. 潜在并发症 继发感染。

7. 自我形象紊乱 与不能自行控制排尿有关。

【病例分析】

1. 尿频是指单位时间内排尿次数增多。尿急是指患者一有尿意即迫不及待需要排尿，难以控制。尿痛是指患者排尿时感觉耻骨上区、会阴部和尿道内疼痛或有烧灼感。

2. 该患者主要护理诊断有

（1）体温过高 与急性尿路感染有关。

（2）舒适度改变：疼痛 与急性尿路感染造成的局部刺激有关。

（3）活动无耐力 与发热导致机体消耗增加有关。

（3）睡眠型态紊乱：睡眠剥夺 与尿频、尿急等排尿规律改变影响睡眠有关。

第十四节 晕 厥

晕厥（昏厥）（faint，syncope）是由于一时性广泛性脑供血不足所致的短暂意识丧失状态，发作时患者因肌张力消失不能保持正确的姿势而倒地。一般为突然发作，迅速恢复，很少有后遗症。

（一）病因

1. 血管收缩障碍 血管收缩障碍多见于单纯性晕厥、直立性低血压、颈动脉窦综合征、咳嗽性晕厥、排尿性晕厥和疼痛性晕厥等。

2. 心源性晕厥 心源性晕厥多见于严重的心律失常、心脏排血受阻和心肌缺血等，如阵发性心动过速、阵发性心房颤动、病态窦房结综合征、高度房室传导阻滞、主动脉瓣狭窄、先天性心脏病、心绞痛、急性心肌梗死、原发性肥厚型心肌病等。

3. 脑源性晕厥 脑源性晕厥多见于脑动脉硬化、短暂性脑缺血发作、偏头痛、慢性铅中毒性脑病等。

4. 血液成分异常 血液成分异常多见于低血糖、通气过度综合征、重度贫血和高原晕厥等。

（二）发生机制与临床表现

1. 血管舒缩障碍

（1）单纯性晕厥（血管抑制性晕厥） 多见于年轻体弱女性，发作常有明显诱因（如疼痛、情绪紧张、恐惧、轻微出血、各种穿刺及小手术等），在天气闷热、空气污浊、疲劳、空腹、失眠及妊娠等情况下更易发生。晕厥前期有头晕、眩晕、恶心、上腹不适、面色苍白、肢体发软、坐立不安和焦虑等，持续数分钟继而突然意识丧失，常伴有血压下降、脉搏微弱，持续数秒或数分钟后可自然苏醒，无后遗症。发生机制是由于各种刺激通过迷走神经反射，引起短暂的血管床扩张，回心血量减少、心输出量减少、血压下降导致脑供血不足所致。

（2）直立性低血压（体位性低血压） 表现为在体位骤变，主要由卧位或蹲位突然站起时发生晕厥。可见于：①某些长期站立于固定位置及长期卧床者。②服用某些药物，如氯丙嗪、胍乙啶、亚硝酸盐类等或交感神经切除术后患者。③某些全身性疾病，如脊髓空洞症、多发性神经根炎、脑动脉粥样硬化、急性传染病恢复期、慢性营养不良等。发生机制可能是由于血液蓄积于下肢（体位性）、周围血管扩张淤血（服用亚硝酸盐药物）或血循环反射调节障碍等因素，使回心血量减少、心输出量减少、血压下降导致脑供血不足所致。

（3）颈动脉窦综合征 由于颈动脉窦附近病变，如局部动脉硬化、动脉炎、颈动脉窦周围淋巴结炎或淋巴结肿大、肿瘤及瘢痕压迫或颈动脉窦受刺激，致迷走神经兴奋、心率减慢、心输出量减少、血压下降致脑供血不足。可表现为发作性晕厥或伴有抽搐。常见的诱因有用手压迫颈动脉窦、突然转头、衣领过紧等。

（4）排尿性晕厥　多见于青年男性，在排尿中或排尿结束时发作，持续1～2分钟，自行苏醒，无后遗症。发生机制可能为综合性的，包括自主神经不稳定、体位骤变（夜间起床）、排尿时屏气动作，或通过迷走神经反射致心输出量减少、血压下降而至脑缺血。

（5）咳嗽性晕厥　见于患慢性肺部疾病者，剧烈咳嗽后发生。发生机制可能是剧咳时胸腔内压力增加、静脉回流受阻、心输出量降低、血压下降、脑缺血所致。

（6）其他因素　如剧烈疼痛、下腔静脉综合征（晚期妊娠和腹腔巨大肿物压迫）、食管、纵隔疾病、胸腔疾病、胆绞痛，或支气管镜检查时由于血管舒缩功能障碍或迷走神经兴奋，引致发作性晕厥。

2. 心源性晕厥　由于心脏病心排血量突然减少或心脏停搏，导致脑组织缺氧而发生。最严重的为Adams－Stokes综合征，主要表现是在心搏停止5～10秒出现晕厥，停搏15秒以上可出现抽搐，偶有大小便失禁。

3. 脑源性晕厥　由于脑部血管或主要供应脑部血液的血管发生循环障碍，导致一时性广泛性脑供血不足所致。如脑动脉硬化引起血管腔变窄，高血压病引起脑动脉痉挛，偏头痛及颈椎病时基底动脉舒缩障碍，各种原因所致的脑动脉微栓塞、动脉炎等病变均可出现晕厥。

4. 血液成分异常

（1）低血糖综合征　因血糖低而影响大脑的能量供应所致，表现为头晕、乏力、饥饿感、恶心、出汗、震颤、神志恍惚、晕厥甚至昏迷。

（2）通气过度综合征　因情绪紧张或癔症发作时，呼吸急促，通气过度，导致呼吸性碱中毒、脑缺氧，表现为头晕、乏力、颜面四肢针刺感，并可因伴血钙降低而发生手足搐搦。

（3）重症贫血　因血氧低而在用力时发生晕厥。

（4）高原晕厥　因短暂缺氧所引起。

（三）护理评估要点

1. 相关病史与诱因　既往有无相同发作史或家族史。晕厥发作的诱因、发作与体位的关系、与咳嗽及排尿的关系、与用药的关系。有无心、脑血管病史。

2. 晕厥发作时的表现　晕厥发作的速度、发作持续时间，发作时面色、血压及脉搏情况。

3. 对人体功能性健康型态的影响　注意有无因晕厥发作引起活动－运动型态的改变；有无因晕厥产生焦虑、恐惧等引起压力－压力应对型态的改变。

4. 诊断、治疗与护理经过　是否做过诊断性检查及其结果；是否采取过治疗和护理措施及其效果。

（四）相关护理诊断

1. 意识改变　与一过性脑供血不足、网状结构抑制有关。

2. 有受伤的危险 与短暂突发意识障碍导致跌倒有关。

3. 个人/家庭应对无效 与没有能力处理突发晕厥有关。

第十五节 意识障碍

【病例引入】

患者，女，55岁。在家做家务时突然出现头痛、呕吐、左侧肢体不能活动，数分钟后昏迷，6小时后被送入院。体格检查：浅昏迷，BP 180/120mmHg，瞳孔2mm，对光反应正常，眼底动脉硬化，左侧鼻唇沟变浅。左侧上下肢不能动，左侧病理反射阳性。

思考：

1. 该患者最突出的症状是什么？
2. 意识障碍是如何分度的？
3. 该患者主要的护理诊断是什么？

意识障碍（disturbance of consciousness）是指人体对周围环境及自身状态的识别和察觉能力降低，对外界环境刺激缺乏反应的一种精神状态。严重的意识障碍表现为昏迷。

（一）病因

1. 感染性因素

（1）颅内感染 脑炎、脑膜炎、脑型疟疾等。

（2）全身严重感染 伤寒、斑疹伤寒、败血症、中毒性肺炎、中毒型细菌性痢疾、重症胆道感染等。

2. 非感染性因素

（1）颅脑疾病 脑出血、脑血栓形成、脑栓塞、蛛网膜下腔出血、高血压脑病、脑肿瘤、脑脓肿、脑震荡、脑挫裂伤、颅骨骨折、癫痫等。

（2）内分泌与代谢障碍 甲状腺危象、甲状腺功能减退、糖尿病酮症酸中毒、低血糖昏迷、肝性脑病、肺性脑病、尿毒症、妊娠中毒症等。

（3）心血管疾病 完全性房室传导阻滞、心律失常所致Adams－Stokes综合征、严重休克等。

（4）中毒 镇静安眠药、有机磷杀虫药、酒精、一氧化碳、氰化物、吗啡等中毒。

（5）水、电解质紊乱 稀释性低钠血症、低氯性碱中毒、高氯性酸中毒等。

（6）其他 电击、中暑、淹溺、高山病等。

（二）发生机制

由于脑缺血、缺氧、葡萄糖供给不足、酶代谢异常等因素可引起脑细胞代谢紊乱，从而导致网状结构功能减退，产生意识障碍。意识由其意识内容和其“开关”组成。意识的“开关”系统包括经典的感觉传导路径（特异性上行投射系统）和脑干网状结构（非特异性上行投射系统）。意识的“开关”系统激活大脑皮质并使之维持一定水平的兴奋性，使机体处于觉醒状态。意识内容就是大脑皮质功能活动，在意识觉醒状态下产生，包括记忆、思维、理解、定向和情感等精神活动，以及通过视、听、语言和复杂运动等与外界保持紧密联系的能力。清醒的意识活动有赖于大脑皮质和皮质下网状结构功能的完整，任何原因导致大脑皮质弥漫性损害或脑干网状结构损害，均可发生意识障碍。

（三）临床表现

1. 嗜睡 嗜睡为程度最轻的意识障碍。患者处于病理性睡眠状态，可被轻度刺激或语言唤醒，醒后能正确回答问题，但反应迟钝，停止刺激后又再入睡。

2. 意识模糊 意识模糊是意识水平轻度下降，较嗜睡为深的一种意识障碍。患者能保持简单的精神活动，主要表现为定向力障碍，如对时间、地点、人物和空间的定向能力发生障碍。

3. 昏睡 患者处于病理性熟睡状态，不易唤醒，但在强烈刺激下如压眶、摇动身体、大声呼喊等可被唤醒，但很快又再入睡。醒时答语模糊或答非所问。

4. 昏迷 昏迷是最严重的意识障碍，表现为意识持续的中断或完全丧失。根据程度不同又可分为浅昏迷、中度昏迷和深昏迷3种。

（1）浅昏迷 意识大部分丧失，无自主运动，对声、光刺激无反应，对疼痛刺激有痛苦表情或肢体退缩等防御反应。吞咽反射、角膜反射和瞳孔对光反射可存在，血压、脉搏、呼吸无明显变化，可有大、小便失禁。

（2）中度昏迷 对各种刺激无反应，对剧烈刺激可有防御反应，但减弱。角膜反射、瞳孔对光反射迟钝，眼球无转动为其特征。

（3）深昏迷 意识完全丧失，对各种刺激均无反应，所有深、浅反射都消失，生命体征不稳定，肌肉松弛，大、小便失禁。

5. 谵妄 谵妄是一种以中枢神经系统兴奋性增高为主的急性脑功能失调，表现为意识模糊、幻觉、错觉、定向力丧失、躁动不安、言语杂乱等。常见于急性感染高热期、肝性脑病、中枢神经系统疾病、某些药物中毒等。

（四）护理评估要点

1. 了解意识障碍相关的病因及诱因。

2. 正确判断意识障碍的程度、进展和临床特点。根据患者的语言反应、对答是否切题、对疼痛刺激的反应、肢体活动、瞳孔大小及对光反射、角膜反射等判断意识障碍的程度；也可根据 Glasgow 昏迷评分表（glasgow coma scale，GCS）对意识障碍的程度进行评估。评估包括睁眼反应、运动反应和语言反应3项，将各项所测的分值相加得其总分，即可得到意识障碍的客观评分（表4-2）。GCS 总分为15分，14~15分为正常，

8～13 分为意识障碍，≤7 分为浅昏迷，<3 分为深昏迷。

表 4－2 Glasgow 昏迷评分量表

评分项目	反应	得分
睁眼反应	正常睁眼	4
	对声音刺激有睁眼反应	3
	对疼痛刺激有睁眼反应	2
	对任何刺激无睁眼反应	1
运动反应	正常睁眼	4
	可按指令动作	6
	对疼痛刺激能定位	5
	对疼痛刺激有肢体退缩反应	4
	疼痛刺激时肢体过屈（去皮质强直）	3
	疼痛刺激时肢体过伸（去大脑强直）	2
语言反应	正常睁眼	4
	能准确回答时间、地点、人物等定向问题	5
	能说话，但不能准确回答时间、地点、人物等定向问题	4
	词语不当，但字意可辨	3
	言语模糊不清，字意难辨	2
	任何刺激无语言反应	1

3. 对人体功能性健康型态的影响。注意评估有无对环境感知的障碍、自理能力缺乏等健康感知－健康管理型态的改变；有无口腔炎、角膜炎、角膜溃疡、压疮等营养－代谢型态的改变；有无关节僵直、肌肉萎缩、肢体畸形等活动－运动型态的改变；有无大、小便失禁，便秘，尿潴留等排泄型态异常；注意评估患者对时间、地点、人物等定向力的改变，对各种刺激感知障碍的程度等认知－感知型态的改变；注意有无家庭照顾者角色困难等角色－关系型态的改变等。

4. 诊断、治疗与护理经过。重点为是否做过必要的辅助检查以明确诊断；是否采取消除脑水肿、保持呼吸道通畅、给氧、留置导尿管、抗感染，防并发症等治疗和护理措施，及其疗效。

（五）相关护理诊断

1. 急性意识障碍 与脑出血有关；与肝性脑病等有关。

2. 清理呼吸道无效 与意识障碍所致咳嗽、吞咽反射减弱或消失有关。

3. 营养失调：低于机体需要量 与意识障碍不能正常进食有关。

4. 有误吸的危险 与意识障碍所致咳嗽、吞咽反射减弱或消失有关。

5. 有窒息的危险 与意识障碍所致咳嗽、吞咽反射减弱或消失，异物堵塞气道有关。

6. 有皮肤完整性受损的危险 与意识障碍所致自主运动消失有关；与意识障碍所

致排便、排尿失禁等有关。

7. 有受伤的危险 与意识障碍所致躁动不安有关。

8. 排便失禁 与意识障碍所致排便失控有关。

9. 有废用综合征的危险 与肌肉萎缩、关节僵硬、肢体畸形有关。

10. 有感染的危险 与意识障碍所致咳嗽、吞咽反射减弱或消失有关。

11. 躯体移动障碍 与意识障碍所致自主运动丧失有关。

【病例分析】

1. 上述病例中患者最突出的症状是浅昏迷。
2. 意识障碍按程度可分为嗜睡、意识模糊、昏睡、昏迷。
3. 该患者主要的护理诊断是：

(1) 急性意识障碍 与脑出血有关。

(2) 躯体移动障碍 与意识障碍所致自主运动丧失有关。

(3) 生活自理缺陷 与意识障碍有关。

目标检测

一、选择题

1. 发热最常见的原因是（ ）。

A. 感染　B. 无菌性坏死物质的吸收　C. 变态反应　D. 内分泌与代谢障碍　E. 颅脑损伤

2. 头面部阵发性电击样或撕裂样疼痛多见于（ ）。

A. 高血压病　B. 脑供血不足　C. 偏头痛　D. 三叉神经痛　E. 肌紧张性头痛

3. 服用麦角胺后头痛可迅速缓解的疾病是（ ）。

A. 颅脑肿瘤　B. 偏头痛　C. 舌咽神经痛　D. 肌紧张性头痛　E. 流行性脑脊髓膜炎

4. 咳铁锈色痰最常见的疾病是（ ）。

A. 慢性支气管炎　B. 支气管哮喘　C. 大叶性肺炎　D. 肺脓肿　E. 慢性咽炎

5. 咳大量脓臭痰最常见的疾病是（ ）。

A. 慢性支气管炎　B. 支气管哮喘　C. 大叶性肺炎　D. 肺脓肿　E. 肺结核

6. 咯血在临床上最常见于（ ）。

A. 肺结核　B. 风湿性心脏病二尖瓣狭窄　C. 肺脓肿　D. 肺癌　E. 支气管扩张

7. 循环系统疾病引起咯血的常见原因是（ ）。
A. 右心衰竭
B. 风湿性心脏病二尖瓣狭窄
C. 肺梗死
D. 房间隔缺损
E. 心包炎
8. 库斯莫尔（kussmal）大呼吸最常见于（ ）。
A. 肺源性呼吸困难
B. 心源性呼吸困难
C. 血源性呼吸困难
D. 糖尿病酮症酸中毒引起的呼吸困难
E. 神经症引起的呼吸困难
9. 呼吸困难患者出现“三凹征”，提示（ ）。
A. 气管、大支气管阻塞
B. 小支气管阻塞
C. 肺部炎症
D. 胸膜炎
E. 肺结核
10. 夜间阵发性呼吸困难见于（ ）。
A. 肺癌
B. 左心衰竭
C. 喉头水肿
D. 气胸
E. 胸骨骨折
11. 皮肤黏膜发绀时，其毛细血管血液中还原血红蛋白量超过（ ）。
A. 10g/L　B. 20 g/L　C. 30 g/L　D. 40 g/L　E. 50 g/L
12. 发绀出现急骤，病情严重，氧疗无效，静脉血呈深棕色，亚甲蓝可使发绀消退见于（ ）。
A. 混合性发绀
B. 心性发绀
C. 肺性发绀
D. 硫化血红蛋白血症
E. 高铁血红蛋白血症
13. 出现持续压榨性或窒息性胸部闷痛，最可能的疾病是（ ）。
A. 心包炎
B. 肋间神经痛
C. 急性心肌梗死
D. 食管炎
E. 自发性气胸
14. 胸痛多在休息时发生，活动时或转移其注意力可消失，最可能的疾病是（ ）。
A. 急性心肌梗死
B. 急性心包炎
C. 心绞痛
D. 心脏神经症
E. 胸膜炎
15. 胸痛并向左肩左前臂放射，最可能的疾病是（ ）。
A. 急性心包炎
B. 急性胸膜炎
C. 心绞痛
D. 纵隔疾病
E. 食管炎
16. 腹痛位于左下腹部伴腹泻、脓血便，提示（ ）。
A. 阿米巴痢疾
B. 胃癌
C. 急性胰腺炎
D. 病毒性肝炎
E. 细菌性痢疾
17. 腹痛位于右上腹部，并向右肩部放射，提示（ ）。
A. 胆囊炎
B. 胃炎
C. 肠炎
D. 阿米巴痢疾
E. 胰腺炎
18. 突然发生的刀割样腹痛最可能的疾病是（ ）。
A. 急性胃炎
B. 胆道结石
C. 输尿管结石

D. 胃溃疡穿孔　　E. 幽门梗阻

19. 突发剑突下钻顶样腹痛最可能的疾病是（　）。
A. 急性病毒性肝炎　　B. 胆道蛔虫症　　C. 肠蛔虫症
D. 胆囊炎　　E. 胆石症

20. 出现转移性右下腹痛伴发热最可能的疾病是（　）。
A. 急性病毒性肝炎　　B. 急性阑尾炎　　C. 急性胰腺炎
D. 急性胃炎　　E. 急性膀胱炎

21. 反复发作的上腹部餐后疼痛，服碱性药物可缓解，提示（　）。
A. 胃溃疡　　B. 十二指肠溃疡　　C. 胆囊炎
D. 胰腺炎　　E. 食道炎

22. 反复发作的上腹部空腹痛或夜间痛，进食或服碱性药物可缓解，提示（　）。
A. 胃溃疡　　B. 十二指肠溃疡　　C. 胆囊炎
D. 胰腺炎　　E. 肝炎

23. 侧腹部疼痛并向大腿内侧及会阴部放射，最可能是（　）。
A. 胆石症　　B. 胰腺炎　　C. 肾及输尿管结石
D. 阑尾炎　　E. 病毒性肝炎

24. 育龄女性停经后突发剧烈腹痛应首先想到（　）。
A. 脾破裂　　B. 肝破裂　　C. 异位妊娠破裂
D. 急性膀胱炎　　E. 急性肾盂肾炎

25. 慢性腹泻最常见的病因是（　）。
A. 肠源性腹泻　　B. 胃源性腹泻　　C. 胰源性腹泻
D. 肝源性腹泻　　E. 胆源性腹泻

26. 粪便呈米泔样最可能的疾病是（　）。
A. 细菌性食物中毒　　B. 霍乱或副霍乱　　C. 阿米巴痢疾
D. 胰腺炎　　E. 病毒性肠炎

27. 粪便呈脓血样伴发热，最可能的疾病是（　）。
A. 食物中毒　　B. 阿米巴痢疾　　C. 病毒性肠炎
D. 急性胰腺炎　　E. 急性细菌性痢疾

28. 心源性水肿最常见的病因是（　）。
A. 右心衰竭　　B. 左心衰竭　　C. 缩窄性心包炎
D. 渗出性心包炎　　E. 心绞痛

29. 营养不良性水肿主要的发病机理是（　）。
A. 钠和水潴留　　B. 毛细血管内滤过压升高
C. 毛细血管壁通透性增加　　D. 血浆胶体渗透压降低
E. 淋巴回流受阻

30. 出现急性的下行性水肿（从颜面到下肢），首先应考虑（　）。
A. 急性左心衰竭　　B. 急性肝炎　　C. 急性心包炎

D. 黏液性水肿　E. 急性肾炎

31. 表现为非凹陷性水肿的疾病是（　）。
A. 右心衰竭　B. 甲状腺功能减退症　C. 急性肾炎
D. 经前期紧张综合征　E. 肾病综合征

32. 哪项不是局部水肿产生的原因（　）。
A. 局部炎症　B. 局部静脉回流受阻　C. 局部淋巴回流受阻
D. 血管神经性水肿　E. 妊娠高血压综合征

33. 渗出性腹泻的特点为（　）。
A. 水样　B. 无脓血与黏液
C. 含有未消化的食物　D. 多伴腹痛与发热
E. 禁食即可缓解

34. 吸收不良性腹泻的特点为（　）。
A. 含大量脂肪及泡沫　B. 含黏液与脓血　C. 禁食后不缓解
D. 多伴腹痛　E. 多伴有发热

35. 分泌性腹泻的特点为（　）。
A. 禁食后缓解　B. 水样　C. 含黏液与脓血
D. 血便　E. 伴皮肤瘙痒

36. 溶血性黄疸的临床表现为（　）。
A. 粪便颜色变浅　B. 伴皮肤瘙痒
C. 黄疸较轻，皮肤呈浅柠檬黄色　D. 血清结合胆红素增高为主
E. 尿胆红素阳性

37. 血清胆红素浓度超过多少，皮肤黏膜可出现黄染（　）。
A. 1.71μmol/L　B. 3.42μmol/L　C. 17.1μmol/L
D. 34.2μmol/L　E. 171 μmol/L

38. 下列哪项不是胆汁淤积性黄疸的临床表现（　）。
A. 黄疸多较严重，皮肤呈暗黄色　B. 尿色加深如浓茶
C. 伴皮肤瘙痒　D. 粪便颜色加深
E. 可伴心动过缓

39. 下列哪项是肝细胞性黄疸的临床表现（　）。
A. 皮肤、黏膜呈浅柠檬黄色
B. 可有皮肤瘙痒
C. 血结合胆红素和非结合胆红素均增加
D. 粪便呈白陶土样
E. 可有心动过缓

40. 浅昏迷与昏睡最有价值的鉴别是（　）。
A. 能否被唤醒　B. 深浅反射是否全部消失
C. 是否排便、排尿失禁　D. 肌肉松弛与否

E. 瞳孔对光反射是否消失

41. 患者处于病理性睡眠状态，唤醒后能正确回答问题和做出各种反应，刺激停止后又很快入睡，称为（　）。
A. 嗜睡　B. 昏睡　C. 意识模糊　D. 谵妄　E. 浅昏迷
42. 以中枢神经兴奋性增高为主的急性脑功能失调，称为（　）。
A. 意识模糊　B. 癔症　C. 幻觉　D. 谵妄　E. 躁狂
43. 肉眼血尿每升尿内含血量至少为（　）。
A. 1mL　B. 2mL　C. 3mL　D. 4mL　E. 5mL
44. 少尿是指 24 小时尿液量少于（　）。
A. 100mL　B. 200mL　C. 300mL　D. 400mL　E. 500mL
45. 一般不引起血尿的疾病是（　）。
A. 消化性溃疡　B. 急性肾炎　C. 系统性红斑狼疮
D. 急性阑尾炎　E. 急性心梗

二、简答题

1. 简述发热的发病机制。
2. 简述发热的分度。
3. 简述水肿的发病机制。
4. 简述干性咳嗽的常见病因。
5. 简述长期慢性咳嗽的常见病因。
6. 何为大量、中等量、小量咯血？
7. 咯血伴胸痛常见于哪些疾病？
8. 简述中毒性呼吸困难的临床表现。
9. 胸痛的部位和性质对诊断有何帮助？
10. 黄疸可分为哪几类？都有哪些特点？
11. 比较嗜睡与昏睡临床表现的异同？
12. 简述晕厥的分类及其临床表现。

第五章　身体评估

教学要求

⊙掌握身体评估的方法。
⊙熟悉身体评估的内容和临床意义。
⊙了解身体评估的原理。

身体评估是指评估者运用自己的感官或借助简便的检查工具如听诊器、血压计、体温表、压舌板、手电筒、叩诊锤等，客观地评估被评估者身体状况的方法。

身体评估的注意事项：

1. 环境要安静、具有私密性，温度适中，光线充足，最好以自然光线为宜。

2. 评估者要仪表端庄、举止大方、态度温和、认真负责、实事求是。必要时，应要求第三者在场（男性评估者评估女性被评估者时，应要求女医护人员或其家属在场）。

3. 检查前先向被评估者说明自己的身份、检查的目的与要求，以取得被评估者的配合。评估者应站于被评估者右侧，充分暴露被检查部位。

4. 身体评估要按一定顺序进行，避免重复和遗漏，力求达到全面系统、重点突出、规范正确。

5. 检查结束应对被评估者的良好配合表示感谢，针对检查结果做必要的解释和说明。

6. 根据病情变化及时复查，以助于观察病情，并有利于调整和完善护理诊断与护理措施。

第一节　身体评估的基本方法

【病例引入】

患者，男，52岁。反复右上腹痛4年，被诊为胆囊结石。近7日来疼痛加重，近1日呈刀割样剧烈疼痛，伴恶心、呕吐所食食物，皮肤、巩膜轻度黄染，来急诊就诊。护士接诊王先生后对他进行了健康史采集及身体评估。

思考：

1. 运用哪些基本方法对该患者进行身体评估。

2. 不同的基本方法有何特点？最适用于哪方面的评估。

身体评估的基本方法有视诊、触诊、叩诊、听诊和嗅诊。在评估身体的不同部位时，这些基本方法可有所侧重地选择使用或配合使用。除腹部评估外，通常都是遵循视、触、叩、听这样的顺序来进行评估。但在腹部评估中，听诊则在叩诊和触诊之前进行，以避免听诊时肠鸣音发生改变。

一、视诊

视诊（inspection）是评估者利用视觉观察被评估者的全身或局部状态的评估方法。视诊是最常应用的身体评估方法，也是身体评估的第一步。视诊时，被评估的部位应尽量暴露，光线要充足，最好在自然光线下进行。视诊可分为全身视诊和局部视诊两种。

1. 全身视诊 全身视诊用于全身一般状况的观察，如年龄、性别、发育与营养、意识状态、面容与表情、步态、体位等。

2. 局部视诊 局部视诊是对被评估者身体的某一部位的细致观察，如皮肤、黏膜颜色、头颅大小、胸廓、舌、咽、巩膜、骨骼、关节外形等。

视诊方法简单，适用范围广，常能提供重要的评估资料和线索。评估时要注意不仅要将检查结果与正常相比较，还要注意将被评估者的左右侧情况进行对比，以及与其之前的情况进行比较。所以评估者必须有丰富的医学知识和临床经验，将局部和全身表现结合起来，以便发现有重要意义的临床征象。

二、触诊

触诊（palpation）是评估者通过手与被评估者体表局部接触后手的感觉及被评估者的反应，判断相应接触部位有无异常的评估方法。触诊可用于身体各部位，尤以腹部触诊最为重要。手的不同部位对触觉的敏感度不同，其中以指腹最为敏感，而掌指关节的掌面对震动较为敏感，手背皮肤对温度较为敏感。

触诊时由于目的不同施加的压力也不同，因而可分为浅部触诊法和深部触诊法。

1. 浅部触诊法（light palpation） 触诊时将一手轻置于被评估部位，利用掌指关节和腕关节的协同动作以旋转或滑动的方式轻压触摸。适用于体表浅在病变的检查，如关节、软组织、浅部动、静脉、阴囊、精索等部位病变。触诊一般先从浅部开始，以使被评估者逐渐适应后接受深部触诊。

2. 深部触诊法（deep palpation） 深部触诊法是用一手或双手重叠，由浅入深，逐步施加压力达深部的触诊方法。适用于深部脏器和组织的检查和评估。根据评估目的和手法不同又分为深部滑行触诊法、双手触诊法、冲击触诊法和深压触诊法。

（1）深部滑行触诊法 评估者用稍弯曲并拢的第2、3、4手指末端的掌面逐渐触向腹腔的脏器或包块，并在其上面做上、下、左、右的滑动触摸。此法多用于腹腔和盆腔的深部检查。

(2) 双手触诊法 将左手掌置于被评估脏器或包块的后部，并将被评估部位推向右手方向，这样可起到固定作用，并可使被评估脏器或包块更接近体表以利右手触诊。此法适用肝、脾、肾及腹部肿块等检查。

(3) 冲击触诊法 用三个或四个并拢的手指，取几乎垂直的角度置于腹壁相应的部位，向腹腔深部做数次急促而有力的冲击动作，冲击时指端会出现腹腔内脏器在沉浮的感觉。此法用于大量腹水时触及肿大的肝、脾。

(4) 深压触诊法 用两个或三个并拢的手指逐渐用力深压腹部被评估部位，用于探测腹腔深在部位的病变和确定腹腔压痛点，如阑尾压痛点、胆囊压痛点等。

3. 注意事项

(1) 触诊前应向被评估者说明检查的目的及可能造成的不适，以减轻其紧张或害怕的情绪。

(2) 评估者应立于被评估者的右侧，面向被评估者，并随时观察其面部表情。

(3) 被评估者一般取仰卧位，双手置于身体两侧，双腿微屈，以使腹肌放松；检查肝、脾或肾时也可取侧卧位；检查下腹部时，应及时排出大、小便，以免将充盈的膀胱及粪便误认为是腹腔包块。

(4) 触诊时手要清洁、温暖、干燥，如怀疑有病变部位，则应从健侧开始，渐及疑有病变处，动作由浅入深。

三、叩诊

叩诊（percussion）是利用手指叩击或用手掌拍击身体某部，使之震动而产生音响，根据音响和震动的特点判断所叩部位有无异常的评估方法。常用于胸腹部的评估，如确定肺下界、心界大小、有无胸腔或腹腔积液等。

1. 叩诊方法 根据叩诊的手法不同，叩诊分为直接叩诊法和间接叩诊法两种，以间接叩诊法最为常用。

(1) 直接叩诊法（direct percussion） 评估者用右手中间三指的掌面直接拍击被评估的部位，借助指下的振动感和拍击的反响来判断病变情况。此法适用于胸部、腹部面积广泛的病变，如大量的胸水、腹水或气胸等。此外，用拳或叩诊锤直接叩击被检查部位，观察有无疼痛反应也属于直接叩诊。

(2) 间接叩诊法（indirect percussion） 临床应用较广泛。叩诊时，左手中指第二指节紧贴在叩诊部位，其余四指微微抬起，勿与体表接触，右手各指自然弯曲，以中指指端垂直叩击左手中指第二指节前端；叩击方向与叩诊部位垂直，视具体情况运用不同的叩击力量，以腕关节和掌指关节的活动为主，防止肘关节或肩关节参与，叩击后右手中指立即抬起；叩击力量和间隔时间要均匀一致；叩诊一个部位时，可连续叩击 2～3 次，不明确时可再叩 2～3 次（图 5－1）。当要移动去叩诊另一部位时，左手中指第二指节应抬离皮肤，不可连同皮肤一起移动。

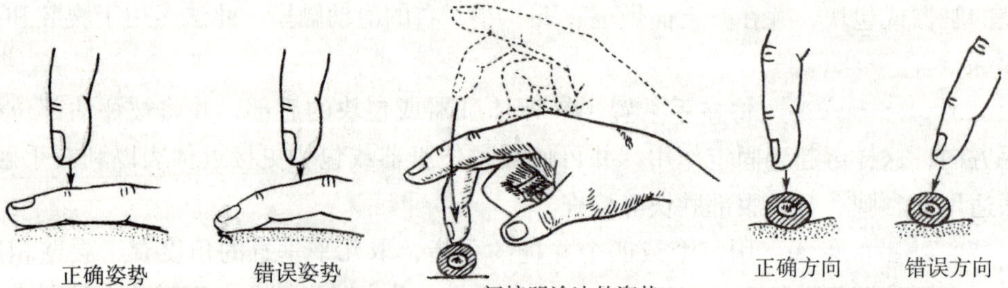

图5－1　间接叩诊法正误图

2. 叩诊音（percussion sound）　由于被叩击的组织或脏器密度、弹性、含气量，以及与体表的距离不同，叩击时产生的音调（频率）高低、音响（振幅）强弱及振动持续时间亦不同，通常分为清音、浊音、实音、鼓音、过清音5种基本叩诊音。

（1）清音（resonance）　音调低、音响较强、振动时间较长的声音，为正常肺部的叩诊音。

（2）浊音（dullness）　音调较高、音响较弱、振动持续时间较短的声音。正常情况下，在叩击被少量含气组织覆盖的实质脏器时产生，如心脏或肝脏被肺的边缘所覆盖的部分；病理情况下可见于肺炎（肺组织含气量少）等。

（3）实音（flatness）　是较浊音音调更高、音响更弱、振动时间更短的声音。正常情况下，在叩击未被含气组织覆盖的实质性脏器时产生，如肝、脾、心脏等；病理情况下，见于大量胸腔积液、胸膜肥厚、肺实变等。

（4）鼓音（tympany）　一种音律和谐的乐音，如同击鼓声，与清音相比音响更强，振动时间也较长。在叩击含有大量气体的空腔脏器时产生，正常见于胃泡区及腹部。病理情况下，见于肺内空洞、气胸和气腹等。

（5）过清音（hyperresonance）　是一种介于鼓音与清音之间的声音。与清音相比音调较低、音响较强、振动时间介于清音与鼓音之间。在叩击含气量增多、弹性减弱的肺组织时出现，临床上见于肺气肿。

3. 注意事项

（1）环境应安静舒适，充分暴露被检查部位，肌肉放松。叩诊者需要剪短指甲。

（2）依据叩诊部位的不同，选择合适的叩诊方法和体位，并注意对称部位的比较。

（3）不要在骨骼上面进行叩诊，其所产生的钝音会造成误导。例如，进行胸部叩诊时，不要在肋骨上叩诊，而应在肋间隙进行叩诊。

（4）除注意辨别叩诊音的变化外，还要注意指下振动感的差异。

四、听诊

听诊（auscultation）是以听觉听取发自身体各部的声音，判断其正常与否的评估方法。听诊在心、肺评估中最为重要。听诊可分为直接听诊法和间接听诊法两种。

1. 直接听诊法（direct auscultation）　直接听诊法是用耳直接贴附于评估部位体表

进行听诊的方法。此法听取的声音很弱，目前临床上已基本不用，只是在某些特殊或紧急情况下采用。

2. 间接听诊法（indirect auscultation） 间接听诊法是借助于听诊器听诊的方法。此法使用方便，可在任何体位下使用，而且可对脏器运动的声音起放大作用，故在临床上广为应用。

3. 注意事项

（1）环境安静、温暖、避风。

（2）听诊前应检查听诊器耳件方向是否正确，软、硬管管腔是否通畅。

（3）听诊器的体件要紧贴评估部位，但也不要加压。

（4）听诊时要注意力集中，排除其他声音的干扰。

五、嗅诊

嗅诊（smelling）是运用嗅觉来判断发自被评估者的异常气味与疾病之间关系的评估方法。这些异常气味多来自皮肤、黏膜、呼吸道、胃肠道、呕吐物、排泄物、分泌物、脓液和血液等。

常见的异常气味及其临床意义：

1. 呼气味 有刺激性大蒜味见于有机磷杀虫药中毒者；烂苹果味见于糖尿病酮症酸中毒者；腥臭味见于肝性脑病者。

2. 痰液味 恶臭味见于支气管扩张症或肺脓肿；血腥味见于大量咯血者。

3. 呕吐物 酸酵味提示食物在胃内停留时间过长，见于幽门梗阻；粪臭味见于长期剧烈呕吐或肠梗阻患者。

4. 粪便味 腐败味多见于消化不良；腥臭味见于痢疾。

5. 尿液味 新鲜尿液有浓烈氨味见于膀胱炎。

6. 脓液味 恶臭提示有气性坏疽或厌氧菌感染的可能。

7. 汗液味 酸性汗液见于发热性疾病和长期服用阿司匹林等解热镇痛药物者；特殊的狐臭味见于腋臭患者等。

第二节　一般状态评估

【病例引入】

患者，男，73 岁。反复咳嗽咳痰伴气促 20 年，近两年来症状加重，冬季明显，发作时出现心悸、下肢水肿，1 周前受凉后出现发热、咳嗽气促加重，咳黄痰，心悸，夜间不能平卧，端坐呼吸，口唇明显发紫，食欲不振，活动受限，故来院就诊。实验室检查：白细胞总数增加，中性粒细胞增加，胸片显示：肺部有大片炎症浸润阴影，初步诊断为慢性支气管炎并肺部感染，慢性肺源性心脏病，入院治疗。

思考：

1. 应对该患者进行哪些一般状态评估？

2. 评估一般状态的主要方法和临床意义是什么？

一般状态评估是全身评估的第一步，是对被评估者全身状况的概括性观察，检查方法以视诊为主，必要时配合触诊等其他方法。

评估内容包括性别、年龄、生命体征（体温、脉搏、呼吸、血压）、发育与体型、营养状态、意识状态、面容与表情、体位与步态、皮肤黏膜和浅表淋巴结等。其中，生命体征是一般状态评估的重要项目。

一、一般状态评估

（一）性别（sex）

正常成人男女性征明显，性别不难判断。性征的正常发育与雌激素和雄激素有关。评估中注意疾病的发生与性别有一定的关系，某些疾病或性染色体异常可引起性征改变。

1. 性别与某些疾病的发生率有关 如甲状腺疾病和系统性红斑狼疮多发生于女性，甲型血友病仅见于男性，消化道肿瘤多见于男性等。

2. 疾病对性征的影响 疾病本身或疾病的治疗都可能引起性征的改变。如肾上腺皮质肿瘤或长期使用肾上腺皮质激素可使男性乳房女性化及出现第二性征的改变，也可使女性发生男性化。

3. 性染色体异常对性征的影响 如性染色体数目和结构异常所致的两性畸形。

（二）年龄（age）

年龄可通过问诊获知，也可通过观察估计。后者多以皮肤的弹性与光泽、肌肉的状态、毛发的颜色与分布、面与颈部皮肤的皱纹、牙齿的状态等为依据。

年龄与疾病的发生、发展和预后关系密切，如佝偻病、麻疹、白喉多见于幼儿和儿童；结核病、风湿热多见于青少年；冠心病、恶性肿瘤多见于中老年人。青年人患病后易康复，老年人则康复相对较慢。

（三）生命体征（vital sign）

生命体征是评估生命活动存在与否及其质量的重要征象，为身体评估的重要内容之一，包括体温、脉搏、呼吸和血压。测量方法详见《护理学基础》。

（四）发育与体型

1. 发育（development） 发育正常与否，根据年龄、智力及体格成长状态（身高、体重、第二性征）之间的关系来判断。发育正常者，年龄、智力和体格成长状态之间的关系是均衡一致的。一般判断成人发育正常的指标有：①头长为身高的1/7。②双上肢展开的长度约等于身高。③胸围约为身高的1/2。④坐高等于下肢的长度。

机体的发育受种族、遗传、内分泌、营养代谢、生活条件、体育锻炼等内、外因素的影响。临床上的发育异常与内分泌的关系最密切，常见的有巨人症、肢端肥大症、垂体性侏儒症和呆小病等。

（1）巨人症（gigantism）　发育成熟前，垂体功能亢进症使生长激素分泌增多可致体格异常高大。

（2）肢端肥大症（acromegaly）　发育成熟后，垂体功能亢进症使生长激素分泌增多所致肢端及面颊部骨骼明显增长。

（3）垂体性侏儒症（pituitary dwarfism）　发育成熟前生长激素分泌不足可致体格异常矮小（身高低于1.3m），但智力正常，见于垂体前叶功能减退症。

（4）呆小病（cretinism）　小儿甲状腺功能减退、甲状腺激素分泌减少可致体格矮小和智力低下。

2. 体型（habitus）　体型是身体各部发育的外观表现，包括骨骼、肌肉的生长与脂肪的分布状态等。临床上将成人体型分为正力型（匀称型）、无力型（瘦长型）和超力型（矮胖型）3种。

（1）正力型（匀称型）　身体各部分结构匀称适中，腹上角90°左右，一般正常成人多为此型。

（2）无力型（瘦长型）　身高肌瘦，颈细长，肩窄下垂，胸廓扁平，腹上角小于90°。

（3）超力型（矮胖型）　身短粗壮，颈粗短，肩宽平，胸围增大，腹上角大于90°。

（五）营养状态（nutritional status）

机体的营养状态与食物的摄入、消化、吸收和代谢等因素密切相关，并受到心理、社会、文化和经济等因素的影响，可根据精神状态、皮肤、毛发、皮下脂肪、肌肉发育情况，并结合年龄、身高和体重进行综合判断。

1. 营养状态的评估

（1）综合评价　临床一般将营养状态分为良好、中等、不良三个等级。

1）良好：精神饱满，皮肤黏膜红润、有光泽、弹性好，皮下脂肪丰满，肌肉结实，毛发、指甲润泽，肋间隙及锁骨上窝平坦。

2）不良：精神萎靡，皮肤黏膜干燥、无光泽、弹性减低，皮下脂肪菲薄，肌肉松弛无力，毛发稀疏、干枯、易脱落，指甲粗糙无光泽，肋间隙及锁骨上窝凹陷。

3）中等：介于两者之间。

（2）测量体重　是评估营养状态常用方法之一。理想体重的计算公式：

理想体重（kg）= 身高（cm）－105 或理想体重（kg）= 身高（cm）－100×0.95（女性×0.90）。

体重在理想体重±10%范围内为正常；超过正常10%～20%为超重，超过正常20%为肥胖。低于正常的10%～20%为消瘦，低于正常的20%以上为明显消瘦，极度消瘦称恶液质。

(3) 计算体重指数(body mass index, BMI) BMI是目前国际上常用的衡量人体营养状态的一个标准。体质指数(BMI) =体重(kg)/身高(m)^2,我国BMI的评价标准是:正常为18.5~23.9 kg/m^2, <18.5 kg/m^{2}为消瘦,24~27.9 kg/m^{2}为超重,≥28 kg/m^{2}为肥胖。

2. 常见的异常营养状态

(1) 营养不良 由于摄食不足和(或)消耗过多引起。多见于长期或严重的疾病,如神经性厌食,慢性胃肠道、肝、胆、胰腺病变,活动性结核病,恶性肿瘤等。

(2) 营养过度 多表现为肥胖。主要原因为热量摄入过多,常与遗传、内分泌、生活方式、运动及精神因素等有关。

(六) 意识状态(consciousness)

意识是大脑功能活动的综合表现,即人对周围环境和自身状态的认知和觉察能力。正常人意识清晰,反应灵敏,思维活动正常,语言流畅、准确,表达能力良好,定向力正常。凡影响大脑功能活动的疾病都会引起不同程度的意识改变,称为意识障碍。意识障碍的程度分为嗜睡、意识模糊、昏睡、昏迷(详见第四章第十五节)。

(七) 面容与表情(facial features and expression)

面容与表情是反映个体情绪状态的重要指标。健康人面容红润,目光有神,表情自如,神态安怡。某些疾病发展到一定程度时会出现一些特征性的改变。

1. 急性病容(face of acute ill) 表情痛苦,面色潮红,呼吸急促,躁动不安,有时可有鼻翼扇动、口唇疱疹,见于急性感染性疾病,如肺炎球菌肺炎、疟疾、化脓性脑膜炎等。

2. 慢性病容(chronic disease face) 精神萎靡,面容憔悴,面色苍白或灰暗,目光暗淡。见于慢性消耗性疾病,如恶性肿瘤、严重肺结核、肝硬化等。

3. 二尖瓣面容(mitral facies) 面色晦暗,双颊紫红,口唇发绀。见于风湿性心脏病二尖瓣狭窄(图5-2)。

4. 甲状腺功能亢进症面容 表情惊愕,眼裂增宽,眼球凸出,瞬目减少,兴奋不安,烦躁易怒(图5-3)。

5. 黏液性水肿面容(myxedema facies) 表情淡漠,目光呆滞,面色苍白、颜面浮肿,睑厚面宽,眉毛、头发稀疏,反应迟钝,动作缓慢。见于甲状腺功能减退症。

6. 肢端肥大症面容(acromegaly facies) 头颅增大,面部变长,下颌增大前突,眉弓和两颧隆起,唇舌肥厚,耳鼻增大(图5-4)。

7. 满月面容(moon facies) 面圆如满月,皮肤发红,常伴有痤疮和多毛。见于库欣(Cushing)综合征和长期应用糖皮质激素者。

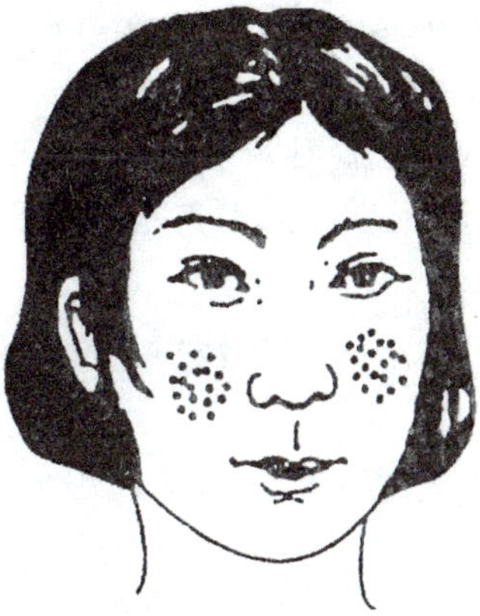

图 5－2　二尖瓣面容

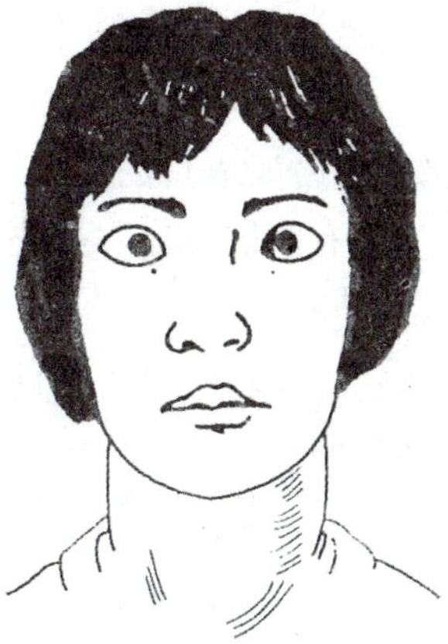

图 5－3　甲状腺功能亢进症面容

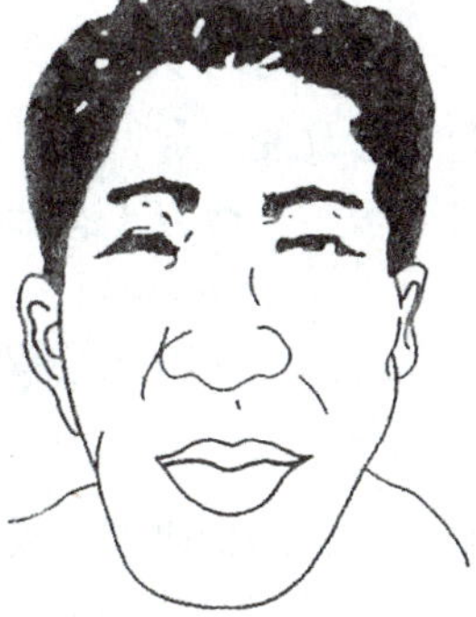

图 5－4　肢端肥大症面容

（八）体位与步态

1. 体位（position） 体位是指人休息时身体所处的状态与位置。体位的改变对某些疾病的诊断具有一定的意义。常见的体位有自动体位、被动体位和强迫体位。

（1）自动体位（active position） 身体活动自如，不受限制，见于正常人、轻症或疾病早期。

（2）被动体位（passive position） 被评估者不能自己调整及变换肢体的位置，需他人帮助才能改变体位。见于昏迷、肢体瘫痪及极度衰弱者。

（3）强迫体位（compulsive position） 被评估者为减轻疾病痛苦而被迫采取的体位。常见的强迫体位有以下几种：

1）强迫仰卧位（compulsion dorsal position）：仰卧，双腿屈曲，借以减轻腹肌的紧张，见于急性腹膜炎。

2）强迫俯卧位（compulsion lateral position）：俯卧以减轻背部肌肉的紧张程度，见于脊柱疾病。

3）强迫侧卧位（compulsion lateral position）：卧向患侧，以减轻疼痛或咳嗽，并有利于健侧代偿呼吸，以缓解呼吸困难，见于一侧胸膜炎和大量胸腔积液者。

4）强迫坐位（compulsive sitting position）：又称端坐呼吸（orthopnea），坐于床沿，以两手置于膝盖或扶持床边。此体位有助于胸廓运动，膈肌下降，增加肺通气量，并可减少下肢回心血量，减轻心脏负荷，见于心、肺功能不全。

5）强迫蹲位（compulsive squatting position）：在步行或其他活动过程中，由于呼吸困难或心悸而停止活动，并采取蹲踞位或膝胸位以缓解症状，见于法洛四联症等先天性发绀型心脏病。

6）强迫停立位（forced standing position）：在步行时突发心前区疼痛而被迫立即站立，并以右手安抚心前区，待症状稍缓解后，才能继续行走，见于心绞痛。

7）角弓反张位（opisthotonus position）：颈及脊背肌肉强直，以致头向后仰，胸腹前凸，背过伸，躯干呈弓状，见于破伤风及小儿脑膜炎等。

8）辗转体位（restless position）：因腹痛辗转反侧，坐卧不安，见于胆石症、胆道蛔虫症、肾绞痛等。

2. 步态（gait） 步态是指走路时所表现的姿态。健康人步态稳健，某些疾病可引起步态改变。常见典型的异常步态有蹒跚步态、醉酒步态、跨阈步态、共济失调步态、慌张步态、剪刀步态和偏瘫步态。

（1）蹒跚步态（waddling gait） 走路时身体左右摇摆似鸭行，见于佝偻病、大骨节病、进行性肌营养不良及先天性双侧髋关节脱位等。

（2）醉酒步态（drunken gait） 行走时躯干重心不稳，步态紊乱似醉酒状，见于小脑疾患、酒精或巴比妥中毒。

（3）跨阈步态（steppage gait） 因踝部肌腱、肌肉弛缓，患足下垂，行走时必须抬高下肢才能起步，见于腓总神经麻痹。

（4）共济失调步态（ataxic gait） 行走时一脚高抬，骤然垂落，双目向下注视，两脚间距较宽，以防身体倾斜，闭目时不能保持平衡，见于脊髓疾病。

（5）慌张步态（festinating gait） 起步困难，起步后小步加速前冲，躯干前倾，有难以止步之势，见于帕金森（parkinson）病。

（6）剪刀步态（scissor gait） 因双下肢肌张力增高，尤以伸肌和内收肌张力增高明显，移步时下肢内收过度，双腿交叉前行呈剪刀状，见于脑瘫与截瘫患者。

（7）偏瘫步态（hemiplegic gait） 行走时患侧骨盆抬高，患肢提起，直着腿而足尖擦地向外画半圆才能前进一步，见于脑血管意外后遗症等。

二、皮肤检查

皮肤（skin）的异常改变，可以是皮肤本身的疾病，也可以是内脏或全身性疾病在体表的表现。皮肤的评估主要通过视诊，必要时可配合触诊。检查应在自然光线下进行，内容主要包括颜色、湿度、温度、弹性、皮疹、出血、水肿等。

（一）颜色（color）

皮肤颜色与种族、遗传有关，并因毛细血管的分布、血液充盈度、色素量的多少及皮下脂肪的厚薄而有所不同。

1. 苍白（pallor） 皮肤黏膜苍白常见于贫血、休克、寒冷、惊恐等；四肢末端的局限性苍白，多由于局部动脉痉挛或闭塞所致，见于雷诺病、血栓闭塞性脉管炎等。甲床、结膜、口腔黏膜及舌质等部位颜色是评估苍白的最佳部位。

2. 发红（redness） 由于毛细血管扩张充血、血流加速或红细胞数量增多引起。生理情况见于运动、饮酒、日晒或情绪激动等；病理情况见于发热、阿托品中毒、一氧化碳中毒等；皮肤持久性发红见于 Cushing 综合征、长期服用肾上腺糖皮质激素和真性红细胞增多症等。

3. 发绀（cyanosis） 常出现于舌、口唇、耳垂、面颊及肢端。主要因单位容积血液中还原血红蛋白量或异常血红蛋白衍生物增多引起，见于心、肺疾病、亚硝酸盐中毒等。

4. 黄染（stained yellow） 皮肤黏膜发黄称黄染，多见于黄疸。早期或轻微黄疸仅见于巩膜、硬腭后部和软腭黏膜，较明显时才见于皮肤。过多的食用胡萝卜、南瓜、橘子等引起血中胡萝卜素含量增高可使皮肤黄染，多见于手掌、足底、前额和鼻部皮肤，一般巩膜和口腔黏膜不出现黄染；长期服用带黄色素的药物，如阿的平、呋喃类等也可使皮肤变黄，重者可使巩膜黄染，但其黄染以角膜缘周围最明显，而远离角膜缘处最浅，此可与黄疸区别。

5. 色素沉着（pigmentation） 因表皮基底层的黑色素增多，使部分或全身皮肤色泽加深，称为色素沉着。生理情况下，身体外露部分、乳头、腋窝、生殖器、关节、肛门周围皮肤色素较深。若这些部位的色素明显加深，或其他部位出现色素沉着则为病理现象，常见于肾上腺皮质功能减退、肝硬化、肝癌晚期、肢端肥大症及应用抗癌药等。

6. 色素脱失（depigmentation） 皮肤失去原有的色素而使肤色变浅或发白称为色素脱失。因酪氨酸酶缺乏，使体内酪氨酸不能转化为多巴胺形成黑色素，导致皮肤局部或全身性色素脱失，常见于白癜风、白化病等。

（二）湿度（moisture）

皮肤湿度与汗腺分泌功能、气温和空气湿度的变化有关。在气温高、湿度大的环境里，出汗增多是一种正常的生理调节功能。在病理情况下也可有出汗增多或无汗。

1. 出汗增多 出汗增多多见于风湿病、结核病、甲状腺功能亢进症、佝偻病、淋巴瘤等。夜间睡眠中出汗称盗汗，是结核病的重要征象。大汗淋漓伴皮肤四肢发凉为冷汗，常见于休克和虚脱患者。

2. 无汗 无汗多见于维生素 A 缺乏症、严重脱水和黏液性水肿、尿毒症、硬皮病等。

（三）温度（temperature）

评估者以手背评估被评估者的皮肤温度。全身皮肤发热见于发热、甲状腺功能亢进；局部皮肤发热见于疖、痈等炎症，以及下肢深静脉血栓等。全身皮肤发冷见于休克、甲状腺功能减退；肢端发冷见于雷诺病。

（四）弹性（elasticity）

皮肤的弹性与年龄、营养状态、皮下脂肪及组织间隙液体量多少有关。儿童、青年人皮肤紧张，富有弹性；中年以后皮肤逐渐松弛，弹性减弱；老年人皮肤组织萎缩、皮下脂肪减少，弹性差。慢性消耗性疾病、营养不良或严重脱水的患者会出现弹性减弱。

（五）皮疹（skin lesions）

皮疹为原发性皮肤损害，多为全身性疾病的表现之一，常见于传染病、皮肤病、药物及其他物质所致的过敏反应等。检查时应注意皮疹出现与消失的时间、发展顺序、分布、形状、大小、平坦或隆起、颜色、压之是否退色、有无痛痒及脱屑等。

1. 斑疹（maculae） 局部皮肤发红，一般不高出皮面，压之退色，见于斑疹伤寒、丹毒、风湿性多形性红斑等。玫瑰疹（roseola）为直径 2～3mm 的鲜红色圆形斑疹，多见于胸、腹部，是诊断伤寒、副伤寒的特征性皮疹。

2. 丘疹（papules） 丘疹为较小的实质性皮肤隆起，伴有皮肤颜色的改变，见于麻疹、药物疹、猩红热、湿疹等。

3. 斑丘疹（maculopapulae） 丘疹周围有皮肤发红的底盘称为斑丘疹，见于风疹、麻疹、猩红热、药物疹等。

4. 荨麻疹（urticaria） 荨麻疹又称风团，迅速发生，为局部皮肤暂时性的水肿性隆起，大小不等，形态不一，苍白或淡红，消退亦快，常伴有剧痒，为速发性皮肤变态反应所致，见于各种食物或药物过敏反应。

（六）压疮（pressure sore）

压疮，又称压力性溃疡，为局部组织长期受压，血液循环障碍，局部持续缺血、缺氧、营养不良而致的皮肤损害，易出现于枕部、耳郭、肩胛部、肘部、髋部、骶尾部、膝关节内外侧、内外踝、足跟等身体受压较大的骨突部位。活动障碍、神经功能障碍、循环障碍、感觉迟钝等是压疮形成的危险因素。

根据组织损伤程度，可将压疮分为 4 期。

Ⅰ期（淤血红肿期）：皮肤完整，局部红肿，有触痛，伴有红、肿、热、痛。

Ⅱ期（炎性浸润期）：表皮和（或）真皮缺失，红肿扩大、变硬，受损皮肤由红转紫，并有水疱形成。

Ⅲ期（浅表溃疡期）：水疱逐渐扩大、破溃，疼痛加剧，继发感染。全层皮肤破坏，可深达脂肪组织。

Ⅳ期（坏死溃疡期）：全层皮肤及骨骼、肌肉及肌腱、韧带等发生坏死，溃疡很深，有时有窦道形成。严重者可并发脓毒血症，危及生命。

（七）皮下出血（subcutaneous hemorrhage）

皮下出血是局部皮肤呈青紫或黄褐色（陈旧性出血时），压之不退色。直径小于 2mm 称为瘀点；直径 3～5mm 为紫癜；5mm 以上为瘀斑；片状出血伴皮肤隆起者为血肿。常见于造血系统疾病、重症感染、某些血管损害性疾病，以及毒物或药物中毒等。

（八）蜘蛛痣（spider angioma）和肝掌（liver palm）

蜘蛛痣是皮肤小动脉末端分支扩张所形成的血管痣，形似蜘蛛（图 5－5）。一般见于上腔静脉分布的区域，如面、颈、手背、上臂、前胸及肩部等处。大小不一，评估时用火柴杆按压痣中心，其辐射状小血管网即消失，去除压力后又复出现。

肝掌是手掌大、小鱼际处发红，加压后退色。

一般认为，蜘蛛痣和肝掌的发生与肝脏对体内雌激素灭活作用减弱有关，常见于急、慢性肝炎或肝硬化。但有时妊娠期妇女及健康人也可见蜘蛛痣。

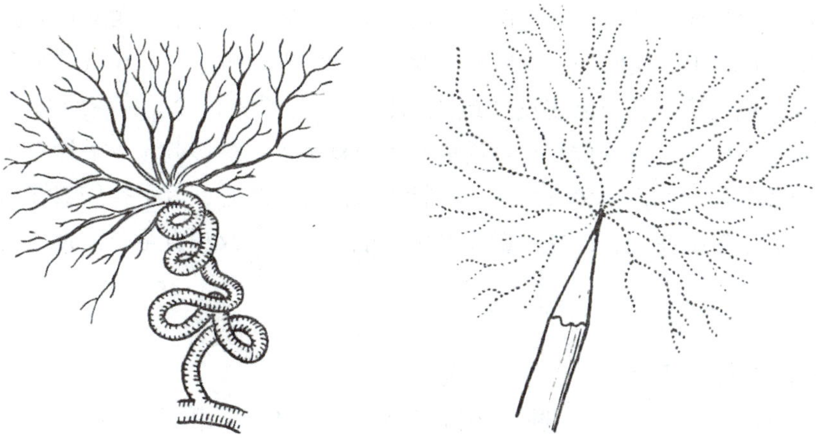

图 5-5　蜘蛛痣

（九）水肿（edema）

水肿是皮下组织细胞内和组织间隙中液体积聚过多所致。指压后局部组织出现凹陷者为凹陷性水肿。黏液性水肿或象皮肿指压后无组织凹陷为非凹陷性水肿，分别见于甲状腺功能减退症和丝虫病。全身性水肿常见于肾炎、肾病、心力衰竭、肝硬化失代偿期和营养不良等。局限性水肿见于局部炎症、外伤、过敏、血栓性静脉炎等。临床根据水肿的程度，可分为轻、中、重三度。

1. 轻度　仅见于眼睑、眶下软组织、胫骨前、踝部皮下组织，指压可轻度凹陷，平复较快。

2. 中度　全身疏松组织明显水肿，指压后可出现较深的组织凹陷，平复缓慢。

3. 重度　全身组织严重水肿，身体低垂部位皮肤紧张发亮，甚至有液体渗出。可伴有胸腔、腹腔、鞘膜腔积液，外阴部亦可见明显水肿。

三、淋巴结

淋巴结（lymph node）分布于全身，一般检查仅能评估身体各部表浅的淋巴结的变化。浅表淋巴结以组群分布，一个组群的淋巴结收集一定区域的淋巴液，因此，局部炎症或肿瘤可引起相应区域的淋巴结肿大。

正常浅表淋巴结体积较小，直径多在 0.2 ~ 0.5cm，质地柔软，表面光滑，无压痛，与毗邻组织无粘连，不易触及。发现淋巴结肿大时，应注意其部位、大小、数目、硬度、压痛、活动度、有无粘连，局部皮肤有无红肿、瘢痕、瘘管等。同时注意寻找引起淋巴结肿大的原发病灶。

（一）检查方法

触诊是检查的主要方法。检查时并拢食指、中指、环指三指，以指腹紧贴检查部位，在指腹按压的皮肤与皮下组织间转动式滑动触诊。为避免遗漏，淋巴结检查应按一定顺序进行，即耳前、耳后、乳突区、枕后、颌下、颏下、颈前三角、颈后三角、锁骨上窝、腋窝、滑车上、腹股沟、腘窝等。检查颈部淋巴结时，可站在被评估者背后，让其头稍低，或偏向检查侧，以使皮肤或肌肉松弛，有利于触诊。检查锁骨上窝淋巴结时，让被评估者取坐位或卧位，头稍向前屈，用双手进行触诊，左手触诊右侧，右手触诊左侧，由浅部逐渐触摸至锁骨后深部。检查腋窝淋巴结时，以手扶住被评估者前臂并稍外展，以右手触摸左侧，以左手触摸右侧，触诊时由浅及深直至腋窝顶部。

（二）淋巴结肿大的临床意义

1. 局限性淋巴结肿大

（1）非特异性淋巴结炎　肿大的淋巴结一般有压痛、质软，表面光滑、无粘连。由所属区域的急、慢性炎症引起。

（2）淋巴结结核　常发生在颈部，多发性，大小不等，质地较硬，可相互粘连，或与周围组织粘连，晚期破溃后形成瘘管，经久不愈，愈合后产生收缩性瘢痕。

（3）恶性肿瘤淋巴结转移　转移的淋巴结质地坚硬，无压痛，与周围组织粘连，不易推动，肿大迅速。胃癌、食管癌多向左侧锁骨上淋巴结群转移，乳腺癌常见腋下淋巴结转移。

2. 全身淋巴结肿大　肿大的淋巴结遍及全身，大小不等，无粘连，质地与病变性质有关，见于淋巴瘤、白血病、传染性单核细胞增多症等。

知识链接

目前，临床中常用压疮预测评估表（表5－1）预测被评估者压疮发生的危险性，以识别需要给予重点护理干预来预防压疮的发生。

表5－1　压疮危险预测评估表

危险因素/评分		项目	日期		
意识状态	4	意识清醒			
	3	反应迟钝			
	2	意识模糊			
	1	木僵/昏迷			
活动情况	4	行动自如			
	3	辅助可行			
	2	能够坐起			
	1	长期卧床			
肢体活动情况	4	完全能动			
	3	稍微限制			
	2	极度限制			
	1	不能活动			

续表

危险因素/评分		项目	日期		
进食情况	4	进食足够			
	3	进食不足			
	2	进食量少			
	1	不能进食			
失禁/皮肤受潮	4	皮肤干爽			
	3	偶有受潮			
	2	经常受潮			
	1	持续受潮			
皮肤情况	4	皮肤正常			
	3	颜色异常			
	2	温度异常			
	1	干燥（脱水）/水肿			
评分范围（6～24分）		总评分			
压疮危险评分等级		高度危险（6～12分）			
		中度危险（13～18分）			
		低度危险（19～23分）			
		无危险（24分）			

第三节　头部评估

【病例引入】

患者，男，66岁。高血压10年，血压最高可达190/120mmHg，常因劳累或情绪激动而出现头晕头痛。间断服用降压药洛汀新10mg进行治疗，但当头痛症状好转、血压降至正常时就自行停用药物。感头晕头痛、血压升高时再开始服用降压药。近1月未服用降压药物。2小时前，患者突感头晕头痛，且呕吐胃内容物1次，并出现左侧肢体活动不利，来急诊就诊，无意识障碍及抽搐，无大小便失禁，急查头颅CT示脑室出血，以脑室出血为诊断收入院。

思考：

1. 试为该患者进行全面的头面部评估。
2. 头面部评估包括哪些内容？
3. 该患者头面部评估的重点内容是什么？

一、头部

（一）头发（hair）

注意头发颜色、数量、分布、质地，有无脱发。头癣、脂溢性皮炎、甲状腺功能减退、伤寒等可致头发脱落。肿瘤患者化疗或放疗后也可引起脱发，但停止治疗后头发可逐渐长出。

（二）头皮（scalp）

观察有无头癣、头皮屑、外伤、炎症、瘢痕等。

（三）头颅（skull）

头颅的检查应注意其大小、外形及运动情况。头颅的大小以头围进行衡量，测量时以软尺自眉间向后绕枕骨粗隆1周。婴幼儿要检查囟门情况。正常人头颅大小适中，各部分比例适当。

1. 常见头颅畸形

（1）小颅（microcephalia） 正常小儿囟门多在12～18个月内闭合，如过早闭合即可引起小颅畸形，常伴智力、视力发育障碍。

（2）巨颅（large skull） 头颅增大，颜面相对很小，头皮静脉充盈。因颅内压增高，压迫眼球，形成双目下视，巩膜上部外露（称落日征），见于脑积水（图5-6）。

（3）尖颅（oxycephaly） 亦称塔颅，头顶部尖突高起，与颜面比例异常。因矢状缝与冠状缝过早闭合所致，见于先天性疾患尖颅并指（趾）畸形，即Apert综合征（图5-7）。

（4）方颅（squared skull） 前额左右凸出，头顶平坦呈方形，见于小儿佝偻病或先天性梅毒。

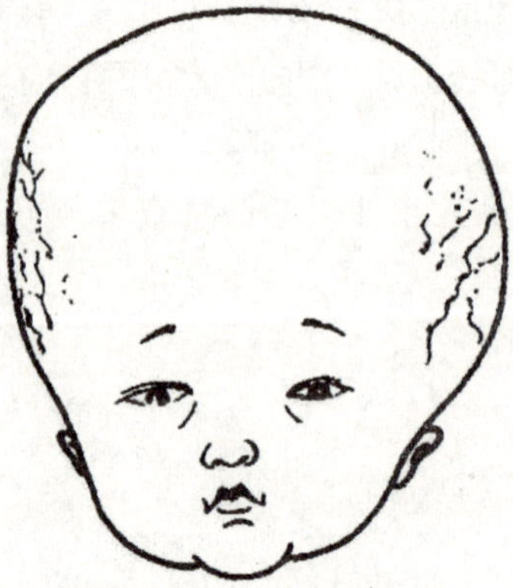

图5-6 脑积水

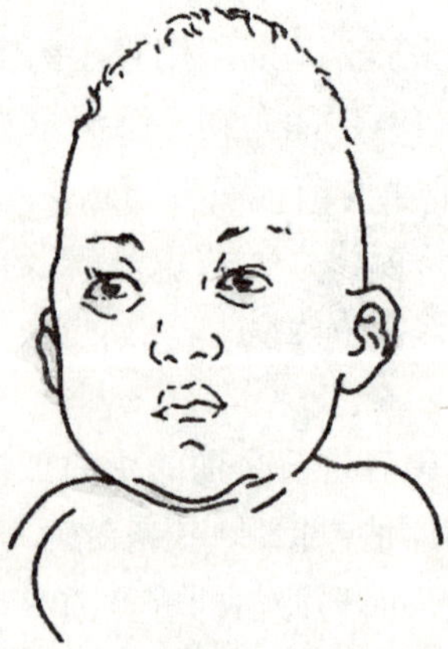

图5-7 尖颅

（5）变形颅（deforming skull） 发生于中年人，以颅骨增大变形为特征，同时伴有长骨的骨质增厚与弯曲，见于畸形性骨炎（paget 病）。

2. 头部运动异常　头部不随意颤动见于震颤性麻痹；头部活动受限见于颈椎病；与颈动脉搏动一致的点头运动见于严重主动脉瓣关闭不全等。

二、头部器官

（一）眼（eye）

评估时从外向内按一定顺序进行。

1. 眉毛　一般内侧与中间部分眉毛比较浓密，外侧部分较稀。外 1/3 眉毛稀疏或脱落，见于黏液性水肿、腺垂体功能减退症、麻风病等。

2. 眼睑（eyelid）　睑内翻主要见于沙眼，因瘢痕收缩所致。双侧眼睑闭合障碍主要见于甲状腺功能亢进症；单侧眼睑闭合障碍见于面神经麻痹。双侧上睑下垂多见于重症肌无力；单侧上睑下垂多为动眼神经麻痹所致。眼睑水肿可由多种病因引起，如肾炎、贫血、营养不良等。

3. 结膜（conjunctiva）　结膜分为睑结膜、球结膜和穹隆结膜。结膜充血见于结膜炎、角膜炎；睑结膜有滤泡、颗粒见于沙眼；结膜苍白见于贫血；结膜发黄见于黄疸；结膜出现散在多少不等的出血点，见于亚急性感染性心内膜炎；黄白色小颗粒见于结膜结石；球结膜水肿见于重症水肿、肺性脑病等。

4. 巩膜（sclera）　正常巩膜不透明，血管极少，呈瓷白色。巩膜发黄为黄疸最先出现的部位。内眦部出现不均匀的黄色斑块，为脂肪沉着所致，多见于中年及老年人。血液中其他黄色色素（如胡萝卜素等）增多时，一般黄染只出现于角膜周围，见于过食大量柑橘、胡萝卜等。

5. 角膜（cornea）　正常角膜透明，无血管，表面有丰富的感觉神经末梢，因此角膜的感觉十分灵敏。评估时应注意其透明度，有无云翳、白斑、溃疡、软化、新生血管等。角膜周围血管增生（血管翳）见于重症沙眼；角膜混浊、干燥、软化见于维生素 A 缺乏；角膜边缘出现黄色或棕褐色的色素环（凯－费氏环），环的外缘较清晰，内缘较模糊，是铜代谢障碍的结果，见于肝豆状核变性（Wilson 病）；角膜周围出现环行灰白色混浊，是类脂质沉着，多见于老年人等。

6. 瞳孔（pupil）　瞳孔为虹膜中央的孔洞。正常瞳孔为圆形，双侧等大、等圆，直径为 3～4mm。检查时应注意其形状、大小，两侧是否等大、等圆，对光反射及集合反射等。

青光眼或眼内肿瘤时，瞳孔可呈椭圆形；虹膜粘连时其形状可不规则。瞳孔缩小见于虹膜炎症、中毒（有机磷杀虫药、毒蕈中毒）、药物反应（毛果芸香碱、吗啡、氯丙嗪）等；瞳孔扩大见于外伤、颈交感神经受刺激、青光眼绝对期、视神经萎缩、药物影响（阿托品、可卡因）等；瞳孔大小不等，常提示有颅内病变，如脑外伤、脑肿瘤、中枢神经梅毒、脑疝等。

对光反射指正常人瞳孔当受到光线刺激后立即缩小，移开光源后迅速复原的现象。当评估者以手隔开被评估者两眼，用手电筒照射一侧瞳孔，同侧瞳孔的变化称直接对光反射，对侧瞳孔的变化称间接对光反射。瞳孔对光反射迟钝或消失见于昏迷患者，双侧瞳孔散大伴对光反射消失为濒死状态。

集合反射指当让被评估者注视 1m 外评估者的食指尖，然后评估者将食指逐渐移近眼球约 10cm 处，正常人可见双眼内聚、瞳孔缩小的反应。动眼神经功能受损时集合反射消失。

7. 眼球（eyeball） 检查时注意眼球的外形和运动。

（1）眼球凸出与下陷 双侧眼球凸出见于甲状腺功能亢进症；单侧眼球凸出，多见于局部炎症或眶内占位性病变。双侧眼球下陷见于严重脱水；单侧眼球下陷见于霍纳（horner）征或眼球萎缩。

（2）眼球运动 观察有无斜视、复视或震颤。眼球运动障碍见于动眼、滑车、外展三对脑神经麻痹，同时可伴有复视。眼球震颤（nystagmus）是双侧眼球发生一系列有规律的快速往返运动，水平震颤多见，垂直和旋转性少见。自发性眼球震颤多见于耳源性眩晕、小脑疾患等。

（二）耳

1. 耳郭、外耳道、乳突 评估时注意耳郭有无发育畸形、红肿、结节，外耳道有无异常分泌物，乳突有无压痛等。痛风患者耳郭（耳轮处）可触及痛性小而硬的黄白色结节（即痛风石），为尿酸盐沉着所致。

有黄色液体流出伴痒感应考虑外耳道炎；有脓液流出，见于化脓性中耳炎、外耳道炎；有血液或脑脊液流出则应考虑颅底骨折；外耳道内有局部红肿、疼痛，且伴耳郭牵拉痛提示外耳道疖肿。

2. 听力 听力评估可先用粗略的方法了解被评估者的听力，正常者一般在 1m 处可闻及机械表声或捻指声。必要时，可使用规定频率的音叉或电测听器设备进行测试。听力减退见于外耳道有耵聍或异物阻塞、听神经损害、局部或全身血管硬化、中耳炎等。

（三）鼻（nose）

检查鼻有无畸形和鼻翼扇动，鼻腔是否通畅、有无分泌物，鼻中隔是否偏曲，鼻窦有无压痛等。

1. 外形 鼻部评估注意皮肤颜色和鼻外形的改变。如鼻梁部皮肤出现红色水肿斑块，病损处高起皮面，并向两侧面颊部蔓延呈蝴蝶形，见于系统性红斑狼疮；鼻尖和鼻翼处皮肤发红变厚，并有毛细血管扩张，见于酒糟鼻。

2. 鼻腔 评估时注意鼻腔是否通畅，鼻前庭有无分泌物、出血，黏膜有无病变等。鼻腔黏膜受到各种刺激时会产生过多的分泌物。清水样分泌物多为卡他性炎症，见于病毒感染；黏稠发黄或发绿的分泌物为鼻或鼻窦的化脓性炎症，见于细菌感染。单侧鼻出血常见于外伤、鼻腔感染、局部血管损伤、鼻咽癌、鼻中隔偏曲等；双侧鼻出血多由全身性疾病引起，如某些发热性传染病（流行性出血热、伤寒等）、出血性疾病、高血压病、肝脏疾病、维生素 C 或 K 缺乏等。

3. 鼻窦 鼻窦为鼻腔周围含气的骨质空腔，共四对（图5－8），皆有窦口与鼻腔相通，当引流不畅时易发生炎症。鼻窦炎时出现鼻塞、流涕、头痛和鼻窦压痛。检查鼻窦压痛时，评估者双手固定于被评估者两侧耳后，双手拇指分别置于左右侧鼻窦上按压，询问有无疼痛。上颌窦按压部位为左右颧部，额窦按压部位为左右眼眶上缘内侧，筛窦按压部位为鼻根部和眼内眦之间。蝶窦解剖位置较深，不能在体表进行评估。

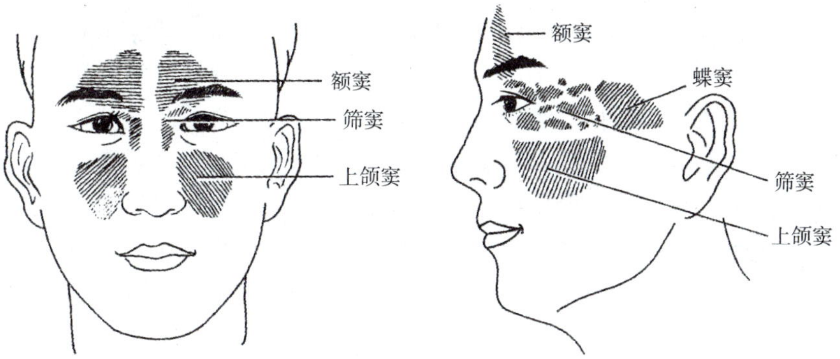

图5－8 鼻窦

（四）口（mouth）

评估时从外向内进行：口唇、口腔黏膜、牙与牙龈、舌、咽及扁桃体、口腔气味、腮腺等。

1. 口唇 健康人口唇红润光泽。检查时注意口唇颜色，有无疱疹、口角糜烂和㖞斜。如口唇苍白，常见于贫血等；口唇发绀，常见于心肺疾病等；口唇颜色深红，常见于发热性疾病；口唇樱桃红色，常见于一氧化碳中毒；单纯疱疹为单纯疱疹病毒感染所致，常见于流行性感冒、肺炎、麻疹等；口唇干燥并有皲裂，常见于严重脱水；口角㖞斜，常见于面神经麻痹或脑血管意外。

2. 口腔黏膜 正常口腔黏膜光洁，呈粉红色。口腔黏膜检查注意口腔黏膜颜色，有无出血点、溃疡和真菌感染等。如口腔黏膜出现斑片状蓝黑色色素沉着，常见于肾上腺皮质功能减退症（Addison 病）；黏膜瘀点、瘀斑、血泡，常见于出血性疾病、维生素 C 缺乏等；口腔黏膜溃疡，常见于口腔炎症。

3. 牙与牙龈 评估牙齿（teeth）时注意有无龋齿、残根、缺牙和义齿等。发现牙齿疾患按下列格式标明所在部位：

上

	8	7	6	5	4	3	2	1	1	2	3	4	5	6	7	8
右																左
	8	7	6	5	4	3	2	1	1	2	3	4	5	6	7	8

下

1. 中切牙 2. 侧切牙 3. 尖牙 4. 第一前磨牙 5. 第二前磨牙 6. 第一磨牙 7. 第二磨牙 8. 第三磨牙

如$\underline{|7}$为左上第二磨牙病变；$\overline{1|}$为右下中切牙病变；$\dfrac{6|}{\ \ |4}$为右上第一磨牙和左下第一前磨牙病变。

正常牙龈（gum）呈粉红色，质坚韧且与牙颈部紧密贴合。评估时注意牙龈颜色，有无肿胀、溢脓、溃疡和出血。如牙龈肿胀、溢脓，常见于慢性牙周炎；牙龈缘出血，常见于牙石或出血性疾病。

4. 舌 评估舌（tongue）注意舌苔、舌质和舌的运动情况。正常人舌质淡红，苔薄白，舌体柔软，活动自如，伸舌居中，无震颤。舌体肥大，常见于肢端肥大症和黏液性水肿；舌乳头萎缩，舌体变小，舌面光滑为镜面舌，常见于缺铁性贫血、恶性贫血和慢性萎缩性胃炎；舌乳头肿胀凸起呈鲜红色为草莓舌，常见于猩红热；舌震颤，常见于甲状腺功能亢进症；舌偏斜，常见于舌下神经麻痹或脑血管意外。

5. 咽和扁桃体 咽部分为鼻咽、口咽和喉咽三部分。咽部评估一般指口咽部。嘱患者取坐位，头略后仰，张口并发“啊”音，评估者将压舌板压在其舌前2/3与后1/3交界处，以便看到软腭、腭垂、软腭弓、扁桃体、咽后壁等。注意观察有无充血、水肿、分泌物、咽后壁滤泡增殖、溃疡等。

急性咽炎咽部黏膜急性充血、水肿，黏液分泌增多；慢性咽炎咽部黏膜慢性充血、表面粗糙，咽后壁出现簇状淋巴滤泡或颗粒。

扁桃体肿大表面光滑，无充血，隐窝内清洁，提示扁桃体生理性肥大；急性扁桃体炎腺体红肿增大，隐窝中附有黄白色点状渗出物且易擦掉；扁桃体肿大表面有灰白色苔片状假膜，不易剥离，若强行剥离，则易引起出血，提示咽白喉。

扁桃体肿大一般分为三度（图5－9）：不超过咽腭弓者为Ⅰ度，超过咽腭弓者为Ⅱ度，达到或超过咽后壁中线者为Ⅲ度。

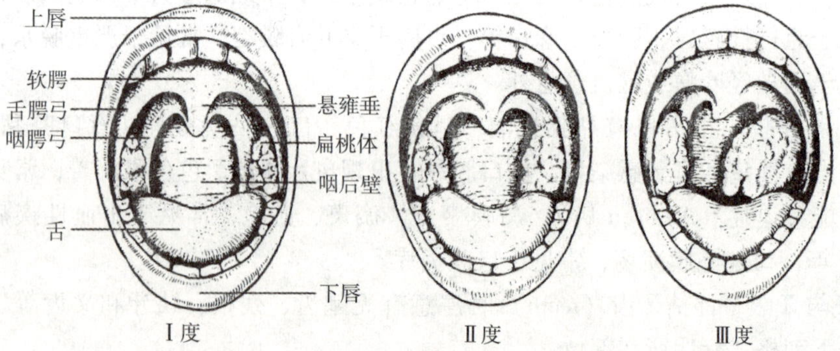

图5－9 扁桃体位置及其肿大分度示意图

6. 腮腺 腮腺位于耳屏、下颌角和颧弓所构成的三角区内。正常腺体薄而软，不易触及腺体轮廓。腮腺肿大时，可见到以耳垂为中心的隆起，并可触及边缘不明显的包块。腮腺肿大，见于急性流行性腮腺炎、急性化脓性腮腺炎和腮腺肿瘤。

第四节 颈部评估

【病例引入】

患者，女，46 岁，自述半年前无明显诱因出现多汗、怕热、心悸，伴胸闷乏力、易饥饿。近 1 个月来，上述症状加重，并出现情绪急躁易怒、手抖、大便次数增多，每日 5～6 次，体重下降 10kg，且自觉颈部变粗。以甲状腺功能亢进为诊断收入院。

思考：

为该患者进行颈部评估时，应包括哪些方面。

颈部检查应在平静、自然状态下进行。被评估者取坐位或仰卧位，充分暴露颈部和肩部，检查手法应轻柔。颈部检查包括外形与活动、颈部血管、甲状腺和气管。

一、颈部外形与活动

正常人颈部两侧对称、柔软、活动自如。如头不能抬起，见于严重消耗性疾病的晚期、重症肌无力等。头部向一侧偏斜称为斜颈，见于先天性颈肌挛缩、颈肌外伤、瘢痕收缩。颈部运动受限并伴疼痛，见于软组织炎症、颈肌扭伤及颈椎结核或肿瘤。脑膜受刺激时，可出现颈项强直，是各种脑膜炎、蛛网膜下腔出血等的重要体征。

二、颈部血管

1. 颈动脉搏动 触摸颈动脉搏动的部位是甲状软骨水平胸锁乳突肌内侧。最常见触摸颈动脉搏动的原因是判断被评估者是否心脏停搏。正常人安静时不易看到颈动脉搏动，只有在剧烈活动后可见其微弱的搏动。如在安静状态下看到明显的颈动脉搏动，提示脉压增大，见于主动脉瓣关闭不全、甲状腺功能亢进和严重贫血等。

2. 颈静脉怒张 正常人坐位及立位时，颈外静脉不显露，平卧时可稍见充盈，但充盈的水平限于锁骨上缘至下颌角连线的下 2/3 以内。若在 30°～45°半卧位时静脉充盈度超过正常水平，或坐位、立位时可见明显颈静脉充盈，称为颈静脉怒张，提示静脉压增高，见于右心衰竭、心包积液、缩窄性心包炎或上腔静脉阻塞综合征。

三、甲状腺

甲状腺位于甲状软骨下方和两侧，正常时甲状腺柔软、光滑、不易触及。

1. 视诊 注意观察甲状腺的大小和对称性。正常人甲状腺外观不明显，女性在青春发育期可略增大。

2. 触诊 触诊是甲状腺检查的主要方法。评估者站于被评估者背后，两手拇指置于颈后，其余四指置于甲状软骨下气管两旁，检查右叶时，左手食指和中指将甲状腺轻推至右侧，右手食指、中指和无名指触摸甲状腺，并同时嘱其做吞咽动作。用同样方法检查左叶。或站于被评估者前面，评估者左手拇指置于甲状软骨下气管右侧向左轻推右叶，左手三指触摸甲状腺。换手检查左叶。若触及应注意其大小、质地、表面是否光滑、有无震颤及压痛等（提示：肿大的甲状腺可随吞咽动作而上下移动，临床上常借此与颈部其他肿块相鉴别）。

临床上甲状腺肿大可分三度：不能看出肿大但能触及者为Ⅰ度；能触及又能看到肿大，但在胸锁乳突肌以内者为Ⅱ度；超过胸锁乳突肌外缘者为Ⅲ度。甲状腺肿大的原因常见于甲状腺功能亢进、单纯性甲状腺肿及甲状腺肿瘤。

3. 听诊 当甲状腺肿大时，用钟形听诊器放在肿大的甲状腺上听诊。甲状腺功能亢进时可听到连续的“嗡嗡”样血管杂音。

四、气管

正常人气管位于颈前正中。检查时被评估者取坐位或仰卧位，颈部处于自然直立状态，评估者以食指和无名指分别置于两侧胸锁关节上，中指置于气管正中处，观察中指与食指和无名指之间的距离。两侧距离相等，表示气管居中；两侧距离不等，表示气管移位（移向距离小的一侧）。气管移向健侧，见于一侧大量胸腔积液、积气和纵隔肿瘤；气管移向患侧，见于肺不张、肺纤维化、胸膜增厚粘连等。

第五节 胸部评估

胸部是指颈部以下和腹部以上的区域。胸部评估的内容较多，包括胸廓外形、胸壁、乳房、纵隔、胸部血管、支气管，肺、胸膜、心脏和淋巴结等。评估应在温度适宜、光线充足的环境中进行，尽可能暴露全部胸廓。被评估者视病情或检查需要采取坐位或卧位，评估者需全面、系统地按视、触、叩、听顺序进行检查。一般先检查前胸部及两侧胸部，然后再检查背部。

一、胸部体表标志

胸部体表标志主要指胸廓上一些体表自然标志和人为的画线（图 5 - 10a、图 5 - 10b、图 5 - 10c），用以描述正常胸廓内部脏器的位置和轮廓，以及异常体征的部位和范围。

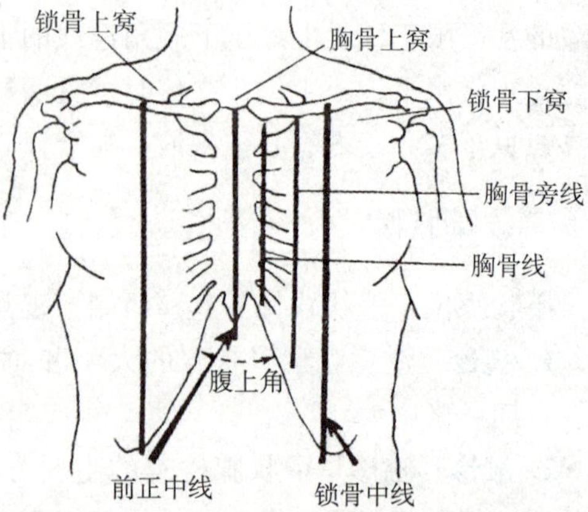

图 5 - 10a 胸部体表标志（正面观）

（一）骨骼标志

1. 胸骨上切迹（suprasternal notch）

胸骨上切迹位于胸骨柄的上方。正常情况下气管位于切迹正中。

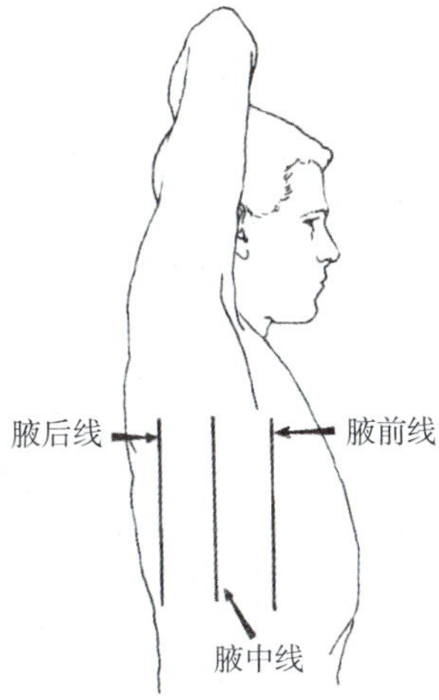

图5－10b　胸部体表标志（侧面观）

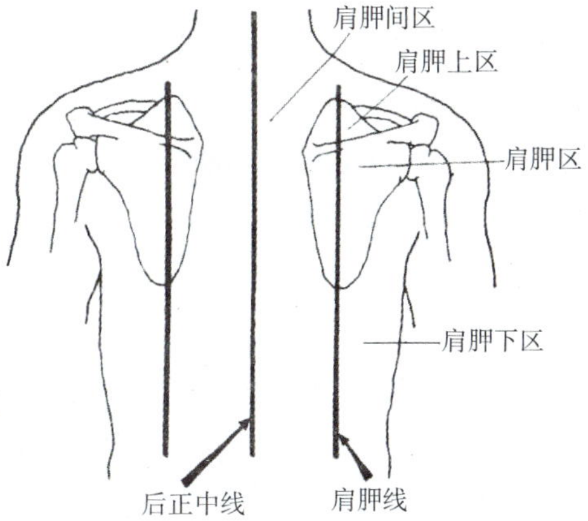

图 5－10c　胸部体表标志（背面观）

2. 胸骨柄（manubrium）　胸骨柄为胸骨上端略呈六角形的骨块。其上部两侧与左右锁骨的胸骨端相连接，下方则与胸骨体相连。

3. 胸骨角（sternal angle）　胸骨角又称 Louis 角，由胸骨柄与胸骨体的连接处向前凸起而成。其两侧分别与左右第 2 肋软骨连接，为计数肋骨和肋间隙顺序的主要标志。胸骨角还标志支气管分叉、心房上缘和上下纵隔交界及相当于第 4 或第 5 胸椎的水平。

4. 腹上角（epigastric angle）　腹上角为左右肋弓在胸骨下端会合处所形成的夹角，又称胸骨下角，正常 70°～110°。其后为肝脏左叶、胃及胰腺的所在区域。

5. 剑突（xiphoid process）　剑突为胸骨体下端的凸出部分，呈三角形，其底部与胸骨体相连。

6. 肋骨（rib）与肋间隙（intercostal space）　肋骨共 12 对。胸廓的骨骼结构见图 5－11。肋间隙为两个肋骨之间的空隙，第 1 肋骨下面的间隙为第 1 肋间隙，第 2 肋骨下面的间隙为第 2 肋间隙，其余以此类推。

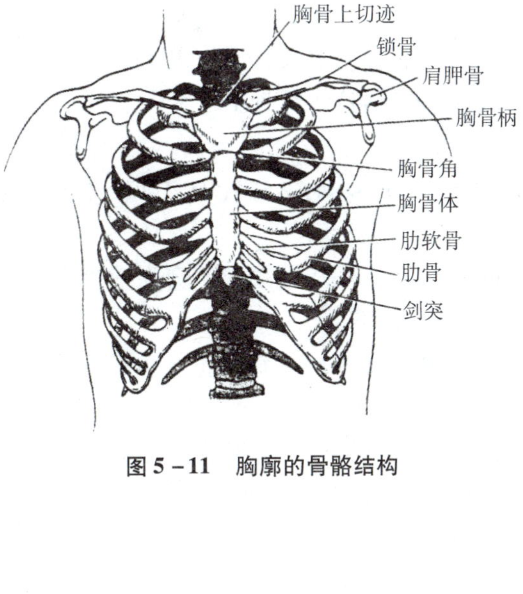

图 5－11　胸廓的骨骼结构

7. 肩胛下角（infrascapular angle） 肩胛骨的最下端称肩胛下角。取直立位、两上肢自然下垂时，肩胛下角位于第7或第8肋骨水平，或相当于第8胸椎的水平。

8. 脊柱棘突（spinous process） 脊柱棘突为后正中线的标志。位于颈部的第7颈椎棘突最为突出，其下即为第1胸椎，常以此作为计数胸椎的标志。

9. 肋脊角（costal spinal angle） 肋脊角为第12肋骨与脊柱构成的夹角。其前为肾脏和输尿管上端所在的区域。

（二）垂直线标志

1. 前正中线（anterior median line） 前正中线即胸骨中线，为通过胸骨正中的垂直线。

2. 锁骨中线（midclavicular line） 锁骨中线为通过锁骨的肩峰端与胸骨端两者中点的垂直线。

3. 胸骨线（sternal line） 胸骨线为沿胸骨边缘所做的垂直线。

4. 胸骨旁线（parasternal line） 胸骨旁线为通过胸骨线和锁骨中线中间的垂直线。

5. 腋前线（anterior axillary line） 腋前线为通过腋窝前皱襞沿前侧胸壁向下的垂直线。

6. 腋后线（posterior axillary line） 腋后线为通过腋窝后皱襞沿后侧胸壁向下的垂直线。

7. 腋中线（midaxillary line） 腋中线为自腋窝顶端于腋前线和腋后线之间向下的垂直线。

8. 肩胛线（scapular line） 肩胛线为双臂下垂时通过肩胛下角与后正中线平行的垂直线。

9. 后正中线（posterior midline） 后正中线即脊柱中线，为通过椎骨棘突，或沿脊柱正中下行的垂直线。

（三）自然陷窝和解剖区域

1. 腋窝（axillary fossa） 腋窝为上肢内侧与胸壁相连的凹陷部。

2. 胸骨上窝（suprasternal fossa） 胸骨上窝为胸骨柄上方的凹陷部，正常气管位于其后。

3. 锁骨上窝（supraclavicular fossa） 锁骨上窝为锁骨上方的凹陷部，相当于两肺上叶肺尖的上部。

4. 锁骨下窝（infraclavicular fossa） 锁骨下窝为锁骨下方的凹陷部，下界为第3肋骨下缘。相当于两肺上叶肺尖的下部。

5. 肩胛上区（suprascapular region） 肩胛上区为肩胛冈以上的区域，其外上界为斜方肌的上缘。相当于上叶肺尖的下部。

6. 肩胛下区（infrascapular region） 肩胛下区为两肩胛下角的连线与第12胸椎水平线之间的区域。后正中线将此区分为左右两部。

7. 肩胛间区（interscapular region） 肩胛间区为两肩胛骨内缘之间的区域。后正中线将此区分为左右两部。

二、胸壁、胸廓与乳房

（一）胸壁

胸壁评估时，除应注意营养状态、皮肤、淋巴结和骨骼肌发育的情况外，还应着重评估以下各项。

1. 静脉 正常胸壁无明显静脉可见，当上腔静脉或下腔静脉血流受阻建立侧支循环时，胸壁静脉可充盈或曲张。

2. 皮下气肿 胸部皮下组织有气体积存时称为皮下气肿。以手按压皮下气肿部位的皮肤，可出现捻发感或握雪感。多由于肺、气管或胸膜受损后，气体自病变部位逸出，积存于皮下所致，亦偶见于胸壁皮肤产气杆菌感染。

3. 胸壁压痛 正常情况下胸壁无压痛。肋间神经炎、肋软骨炎、胸壁软组织炎及肋骨骨折的患者，胸壁受累的局部可有压痛。骨髓异常增生者，常有胸骨压痛和叩击痛，见于白血病患者。

（二）胸廓

正常胸廓两侧大致对称，呈椭圆形，成年人胸廓的前后径与左右径的比例约为1∶1.5。常见的胸廓外形改变见图5－12。

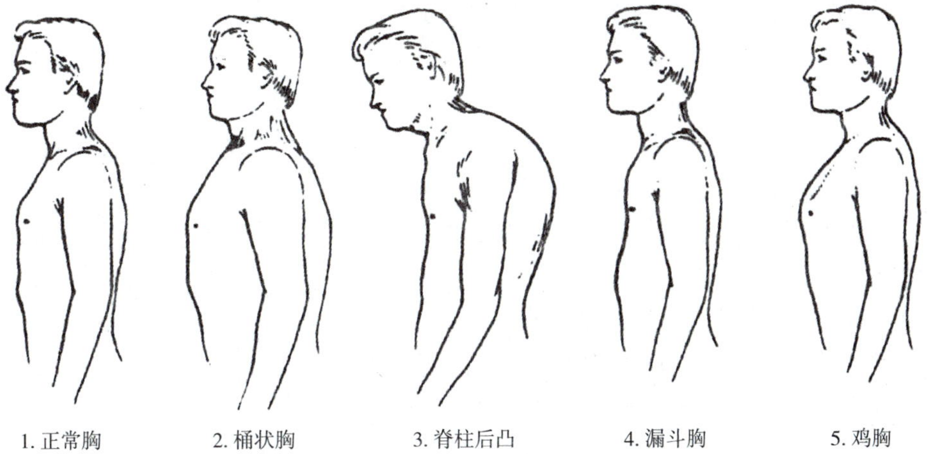

图5－12 胸廓外形的改变

1. 扁平胸（flat chest） 胸廓呈扁平状，其前后径不及左右径的一半。见于瘦长体型者，亦可见于慢性消耗性疾病，如肺结核等。

2. 桶状胸（barrel chest） 胸廓前后径增加，有时与左右径几乎相等，甚或超过左右径，故呈圆桶状。肋间隙增宽且饱满，腹上角增大，且呼吸时改变不明显。见于严重肺气肿的患者，亦可发生于老年或矮胖体型者。

3. 佝偻病胸（rachitic chest） 佝偻病胸为佝偻病所致的胸廓改变，多见于儿童，包括佝偻病串珠（沿胸骨两侧各肋软骨与肋骨交界处隆起，形成串珠状）、肋膈沟（下胸部前面的肋骨常外翻，沿膈附着的部位其胸壁向内凹陷形成的沟状带）、漏斗胸（胸骨剑突处显著内陷，形似漏斗）、鸡胸（胸廓的前后径略长于左右径，其上下距离较短，胸骨下端常前凸，胸廓前侧壁肋骨凹陷）。

4. 其他异常 胸廓一侧变形，如一侧膨隆多见于大量胸腔积液、气胸或一侧严重代偿性肺气肿；一侧平坦或下陷常见于肺不张、肺纤维化、广泛性胸膜增厚和粘连等。

（三）乳房

正常男性和儿童乳房一般不明显，乳头位置大约位于锁骨中线第4肋间隙。正常女性乳房在青春期逐渐增大，呈半球形，乳头也逐渐长大呈圆柱形。

被评估者采取坐位或仰卧位，充分暴露胸部。一般先视诊，然后触诊检查。

1. 视诊

（1）大小及对称性 正常女性坐位时两侧乳房基本对称，一侧乳房明显增大见于先天畸形、囊肿形成、炎症或肿瘤等。一侧乳房明显缩小则多为发育不全。

（2）乳房皮肤 乳房皮肤发红提示局部炎症或乳癌累及浅表淋巴管引起的癌性淋巴管炎。前者常伴局部肿、热、痛，后者局部皮肤呈深红色，不伴热痛，可予鉴别。

乳房水肿使毛囊和毛囊开口变得明显可见，见于乳腺癌和炎症。癌肿使皮肤局部产生淋巴水肿，可表现为毛囊和毛囊孔明显下陷，局部皮肤外观呈“橘皮”或“猪皮”样改变。炎性水肿常伴有皮肤发红。乳房皮肤水肿应注意其确切部位和范围。乳房皮肤回缩多由外伤或炎症所致。如无确切的乳房急性炎症的病史，皮肤回缩常提示恶性肿瘤的存在，常为早期乳癌的征象。

（3）乳头 注意乳头的位置、大小，两侧是否对称，有无内陷、溢液。乳头回缩，如系自幼发生，为发育异常；如为近期发生则可能为乳癌。乳头出现分泌物提示乳腺导管有病变，分泌物可呈浆液性，黄色、绿色或血性。出血最常见于导管内良性乳突状瘤，但也见于乳癌患者。

（4）腋窝和锁骨上窝 完整的乳房视诊还需观察腋窝和锁骨上窝有无包块、红肿、溃疡、瘘管和瘢痕等，因此处是乳房淋巴引流最重要的区域。

2. 触诊 以乳头为中心做一垂直线和水平线，可将乳房分为四个象限，便于记录病变部位（图5-13）。

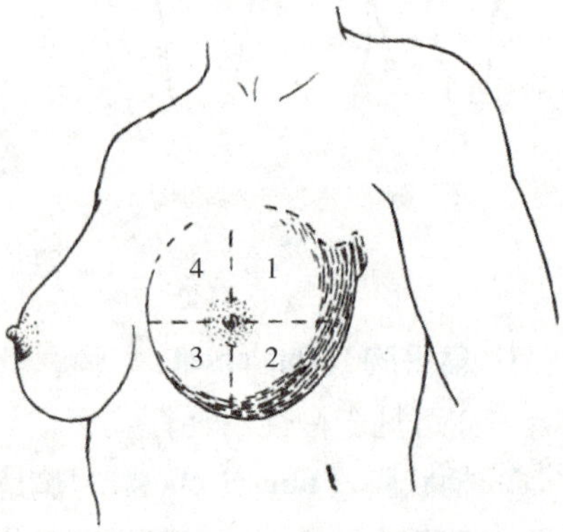

图5-13 乳房的分区

评估左侧乳房时由外上象限开始，然后顺时针方向进行由浅入深触诊直至四个象限检查完毕为止，最后触诊乳头和乳晕区。以同样方式评估右侧乳房，但沿逆时针方向进行，触诊乳房时应着重注意有无红、肿、热、痛和包块。乳头有无硬结、弹性消失和分泌物。

（1）硬度和弹性　硬度增加和弹性消失提示皮下组织被炎症或新生物所浸润。还应注意乳头的硬度和弹性，当乳晕下有癌肿存在时，该区域皮肤的弹性常消失。

（2）压痛　乳房的某一区域压痛提示其下有炎症存在，而恶性病变则甚少出现压痛。

（3）包块　触到包块应注意其部位、大小、硬度、活动度、有无压痛及其程度、边缘是否清楚、外形是否规则、与周围组织有无粘连等。

乳房触诊后，还应仔细触诊腋窝、锁骨上窝及颈部的淋巴结有无肿大等，因此处常为乳房炎症或恶性肿瘤扩展和转移的所在。

3. 乳房的常见病变

（1）急性乳腺炎　乳房红、肿、热、痛，常局限于一侧乳房的某一象限。触诊有硬结包块，伴寒战、发热及出汗等全身中毒症状，常发生于哺乳期妇女。

（2）乳腺肿瘤　应区别良性或恶性，乳腺癌一般无炎症表现，多为单发并与皮下组织粘连，局部皮肤呈橘皮样，乳头常回缩。多见于中年以上的妇女，晚期伴有腋窝淋巴结转移。良性肿瘤则质较软，界限清楚并有一定活动度，常见者有乳腺囊性增生、乳腺纤维瘤等。

知识链接

乳腺的自我检查

乳癌的发病率呈逐年上升趋势，女性应在每次经期后 9 ~ 11 天做乳房的自我检查。若已绝经，则每月可选任一固定时间进行自检。首先在光线充足的环境中对着镜子分别两臂下垂、上举及两手叉腰进行视诊；然后取仰卧位，一臂上举至脑后，另一手平放于对侧乳房按顺序触诊，同样方法触诊对侧；最后挤压乳头观察有无异常分泌物，并注意腋窝及颈部等部位有无肿大的淋巴结。

三、肺与胸膜

【病例引入】

男性，64 岁，咳嗽、咳痰、喘息 20 余年，活动后气促 10 年余。20 年来每年冬季咳嗽、咳痰、喘息，持续 3 ~ 4 月，经抗感染及平喘治疗症状有所缓解。近 10 年来出现活动后心悸、气促，并逐年加重。1 周前因受凉感冒上述症状加重。吸烟 30 年，每日 20 支。查体：T 37.5℃，P 110 次/分，R 26 次/分，BP 100/70mmHg，口唇略发绀，桶状胸，双肺叩诊过清音，双肺呼吸音弱，呼气延长，双肺散在哮鸣音，双肺底可闻及少许湿啰音。X 线检查：肺透光度增强，胸廓前后径增大，肋间隙增宽，膈肌下降，膈肌平坦。诊断为慢性喘息型支气管炎、慢性阻塞性肺气肿。

思考：

1. 肺与胸膜评估的主要方法和项目。
2. 如何对该患者进行肺与胸膜评估的操作，指出其异常情况。
3. 该患者的身体评估有哪些内容？

评估时被评估者一般取坐位或卧位，充分暴露胸部，室内环境应舒适、温暖，并有良好的自然光线。评估时要注意自上而下、由前及后、左右对比。肺和胸膜的检查一般包括视、触、叩、听四个部分。

（一）视诊

1. 呼吸运动 正常人自主而有节律的呼吸，是通过中枢神经、神经反射及呼吸化学感受器的调节来实现的。正常男性和儿童以腹式呼吸为主，主要表现为膈肌运动，即胸廓下部和上腹部的动度较大；女性以胸式呼吸为主，主要表现为肋间肌运动。当肺和胸膜疾病时，如肺结核、肺炎、胸膜炎等，胸式呼吸减弱，腹式呼吸增强；腹膜炎、大量腹腔积液、腹腔巨大肿物等，腹式呼吸减弱，胸式呼吸增强。

（1）呼吸运动增强 ①双侧呼吸运动增强，多见于剧烈运动后、代谢性酸中毒及上、下呼吸道部分阻塞。②单侧或局部呼吸运动增强，多见于代偿性。

（2）呼吸运动减弱或消失 ①双侧减弱或消失，见于慢性阻塞性肺疾病、双侧胸腔积液或气胸、呼吸肌麻痹及碱中毒等。②一侧减弱或消失，见于单侧大量胸腔积液、气胸、膈神经麻痹、胸膜肥厚、粘连及大叶性肺炎等。

知识链接

吸气性呼吸困难的分度

一度：安静时无呼吸困难，活动时出现。

二度：安静时有轻度呼吸困难，活动时加重，但不影响睡眠和进食，无明显缺氧。

三度：明显吸入性呼吸困难，喉鸣音重，三凹征明显，缺氧和烦躁不安，不能入睡。

四度：呼吸极度困难，严重缺氧和二氧化碳增多，口唇苍白或发绀，血压下降，大小便失禁，脉细弱，进而昏迷、心力衰竭，直至死亡。

2. 呼吸频率、节律、深度变化（图5－14） 正常成人静息状态下呼吸为16～20次/分，节律规则，深浅适度。呼吸与脉搏之比为1∶4。新生儿呼吸约44次/分，随着年龄的增长而逐渐减慢。

（1）呼吸频率变化

1）呼吸过速：呼吸频率超过20次/分，见于发热、剧烈运动、贫血、甲状腺功能亢进、肺炎、心力衰竭等。

2）呼吸过缓：呼吸频率低于12次/分，呼吸浅慢，见于颅内压增高、麻醉剂（如吗啡）或镇静剂（如巴比妥类）过量等。

(2) 呼吸深度变化

1）呼吸浅快：潮气量小于400mL，常伴呼吸加快，见于肺部疾病如肺炎、胸膜炎、胸腔积液、气胸和呼吸肌麻痹等。

2）呼吸深快：潮气量大于600mL，常伴呼吸加快，见于剧烈运动、情绪激动，也见于尿毒症和糖尿病酮症酸中毒。因代谢性酸中毒引起的深长呼吸又称酸中毒大呼吸（Kussmaul 呼吸）。

(3) 节律变化　正常人呼吸节律整齐，呼吸节律改变常提示中枢神经系统病变、呼吸中枢受到抑制。

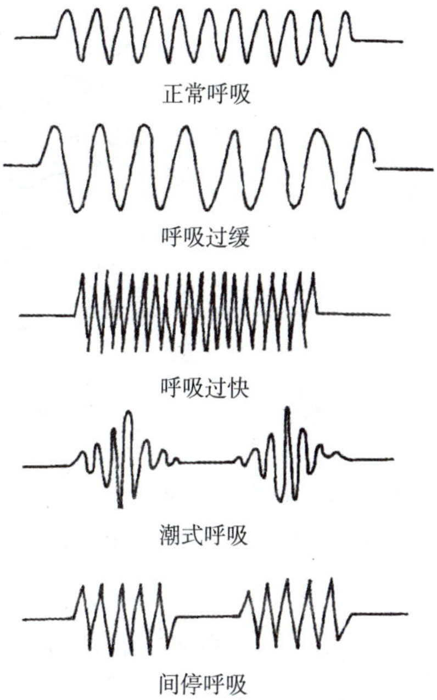

图5-14　呼吸节律频率的变化

1）潮式呼吸：又称陈-施（Cheyne-Stokes）呼吸，是一种由浅慢逐渐变为深快，然后再由深快变为浅慢的呼吸。此期可持续30秒至2分钟，随后经过5~30秒呼吸暂停，然后又重复以上过程，周而复始。

2）间停呼吸：又称毕奥（Biots）呼吸，表现为有规律的呼吸数次后，突然停止一段时间又开始呼吸，如此周而复始。与潮式呼吸不同，该呼吸的节律和深度大致相等。

以上两种呼吸均表示呼吸中枢兴奋性降低。临床上以潮式呼吸多见，间停呼吸则提示病情更严重，常于呼吸停止前出现。两者多见于中枢神经系统疾病及某些中毒，如颅内压增高、脑炎、脑膜炎、糖尿病酮症酸中毒、巴比妥中毒等。部分老年人熟睡时，亦可出现潮式呼吸，为脑动脉硬化、脑供血不足的表现。

3）抑制性呼吸：此为胸部发生剧痛所致的吸气时相突然中断，呼吸运动被短暂遏止，呈断续性浅快的呼吸。多见于急性胸膜炎、胸膜恶性肿瘤、肋骨骨折等。

4）叹气样呼吸：表现在一段正常呼吸节律中插入1次深大呼吸，常伴有叹息声。多为功能性改变，见于神经衰弱、精神紧张或抑郁症。

（二）触诊

1. 胸廓扩张度（thoracic expansion）　胸廓扩张度即呼吸时胸廓的扩张程度。正常人胸廓扩张度两侧对称。一般在胸廓前下部进行评估，因此处胸廓呼吸时动度较大。

评估方法：评估者两手分别置于左右胸廓下面的前侧部，拇指沿肋缘指向剑突，拇指尖在前正中线两侧对称部位，余四指伸展置于两侧胸壁，嘱被评估者深呼吸，两手随之移动，观察两手拇指分开的距离是否一致（图5-15）。如一侧胸廓扩张受限，见于大量胸腔积液、气胸、胸膜增厚和肺不张等。

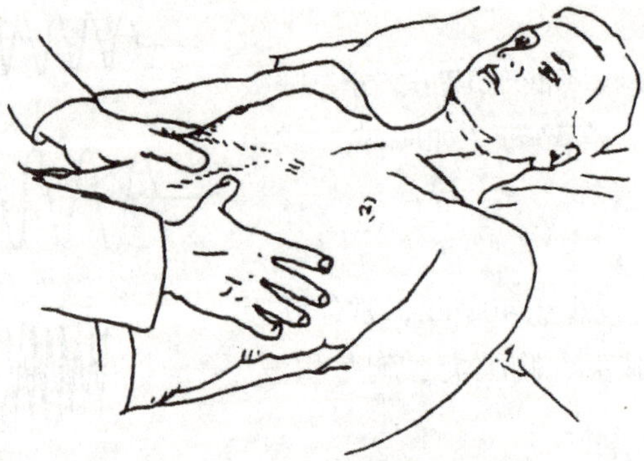

图5－15 胸廓扩张度检查

2. 语音震颤（vocal fremitus） 发自声门的语音产生声波振动，沿气管、支气管及肺泡传至胸壁，可用手感知，称为语音震颤，又称触觉震颤（图5－16）。

评估方法：评估者将双手掌的尺侧缘放于两侧胸壁的对称部位，嘱被评估者用同等强度重复发出“yi”长音，自上而下、从内到外、先前胸后背部，比较两侧相应部位语音震颤的异同，注意有无增强或减弱。

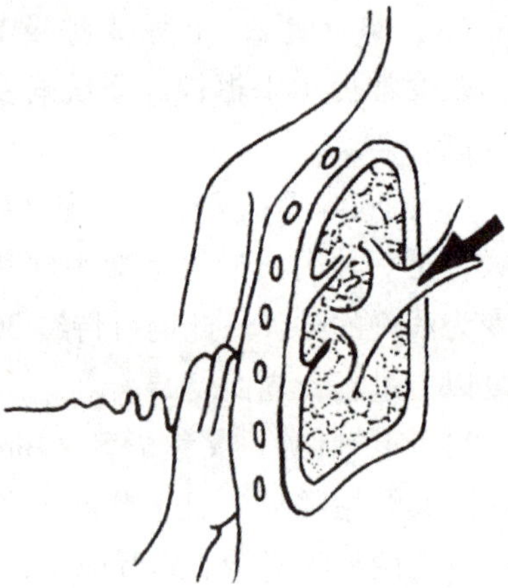

图5－16 语音震颤

语音震颤的强弱受发音强弱、音调高低、胸壁厚薄，以及支气管至胸壁距离的差异等因素的影响，且与年龄、性别、体型及部位有关。生理情况下，一般男性较女性强；瘦者较胖者强；成人较儿童强；前胸上部较下部强；右上胸部较左上胸部强；后胸下部较上部强。

病理情况下，影响语音震颤强度的主要因素有气管与支气管是否通畅、肺组织的密度、胸膜腔有无病变、胸壁传导是否良好等。

（1）语音震颤增强 主要见于：①肺实变，如大叶性肺炎实变期、肺栓塞、压迫性肺不张等。②肺浅表大空洞，且与支气管相通，如肺结核空洞、肺脓肿等。

（2）语音震颤减弱或消失 主要见于：①支气管阻塞，如阻塞性肺不张。②肺泡含气量增多，如慢性阻塞性肺疾病。③大量胸腔积液或气胸。④胸膜显著增厚粘连。⑤胸壁皮下气肿。

3. 胸膜摩擦感（pleural friction fremitus） 急性胸膜炎时，因纤维蛋白沉积而使胸膜表面变为粗糙，呼吸时胸膜脏层和壁层相互摩擦，可由评估者的手感觉到，故称为胸膜摩擦感。触诊时有如皮革相互摩擦的感觉。常于胸廓活动度最大的前下侧胸壁即腋中线下部触及。

（三）叩诊

1. 叩诊方法 用于胸廓和肺部的叩诊方法有间接叩诊法和直接叩诊法两种，以间接叩诊法最常用。叩诊时，被评估者取坐位或仰卧位，平静呼吸。叩诊前胸时，扳指应平贴于肋间，与肋骨平行；叩诊侧胸时，被评估者双手上举抱枕；叩诊背部肩胛间区时，扳指应与脊柱平行，其余背部区域扳指均应平放于肋间与肋骨平行。叩诊顺序为前胸、侧胸、背部，自上而下，由外到内，逐个进行，注意对比两侧对称部位叩诊音的变化。

2. 正常胸部叩诊音（图 5-17） 正常胸部叩诊音呈清音。生理情况下，由于多种因素的影响存在一定的差异。由于前胸上部的肌肉较厚，且肺上叶的含气量较少，因此其叩诊音较下部相对稍浊；右肺上叶较左肺上叶为小，习惯用右手者右侧胸大肌较左侧厚，右肺上部的叩诊音相对稍浊；背部肌肉较多且厚，背部的叩诊音较前胸稍浊；右肺下叶因肝脏的影响叩诊音稍浊，而左侧腋前线下方受胃泡的影响，叩诊音呈鼓音，又称 Traube 鼓音区。

3. 肺界叩诊

（1）肺上界 即肺尖的上界。评估方法为从锁骨中点上方即斜方肌前缘中央部开始叩诊为清音，逐渐叩向外侧，当清音转变为浊音时，即为肺上界的外侧终点；然后再由中央部往内侧叩，当清音转变为浊音时即为肺上界的内侧终点。该清音带的宽度即为肺尖的宽度，又称 Kronig 峡，正常为 4～6cm（图 5-18）。肺尖有浸润性病变或纤维化、萎缩时，此清音区缩小或消失；肺气肿时该清音区增宽。

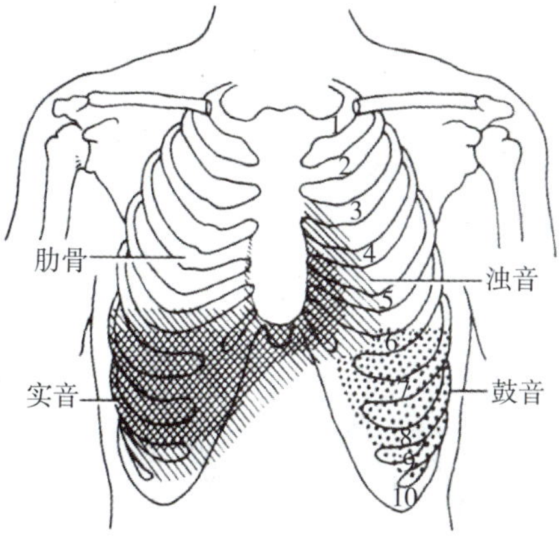

图 5-17 正常前胸部叩诊音

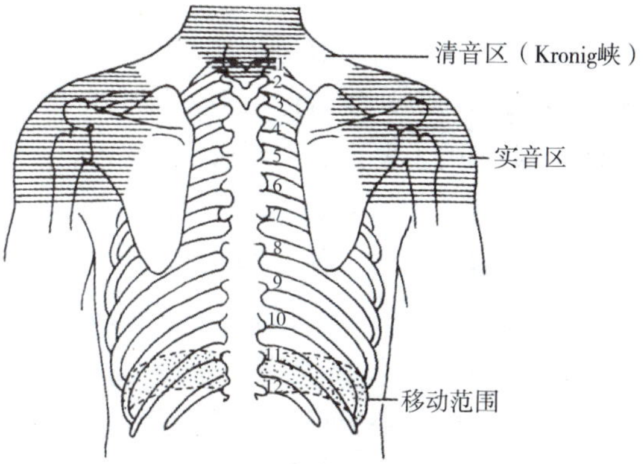

图 5-18 正常肺尖宽度（kronig 峡）与肺下界移动范围

（2）肺下界 两侧肺下界大致相同，平静呼吸时肺下界位于锁骨中线第 6 肋间隙、腋中线第 8 肋间隙、肩胛线第 10 肋间隙。正常肺下界的位置可因体形、发育情况不同而稍有差异。肥胖者肺下界可上移一肋间，瘦弱者可下降一肋间。病理情况下，肺下界降低见于慢性阻塞性肺疾病、腹腔内脏下垂；肺下界上移见于肺不张、腹内压升高使膈上移，如腹水、胃肠胀气、肝脾肿大、腹腔巨大肿瘤等。

（3）肺下界的移动范围 相当于膈肌在呼吸时的移动范围。评估方法：首先在平静呼吸时，于肩胛线上叩出肺下界的位置，然后嘱被评估者深吸气后屏住呼吸的同时，沿该线继续向下叩，当清音变为浊音时，即为肩胛线上肺下界的最低点。当被评估者恢复平静呼吸后，再在肩胛线上叩出平静呼吸时的肺下界，嘱被评估者深呼气后屏住呼吸，由下向上叩诊，当浊音变为清音时，即为肩胛线上肺下界的最高点。最高点和最低点之间的距离即为肺下界的移动范围，正常为6～8cm（图5－18）。肺下界移动范围缩小见于：①肺组织萎缩，如肺不张、肺纤维化。②肺组织弹性消失，如慢性阻塞性肺疾病。③肺组织炎症和水肿。④局部胸膜粘连。

（4）肺前界　正常的肺前界相当于心脏的绝对浊音界。当心脏扩大、心包积液、主动脉瘤时，可使肺前界扩大；慢性阻塞性肺疾病时可使肺前界缩小。

4. 肺部异常叩诊音　在正常肺部清音区内若出现过清音、鼓音、浊音和实音等，则为异常叩诊音（病理性叩诊音）。

（1）过清音　发生在肺泡弹性减弱但含气量增多的情况时，见于阻塞性肺气肿。

（2）鼓音　见于：①肺内浅表大空洞，直径大于4cm，如肺结核空洞、癌性空洞、肺脓肿。②自发性气胸。

（3）浊音　见于：①肺组织含气量减少，如肺炎、肺结核、肺不张。②肺内实质性组织形成，如肺肿瘤。③胸膜腔病变，如胸腔积液、胸膜肥厚。④胸壁病变，如胸壁水肿。

（4）实音　见于大量胸腔积液和肺肿瘤。

（四）听诊

听诊时，被评估者取坐位或仰卧位，微张口做均匀呼吸，必要时可做较深的呼吸或咳嗽数声后立即听诊。听诊一般从肺尖开始，自上而下，先前胸，后侧胸，再背部，两侧对比。听诊的主要内容有呼吸音、啰音、语音共振和胸膜摩擦音。

1. 正常呼吸音（normal breath sound）　正常呼吸音有支气管呼吸音、肺泡呼吸音和支气管肺泡呼吸音3种（图5－19）。

（1）支气管呼吸音（bronchial breath sound）是吸入的空气在声门、气管、主支气管形成湍流所产生的声音，颇似抬舌后经口腔呼气所发出的“ha”声。呼气时相较吸气时相为长，且音响强而音调高。正常人在喉部、胸骨上窝，以及背部第6、7颈椎和第1、2胸椎附近均可听到支气管呼吸音。

（2）肺泡呼吸音（vesicular breath sound）吸气时气流经过支气管进入肺泡，冲击肺泡壁，肺泡的弹性变化和气流移动形成的声音称为肺泡呼吸音。肺泡呼吸音是一种叹息样或柔和吹风样的声音，颇似上齿咬下唇吸气时发出的“fu”声。吸气时相较呼气时相为长，且音响强而音调高。正常人胸部除了支气管呼吸音和支气管肺泡呼吸音分布的区域外，

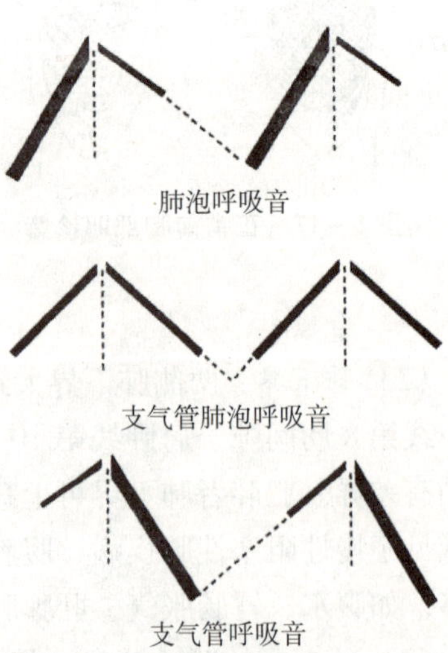

图5－19　正常呼吸音示意图

其余部位均为肺泡呼吸音。

(3) 支气管肺泡呼吸音 (bronchovesicular breath sound)　又称混合性呼吸音，兼有支气管呼吸音和肺泡呼吸音的特点。听诊时其吸气音的性质与正常肺泡呼吸音相似，但音调较高且较响亮。其呼气音的性质与支气管呼吸音相似，但强度稍弱，音调稍低。正常人在胸骨角附近，肩胛间区第3、4胸椎水平及肺尖前后部可听到支气管肺泡呼吸音。

2. 异常呼吸音 (abnormal breath sound)

(1) 异常肺泡呼吸音

1) 肺泡呼吸音减弱或消失：肺泡内的空气流量减少或进入肺内的空气流速减慢或呼吸音的传导障碍，可使肺泡呼吸音减弱或消失。常见原因有：①胸廓活动受限，如胸痛、肋间神经痛、肋骨骨折、肋骨切除等。②呼吸肌疾病，如重症肌无力、膈肌麻痹和膈肌痉挛等。③支气管阻塞，如慢性阻塞性肺疾病、支气管狭窄等。④压迫性肺膨胀不全，如胸腔积液、气胸等。⑤腹部疾病，如大量腹水、胃肠胀气、巨大肿瘤等。

2) 肺泡呼吸音增强：由于呼吸运动及通气功能的增强，使进入肺泡的空气流量增多或进入肺内的空气流速加快，可引起双侧肺泡呼吸音的增强，如运动、发热、贫血、甲状腺功能亢进、代谢性酸中毒等。

3) 呼气音延长：见于：①下呼吸道部分阻塞、痉挛或狭窄，如支气管哮喘。②肺泡弹性减弱，呼气的驱动力减弱，如慢性阻塞性肺疾病。

4) 粗糙性呼吸音：为支气管黏膜轻度水肿或炎症浸润，使支气管内壁不光滑、气流进出不畅所致，见于支气管或肺部炎症的早期。

(2) 异常支气管呼吸音　在正常肺泡呼吸音分布区域听到支气管呼吸音，称为异常支气管呼吸音，又称管样呼吸音，见于：①肺组织实变，如大叶性肺炎实变期。②肺内大空腔，如肺结核空洞和肺脓肿。③压迫性肺不张，在胸腔积液区上方可听到支气管呼吸音。

(3) 异常支气管肺泡呼吸音　为在正常肺泡呼吸音分布的区域听到支气管肺泡呼吸音。见于肺实变组织与正常含气肺组织混合存在，或肺实变组织位置较深并被正常肺组织遮盖，如支气管肺炎、肺结核、大叶性肺炎的早期。

3. 啰音 (rale)　啰音是呼吸音以外的附加音。根据性质不同可分为干啰音和湿啰音两种。

(1) 干啰音 (rhonchi)

1) 形成机制：是由于气流通过狭窄或部分阻塞的气道发生湍流所产生的声音。产生干啰音的病理基础为：①气管、支气管的炎症引起管壁黏膜充血水肿。②管腔内附着黏稠的分泌物。③支气管平滑肌痉挛使管腔的口径缩小。④管腔内肿瘤或异物阻塞。⑤管腔外肿瘤或肿大的淋巴结压迫（图5-20）。

2) 听诊特点：①吸气与呼气均可听到，但呼气时更为明显。②呈连续性，持续时间较长，带乐音性质。③啰音的部位、性质、强度易发生变化，在短时间内可显著减少或消失。

3) 分类：根据音调的高低不同，干啰音分为低调和高调两种。低调的干啰音称为

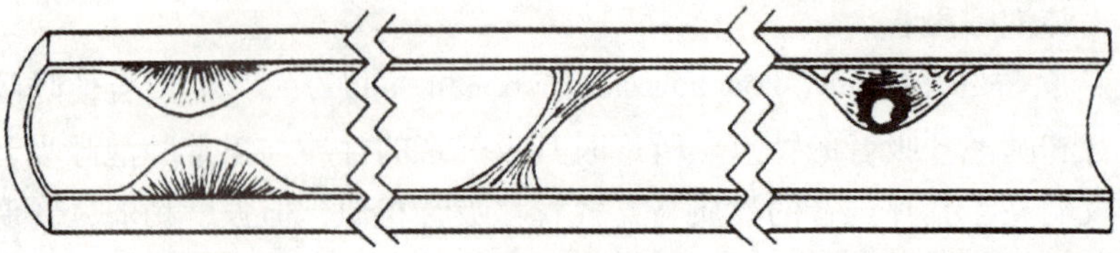

图5－20 干啰音发生机制

鼾音，多见于气管和大支气管病变。高调的干啰音称为哨笛音或飞箭音，伴呼气时间延长的哨笛音又叫作哮鸣音，由细小支气管病变引起（图5－21）。

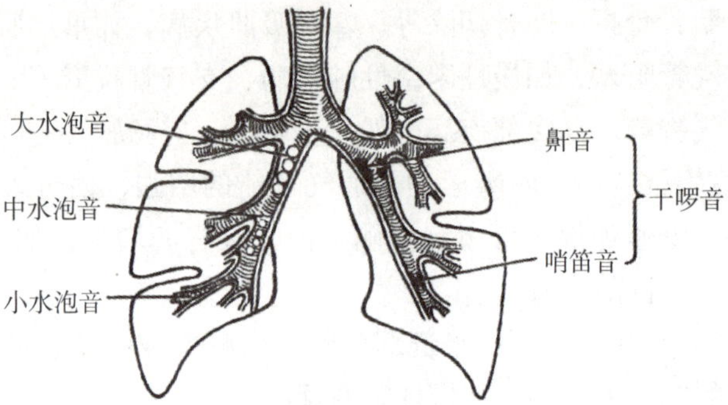

图5－21 啰音的种类与形成机制

4）临床意义：干啰音的出现提示气管、支气管有炎症和/或狭窄。双侧肺部散在的干啰音见于慢性支气管炎、支气管哮喘、心源性哮喘等；持久存在的局限性干啰音应考虑各种情况引起的支气管狭窄如支气管内膜结核、肿瘤或肿瘤压迫支气管等。

（2）湿啰音（moist rale）

1）形成机制：当气管或支气管内有较稀薄的液体存在时，吸气时气流通过气道内稀薄的分泌物形成水泡破裂所发出的音响，又称水泡音；或是由于小支气管管壁因分泌物黏着而陷闭，当吸气时突然张开重新充气所产生的爆裂音。

2）听诊特点：①吸气与呼气均可听到，以吸气时清楚，尤其是吸气末更为明显。②断续而短暂，常一连串出现。③啰音的部位、性质、强度不易发生变化。④大、中、小水泡音可同时存在。

3）分类：根据产生湿啰音的呼吸道管腔径大小及腔内渗出物的多少，湿啰音可分为粗湿啰音、中湿啰音、细湿啰音和捻发音。粗湿啰音又称大水泡音，发生在气管和大支气管，常在吸气早期出现。中湿啰音又称中水泡音，发生在中等大小支气管，常在吸气中期出现。细湿啰音又称小水泡音，发生在细小支气管，常在吸气后期出现。捻发音是一种极细而均匀一致的湿啰音，多在吸气末出现，颇似用手指在耳边捻搓一束头发时所产生的声音（图5－21）。

4）临床意义：湿啰音的出现提示气管、支气管和肺泡内有炎症和/或稀薄液体。局限性湿啰音见于局部病变，如大叶性肺炎、肺结核、支气管扩张等。两侧肺底部湿啰音见于左心衰竭所致的肺淤血、支气管肺炎。如两肺野满布湿啰音，多见于急性肺水肿。

4. 语音共振（vocal resonance） 被评估者用一般的声音强度重复发“yi”长音，喉部发音产生的震动经气管、支气管、肺泡传致胸壁，评估者用听诊器可以听到柔和而不清晰的声音，称为语音共振。检查时需注意两侧对称部位对比，比较其强度和性质的改变。临床意义同语音震颤。

5. 胸膜摩擦音（pleural friction rub） 当胸膜因炎症、纤维蛋白渗出而内表面变得粗糙时，随呼吸两层胸膜相互摩擦发出胸膜摩擦音。

（1）听诊特点 ①胸膜摩擦音颇似用一手掩耳，以另一手指在其手背摩擦时所听到的声音。②吸气和呼气均可听到，但以吸气末呼气初最清楚。③屏气时消失。④将听诊器胸件加压，声音更清楚。⑤在胸膜移动度大的区域较易听到，如前下侧胸壁即腋中线下部。⑥持续时间可长可短，随胸腔积液的出现而消失；在胸腔积液基本吸收时又可再次出现。

（2）临床意义 常发生于急性纤维素性胸膜炎、肺炎、肺梗死、胸膜肿瘤、尿毒症，亦可见于严重脱水致胸膜高度干燥的患者。

（五）呼吸系统常见疾病的主要体征

呼吸系统常见的疾病有肺炎、肺气肿、支气管哮喘、胸腔积液、气胸、肺不张等，其主要体征见表5-2

表5-2 常见呼吸系统疾病的主要体征

常见病变	视诊	触诊	叩诊	听诊
肺炎（肺实变）	胸廓对称，患侧呼吸运动减弱	语音震颤局部增强	局部呈浊音或实音	局部闻及异常支气管呼吸音、湿啰音，语音共振增强
肺气肿	桶状胸，双侧呼吸运动减弱	气管居中，双侧语音震颤减弱	双肺均呈过清音，肺下界下移，肺下界移动度减弱	双肺呼吸音减弱，呼气延长，语音共振双侧减弱
支气管哮喘（发作时）	桶状胸，呼吸运动减弱	气管居中，双侧语音震颤减弱	双肺呈过清音，肺下界下移，肺下界移动度减弱	双肺呼气音延长，双肺满布哮鸣音
胸腔积液	患侧胸廓饱满，患侧呼吸运动减弱	气管向健侧移位，患侧语音震颤减弱或消失	患侧呈实音	患侧呼吸音减弱或消失，患侧语音共振减弱或消失
气胸	患侧胸廓饱满，患侧呼吸运动减弱	气管向健侧移位，患侧语音震颤减弱或消失	患侧呈鼓音	患侧呼吸音减弱或消失，患侧语音共振减弱或消失
阻塞性肺不张	患侧胸廓凹陷，患侧呼吸运动减弱	气管向患侧移位，患侧或局部语音震颤减弱或消失	患侧或局部呈浊音	患侧或局部呼吸音减弱或消失，患侧或局部语音共振减弱或消失

【病例分析】

上述案例，被评估者可能存在的阳性体征有：

视诊：桶状胸，双侧呼吸运动减弱。

触诊：双侧胸廓扩张度及语音震颤减弱。

叩诊：两肺过清音，肺下界下移，心肝浊音界缩小。

听诊：呼吸音减弱，呼气延长；心音遥远。

四、心脏

心脏评估是心血管疾病诊断的基本方法，即使在现代医学高度发展、许多新的诊断手段不断出现的今天，心脏评估结果仍具有重要意义。对于心音、心脏杂音等的变化，常规仪器检查基本不起作用。因此，作为一名护士，必须熟练掌握心脏评估的方法，以便及时、正确判断被评估者的心脏状态。

评估心脏时，宜在安静、温暖、光线充足的环境中进行。被评估者取坐位或仰卧位，充分暴露胸部，按视诊、触诊、叩诊、听诊的顺序进行。

（一）视诊

1. 心前区隆起 正常人心前区与右侧相应部位基本对称。心前区隆起见于：①心脏增大，多见于先天性心脏病，如法洛四联症、肺动脉瓣狭窄等引起的右心室肥大；少数情况见于儿童期风湿性心瓣膜病所致的右心室肥大。②伴有大量渗出液的儿童期慢性心包炎。

2. 心尖搏动（apical impulse） 心尖主要由左心室构成，心脏收缩时，心尖冲击心前区，使局部向外搏动，称心尖搏动。正常成人心尖搏动位于第5肋间左锁骨中线内侧0.5～1.0cm，搏动范围直径为2.0～2.5cm。

（1）心尖搏动移位 心尖搏动位置的改变可受多种生理性和病理性因素的影响。

1）生理性因素：正常仰卧时心尖搏动略上移；左侧卧位，心尖搏动向左移2.0～3.0cm；右侧卧位可向右移1.0～2.5cm。肥胖体型者、小儿和妊娠时，横隔位置较高，使心脏呈横位，心尖搏动向上外移。体型瘦长者横隔下移，心脏呈垂位，心尖搏动移向内下。

2）病理性因素：有心脏本身因素（如心脏增大）或心脏以外的因素（如纵隔、横隔位置改变，表5－3）。

表5－3 心尖搏动移位的病理性因素

因素	心尖搏动移位	临床常见疾病
心脏因素		
左心室增大	向左下移位	主动脉瓣关闭不全等
右心室增大	向左侧移位	二尖瓣狭窄等

续表

因素	心尖搏动移位	临床常见疾病
左、右心室增大	向左下移位，伴心浊音界向两侧扩大	扩张型心肌病等
右位心	位于右侧胸壁	先天性右位心
心外因素		
纵隔移位	向患侧移位	一侧胸膜增厚或肺不张等
	向健侧移位	一侧胸腔积液或气胸等
横隔移位	向左外侧移位	大量腹水等
	移向内下	严重肺气肿等

（2）心尖搏动强度与范围的改变　生理情况下，胸壁肥厚、乳房悬垂或肋间隙狭窄时心尖搏动较弱，搏动范围也缩小。胸壁薄或肋间隙增宽时心尖搏动相应增强，范围也较大。另外，剧烈运动与情绪激动时，心尖搏动也随之增强。

病理情况下，心肌收缩力增加也可使心尖搏动增强，如高热、严重贫血、甲状腺功能亢进，或左心室肥厚心功能代偿期。心肌收缩力下降可使心尖搏动减弱，如扩张型心肌病和急性心肌梗死等。其他造成心尖搏动减弱的心脏因素有心包积液、缩窄性心包炎；心脏以外的病理性影响因素有肺气肿、左侧大量胸腔积液或气胸等。

（3）负性心尖搏动　心脏收缩时，心尖搏动内陷，称负性心尖搏动，见于粘连性心包炎或心包与周围组织广泛粘连。另外，因重度右室肥大所致心脏顺时针方向转位，而使左心室向后移位也可引起负性心尖搏动。

3. 心前区搏动

（1）胸骨左缘第3～4肋间搏动　见于右心室肥大。

（2）胸骨左缘第2、3肋间搏动　见于肺动脉扩张，有时也可见于正常青年人。

（3）胸骨右缘第2肋间搏动　见于升主动脉扩张或升主动脉夹层。

（4）剑突下搏动　见于肺源性心脏病右心室肥大者。腹主动脉瘤时，剑突下可见由腹主动脉导致的搏动。

（二）触诊

心脏触诊的方法是评估者先用右手全手掌开始检查，置于心前区，然后用手掌尺侧（小鱼际）或食指、中指及环指指腹并拢同时触诊。

1. 心尖搏动与心前区搏动　触诊除可进一步确定心尖搏动的位置外，尚可判断心尖或心前区的抬举性搏动。心尖区抬举性搏动是指心尖区徐缓、有力的搏动，可使手指尖端抬起且持续至第二心音开始，与此同时心尖搏动范围也增大，此为左室肥厚的体征。而胸骨左下缘收缩期抬举性搏动是右心室肥厚的可靠指征。对视诊所发现的心前区其他异常搏动也可运用触诊进一步确定或鉴别。触诊心尖搏动可以帮助确定震颤、心音和杂音的时期。

2. 震颤　震颤为触诊时手掌感到的一种细小震动感，与在猫喉部摸到的呼吸震颤类似，又称猫喘。震颤的发生机制与杂音相同，系血液经狭窄的口径或循异常的方向流动形成涡流造成瓣膜、血管壁或心腔壁震动传至胸壁所致。发现震颤后需首先确定部位和来源（瓣膜、大血管或间隔缺损），其次确定其处于心动周期中的时相（收缩期、舒张期或连续性），最后分析其临床意义。

一般情况下，震颤见于某些先天性心血管病或狭窄性瓣膜病变。临床上凡触及震颤均可认为心脏有器质性病变。触诊有震颤者，多数也可听到响亮的杂音。不同部位与时相震颤的常见相关病变见表5－4。

表5－4　心前区震颤的临床意义

常见病变	部位	时相
胸骨右缘第2肋间	收缩期	主动脉瓣狭窄
胸骨左缘第2肋间	收缩期	肺动脉瓣狭窄
胸骨左缘第3～4肋间	收缩期	室间隔缺损
胸骨左缘第2肋间	连续性	动脉导管未闭
心尖区	舒张期	二尖瓣狭窄

3. 心包摩擦感　因急性心包炎时心包膜纤维蛋白渗出致表面粗糙，心脏收缩时脏层与壁层心包摩擦产生的振动传至胸壁所致。可在心前区或胸骨左缘第3、4肋间触及，多呈收缩期和舒张期双相的粗糙摩擦感，以收缩期、前倾体位和呼气末（使心脏靠近胸壁）更为明显。随渗液的增多，心包脏层与壁层分离，摩擦感消失。

（三）叩诊

叩诊用于确定心界大小及其形状。心浊音界包括相对浊音界和绝对浊音界两部分。心脏左右缘被肺遮盖的部分，叩诊呈相对浊音；不被肺遮盖的部分则叩诊呈实音，又称绝对浊音（图5－22）。通常心相对浊音界反映心脏的实际大小。

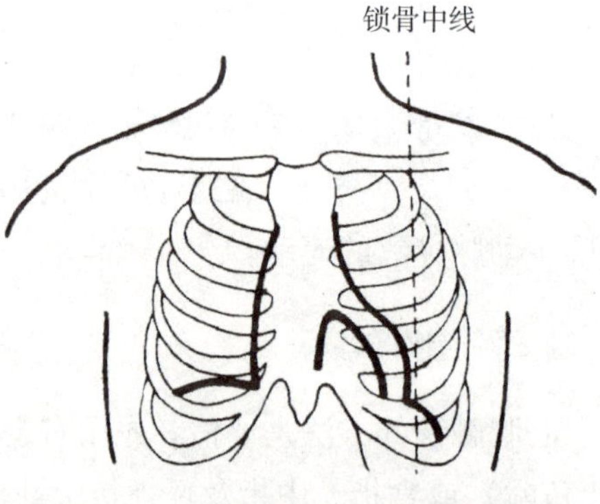

图5－22　心脏绝对浊音界和相对浊音界

1. 叩诊方法和顺序　叩诊采用间接叩诊法。被评估者取仰卧位时，以左手中指作为叩诊扳指，扳指与肋间平行放置；取坐位时，扳指则与肋间垂直。由外向内逐渐移动扳指，以听到声音由清变浊来确定心浊音界。

叩诊顺序为先叩左界，后叩右界。左侧从心尖搏动外2～3cm处开始，由外向内，逐个肋间向上，直至第2肋间。右界叩诊先叩出肝上界，然后于其上一肋间由外向内，逐一肋间向上叩诊，直至第2肋间。对各肋间叩得的浊音界逐一做出标记，并测量其与前正中线间的垂直距离，并测量左锁骨中线至前正中线的距离。

2. 正常心浊音界　正常心脏左界自第2肋间起向外逐渐形成一外凸弧形，直至第5

肋间。右界各肋间几乎与胸骨右缘一致，仅第4肋间稍超过胸骨右缘。以前正中线至心浊音界线的垂直距离（cm）表示正常成人的心脏相对浊音界（表5－5），并标出前正中线与左锁骨中线的间距。

表5－5 正常成人心脏相对浊界

右界（cm）	肋间	左界（cm）
2～3	Ⅱ	2～3
2～3	Ⅲ	3.5～4.5
3～4	Ⅳ	5～6
	Ⅴ	7～9

注：左锁骨中线距前正中线为8～10cm。

3. 心浊音界改变及其临床意义

（1）心脏本身因素

1）左心室增大：心左界向左下扩大，心腰部明显下陷而近似直角，心浊音界外形呈“靴形”。常见于主动脉瓣关闭不全，故又称主动脉型心（图5－23），也见于高血压性心脏病。

2）右心室增大：轻度增大时，仅心绝对浊音界增大；显著增大时，相对浊音界向两侧扩大，心脏沿长轴顺时针方向转位，故向左侧增大明显，常见于肺源性心脏病、单纯性二尖瓣狭窄等。

3）左心房增大伴肺动脉段扩大：心腰部饱满或膨出，心浊音界外形呈“梨形”，常见于二尖瓣狭窄，故又称二尖瓣型心（图5－24）。

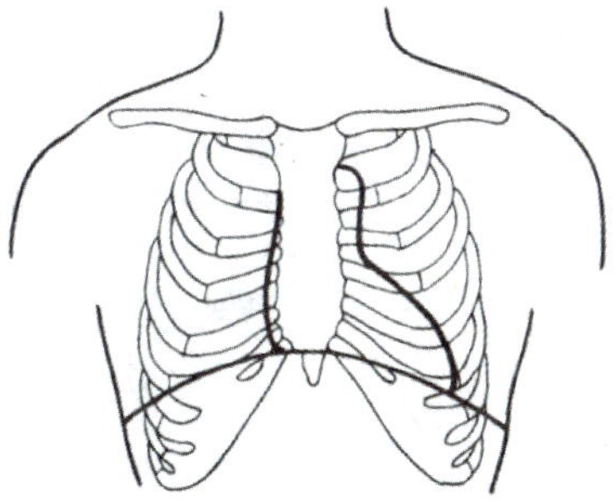

图5－23 主动脉瓣关闭不全的心浊音界（靴形心）

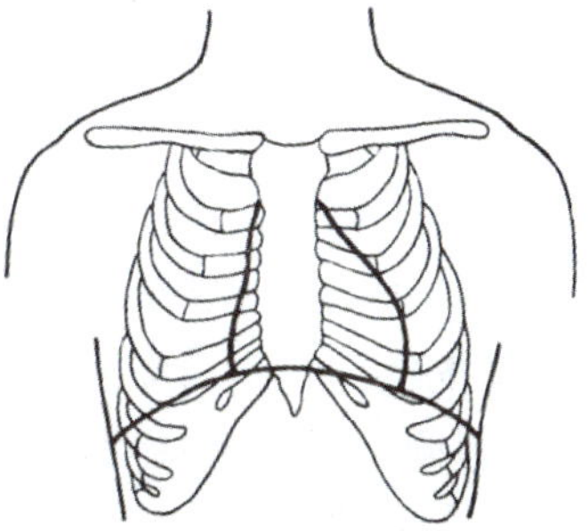

图5－24 二尖瓣狭窄的心浊音界（梨形心）

4）左、右心室增大及心包积液：左、右心室增大时，心界向两侧扩大，见于扩张型心肌病、重症心肌炎、全心衰等；心包大量积液时，心界向两侧扩大，绝对浊音界与相对浊音界几乎相同，心浊音界外形随体位改变而变化，坐位时心界呈三角形（烧瓶形），卧位时心底部浊音界增宽，心界近似球形（图5－25）。

（2）心外因素

1）胸部因素：大量胸腔积液或气胸时，心界在患侧叩不出，在健侧则外移；肺实变、肺部肿瘤或纵隔淋巴结肿大时，如与心浊音界重叠，则无法确定心界；慢性阻塞性

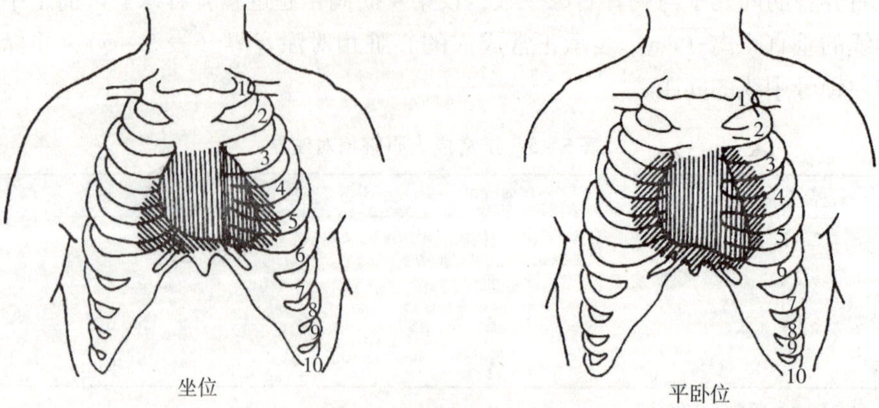

图 5-25　心包积液的心浊音界

肺疾病时，心浊音界缩小或叩不出。一侧胸膜粘连、增厚与肺不张使心界移向患侧。

2）腹部情况：大量腹腔积液、巨大腹腔肿瘤及妊娠末期等，可使膈升高，心脏呈横位，叩诊时心界扩大。

（四）听诊

听诊是评估心脏的重要方法，目的在于通过听取心脏正常的或病理的音响，对心脏的状态做出评估。听诊时被评估者取仰卧位或坐位，为了更好地辨别心音或杂音，有时需要求被评估者改变体位，做深吸气或深呼气，或做适当运动。

1. 心脏瓣膜听诊区　心脏各瓣膜开闭时产生的声音，沿血流方向传导至胸壁的不同部位，于体表听诊最清楚处即为该瓣膜的听诊区。常用的瓣膜听诊区为5个。①二尖瓣区：位于心尖搏动最强点，又称心尖区。②肺动脉瓣区：胸骨左缘第2肋间。③主动脉瓣区：胸骨右缘第2肋间。④主动脉瓣第二听诊区：胸骨左缘第3肋间。⑤三尖瓣区：胸骨体下端左缘，即胸骨左缘第4、第5肋间（图5-26）。

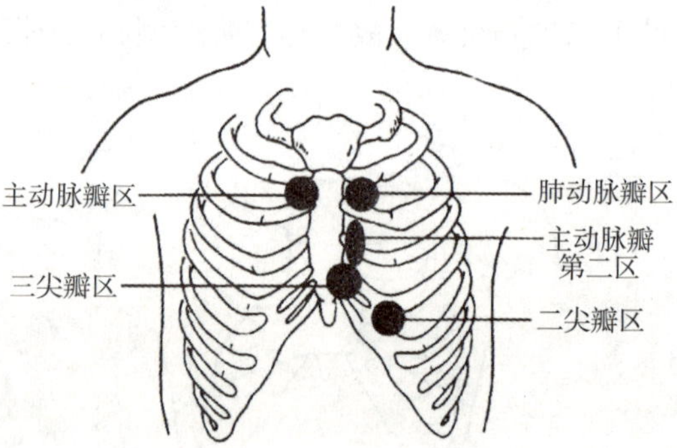

图 5-26　心脏瓣膜听诊区

2. 听诊顺序　听诊顺序可按逆时针方向依次进行，先听二尖瓣区，再听肺动脉瓣区，然后为主动脉瓣区、主动脉瓣第二听诊区，最后是三尖瓣区；也可从心底部开始，按肺动脉瓣区、主动脉瓣区、主动脉瓣第二听诊区、二尖瓣区、三尖瓣区顺序听诊。

3. 听诊内容　听诊包括心率、心律、心音、额外心音、杂音和心包摩擦音。

（1）心率　指每分钟心搏次数。正常成人在安静、清醒的情况下心率范围为60～100次/分，老年人偏慢，女性稍快，儿童较快。凡成人心率超过100次/分、婴幼儿心率超过150次/分称为心动过速。心率低于60次/分称为心动过缓。

(2) 心律 指心脏跳动的节律。正常人心律基本规则，部分青年人可出现随呼吸改变的心律，吸气时心率增快，呼气时减慢，称窦性心律不齐，一般无临床意义。听诊所能发现的心律失常最常见的有期前收缩（premature beat）和心房颤动（atrial fibrillation）。

1）期前收缩：指在规则心律基础上，突然提前出现1次心跳，其后有一较长间歇。期前收缩规律出现，可形成联律。如每隔一个正常的心脏搏动出现1次期前收缩，称为二联律，每隔两个正常的心脏搏动出现1次期前收缩，称为三联律，以此类推。

2）心房颤动：因心房内异位起搏点发出的高频率冲动不规则下传心室所致。听诊特点为：①心律绝对不规则。②第一心音强弱不等。③心率大于脉率，又称脉搏短绌、短绌脉。心房颤动常见于二尖瓣狭窄、冠心病和甲状腺功能亢进症。

(3) 正常心音 心音有四个，根据其出现的先后依次命名为第一心音（S_1）、第二心音（S_2）、第三心音（S_3）和第四心音（S_4）。通常只能听到 S_1 和 S_2，部分儿童和青少年也可听到 S_3，S_4 一般不易听到，如果听到，则为病理性。

S_1 标志着心室收缩期的开始，主要由房室瓣关闭引起的振动所产生；S_2 标志着心室舒张期的开始，主要由主动脉瓣和肺动脉瓣关闭引起的振动所产生；S_3 出现在心室舒张早期，S_2 之后 0.12 ~ 0.18 秒，其产生与心室充盈有关；S_4 出现在心室舒张末期、收缩期前，与心房收缩有关，见于心力衰竭。

S_1 和 S_2 是听诊心音的首要环节，只有正确区分 S_1 和 S_2 之后，才能判定心室收缩期和舒张期，确定异常心音或杂音出现的时期，以及与 S_1 和 S_2 的时间关系。S_1 和 S_2 的听诊特点见表5-6。

表5-6 S_1 与 S_2 听诊特点

项目	S_1	S_2
音调	较低	较高
强度	较响	较 S_1 低
性质	较钝	较 S_1 清脆
所占时间	较长，持续约0.1秒	较短，0.08秒
与心尖搏动关系	同时出现	之后出现
听诊部位	心尖部最清晰	心底部最清晰

(4) 心音改变

1）心音强度改变：包括：

①S_1 改变：S_1 变化与心肌收缩力、心室充盈情况、瓣膜弹性及位置有关。S_1 增强见于二尖瓣狭窄、瓣膜尚未钙化僵硬、高热、甲状腺功能亢进。S_1 减弱见于二尖瓣关闭不全、心肌炎、心肌病、心肌梗死和左心衰竭。S_1 强弱不等见于心房颤动、室性心动过速、频发室性期前收缩及Ⅲ度房室传导阻滞。

② S_2 改变：影响 S_2 强度的主要因素为主动脉、肺动脉内压和肺动脉瓣的情况。主动脉内压增高时，主动脉瓣区第二心音（A_2）增强，可带有高调金属撞击音，主要见

于高血压、主动脉粥样硬化。肺动脉内压增高时，肺动脉瓣区第二心音（P_2）增强，见于二尖瓣狭窄、二尖瓣关闭不全、左心衰竭。主动脉内压降低时 A_2 减弱，主要见于主动脉瓣狭窄、主动脉瓣关闭不全等。肺动脉内压降低时，P_2 减弱，主要见于肺动脉瓣狭窄、肺动脉瓣关闭不全等。

③S_1、S_2 同时改变：S_1、S_2 同时增强，见于心脏活动增强时，如劳动、情绪波动、贫血等；S_1、S_2 同时减弱，见于心肌炎、心肌病、心肌梗死等心肌严重受损，左侧胸腔大量积液、肺气肿或休克等循环衰竭时。

2）心音性质改变：心肌严重病变时，S_1 失去原有低钝特征而与 S_2 相似，且多伴有心率增快，致收缩期与舒张期几乎相等，听诊有如钟摆的“滴答”声，称钟摆律。当心率达到 120 次/分及以上时，又因此音酷似胎心音，故称胎心律，为急性心肌梗死和重症心肌炎的重要体征。

3）心音分裂：听诊时出现 1 个心音分成两个心音的现象称为心音分裂。构成心音的两个主要成分为二尖瓣和三尖瓣，主动脉瓣和肺动脉瓣关闭的时间差距加大是形成 S_1 或 S_2 分裂的原因。临床以 S_2 分裂较为常见，包括：

①生理性分裂：多见于青少年，因深吸气时胸腔负压增加，右心回心血量增加，右室射血时间延长，使肺动脉瓣关闭明显迟于主动脉瓣关闭而造成。

②通常分裂：是临床上最常见的 S_2 分裂，见于导致肺动脉瓣关闭明显延迟的疾病，如二尖瓣狭窄伴肺动脉高压、肺动脉瓣狭窄等；也可见于导致主动脉瓣关闭时间提前的疾病，如二尖瓣关闭不全、室间隔缺损等。

③固定分裂：指 S_2 分裂不受吸气、呼气的影响，S_2 分裂的两个成分时距较固定，见于先天性心脏病房间隔缺损。

④反常分裂：又称逆分裂，指主动脉瓣关闭迟于肺动脉瓣，见于完全性左束支传导阻滞、主动脉瓣狭窄、重度高血压等。

（5）额外心音 指在 S_1、S_2 之外，额外出现的病理性附加音。大部分出现于舒张期，也可出现于收缩期，其中以舒张早期额外心音最多见，临床意义也较大。由于发生在舒张期较早时期，听诊在 S_2 之后，当心率 >100 次/分时，与原有的 S_1、S_2 组成的节律，犹如马奔跑的蹄声，故又称舒张早期奔马律，其发生是由于舒张期心室负荷过重，心肌张力减低，心室壁顺应性减退，在舒张早期心房血液快速流入心室时，引起已过度充盈的心室壁产生振动所致，是心功能不全的表现，常见于严重的心肌损害或心力衰竭。

（6）心脏杂音 是指除心音和额外心音以外的异常声音。其特点是持续时间较长，强度、频率不同，可与心音完全分开或连续，甚至完全掩盖心音。

1）杂音产生的机制：杂音是因血流速度加快、瓣膜口狭窄或关闭不全、有异常通道、心腔内漂浮物或血管腔扩大或狭窄等，使正常层流状态的血流变为湍流或旋涡，引起心壁或大血管壁产生振动所致（图 5－27）。

2）杂音听诊要点：需按下述要点对杂音进行分析。

最响部位：一般杂音在某瓣膜听诊区最响，病变就在该区相应的瓣膜。

时期：发生在 S_1 和 S_2 之间的杂音称收缩期杂音；发生在 S_2 与下 1 次心搏的 S_1 之

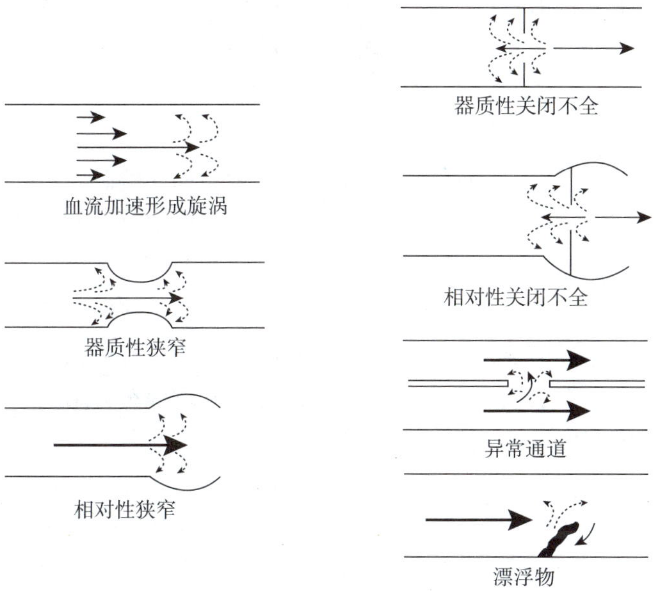

图 5－27　心脏杂音示意图

间的杂音称舒张期杂音；连续出现在收缩期和舒张期的杂音称连续性杂音。一般认为，舒张期杂音和连续性杂音为器质性杂音，收缩期杂音有功能性和器质性两种。

性质：由于杂音频率不同，其表现出的音调与音色也不同。杂音的音色常以吹风样、隆隆样、叹气样、机器样、乐音样等形容。根据音调高低又可进一步分为柔和、粗糙两种。功能性杂音较柔和，器质性杂音较粗糙。二尖瓣区粗糙的吹风样杂音提示二尖瓣关闭不全。隆隆样杂音是二尖瓣狭窄的特征。主动脉瓣区叹气样杂音为主动脉瓣关闭不全的特点。机器样杂音见于动脉导管未闭。乐音样杂音见于感染性心内膜炎、梅毒性心脏病。

强度：一般来说，狭窄越重、血流速度越快、狭窄口两侧压力差越大，杂音越强。如果瓣膜口极度狭窄，则杂音反而消失。收缩期杂音强度通常采用 Levine 6 级分级法（表 5－7）。记录杂音强度时，以杂音的级别为分子，6 级分类法为分母，如响度为 3 级，记为 3/6 级杂音。一般 2 级以下收缩期杂音多为功能性杂音，3 级以上多为病理性。舒张期杂音的分级也可参照此标准，但亦有只分轻、中、重三级。

表 5－7　杂音强度分级

级别	响度	听诊特点	震颤
1	很轻	很弱，易被初学者或缺少心脏听诊经验者所忽视	无
2	轻度	能被初学者或缺少心脏听诊经验者听到	无
3	中度	明显的杂音	无
4	中度	明显的杂音	有
5	响亮	响亮的杂音	明显
6	响亮	响亮的杂音，即使听诊器稍离开胸壁也能听到	明显

杂音的传导：杂音常沿着产生杂音的血流方向传导，因此杂音的最响部位及其传导方向有助于判断杂音的来源。如二尖瓣关闭不全的杂音向左腋下传导，主动脉瓣狭窄的杂音向颈部传导。

杂音与体位、运动、呼吸的关系：

①体位：改变体位可使某些杂音的强度发生变化，如左侧卧位可使二尖瓣舒张期杂音更明显；前倾坐位使主动脉瓣关闭不全的舒张期杂音更明显；仰卧位可使二尖瓣关闭不全、三尖瓣关闭不全和肺动脉瓣关闭不全的舒张期杂音更明显。

②呼吸：呼吸可改变左、右心室的排血量及心脏的位置从而影响杂音的强度。深吸气可使与右心有关的杂音增强，深呼气可使与左心有关的杂音增强。

③运动：运动时心率加快，心排血量增加，可使器质性杂音增强。

3）杂音的临床评估

收缩期杂音：①二尖瓣区：功能性杂音较常见，可见于发热、轻度或中度贫血、甲状腺功能亢进等，杂音性质柔和，呈吹风样，强度一般在2/6级以下；相对性杂音是指有心脏病理意义的功能性杂音，见于高血压性心脏病、贫血性心脏病、扩张型心肌病，杂音性质较粗糙，呈吹风样，强度（2～3）/6级。器质性杂音主要见于风湿性心脏病二尖瓣关闭不全，杂音性质粗糙，呈吹风样，高调，强度常在3/6级以上，持续时间长，可占据整个收缩期，甚至遮盖第一心音，并向左腋下传导。②三尖瓣区：大多为由于右心室扩大所致的相对性三尖瓣关闭不全引起，杂音呈吹风样、柔和，吸气时增强。极少数为器质性杂音，听诊特点与器质性二尖瓣关闭不全类似，但不传导到左腋下。③主动脉瓣区：以主动脉瓣狭窄引起的器质性杂音多见，杂音性质粗糙，呈喷射样或吹风样，常伴震颤及A_2减弱，多向颈部传导。④肺动脉瓣区：功能性杂音常见于儿童和青少年，杂音柔和，呈吹风样，强度在2/6级以下。器质性杂音见于肺动脉瓣狭窄，杂音呈喷射性，粗糙、响亮，强度在3/6级以上，常伴震颤、P_2减弱。⑤其他部位：室间隔缺损时，可在胸骨左缘第3、4肋间听到响亮而粗糙的收缩期杂音，常伴震颤。

舒张期杂音：①二尖瓣区：功能性杂音主要见于中、重度主动脉瓣关闭不全引起的二尖瓣相对狭窄所产生的杂音，称Austin Flint杂音，杂音性质柔和，无震颤和开瓣音。器质性杂音主要见于风湿性心瓣膜病二尖瓣狭窄。听诊特点为心尖S_1亢进，局限于心尖区的舒张中晚期低调、隆隆样、递增型杂音，局限不传导，常伴震颤。②主动脉瓣区：主要见于各种原因引起主动脉瓣关闭不全所致的器质性杂音，杂音性质柔和，呈叹气样，可向胸骨左缘及心尖传导，在主动脉瓣第二听诊区最清楚。③肺动脉瓣区：器质性病变引起者少见，多为肺动脉高压、肺动脉扩张所致的肺动脉瓣相对性关闭不全所产生，杂音性质柔和，呈吹风样，较局限，常合并P_2亢进，称Graham Steell杂音，常见于二尖瓣狭窄伴明显肺动脉高压。④三尖瓣区：杂音局限于胸骨左缘第4、5肋间，低调隆隆样，深吸气末增强，见于三尖瓣狭窄。

连续性杂音：常见于动脉导管未闭。杂音粗糙、响亮，似机器转动样，持续整个收缩期和舒张期，在胸骨左缘第2肋间稍外侧闻及，常伴震颤。

（7）心包摩擦音　其产生机制与临床意义同心包摩擦感。听诊特点为音质粗糙、高音调、类似纸张摩擦声音，收缩期、舒张期均可听到，于胸骨左缘3、4肋间最为响亮。心包摩擦音的产生与呼吸无关，屏住呼吸时仍然存在，以此可与胸膜摩擦音相鉴别。

五、周围血管评估

周围血管的评估包括脉搏、血压、血管杂音和周围血管征。

（一）脉搏

评估脉搏主要用触诊，可选择桡动脉、肱动脉、股动脉、颈动脉及足背动脉等，通常选取桡动脉。评估时应注意脉率、节律、强弱、两侧脉搏情况的对比等。

1. 脉率 正常成人脉率在安静、清醒的情况下为60～100次/分，老年人偏慢，儿童较快。各种病理情况或某些药物可影响脉率。另外，还应观察脉率与心率是否一致。

2. 脉律 脉搏的节律可反映心脏的节律。正常人脉律规则，各种心律失常可影响脉律，如心房颤动所致的脉搏短绌，房室传导阻滞所致的脉搏脱漏。

3. 强弱 脉搏强弱与心搏出量、脉压和周围血管阻力大小有关。心搏出量增加、脉压增大、周围动脉阻力减低时，脉搏强而振幅大，称为洪脉，见于高热、甲状腺功能亢进、主动脉瓣关闭不全等。反之，脉搏减弱而振幅小，称为细脉，见于心力衰竭、主动脉瓣狭窄、休克等。

4. 波形异常

（1）水冲脉 脉搏骤起骤落，急促而有力，犹如潮起潮落，故称为水冲脉。评估时将被评估者手臂抬高过头，并紧握其腕部掌面，可感到急促有力的冲击，主要见于脉压增大的疾病，如主动脉瓣关闭不全、甲状腺功能亢进、严重贫血等。

（2）交替脉 指节律规则而强弱交替的脉搏，此乃左心室收缩强弱交替所致，是左心衰竭、心肌受损的表现，见于高血压性心脏病、急性心肌梗死等。

（3）奇脉 又称“吸停脉”，指平静吸气时脉搏显著减弱甚至消失，见于心包积液和缩窄性心包炎，是心包填塞的重要体征之一。

（4）无脉 指脉搏消失的现象，主要见于严重休克和多发性大动脉炎，前者血压测不到，脉搏随之消失；后者因动脉闭塞，相应部位脉搏消失。

（二）血压

血压的测量和血压变动的临床意义参见《护理学基础》。

（三）血管杂音

1. 动脉杂音 动脉杂音多见于周围动脉。如甲状腺功能亢进时，在患者肿大的甲状腺上可听到连续性血管杂音；肾动脉狭窄所致原发性高血压患者，可在上腹部及腰背部听到收缩期杂音；周围动静脉瘘时，可在病变处听到连续性杂音。

2. 静脉杂音 静脉压力低不易出现涡流，故杂音一般不明显。如颈静脉血流快速流入上腔静脉时，在颈根部近锁骨处，尤其在右锁骨下出现的低调、柔和、连续性杂音。肝硬化门脉高压引起腹壁静脉曲张时，可在脐周或上腹部闻及连续性静脉“营营”声。

（四）周围血管征

周围血管征指由于脉压增大所致的周围血管体征，包括毛细血管搏动征、水冲脉、枪击音、Duroziez 双重杂音等，见于主动脉瓣关闭不全、甲状腺功能亢进、严重贫血。

1. 毛细血管搏动征 评估者用手指轻压被评估者指甲末端或以玻片轻压其口唇黏膜，可见随心脏收缩和舒张出现的节律性红白交替改变现象，称为毛细血管搏动征。

2. 枪击音 评估者将听诊器体件置于被评估者肱动脉或股动脉处，可听到与心跳一致的短促如射枪的“Ta－Ta”声音，称为枪击音。

3. Duroziez 双重杂音 评估者将听诊器置于被评估者股动脉上，稍加压力，可听到收缩期与舒张期皆出现的吹风样杂音，称 Duroziez 双重杂音。

六、循环系统常见疾病的主要体征

常见的疾病有二尖瓣狭窄、二尖瓣关闭不全、主动脉瓣狭窄、主动脉瓣关闭不全、心包积液等，主要体征见表 5－8。

表 5－8 循环系统常见疾病的主要体征

疾病	视诊	触诊	叩诊	听诊
二尖瓣狭窄	二尖瓣面容，心尖搏动向左移位	心尖部可触及舒张期震颤	心腰部膨出，呈梨形心	心尖部舒张中晚期隆隆样杂音，局限，不传导，S_1 亢进，可伴开瓣音，P_2 亢进及分裂
二尖瓣关闭不全	心尖搏动向左下移位	抬举性心尖搏动	心界向左下扩大	心尖部响亮粗糙、吹风样收缩期杂音，向左腋下及肩胛下角传导，可掩盖 S_1，P_2 亢进及分裂，S_1 减弱
主动脉瓣狭窄	心尖搏动向左下移位	抬举性心尖搏动，胸骨右缘第 2 肋间可触及收缩期震颤	心界向左下扩大	胸骨右缘第 2 肋间粗糙、吹风样收缩期杂音，向颈部传导，S_1 减弱
主动脉瓣关闭不全	心尖搏动向左下移位，颈动脉搏动，随心脏收缩出现点头征	抬举性心尖搏动，有水冲脉、毛细血管搏动征等周围血管征	心界向左下扩大，靴形心	主动脉瓣第二听诊区叹气样舒张期杂音，向心尖部传导。可有股动脉枪击音和 Duroziez 双重杂音
心包积液	心前区饱满，心尖搏动减弱或消失，颈静脉怒张	奇脉、肝颈静脉回流征阳性	心界向两侧扩大，可随体位改变而变化，坐位时心界呈烧瓶形	心音遥远，心率增快

第六节　腹部评估

【病例引入】

患者，男，38 岁。反复发作上腹痛 5 年，突发剧烈腹痛 2 小时。患者 5 年来反复发作上腹部疼痛，为空腹痛及夜间痛，以秋季为重，口服碳酸氢钠可以减轻。两小时前进餐后突然上腹部剧痛，并迅速波及全腹。呕吐 1 次，为胃内容物。查体：T 38℃，P 100 次/分，BP 100/70mmHg，痛苦面容，面色苍白，屈曲体位。腹部平坦，全腹明显压痛、反跳痛、腹肌紧张。叩诊肝浊音界消失，肠鸣音消失。初步诊断为十二指肠溃疡穿孔。

思考：

1. 腹部评估的主要项目与评估方法。
2. 如何完成该患者腹部评估的操作，指出其可能出现的异常情况。
3. 如果你是主管护士，为其完善身体评估。

腹部主要由腹壁、腹腔和腹腔内脏器组成。其范围上起横隔，下至骨盆，前面及侧面为腹壁，后面为脊柱和腰肌。腹腔脏器很多，且互相交错重叠，需要仔细评估并辨别。腹部评估仍按视、触、叩、听顺序进行。腹部评估中以触诊为主，触诊中以脏器触诊最为重要。

一、腹部体表标志及分区

（一）体表标志

常用的体表标志有胸骨剑突、肋弓下缘、耻骨联合、髂前上棘、脐、腹中线、腹直肌外缘、腹股沟韧带、髂嵴、竖脊肌（骶棘肌）外缘、腰椎棘突、第 12 肋骨及肋脊角等（图 5－28）。

（二）腹部分区

1. 四区法　通过脐画一条水平线与垂直线，将腹部划分为左上腹、左下腹、右上腹、右下腹四个区（图 5－29）。各区所包含的主要脏器如下。

（1）右上腹部　肝、胆囊、幽门、十二指肠、小肠、胰头、右肾上腺、右肾、结肠肝曲、部分横结肠、腹主动脉、大网膜。

（2）右下腹部　盲肠、阑尾、部分升结肠、小肠、右输尿管、膨胀的膀胱、女性的右侧卵巢和输卵管、增大的子宫、男性的右侧精索。

（3）左上腹部　肝左叶、脾、胃、小肠、胰体、胰尾、左肾上腺、左肾、结肠脾曲、部分横结肠、腹主动脉、大网膜。

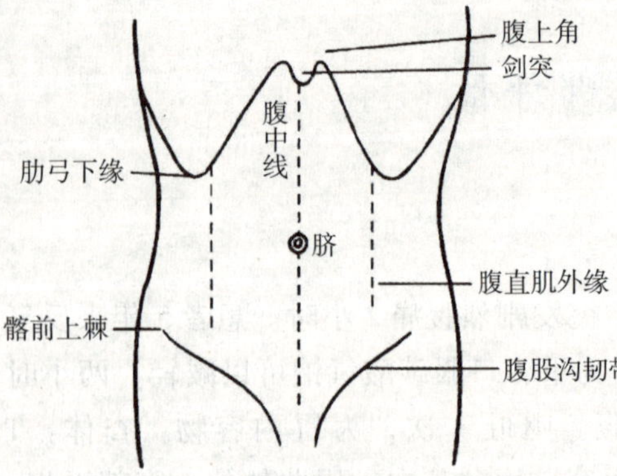

图5-28 腹部前面体表标志示意图

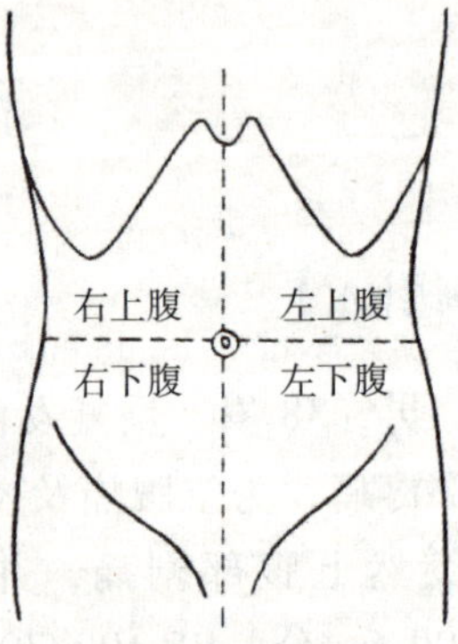

图5-29 腹部体表分区示意图（四区分法）

(4) 左下腹部　乙状结肠、部分降结肠、小肠、左输尿管、膨胀的膀胱、女性的左侧卵巢和输卵管、增大的子宫、男性的左侧精索。

四区法最为常用且简单易行，但较粗略，难以准确定位（如上腹中部的压痛、耻骨上肿块等）。

2. 九区法　用两条水平线和两条垂直线将腹部划分为九个区。两条水平线：①连接两侧肋弓下缘的肋弓线。②连接两侧髂前上棘的髂棘线。左、右两条垂直线是在髂前上棘至腹正中线的水平线的中点所做的垂直线（图5-30）。各区主要脏器分布如下。

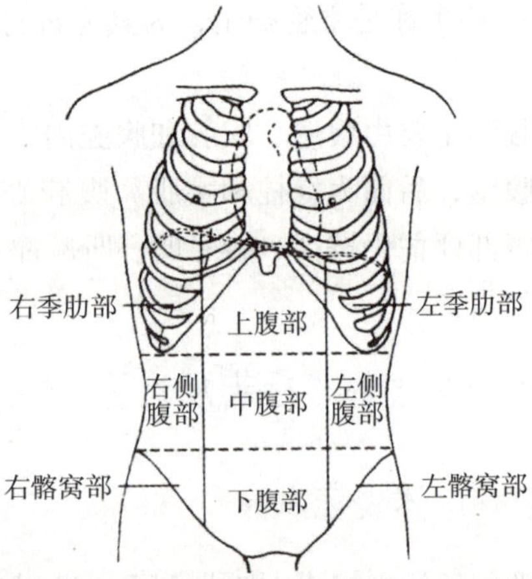

图5-30 腹部体表分区示意图（九区分法）

(1) 右季肋部　肝右叶、胆囊、结肠肝曲、右肾、右肾上腺。

(2) 右侧腰部　升结肠、空肠、右肾。

(3) 右侧髂部　盲肠、阑尾、回肠末段、女性右侧卵巢及输卵管、男性右侧精索。

(4) 左季肋部　脾、胃、结肠脾曲、胰尾、左肾、左肾上腺。

(5) 左侧腰部　降结肠、空肠、回肠、左肾。

(6) 左侧髂部　乙状结肠、女性左侧卵巢及输卵管、男性左侧精索。

(7) 上腹部　胃、肝左叶、十二指肠、胰头和胰体、横结肠、腹主动脉、大网膜。

(8) 中腹部（脐部）　十二指肠下部、空肠及回肠、下垂的胃或横结肠、输尿管、腹主动脉、肠系膜及淋巴结、大网膜。

(9) 下腹部　回肠、乙状结肠、输尿管、膨胀的膀胱或增大的子宫。

九区法较细，定位准确，但因各区较小，包含脏器常常超过一个分区，特别是左右季肋部和左右髂部范围较小，应用不便。临床上常用四区法，其不足之处以九区法补充。

二、视诊

被评估者排空膀胱后，取低枕仰卧位，两手自然置于身体两侧，双下肢屈曲，充分暴露全腹（上至剑突，下至耻骨联合）。光线宜充足而柔和。评估者站在被评估者右侧，自上而下按一定顺序视诊腹部。视诊的主要内容有腹部外形、呼吸运动、腹壁静脉、胃肠型、蠕动波及疝等。

（一）腹部外形

正常人腹部两侧对称，正常腹部外形一般用平坦、凹陷或膨隆来描述。仰卧位，从侧面观察，腹部平坦系指前腹壁与肋缘至耻骨联合大致位于同一水平面上，常见于发育良好的青壮年；腹部凹陷系指前腹壁明显低于肋缘至耻骨联合的水平面，见于消瘦者，特别是消瘦的老年人；腹部膨隆系指前腹壁稍高出肋缘至耻骨联合的水平面，见于肥胖者及小儿腹部。腹部明显膨隆或凹陷时方具有病理意义。

1. 全腹膨隆 全腹膨隆可由腹腔积液、胃肠胀气、腹腔内巨大肿物、妊娠、肥胖等所致。

（1）腹腔积液 当腹腔大量积液时，仰卧位时腹壁松弛，液体下沉于腹腔两侧，致腹部宽而扁，称为蛙腹。立位时则下腹隆起，可伴有脐部凸出。临床上常见于肝硬化失代偿期、缩窄性心包炎、严重右心衰竭、肾病综合征、结核性腹膜炎、腹膜转移癌（肝癌、卵巢癌多见）、胰源性腹腔积液等。

（2）胃肠胀气 大量胃肠积气可引起全腹膨隆，使腹部呈球形，转动体位时形状不变。见于肠梗阻、肠麻痹等。

（3）腹腔内巨大肿物 巨大卵巢囊肿患者仰卧位可见腹部中央膨隆，立位时膨隆以脐为中心，但脐本身不凸出。

（4）其他 妊娠晚期、肥胖症等亦可呈全腹膨隆。

2. 局部膨隆 评估时要注意局部膨隆的部位、外形、有无搏动，以及与呼吸、体位变化的关系。腹腔内有脏器肿大、炎性肿块、肿瘤、局部肠曲胀气、局部积液及腹壁上的肿物或疝等均可引起。鉴别肿块是位于腹壁上还是腹腔内，可嘱被评估者抬头，使腹壁肌肉紧张，如肿块更加明显，说明在腹壁上。

3. 全腹凹陷 全腹凹陷见于消瘦和脱水者。严重时前腹壁凹陷几乎贴近脊柱，肋弓、髂嵴和耻骨联合显露，使腹外形如舟状，称舟状腹（scaphoid abdomen）。见于恶液质，如结核病、恶性肿瘤等慢性消耗性疾病，亦可见于神经性厌食、糖尿病及严重的甲状腺功能亢进患者。

4. 局部凹陷 局部凹陷较为少见，多因手术后腹壁瘢痕收缩所致。

（二）呼吸运动

正常男性和儿童以腹式呼吸为主，女性以胸式呼吸为主。急性腹膜炎时，腹肌和膈肌痉挛强直，腹式呼吸运动受限；膈肌上升（如腹腔积液）、剧烈腹痛、膈肌麻痹时，腹式呼吸运动减弱或消失。腹式呼吸增强少见，可见于癔病或胸腔疾病（如大量积液等）。

（三）腹壁静脉

正常人的腹壁静脉一般不显露，但在腹壁皮肤薄而松弛的老年人隐约可见，但无扩张及迂曲。腹壁静脉明显可见或曲张，是门静脉高压或上、下腔静脉回流受阻的征象。正常时脐水平线以上的腹壁静脉，其血液自下向上流入上腔静脉；脐水平线以下的腹壁静脉，其血液自上而下流入下腔静脉。门静脉高压显著时，曲张的腹壁静脉以脐为中心向四周放射，呈“水母头”样，血液的流向与正常人相同（图 5－31）；下腔静脉阻塞时，脐水平线以下的腹壁静脉血流方向也向上；上腔静脉阻塞时，脐水平线以上腹壁静脉血流方向也向下。因此，确定腹壁曲张静脉的血流方向，可判断静脉阻塞部位。

评估方法：评估者将右手食指和中指并拢压在一段没有分支的曲张静脉上，然后将一只手指沿着静脉紧压向外移动 3～5cm，挤空静脉中的血液，放松一手指，另一指仍紧压静脉。如果这一段挤空的静脉迅速充盈，则血液是从放松的手指一端流向紧压的手指一端（图 5－32）。

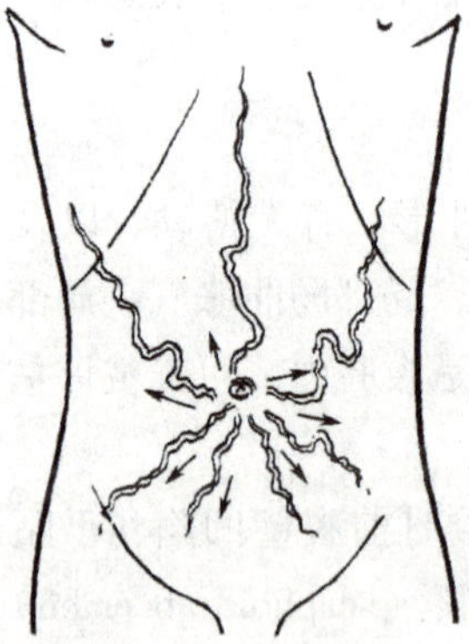

图 5－31　门静脉高压时腹壁浅静脉血流分布和方向

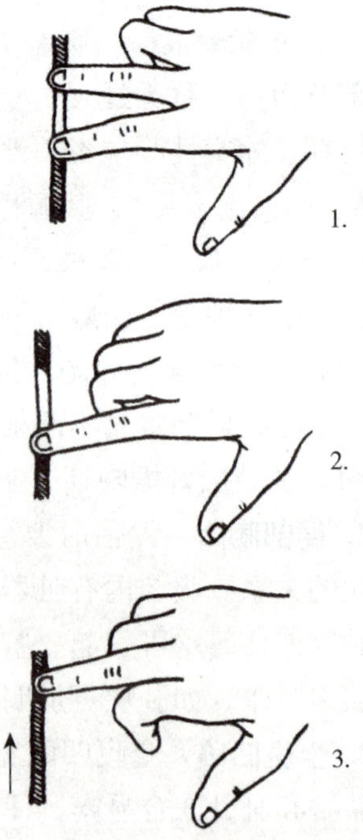

图 5－32　判断静脉血流方向手法示意图

（四）胃肠型和蠕动波

正常人一般看不到胃肠的轮廓和蠕动波。胃肠道发生梗阻时，梗阻近端的胃或肠段扩张而隆起，可呈现胃肠的轮廓，称为胃型或肠型，同时伴有该部位的蠕动加强，可以看到蠕动波。幽门梗阻时，上腹部可见胃型和胃蠕动波。机械性肠梗阻时，在腹壁上可看到肠型和肠蠕动波。小肠梗阻所致蠕动波多见于脐部。

（五）其他

1. 色素　皮肤皱襞处（如腹股沟及系腰带部位）有褐色色素沉着，可见于肾上腺皮质功能减退（addison 病）。左侧腰部皮肤呈蓝色，系血液经腹膜后渗至皮下所致（grey－turner 征），见于急性出血坏死型胰腺炎或绞窄性肠梗阻。脐周围或下腹壁皮肤呈蓝色为腹腔内或腹膜后大出血的征象（cullen 征），见于急性出血坏死型胰腺炎或宫外孕破裂。腹部和腰部不规则的斑片状色素沉着，见于多发性神经纤维瘤。妇女妊娠时，在脐与耻骨之间的中线上有褐色色素沉着，常持续至分娩后才逐渐消退。

2. 腹纹　妊娠纹分布在下腹部和髂部，与身体长轴平行。腹部紫纹是皮质醇增多症的一个征象，除下腹部外，还见于股外侧及臀部。白纹可见于肥胖症，这是由于过度肥胖、腹壁真皮断裂所致。

3. 疝　腹外疝是因腹腔内容物经腹壁的薄弱部位向体表凸出而形成的。脐疝多见于婴幼儿，成人可见于经产妇或有大量腹腔积液的患者；先天性腹直肌两侧闭合不良者可有白线疝；手术瘢痕愈合不良处可有切口疝；男性腹股沟斜疝可下降至阴囊。

4. 脐部　正常人脐与腹壁相平或稍凹陷。腹壁肥胖者脐常深陷；少年和腹壁菲薄者脐略凸出；脐明显凸出见于大量腹腔积液者。

三、触诊

触诊是腹部评估的主要方法。评估一般自左下腹开始逆时针方向依次评估全腹各区。评估的原则是先触诊健康部位，逐渐移向病变部位，以免造成被评估者痛苦和感受的错觉，而影响评估结果判断。评估时应边触诊边观察被评估者的反应与表情，亦可边触诊边与被评估者简单交流，转移其注意力而减轻腹肌紧张。

触诊内容主要有腹壁紧张度、压痛和反跳痛、波动感、腹部包块，以及肝、胆囊、脾、肾、膀胱等重要腹内脏器。

（一）腹壁紧张度

正常人腹壁有一定张力，但触之柔软，容易压陷，称为腹壁柔软。某些病理情况可使全腹或局部腹肌紧张度增加或减低。

1. 腹壁紧张度增加　全腹壁紧张度增加可见于：①腹腔内容物增加，如胃肠胀气或气腹、大量腹腔积液（多为漏出液或血性渗出液），触诊腹部张力增加，但无腹肌痉挛，无压痛。②急性胃肠穿孔或脏器破裂所致急性弥漫性腹膜炎，可引起全腹肌痉挛，触诊腹壁明显紧张，甚至强直，硬如木板，称板状腹。③结核性炎症或其他慢性病变，因腹膜增厚和肠管、肠系膜的粘连，可引起腹壁张力增加，触诊腹壁柔韧而具抵抗力，不易压陷，称揉面感或柔韧感，此征亦可见于癌性腹膜炎。局部腹壁紧张常因其下的脏器炎症波及腹膜而引起，如上腹部或左上腹肌紧张常见于急性胰腺炎，右上腹肌紧张常见于急性胆囊炎，右下腹肌紧张常见于急性阑尾炎。

2. 腹壁紧张度减低 腹壁紧张度减低多因腹肌张力降低或消失所致。评估时腹壁松软无力，失去弹性，全腹紧张度减低，见于慢性消耗性疾病或大量腹腔积液排出后，亦见于经产妇或老年体弱、脱水的患者。脊髓损伤所致腹肌瘫痪和重症肌无力可使腹壁张力消失。

（二）压痛与反跳痛

1. 压痛 正常腹部触诊时不引起疼痛，深压时仅有一种压迫的不适感。真正的压痛多来自腹壁或腹腔内病变，腹腔脏器的炎症、淤血、肿瘤、破裂、扭转，以及腹膜受到刺激等均可引起腹部压痛。压痛最明显的部位往往提示病变所在部位，根据压痛部位可推测受累脏器（图 5-33）。如麦氏点（右髂前上棘与脐连线中外 1/3 交界处）压痛考虑阑尾炎，胆囊点（右腹直肌外缘与肋缘交界处）压痛考虑胆囊病变。

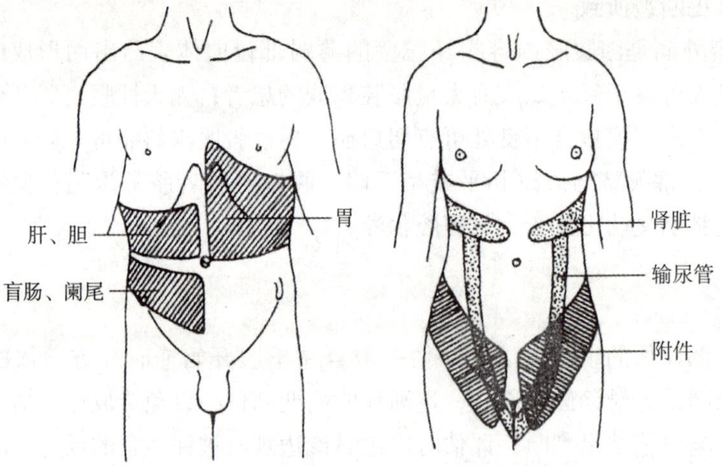

图 5-33 腹部常见疾病的压痛部位

2. 反跳痛 用手指按压被评估者腹部出现压痛后，稍停片刻，然后突然将手抬起，如此时疼痛加剧，并伴有痛苦表情或呻吟，称为反跳痛。反跳痛的出现标志着壁腹膜已有炎症波及。临床上把腹肌紧张、压痛、反跳痛三者同时存在称为腹膜刺激征，亦称腹膜炎三联征。

（三）波动感

腹腔内有大量游离液体存在时，如用手叩击腹部，可有波动感，又称液波震颤。被评估者取仰卧位，评估者以一手掌贴于被评估者一侧腹壁，用另一手并拢屈曲的四指指端叩击对侧腹壁，如有大量游离液体，则贴于腹壁的手掌有被液体波动冲击的感觉。为防止因腹壁本身振动传至对侧，可让另一人将手掌尺侧缘轻压在腹中线上，阻止腹壁振动的传导（图 5-34）。液波震颤不及移动性浊音灵敏，前者在腹腔积液达到 3000～4000mL 时才能检查出来。

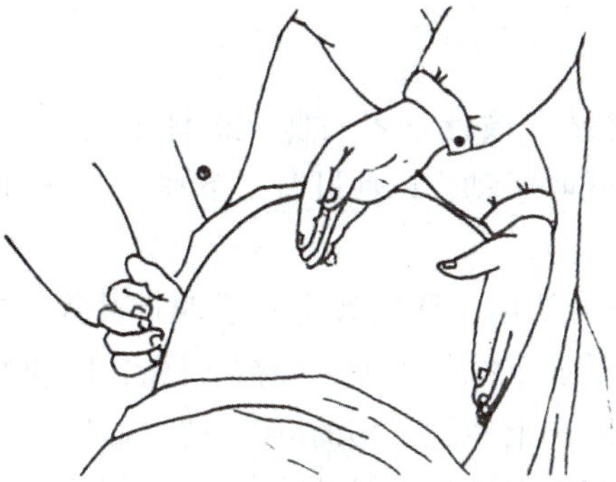

图5－34 液波震颤评估方法

（四）腹部包块

腹部包块可由腹腔内脏器的肿大、肿瘤、囊肿、炎性组织粘连或增大的淋巴结等引起。触及包块时，应注意其部位、大小、形态、表面与边缘、质地、压痛等。

1. 部位 各个部位的包块常来源于该部位的脏器，如上腹中部触到包块常为胃或胰腺的肿瘤、囊肿或胃内结石；右肋下包块常与肝和胆有关；两侧腹部包块常为结肠肿瘤；脐周或右下腹不规则、有压痛的包块常为结核性腹膜炎所致肠粘连；下腹两侧类圆形、可活动、有压痛的包块可能为腹腔淋巴结肿大，如有较深、坚硬不规则的包块则可能为腹膜后肿瘤；卵巢囊肿多有蒂，可在腹腔内游走；腹股沟韧带上方的包块可能来自卵巢及其他盆腔器官。

2. 大小 凡触及包块都要准确测量上下径、横径、前后径（以厘米表示），以利于动态观察。临床上也可用实物比喻，如黄豆、蚕豆、鸡蛋、拳头等。如包块大小变化不定，甚至消失，可能是痉挛充气的肠曲引起。

3. 形态、表面与边缘 触及包块应注意其形态、轮廓、边缘和表面情况，有无切迹等。如在右上腹触及边缘光滑的卵圆形包块，应疑为胆囊积液；形状不规则、质地坚硬、表面不平滑者，多考虑恶性肿瘤；增大的脾脏可有明显的切迹。

4. 质地 包块若为囊性，且壁薄者，质地柔软，见于囊肿、脓肿；实质性者，质地多中等硬或坚硬，见于炎性浸润包块或肿瘤。

5. 压痛 急性炎性包块的压痛最明显，如右下腹的包块，压痛明显，应考虑阑尾周围脓肿、肠结核或克罗恩病等的可能；肝脏增大，压痛明显，常见于急性肝炎、肝脓肿等。

6. 活动度 如果包块随呼吸上下移动，可能为肝、脾、胆囊、胃、肾或其肿物。能用手推动的包块，可能来自胃、肠、肠系膜；腹膜后肿瘤和局部炎性包块，一般不能移动。

7. 搏动 消瘦者在腹部可看到和触到动脉的搏动。如在腹中线附近触及扩张性搏动的包块，多考虑腹主动脉及其分支动脉瘤。

8. 其他 触到的包块还要确定其与邻近脏器、皮肤和腹壁的关系。

（五）肝脏触诊

1. 触诊方法 评估者站在被评估者右侧。被评估者取仰卧位，两侧膝关节屈曲，使腹壁放松，并做较深腹式呼吸动作以使肝脏上下移动。触诊方法有单手触诊法和双手触诊法。

（1）单手触诊法 较为常用，评估者将右手四指并拢，掌指关节伸直，与肋缘大致平行地放在右上腹部估计肝下缘的下方，随被评估者呼气时，手指压向腹壁深部，吸气时，手指缓慢抬起朝肋缘向上迎触下移的肝缘，如未触及，手指逐渐向肋缘移动，直到触及肝缘或肋缘为止。需在右锁骨中线及前正中线上分别触诊肝缘，并测量其与肋缘或剑突根部的距离，以厘米表示。

（2）双手触诊法 评估者右手位置同单手法，而将左手掌与四指平放于被评估者右腰部，拇指张开置于肋部，触诊时左手向上托肝脏，使肝下缘紧贴前腹壁下移，并限制右下胸扩张，以增加膈下移的幅度，这样吸气时下移的肝脏就更易碰到右手手指，可加强触诊的效果（图5-35）。

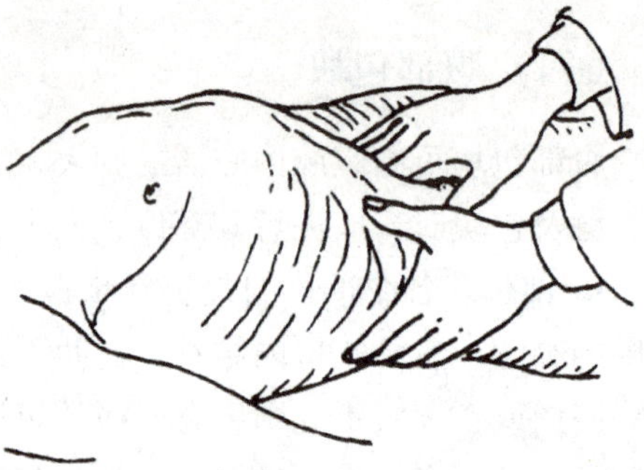

图5-35 双手触诊肝脏示意图

2. 触诊内容 触及肝脏时，需详细描述其大小、边缘和表面状态、质地、压痛、搏动等。

（1）大小 正常成人的肝下缘通常在右肋缘下不能触及，腹壁松软、瘦长体型者，在深吸气时可被触及，但在1cm以内；在剑突下触及的肝下缘，多在3cm以内。超过以上标准时可能为肝大，也可能是肝下移。两者可用叩诊肝界的方法鉴别，如肝上界降低，肝上下径正常，为肝下移；如肝上界正常或升高则提示肝大。

肝炎、脂肪肝、肝淤血、血吸虫病、肝硬化早期、白血病等所引起的肝大是弥漫性的；肝肿瘤、肝囊肿和肝脓肿等所致的肝脏肿大一般是局限性的。肝脏缩小见于急性或亚急性重症肝炎及肝硬化晚期。

（2）边缘和表面状态 注意肝脏表面是否平滑、有无结节、边缘钝锐、是否整齐。肝淤血、脂肪肝表面平滑，肝癌表面高低不平、呈结节或巨块状、边缘不规则。

（3）质地 正常肝脏质地柔软。肝脏质地分为三级，即质软（如触口唇）、质韧（如触鼻尖）和质硬（如触前额）。急性肝炎质地较软，慢性肝炎和肝淤血质韧，肝硬化质硬，肝癌最硬。

（4）压痛 正常肝脏无压痛，肝包膜紧张或有炎症反应时则多有压痛。急性肝炎、肝淤血常有弥漫性轻度压痛，肝脓肿可引起局限性剧烈压痛。

（5）搏动 正常肝脏无搏动。当肝脏压迫到腹主动脉，或右心室增大到向下推压肝脏时，可出现肝脏搏动。

3. 临床上常见肝脏疾病的触诊特征 急性肝炎时，肝脏可轻度肿大，表面光滑，边缘较钝，质地尚软，轻度压痛；肝淤血时，肝脏可明显肿大，表面平滑，边缘圆钝，质韧，压痛，肝－颈静脉回流征阳性；脂肪肝所致肝大，表面光滑，质软或稍韧，压痛常不明显；肝硬化早期肝常肿大，晚期则缩小，质较硬，边缘锐利，表面可触及结节，无压痛；肝癌时，肝脏逐渐肿大，质坚硬，表面高低不平，有大小不等的结节或巨块，边缘不整，压痛明显。

（六）胆囊触诊

1. 触诊方法　正常胆囊隐藏于肝脏之后，不能触及。胆囊触诊可用单手滑行触诊法进行。胆囊肿大超过肝缘或肋缘时，在右肋缘下腹直肌外缘处可触及一个张力较高、卵圆形或梨形的肿块，随呼吸而上下移动，质地取决于病变性质。胆囊肿大未达到肋缘下，触诊不能查到胆囊，可检查胆囊触痛。

胆囊触痛检查方法：评估者将左手掌放在被评估者的右胸下部，将拇指指腹勾压于腹直肌外缘与肋缘交界处（胆囊点），再嘱其深呼吸。在深吸气的过程中发炎的胆囊下移碰到用力按压的拇指，即可引起疼痛，被评估者因剧烈疼痛而突然屏气，称为胆囊触痛阳性，又称墨菲（Murphy）征阳性（图5－36），见于急性胆囊炎。

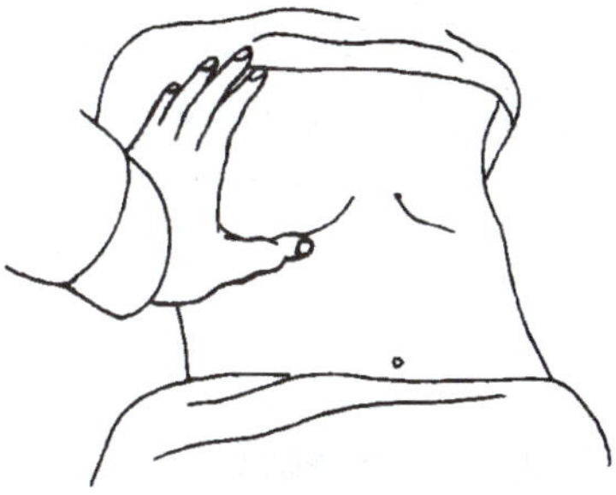

图5－36　Murphy 征评估方法

2. 胆囊增大的临床意义　胆囊增大可能由于胆汁淤滞、积脓所引起，也可由于急性胆囊炎、结石、肿瘤所致。胰头癌压迫胆总管导致胆道阻塞，黄疸进行性加重，胆囊也显著增大，但无压痛，称为 Courvoisier 征阳性。

（七）脾脏触诊

1. 触诊方法　脾脏明显增大且位置比较浅表时，用浅部触诊法即可触到。如增大的脾脏位置较深，则要用双手触诊法进行评估。被评估者取仰卧位，双腿屈曲，评估者左手置于被评估者左季肋部第9～11肋处的侧后方，将脾脏从后向前托起，右手平放于腹部，与左肋弓垂直，配合呼吸，从髂前上棘连线水平开始自下而上进行触诊。轻度增大而仰卧位不易触及时，被评估者可改右侧卧位，右下肢伸直，左下肢屈膝进行触诊（图5－37）。正常脾脏不能触及，内脏下垂或左侧胸腔积液、积气时膈肌下降，可使脾脏向下移位。除此之外，如能触到脾脏，提示脾脏肿大，应注意其质地、表面情况、边缘、硬度、压痛和摩擦感等。

2. 脾脏肿大的测量法　临床上将脾脏的肿大程度分为轻度、中度、高度3种。轻度肿大指脾缘在肋缘下不超过2cm，见于疟疾、伤寒、肝炎、感染性心内膜炎、败血症等；中度肿大指脾缘在肋缘下超过2cm至脐水平线以上，见于肝硬化、慢性淋巴细胞白血病、淋巴瘤、系统性红斑狼疮、慢性溶血性黄疸；高度肿大指超过脐水平线或前正中线，也称巨脾，见于慢性粒细胞性白血病、慢性疟疾、骨髓纤维化。脾脏肿大的测量常以三条线记录（图5－38）。

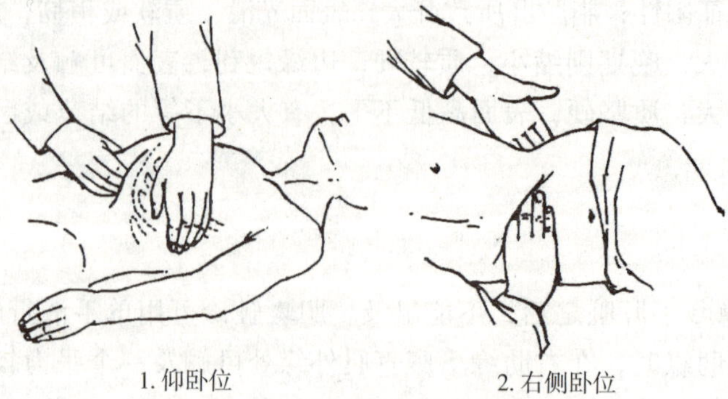

图5－37 脾脏触诊示意图

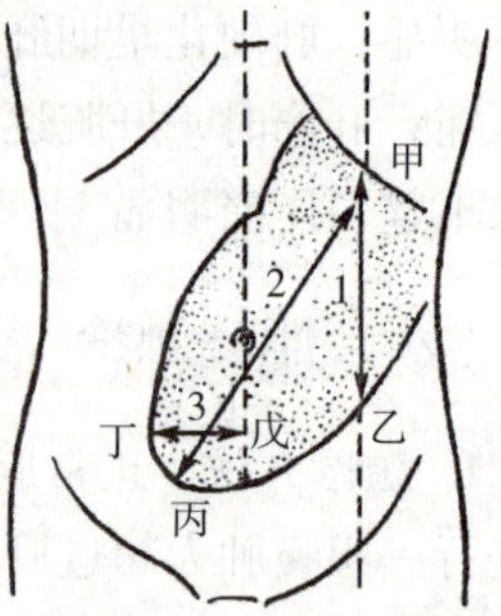

图5－38 脾肿大测量法

（1）Ⅰ线又称甲乙线 指左锁骨中线与左肋弓交点至脾下缘的距离（以厘米表示）。

（2）Ⅱ线又称甲丙线 指左锁骨中线与左肋弓交点至脾脏最远点之间的距离。

（3）Ⅲ线又称丁戊线 指脾右缘与前正中线的距离。脾右缘超过正中线，以“＋”表示，未超过正中线，以“－”表示。

脾脏轻度肿大时只做第Ⅰ线测量，脾脏高度肿大时应加测第Ⅱ线、第Ⅲ线。

（八）肾脏触诊

一般用双手触诊法。触诊右肾时，被评估者取仰卧位，评估者站于其右侧，用左手掌托住其右腰部，右手掌平放在右上腹部，手指方向与右肋缘大致平行，在被评估者深吸气时双手夹触肾脏。触诊左肾时，左手越过被评估者腹前方从后面托起左腰部，右手掌横置于被评估者左上腹部，同样的方法触诊左肾。仰卧位未触及肾脏时，可变换体位（侧卧位、坐位、立位）再行触诊。正常人的肾脏一般不能触及，瘦弱者可触及右肾下极，肾下垂、游走肾和肾脏代偿性肥大常可被触及。触及肾脏时，可有类似恶心感。触及时应注意肾脏的大小、形状、硬度、表面和移动度等。肾脏增大常见于肾盂积水、积脓、多囊肾、肾肿瘤等。当肾脏和尿路有炎症或其他疾病时，在某些部位可出现压痛点。腹面的压痛点有季肋点、上输尿管点和中输尿管点；背面的压痛点有肋脊点和肋腰点（图5－39）。

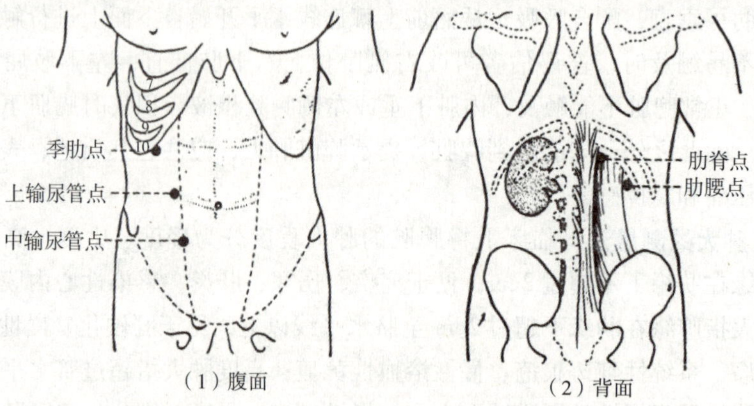

图5－39 肾脏和尿路疾病压痛点示意图

（九）膀胱触诊

正常膀胱空虚时隐存于盆腔内，不易触到。当膀胱充盈超过耻骨上缘时可在下腹中部触到呈球形或横置的椭圆形、按压有尿意的囊性肿物。导尿后肿物消失，可确定为膀胱肿大。膀胱肿大多见于脊髓病、尿路梗阻所致的尿潴留；亦见于昏迷、腰椎或骶椎麻醉后。

四、叩诊

1. 腹部叩诊音 腹部叩诊多采用间接叩诊法。正常情况下，腹部大部分区域呈鼓音，只有肝、脾所在部位、增大的膀胱和子宫部位，以及两侧腹部近腰肌处叩诊为浊音。鼓音范围增大常见于胃肠高度胀气、麻痹性肠梗阻和胃肠穿孔等。当肝、脾高度增大、腹腔内肿瘤或大量积液时，鼓音范围缩小，可出现浊音或实音。

2. 腹腔积液的叩诊 腹腔内有较多液体存留时，因重力作用，液体潴留于腹腔的低处，故此处叩诊呈浊音。评估时，嘱被评估者取仰卧位，腹中部因肠管内有气体而在液面上浮起，叩诊呈鼓音；两侧腹部因腹水积聚，叩诊呈浊音。评估者自腹中部脐水平面开始向被评估者左侧叩诊，发现浊音时，扳指固定不动，嘱被评估者右侧卧，再次叩诊，如呈鼓音，表明浊音移动。同样方法向右侧叩诊，叩出浊音后嘱被评估者向左侧卧，以核实浊音是否移动。这种因变换体位而出现浊音区变动的现象，称移动性浊音。当腹腔内游离液体超过1000mL时，可叩出移动性浊音阳性。如果腹水量少，可采取肘膝位，使脐部处于最低位，由侧腹向脐部叩诊，如由鼓音转为浊音，则提示腹水的可能。

3. 肝脏与胆囊叩诊 叩诊肝上界时，一般沿右锁骨中线、右腋中线和右肩胛线，由肺区向下叩诊。当清音变为浊音时，做一标记，此处为肝上界（相当于被肺遮盖的肝顶部），继续向下叩，叩诊音可出现浊音→实音→鼓音的变化，在由实音变为鼓音处做一标记，此处为肝下界。确定肝下界也可从腹部鼓音区沿右锁骨中线向上叩，由鼓音变为浊音处即是。叩诊所得的肝下界一般较触诊高1～2cm。正常肝脏的肝上界在右锁骨中线上第5肋间，右腋中线上第7肋间，右肩胛线上第10肋间。矮胖体形者肝上、下界均可高一个肋间；瘦长体形者则低一个肋间。

肝浊音区缩小见于急性重型肝炎、胃肠胀气等；肝浊音区扩大见于肝炎、肝癌、肝淤血和肝脓肿等。肝浊音界消失（以在右腋中线上叩诊为准），代之以鼓音，是急性胃肠穿孔的征象，亦可见于人工气腹或间位结肠（结肠位于肝与膈肌之间）。

肝脏叩击痛可辅助诊断肝炎、肝脓肿。

胆囊叩诊仅能评估有无叩击痛，因胆囊被肝脏遮盖，临床上不能用叩诊评估其大小。

4. 脾脏叩诊 脾脏叩诊价值不如触诊。当触诊不满意或在左肋下触及很小的脾缘时，宜做脾脏叩诊进一步确定脾脏大小。叩诊宜采用轻叩法，在左腋中线上进行。正常情况下在左腋中线第9～11肋之间可叩到脾浊音，长度为4～7cm，前方不超过腋前线。

脾浊音区扩大见于各种原因所致的脾大。脾浊音区缩小见于左侧气胸、胃扩张、胃肠胀气等。

5. 肾脏叩诊 肾脏叩诊主要检查有无肾区叩击痛。被评估者取坐位或侧卧位，评估者用左手掌平贴在被评估者肾区（即肋脊角处），右手握空拳用轻至中等强度的力量向左手背徐徐叩击。正常肾区无叩击痛，肾盂肾炎和肾周围炎等情况下，肾区可有叩击痛。

6. 膀胱叩诊 膀胱充盈时，耻骨联合上方可叩得浊音。尿液排出后，叩诊为鼓音，这是小肠遮盖膀胱所致。妊娠子宫、子宫肌瘤或卵巢囊肿等，在该区叩诊亦可呈浊音，鉴别方法是排尿后复查，如为尿潴留所致膀胱充盈，则浊音变为鼓音。

五、听诊

进行腹部听诊时，应全面听诊各区，尤其要注意上腹部、脐部、右下腹部和肝、脾区。听诊内容有肠鸣音、振水音和血管杂音等。

1. 肠鸣音 肠蠕动时，肠管内气体和液体随之流动，产生一种断续的咕噜声或气过水声，称为肠鸣音。正常情况下，肠鸣音每分钟 4～5 次。肠蠕动增强时，肠鸣音达每分钟 10 次以上，但音调并不特别高亢，称肠鸣音活跃，见于急性胃肠炎、胃肠大出血或服泻药后。如次数多且肠鸣音响亮、高亢，甚至呈叮当声或金属音调，称肠鸣音亢进，见于机械性肠梗阻。肠鸣音连续 3～5 分钟才听到 1 次，称肠鸣音减弱。始终听不到，称肠鸣音消失，常见于急性腹膜炎、麻痹性肠梗阻等。

2. 振水音 被评估者取仰卧位，评估者将听诊器体件置于其上腹部或将一耳凑近其上腹部，然后用稍弯曲、并拢的手指在其上腹部连续、快速地冲击，仔细听有无胃内气体与液体相撞击所发出的声音，这种声音称为振水音（succussion - splash）。正常人饮大量液体后，可出现振水音。但若空腹或饭后 6 小时以上仍有振水音，表示胃内有液体潴留，见于幽门梗阻、胃扩张等。

3. 血管杂音 正常腹部无血管杂音。血管杂音可分为动脉性杂音和静脉性血杂音。

（1）动脉性杂音　中腹部的收缩期血管杂音常提示腹主动脉瘤或腹主动脉狭窄；左、右上腹的收缩期血管杂音常提示肾动脉狭窄，尤其是年轻的高血压患者。

（2）静脉性杂音　肝硬化门脉高压侧支循环形成时，可在脐周或上腹部出现连续性静脉嗡鸣音。

六、腹部常见疾病的体征

腹部常见的疾病有肝硬化、急性腹膜炎、急性阑尾炎、急性胆囊炎、幽门梗阻等，其主要体征见表 5－9。

表 5-9 腹部常见疾病的主要体征

疾病	视诊	触诊	叩诊	听诊
急性阑尾炎	急性病容	右下腹麦氏点压痛、反跳痛、腹肌紧张		肠鸣音减弱或消失
急性腹膜炎	急性病容，强迫仰卧位，腹式呼吸减弱或消失	腹肌紧张、腹部压痛、反跳痛，重者呈板状腹	肝浊音区明显缩小或消失，代之以鼓音	肠鸣音减弱或消失
急性胆囊炎	急性病容，表情痛苦	右上腹肌紧张 Murphy 征阳性，可在右上腹触及一压痛性包块	胆囊区可有叩击痛	
肝硬化	肝病面容，黄疸、蜘蛛痣、门脉高压症时可有腹壁静脉曲张、腹部膨隆	早期肝脏肿大，表面光滑，晚期肝脏缩小，表面有结节，质硬，常无压痛	大量腹水者可叩出移动性浊音	门脉高压者可在腹部曲张静脉处闻及静脉翁鸣音
幽门梗阻	可见胃型、胃蠕动波		空腹时振水音	

【病例分析】

上述病例中，患者可能存在的阳性体征有：

视诊：急性病容，强迫仰卧位，两下肢屈曲，呼吸浅快，腹式呼吸减弱或消失。

触诊：典型的腹膜刺激征，腹膜紧张度增加，压痛和反跳痛。

叩诊：肝浊音界缩小或消失。腹腔内有较多积液时，可叩出移动性浊音。

听诊：肠鸣音减弱或消失。

第七节 肛门、直肠和男性生殖器评估

生殖器、肛门、直肠的评估是全面身体评估不可缺少的一部分，正确的评估对临床工作有重要的意义。检查时需对被评估者说明检查的目的、方法和重要性，以取得配合。评估时应设有专用的检查室，对被评估者必须尊重，动作要轻柔。男性医务人员评估女性时须有女性医务人员或家属在场。

一、肛门与直肠评估

直肠全长 12～15cm，为消化道的末段，下连肛管。肛管下端在体表的开口为肛门，位于尾骨尖与会阴中心之间。

（一）检查体位

评估肛门、直肠时可根据具体病情和需要，让被评估者采用下列 3 种体位。

1. 肘膝位 此体位最常用，适用于直肠前部、前列腺、精索及乙状结肠镜检查。被评估者背向光线，双膝跪在检查床上，弯曲上身，臀部抬高，使前胸及一侧面部紧贴检查床面，评估者站在侧旁检查（图 5-40）。

2. 左侧卧位 此体位适用于危重、年老、体弱或女性患者。被评估者侧卧背向光线，下面腿伸直，上面腿向腹部屈曲，评估者站在背后检查（图5－41）。

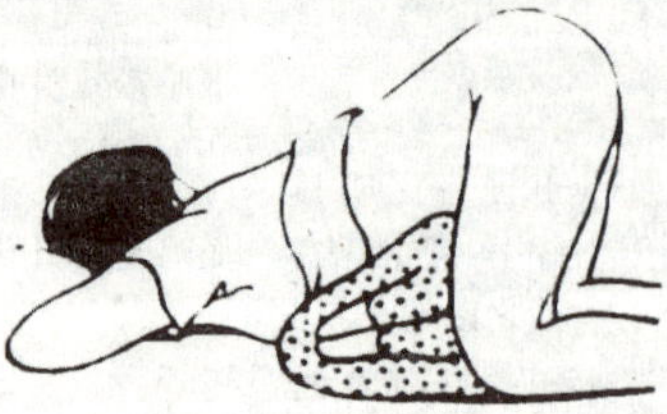

图5－40 肘膝位

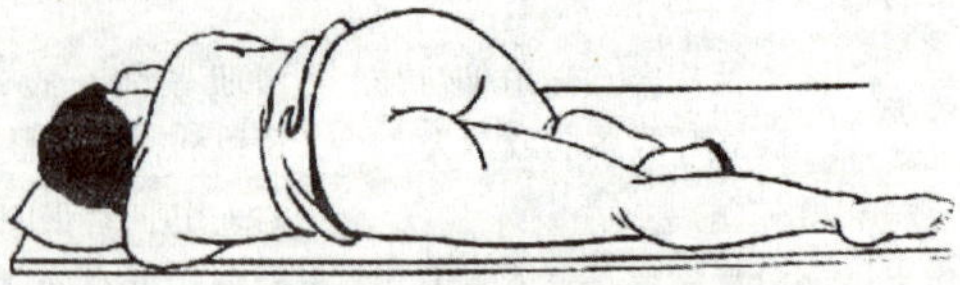

图5－41 左侧卧位

3. 仰卧位或截石位 此体位适用于重症体弱的患者或膀胱直肠窝的检查，也可进行直肠双合诊以检查盆腔脏器及病变情况。被评估者仰卧于检查床上，臀部垫高，两腿屈曲，抬高外展，也可将双下肢搁于支腿架上。

4. 蹲位 适用于评估直肠脱出、内痔和直肠息肉等。被评估者蹲成排大便时的姿势，屏气向下用力。

（二）评估方法

评估方法以视诊、触诊为主，辅以内窥镜检查。评估结果及其病变部位应按顺时针方向记录，并注明所采用的体位。肘膝位时肛门后正中点为12点钟位，截石位时则与此相反，为6点钟位。

1. 视诊 用手分开被评估者的臀部，观察肛门及其周围皮肤颜色及皱襞。正常颜色较深，皱襞呈放射状，让被评估者收缩肛门括约肌时皱襞更明显，用排便动作时皱襞变浅。此外还应观察肛门周围有无脓血、外痔及脱出的内痔、肛裂、黏液、脓肿或瘘管口等。

2. 触诊 对肛门和直肠的触诊检查通常称为肛门指诊或直肠指诊。此检查方法简便易用，又具有重要的诊断价值，不仅能评估肛门、直肠的疾病，对盆腔的其他疾病如阑尾炎、髂窝脓肿、前列腺与精囊病变、子宫与输卵管的病变等都有重要的评估价值。

常见异常改变及其临床意义：①触痛明显，见于肛裂和感染。②触痛伴有波动感，见于肛门、直肠周围脓肿。③触及坚硬包块，见于直肠癌。④触及柔软、光滑而有弹性的包块，见于直肠息肉。⑤指诊后指套表面带有黏液、脓液或血液，说明有炎症或伴有组织破坏，必要时取其涂片做镜检或细菌学检查，以帮助诊断。

3. 内镜检查 常用的内镜检查为直肠镜检查和乙状结肠镜检查。正常直肠与乙状结肠黏膜完整，呈粉红色。若有黏膜充血、溃疡、出血、分泌液增多等多为炎症所致。若见到肿块，常为直肠息肉和癌肿。对所观察到的病变应注意其部位、大小及特点。

知识链接

肛门与直肠评估的注意事项

肛门与直肠评估应设专门的检查室，检查前需说明检查的目的、方法和重要性，以解除其心理上的顾虑，取得被评估者合作。

二、男性生殖器评估

男性生殖器包括阴茎、阴囊、前列腺、精囊等，阴囊内有睾丸、附睾、精索等。评估时被评估者充分暴露下身，一般取直立位，双下肢取外展位，先检查外生殖器（阴茎和阴囊），随后检查内生殖器（前列腺和精囊）。检查方法用视诊和触诊。

第八节　脊柱与四肢评估

【病例引入】

患者，女，31 岁。近掌指关节肿胀、晨僵两个月入院。晨僵每次约 2 小时，无口腔溃疡，无光过敏。体格检查：双手食指、中指近指尖关节呈梭形肿胀。血清抗体阳性，类风湿因子阳性，血沉增快。

思考：

1. 该患者的主要阳性体征有哪些？
2. 该患者主要的护理诊断有哪些？
3. 说出该患者双手局部视、触诊特点。

一、脊柱

脊柱是维持身体正常姿势（特别是立位）的重要支柱，并作为躯体活动的枢纽。脊椎的病变主要表现为疼痛、姿势或形态异常，以及活动受限等。脊柱评估以视诊为主，结合触诊和叩诊，应注意其弯曲度、有无畸形、活动是否受限、有无压痛及叩击痛等。

（一）脊柱弯曲度

正常成人脊柱存在颈椎前凸、胸椎后凸、腰椎明显前凸和骶椎后凸四个生理性弯曲，无侧弯。

1. 评估方法　被评估者取立位或坐位，上肢自然下垂，从侧面观察其有无前凸、后凸畸形；从后面观察脊柱侧凸，或评估者用手指沿脊柱的棘突以适当的压力往下划压，致皮肤出现一条红色充血痕，以此观察脊柱有无侧弯。

2. 脊柱病理性变形表现

（1）脊柱后凸　脊柱过度后弯称为脊柱后凸，也称驼背，多发生于胸段（图5-42），常见于佝偻病、胸椎结核、强直性脊柱炎、脊椎退行性变、脊柱外伤骨折等。

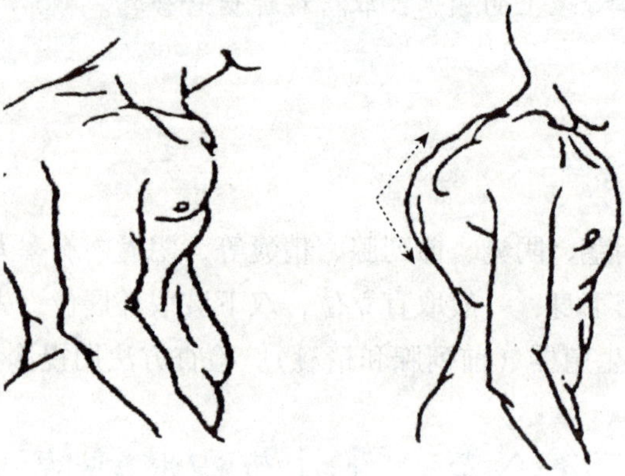

图5-42　脊柱后凸

（2）脊柱前凸　脊柱过度向前弯曲，多发于腰椎，常见于晚期妊娠、大量腹水、腹腔巨大肿瘤及髋关节病。

（3）脊柱侧凸　脊柱偏离正中线向两侧偏曲，可发生于脊柱胸段、腰段或二者同时发生（图5-43）。脊柱侧凸可分为姿势性侧凸和器质性侧凸。姿势性侧凸常见于儿童发育期坐姿不良，或椎间盘脱出症、双下肢长短不一、脊髓灰质炎后遗症，改变体位可使侧凸得以纠正。器质性侧凸见于先天性胸膜粘连、慢性胸膜肥厚和肩或胸部畸形等，改变体位不能使侧凸得以纠正。

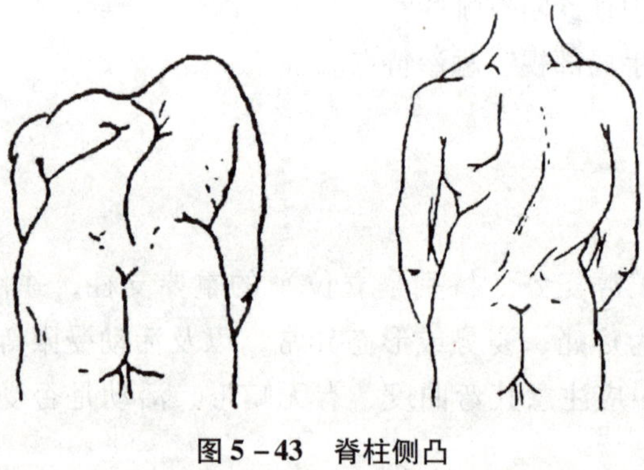

图5-43　脊柱侧凸

（二）脊柱活动度

正常脊柱有一定的活动度，但各部位的活动范围明显不同。颈椎和腰椎的活动范围最大，胸椎的活动范围很小，骶椎和尾椎几乎不活动。正常人在直立、骨盆固定的条件下，颈段、胸段、腰段的活动范围参考值见表5-10。

表 5-10 颈、胸、腰椎及全脊椎活动范围

项目	前屈	后伸	左右侧弯	旋转度（一侧）
颈椎	35°~45°	35°~45°	45°	60°~80°
胸椎	30°	20°	20°	35°
腰椎	75°	30°	35°	8°
全脊柱	128°	125°	73.5°	115°

1. 评估方法 被评估者取直立位，将其骨盆固定，嘱其做前屈、后伸、侧弯、旋转等动作，以观察脊柱的活动情况及有无变形。对已有脊柱外伤、可疑骨折或关节脱位的患者，应避免脊柱活动，以防止损伤脊髓。

知识链接

脊柱检查的注意事项

由于受年龄、脊柱结构与运动训练等因素影响，脊柱活动度存在较大的个体差异，应结合被评估者的主诉、病史和其他检查加以综合分析。

2. 活动受限的临床意义

（1）颈椎活动受限 颈椎及软组织有病变时，活动有疼痛感，严重时出现僵直。常见于颈部肌纤维组织炎及韧带受损、颈椎病、颈椎结核或肿瘤浸润、颈椎外伤、颈椎骨折或关节脱位。

（2）腰椎活动受限 常见于腰部肌纤维组织炎和韧带受损、腰椎椎管狭窄、腰椎间盘突出症、腰椎结核或肿瘤、腰椎骨折或脱位。

（三）脊柱压痛与叩击痛

1. 压痛

（1）评估方法 被评估者取坐位，身体稍向前倾。评估者以右手拇指从枕骨粗隆开始自上而下逐个按压各椎体的棘突及椎旁肌肉，观察有无压痛。

（2）临床意义 正常每个棘突及椎旁肌肉均无压痛。若某一部位有压痛，提示该部位的脊椎或肌肉出现病变或损伤。常见的病变有脊椎结核、椎间盘突出症、脊椎外伤或骨折、腰背肌纤维组织炎或劳损等。除颈椎外，颈旁组织的压痛也提示相应病变，如落枕时斜方肌中点处有压痛。

2. 叩击痛

（1）评估方法 包括直接叩击法和间接叩击法。

①直接叩击法：被评估者取坐位，评估者用叩诊锤或中指直接叩击各椎体的棘突。此法多用于查胸椎与腰椎。颈椎疾病，特别是颈椎骨关节损伤时，一般慎用或不用此法。

②间接叩诊法：被评估者取坐位，评估者将左手掌面置于其头顶，右手半握拳以小

鱼际肌部位叩击左手背，观察被评估者脊柱各部位有无疼痛。

（2）临床意义　正常人脊柱各部位无叩击痛。出现叩击痛的部位即为病变处。叩击痛阳性见于脊柱结核、脊椎骨折和椎间盘突出症等。如有颈椎病变或颈椎间盘脱出症，间接叩诊时可出现上肢的放射性疼痛。

二、四肢与关节

四肢与关节的评估通常运用视诊和触诊。注意观察四肢及其关节的形态，肢体的位置、活动度或运动情况。正常人四肢与关节左右对称，形态正常，无肿胀，活动自如。

（一）形态异常

1. 匙状甲　匙状甲又称反甲，其特点为指甲中央凹陷，边缘翘起，指甲变薄，表面粗糙有条纹（图 5－44）。常见于缺铁性贫血、高原疾病，偶见于风湿热和甲癣等。

2. 杵状指（趾）　杵状指（趾）又称槌状指（趾），表现为手指（趾）末端增生、肥厚而呈杵状膨大。其特点为末端指节明显增宽、增厚，指甲从根部到末端中拱形隆起，使指（趾）端背面的皮肤与指（趾）甲所构成的基角等于或大于 180°（图 5－45）。常见于支气管扩张、支气管肺癌、慢性肺脓肿、发绀型先天性心脏病、亚急性感染性心内膜炎等。一般认为与肢体末端慢性缺氧、代谢障碍、中毒性损伤有关。

3. 指关节变形

（1）梭形关节　近端指关节增生、肿胀，呈梭形畸形，多为双侧对称性病变。早期局部有红肿及疼痛，晚期明显强直、活动受限，重者手指和手腕向尺侧偏斜，常见于类风湿性关节炎（图 5－46）。

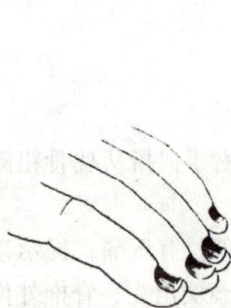

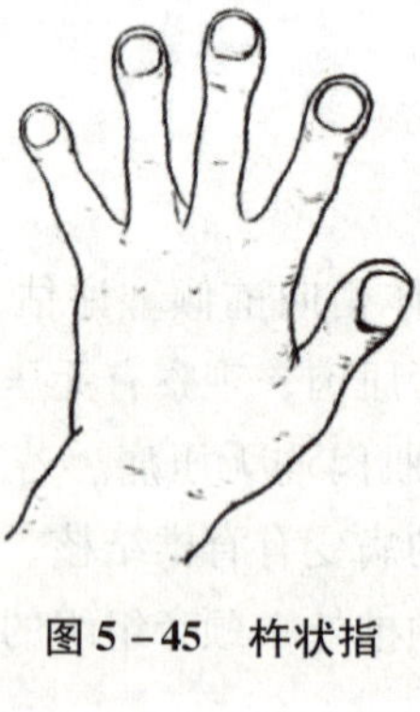

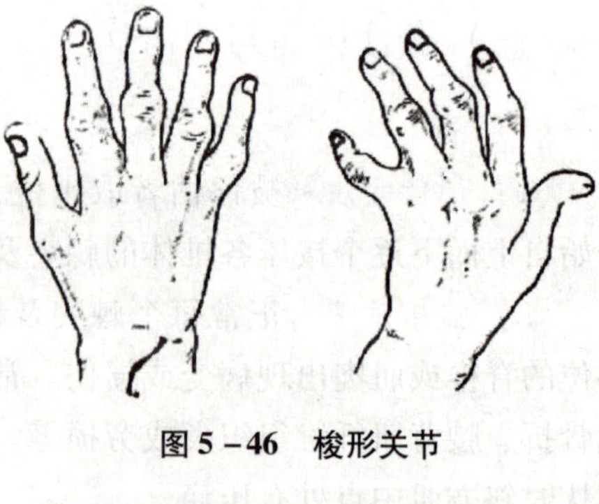

图 5－44　匙状甲　　图 5－45　杵状指　　图 5－46　梭形关节

（2）爪形手　掌指关节过伸，指间关节屈曲，骨间肌和大小鱼际肌明显萎缩，手关节呈鸟爪样变形。常见于进行性肌萎缩、脊髓空洞症、麻风病等。第 4、5 指爪形手则见于尺神经损伤（图 5－47）。

（3）腕垂手　腕关节不能背伸，手指不能伸直，拇指不能外展，外观手腕呈下垂状，常见于桡神经损伤（图 5－48）。

（4）猿掌　拇指、食指、中指不能伸展，拇指不能对掌，大鱼际肌萎缩，外观呈

“猿形手”，常见于正中神经损伤（图 5－49）。

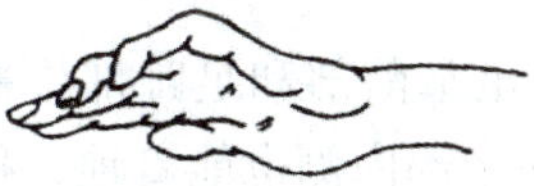

图 5－47 爪形手

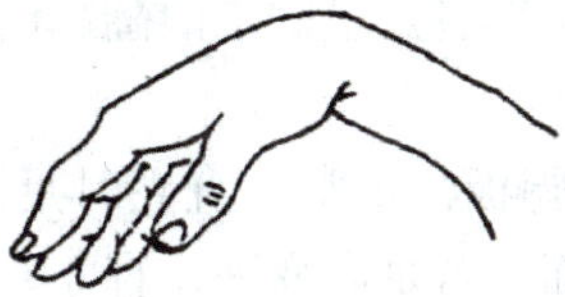

图 5－48 腕垂手

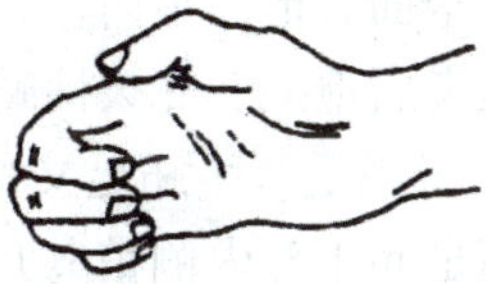

图 5－49 猿掌

4. 膝关节变形 膝关节如有红、肿、热、痛及运动障碍多为炎症所致，多见于风湿性关节炎风湿活动期、结核性或外伤性关节炎、痛风等。若受轻伤后即引起关节腔或皮下出血，关节增生、肿胀常见于血友病。

关节腔内有过多液体积聚时，称为关节腔积液。其特点为关节周围明显肿胀，当膝关节屈曲呈 90°时，髌骨两侧的凹陷消失，触诊时有浮髌现象。

评估方法：被评估者平卧，肢体伸直放松，评估者左手拇指和其他手指分别固定在肿胀关节上方两侧并加压，使关节腔内的积液不能上下流动，然后用右手食指将髌骨连续向下按压数次，当按压时有髌骨与关节面的碰触感，松开时有髌骨随手浮起感，称为浮髌试验阳性（图 5－50）。若为结核性膝关节腔积液，因结核病变破坏关节软骨，且滑膜有肉芽增生，髌骨与关节面相碰，有一种如同触及绒垫的柔软感。

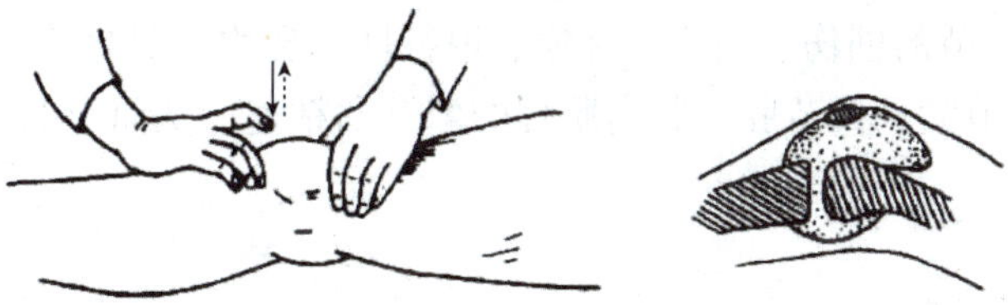

图 5－50 浮髌试验

5. 膝内、外翻 正常人双脚并拢直立时，双膝和双踝可靠拢。如双踝并拢时双膝分离呈“O”形，称膝内翻（图 5－51）；如双膝靠拢时，双踝分离呈“X”形，称膝外翻（图 5－52）。常见于佝偻病和大骨节病。

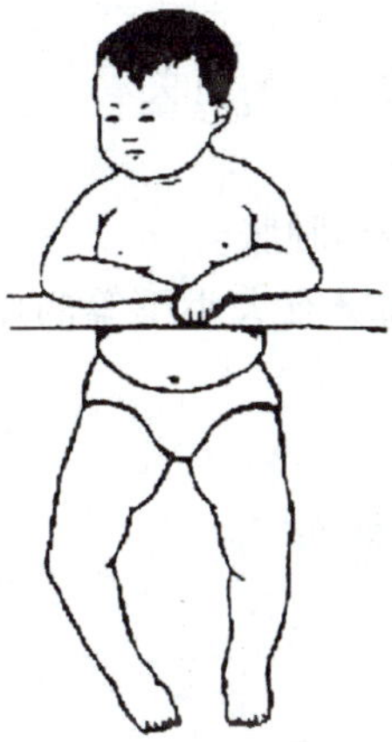

图 5－51 膝内翻

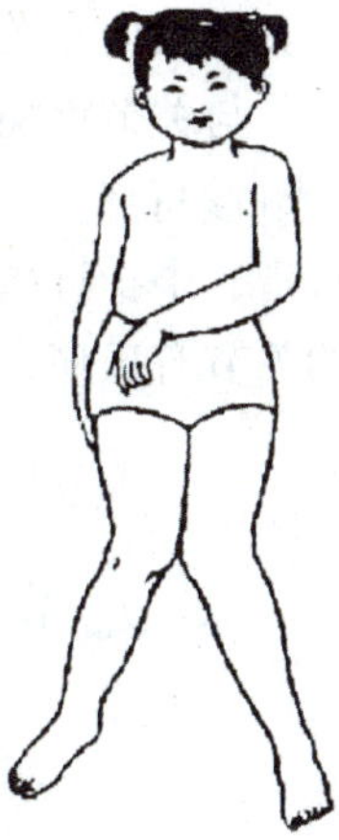

图 5－52 膝外翻

6. 足内、外翻 正常人当膝关节固定时，足掌可向内翻、外翻35°。复原时足掌、足跟可全面着地。足内、外翻畸形者足呈固定内翻、内收位或外翻、外展位。常见于脊髓灰质炎后遗症、先天性畸形。

7. 平跖足 平跖足又称平脚板，正常人直立时足跟与足掌前部和足趾部位平稳着地，而足底中部内侧稍离开地面。若足底变平，直立时足底中部内侧也能着地，称为平跖足，多为先天性异常。平跖足者不能持久站立，并影响长途行走或行进速度。

8. 肌肉萎缩 肌肉萎缩是指肢体的部分或全部肌肉体积缩小，松弛无力。一侧肌肉萎缩常见于脊髓灰质炎后遗症、偏瘫、周围神经损伤；双侧肌肉萎缩常见于多发性神经炎、脊髓炎、外伤性截瘫。

9. 下肢静脉曲张 下肢静脉曲张表现为小腿静脉如蚯蚓状弯曲、怒张，久立者更明显。严重时腿部肿胀、局部皮肤颜色暗紫红色或有色素沉着，可形成经久不愈的溃疡，常见于血栓性静脉炎患者或长期从事直立性工作者。

（二）运动功能障碍

四肢的运动功能是在神经的调节下，由肌肉、肌腱带动关节的活动完成的，任何一个环节受损都会导致运动功能障碍。评估时嘱被评估者做主动运动（指被评估者用自己的力量活动，能达到的最大范围）或被动运动（指被评估者用外力使关节活动，能达到的最大范围）。关节的创伤、炎症、肿瘤、退行性病变均可引起关节疼痛、肌肉痉挛、关节失稳，以及关节囊、关节腔、肌肉肌腱的挛缩和粘连，从而影响关节的主动或被动运动范围。

【病例分析】

1. 上述案例中，患者存在的主要阳性体征为双手食指、中指近指尖关节呈梭形肿胀。

2. 主要的护理诊断

（1）有废用综合征的危险 与关节疼痛、畸形引起功能障碍有关。

（2）疼痛 与关节炎性反应有关。

（3）躯体移动障碍 与关节疼痛、僵硬、功能障碍有关。

3. 该患者的视诊、触诊特点

（1）视诊 双手食指、中指近指尖关节呈梭形肿胀。

（2）触诊 肿胀的关节有压痛，两上肢鹰嘴突有大小不等的皮下结节，触诊坚硬，压之疼痛等。

第九节 神经系统评估

【病例引入】

患者，女，62岁，入院前1天下午在菜市场买菜时与人争吵，突发刀劈样剧烈头痛，回家后头痛加剧，伴喷射性呕吐，遂急诊入院。体格检查：神志清楚，四肢腱反射迟缓，四肢肌张力对等，肌力 5 级，双侧病理征（-），双侧 Kerning 征（+），血压 180/90mmHg。

思考：

1. 病理反射和脑膜刺激征检查的内容有哪些？
2. 肌力分为几级？如何分度？完成该患者肌力检查的操作。

神经系统评估是身体评估的重要部分，主要包括脑神经、运动系统、感觉系统、神经反射和自主神经功能的评估。神经系统评估要求有很高的准确性，因此，评估前要做好充分准备，并取得被评估者的合作。

一、脑神经

脑神经共 12 对。由于各对脑神经出颅腔的部位不同，临床上可从脑神经表现出来的异常判断脑底部病变的位置。根据神经出颅腔的位置高低使用罗马数字命名。其中，Ⅰ、Ⅱ、Ⅷ为感觉神经，Ⅲ、Ⅳ、Ⅵ、Ⅺ、Ⅻ为运动神经，Ⅴ、Ⅶ、Ⅸ、Ⅹ为感觉和运动的混合性神经。评估时按顺序进行（表 5-11），以免遗漏。

表 5-11　脑神经功能与损伤后的临床表现

脑神经	功能	损伤后临床表现
Ⅰ：嗅神经	嗅觉	嗅觉丧失
Ⅱ：视神经	视觉	全盲
Ⅲ：动眼神经	眼球运动，晶状体调节，瞳孔收缩	复视、上睑下垂、瞳孔散大、调节反射消失
Ⅳ：滑车神经	眼球运动	复视
Ⅴ：三叉神经	脸部、头皮、牙齿的感觉，咀嚼运动	脸部麻木，咀嚼肌肌力减弱
Ⅵ：展神经	眼球运动	复视
Ⅶ：面神经	味觉，腭、外耳感觉，泪腺、下颌下腺、舌下腺分泌，面部表情	舌前 2/3 味觉丧失，口干，泪腺丧失分泌功能，面肌瘫痪
Ⅷ：位听神经	听觉，平衡	耳聋，耳鸣，头晕，眼球震颤
Ⅸ：舌咽神经	味觉，咽、耳的感觉，抬上腭，腮腺的分泌	舌后 1/3 味觉丧失，咽麻痹、口部发干
Ⅹ：迷走神经	味觉，咽、喉、耳感觉，吞咽、发声，头、颈、肩的运动	吞咽困难，声音嘶哑，上腭麻痹
Ⅺ：副神经	发声，头、颈、肩的运动	声音嘶哑，头、颈、肩肌肉无力
Ⅻ：舌下神经	舌的运动	舌无力，萎缩

二、运动功能

运动是指骨骼肌的活动，包括随意运动和不随意运动，随意运动受大脑皮层运动区支配，由锥体系统完成；不随意运动由锥体外系、小脑等共同支配。运动系统评估一般包括肌力、肌张力、不随意运动和共济运动。

（一）肌力

肌力是指肢体随意运动时肌肉收缩的力量。嘱被评估者肢体做伸、屈动作，评估者施以相反的力，观察肌力状态；或嘱被评估者做肢体抬高动作，观察其肢体的活动状况。注意两侧比较。肌力分为6级（度），采用0～5级的六级记录法。

0级：肌肉完全瘫痪，无任何肌肉收缩。

1级：有肌肉收缩，但不能产生动作。

2级：肢体能在床面上移动，但不能抬离床面。

3级：肢体能抬离床面，但不能抵抗阻力。

4级：肢体能抵抗阻力，但较正常肌力差。

5级：肌力正常。

随意运动功能的丧失称瘫痪，根据程度不同分为完全性瘫痪和不完全性瘫痪。临床常见的类型有：①单瘫：单一肢体瘫痪，多见于脊髓灰质炎或大脑皮层运动区损伤。②偏瘫：表现为一侧肢体瘫痪和同侧中枢性面瘫及舌瘫，多见于颅内病变。③截瘫：表现为双下肢瘫痪，或四肢瘫痪，是脊髓横贯性损伤的表现。④交叉瘫：病变侧脑神经周围性麻痹与对侧肢体的中枢性瘫痪，是脑干病变的特征。

根据病变部位不同，瘫痪分为上运动神经元性瘫痪（中枢性瘫痪）和下运动神经元性瘫痪（周围性瘫痪），二者鉴别见表5－12。

表5－12 上运动神经元瘫痪与下运动神经元瘫痪的鉴别

项　目	上运动神经元瘫痪	下运动神经元瘫痪
瘫痪分布	整个肢体为主	肌群为主
肌张力	增强	减弱或消失
腱反射	增强或亢进	减弱或消失
病理反射	有	无
肌萎缩	无	有

（二）肌张力

肌张力是指静止状态下的肌肉紧张度。评估时，评估者用手挤捏被评估者肌肉以感知其硬度及弹性；用一手扶住关节，另一手握住肢体远端做被动伸、屈动作以感知其阻力。

1. 肌张力增高 触诊时肌肉有坚实感，被评估者被动伸屈时阻力增高。其可分痉挛性和强直性两种。

（1）痉挛性 被动伸屈肢体时，起始阻力大，终末突然阻力减弱，称折刀现象，为锥体束损害现象。

（2）强直性 伸屈肢体时始终阻力增加，称铅管样强直，为锥体外系损害现象。若伴有震颤，被动伸屈患肢时，有如扳齿样顿挫感，又称齿轮状肌张力增强，见于帕金森病。

2. 肌张力减低 触诊时肌肉松软，被动屈伸患肢时感觉到阻力减低，关节运动范围扩大，见于周围神经病、脊髓前角灰质炎及小脑病变等。

（三）不随意运动

不随意运动亦称不自主运动，是由随意肌不自主地收缩所发生的一些无目的的异常动作，多数为锥体外系病变的表现。

1. 震颤 震颤为两组拮抗肌交替收缩引起的一种肢体摆动动作。临床最常见的是静止性震颤，即震颤在静止时表现明显，而在做意向动作时减轻或消失，常见于震颤麻痹，也可见于老年性震颤。前者同时伴肌张力增高，而后者通常肌张力不高。

2. 舞蹈样动作 舞蹈样动作为肢体大关节快速、不规则、无目的、不对称的运动，类似舞蹈，睡眠时可减轻或消失。该动作如发生在面部，犹如做鬼脸，多见于儿童期风湿性病变。

3. 手足徐动 手足徐动又称指划动作，为一种手指或脚趾缓慢持续的伸展动作，见于新纹状体病变。

4. 手足搐搦 发作时手足肌肉呈紧张性痉挛，手腕屈曲，手指伸展，指掌关节屈曲、拇指内收靠近掌心并与小指相对，形成助产士手。见于低钙血症等。

5. 其他 细震颤为手指的细微震颤，闭目平伸双臂易检出，见于甲状腺功能亢进等。

（四）共济运动

共济运动主要用于评估小脑功能。机体任何动作的完成均依赖于某组肌群协调一致的运动，此运动称共济运动。这种协调运动除锥体系统参与外，主要靠小脑的功能，此外前庭神经、视神经、深感觉及锥体外系均参与协调。常用的评估方法有指鼻试验、对指试验、轮替试验、跟膝胫试验和罗姆伯格试验等。

1. 指鼻试验 被评估者前臂伸直、外旋，以食指指尖触碰自己鼻尖，先慢后快，先睁眼后闭眼，反复上述动作，观察是否准确，双侧分别检查。

2. 对指试验 被评估者分开双上肢，使双手食指由远而近互碰指尖，观察动作是否准确。

3. 轮替动作 被评估者双手反复做旋前或旋后动作，或用双手反复做手掌和手背的快速翻转运动，观察动作是否协调或动作有无困难。

4. 跟膝胫试验 被评估者仰卧，先抬起一侧下肢，然后将足跟放在对侧膝盖上，并沿胫骨前缘徐徐向下推移直达踝部，双下肢分别进行，观察动作是否稳准。

5. 罗姆伯格（Romberg）试验 罗姆伯格试验又称闭目难立征。被评估者双足平行靠拢，双上肢向前平伸，先睁眼后闭眼，观察是否能平稳站立。正常人睁、闭眼均能保持姿势。如睁眼、闭眼均不能完成动作，称小脑性共济失调，见于小脑蚓部病变。若睁眼时动作稳准，闭眼时动作摇晃，不稳不准，则为感觉性共济失调，见于感觉系统病变。

三、感觉功能

感觉功能评估必须在被评估者意识清醒和精神状态正常时进行。评估时嘱被评估者闭目，并说明评估目的和方法。要充分暴露被测部位，将刺激物由感觉障碍区移向正常区，或由正常区移向感觉过敏区，注意两侧对比、上下对比和远近端对比。粗略估计感觉功能有无障碍。避免暗示性提问，必要时重复进行。

（一）浅感觉

浅感觉为临床上感觉检查最常用的方法，临床常用痛觉、触觉和温度觉进行检查。

1. 痛觉 用大头针的针尖轻刺被评估者皮肤，询问被评估者有无疼痛的感觉，并左右、远近端对比。做测试时应仔细，操作规范，避免刺破被评估者皮肤造成感染。

2. 触觉 用棉签头上拉出的细丝或软纸片轻触被评估者的皮肤或黏膜，询问有或无感觉，并对比。触觉障碍见于脊髓后索病变。

3. 温度觉 用盛有热水（40℃ ~50℃）或冷水（5℃ ~10℃）的试管交替接触被评估者皮肤，然后嘱其说出冷或热的感觉。温度觉障碍见于脊髓丘脑侧索损害。

（二）深感觉

深感觉是肌肉、肌腱和关节等深部组织的感觉，临床常用运动觉、位置觉和振动觉进行检查。深感觉障碍常见于脊髓后索病变。

1. 运动觉 嘱被评估者闭目，评估者轻轻夹住被评估者的手指或足趾的两侧，并做上下运动，然后固定于某一位置，让被评估者说出是第几个手指或足趾，并说出运动方向。

2. 位置觉 嘱被评估者闭目，将其肢体摆动呈某一姿势，然后让被评估者描述该姿势或用对侧肢体模仿。

3. 振动觉 用振动的音叉柄置于骨隆起处，如内外踝、手指、尺骨茎突、鹰嘴、桡骨小头、脊椎等，询问有无振动感，并两侧对比，判断有无差别。

（三）复合感觉

复合感觉又称皮层感觉，是经过大脑皮层的分析和综合来完成的。深、浅感觉检查正常时才检查复合感觉。常用的有皮肤定位觉、两点辨别觉、图形觉和实体觉等。评估时需闭目，并两侧对比。

1. 皮肤定位觉 评估者的手指或棉签轻触被评估者皮肤某处，让被评估者指出被触部位。

2. 两点辨别觉 以钝角分规两脚分开一定距离接触被评估者皮肤，如感觉为两点，则缩小其间距，直至感觉为一点为止，再测量分规两脚之间距离。

3. 图形觉 在被评估者皮肤上画简单几何图形或写简单数字，让其说出。

4. 实体觉　令被评估者用单手触摸生活中常用物品，如钥匙、钢笔、硬币等，然后说出物品形状和名称。

复合感觉障碍为皮层病变的特征，但皮层感觉区分布较广，一般病变仅损及部分区域，故常表现为对侧上肢或下肢感觉障碍。

四、神经反射

神经反射是以反射弧为基础而表现的，包括感受器、传入神经、中枢、传出神经和效应器。反射弧中任何一个环节发生病变都可影响反射，使其减弱或消失。反射又受高级神经中枢的控制，如锥体束以上的病变可使反射活动失去抑制而出现反射亢进。神经反射评估时必须左右两侧对比，两侧不对称时临床意义较大。神经反射评估一般包括浅反射、深反射、病理反射和脑膜刺激征等。

（一）浅反射

刺激皮肤、黏膜、角膜等引起肌肉快速收缩的反应。临床上浅反射消失或减弱见于反射弧受损的周围神经病和锥体束受损，但肥胖者、老年人及经产妇由于腹壁松弛也可出现腹壁反射减弱或消失。浅反射包括角膜反射、腹壁反射、提睾反射和跖反射。

1. 角膜反射　嘱被评估者眼睛注视内上方，评估者用细棉签毛由角膜外缘处向内轻触其角膜（图5－53）。正常时可见其眼睑迅速闭合，称为直接角膜反射；如刺激一侧角膜，对侧也出现眼睑闭合反应，称为间接角膜反射。凡直接和间接角膜反射皆消失者为三叉神经病变；直接反射消失，间接反射存在，为同侧面神经病变。深昏迷患者角膜反射消失。

2. 腹壁反射　被评估者仰卧，双下肢稍屈曲使腹壁放松，评估者用钝头竹签迅速由外向内轻划上、中、下腹部皮肤（图5－54），正常在受刺激的部位可见腹壁肌收缩。上部反射消失见于胸髓7～8节病损；中部反射消失见于胸髓9～10节病损；下部反射消失见于胸髓11～12节病损。上、中、下部均消失见于昏迷、急性腹膜炎患者。

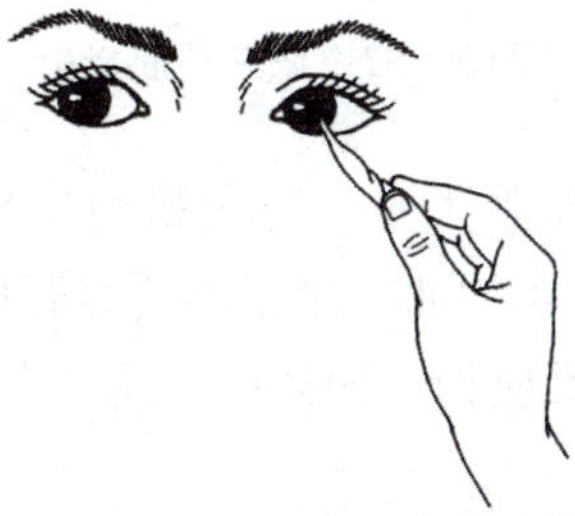

图5－53　角膜反射

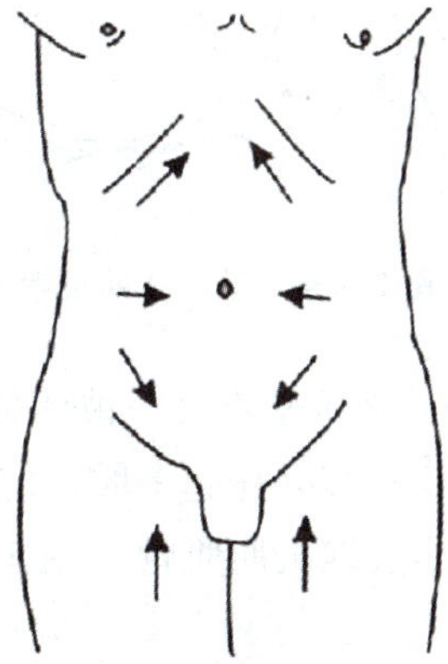

图5－54　腹壁反射与提睾反射

3. 提睾反射　被评估者体位与腹壁检查相同，评估者用钝头竹签由下而上轻划男性被评估者股内侧上方皮肤，观察睾丸上提情况。正常反应为同侧提睾肌收缩，睾丸上提（图5－54）。双侧反射消失见于腰髓1～2节段损害；一侧反射消失见于同侧锥体束损害。

4. 跖反射 被评估者仰卧，下肢伸直，评估者手持其踝部，用钝头竹签由后向前划足底外侧至小趾掌关节处再转向拇趾侧（图5－55），正常表现为足趾向跖面屈曲。

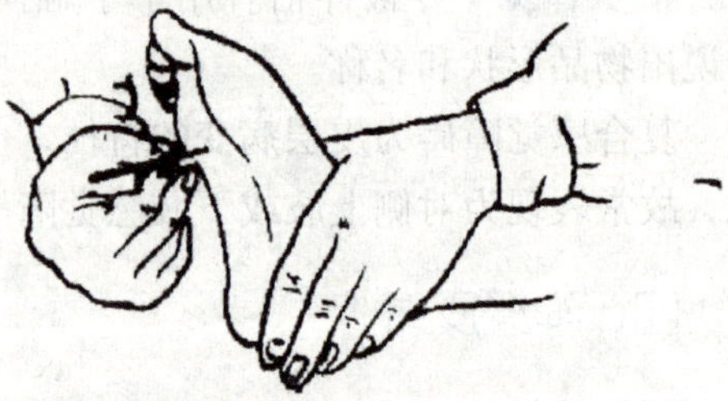

图5－55 跖反射

（二）深反射

刺激骨膜、肌腱等经深部感受器完成的反射称深反射，又称腱反射。评估时，需要被评估者合作，肢体放松，位置适当。评估者叩击时力量要均等，两侧对比。

1. 肱二头肌反射 被评估者肘部半屈曲，前臂稍前旋，评估者用左手拇指按住其肘关节稍上方的肱二头肌肌腱，其余四指托住肘关节，然后用右手持叩诊锤适当用力直接叩击置于肱二头肌肌腱的左手拇指，正常反应为肱二头肌收缩、前臂屈曲（图5－56）。其反射中枢为颈髓5～6节。

2. 肱三头肌反射 评估者用左手托扶被评估者的肘部，被评估者前臂搭在评估者的左前臂上，上臂稍外展，然后评估者用叩诊锤直接叩击尺骨鹰嘴突上方的肱三头肌肌腱附着处，正常反应为肱三头肌收缩，前臂稍伸展。反射中枢为颈髓6～7节（图5－57）。

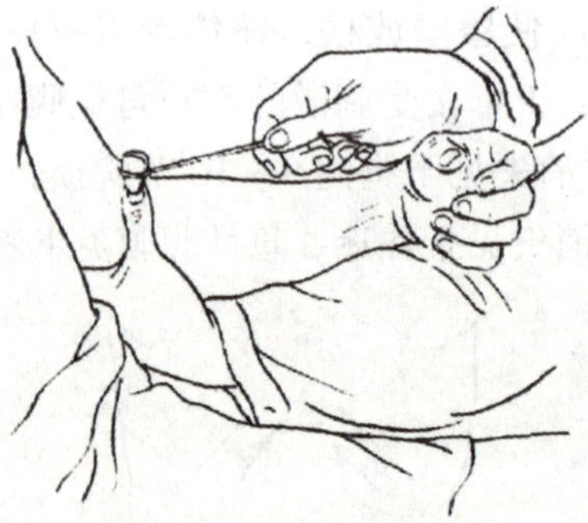

图5－56 肱二头肌反射

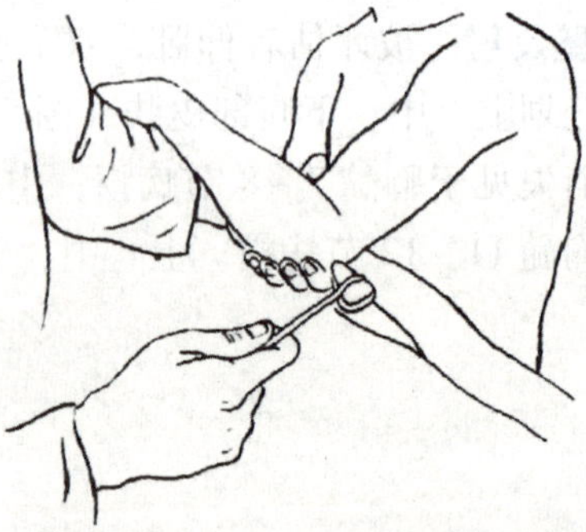

图5－57 肱三头肌反射

3. 膝反射 坐位检查时，被评估者小腿完全松弛下垂，与大腿约呈90°；卧位时，评估者以左手在腘窝处托起下肢，使髋、膝关节均稍屈曲，足跟不要离开床面，然后右手持叩诊锤叩击股四头肌肌腱（图5－58），正常反应为小腿伸展。反射中枢为腰髓2～4节。

4. 跟腱反射 被评估者仰卧，髋、膝关节稍屈曲，下肢取外旋外展位，评估者用左手托其足掌，使足呈过伸位，右手持叩诊锤叩击跟腱，正常反应为腓肠肌和比目鱼肌收缩，足向跖面屈曲。反射中枢为骶髓1～2节（图5－59）。

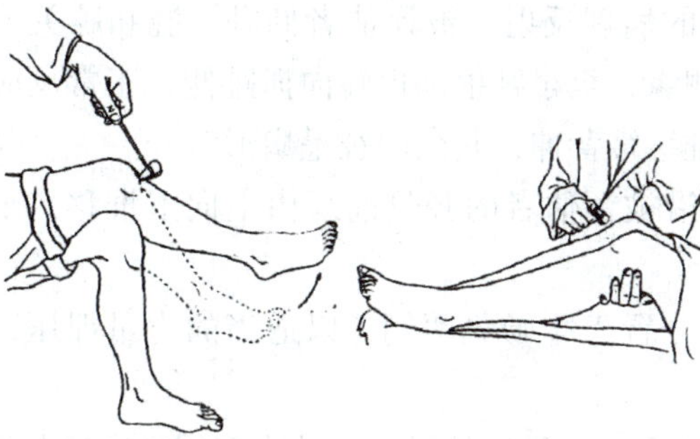

图 5-58　膝反射

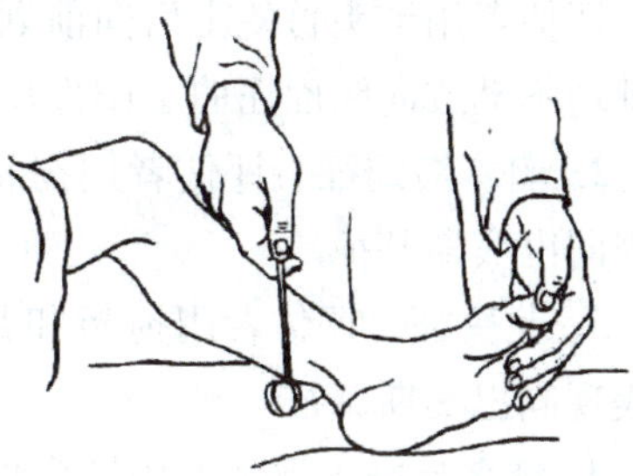

图 5-59　跟腱反射

深反射双侧对称性在一定程度内增强或减弱有时并不一定表示病理情况，而双侧不对称性变化常提示一侧有病变。深反射亢进为上运动神经元性病变的重要体征，甚至出现阵挛。深反射减弱或消失常见于下运动神经元性病变、肌肉疾病、深昏迷或脊髓休克期。

知识链接

反射检查的重点

正常人深反射也可亢进，老年人深反射可消失，故反射的不对称比增强或消失更有意义。

（三）病理反射

病理反射是指锥体束损害时，失去了对脑干和脊髓的抑制功能而出现异常反射，又称锥体束征。1 岁半以内的婴幼儿由于锥体束未发育完善，可出现此类反射，且多为双侧，不属于病理性。常见的病理反射有巴宾斯基征（Babinski）、奥本海姆（Oppenheim）征、戈登（Gordon）征、查多克（Chaddock）征（图 5-60）和霍夫曼（Hoffmann）征。

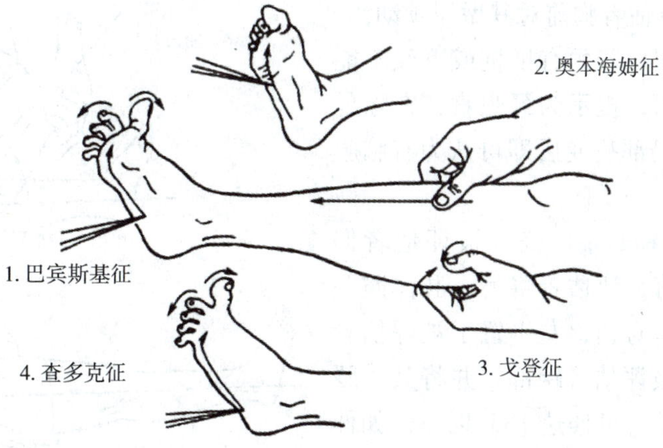

图 5-60　几种病理性趾反射检查法示意图

1. 巴宾斯基征 巴宾斯基征为最经典的病理反射。被评估者仰卧，髋和膝关节伸直，评估者用钝头竹签由后向前划足底外侧缘，至小趾根部再转向拇趾侧，正常反应为足趾均不动或向跖面屈曲。阳性反应为拇趾缓缓背伸，其余四趾呈扇形散开。

2. 奥本海姆征 评估者用拇指和食指沿被评估者的胫骨前缘由上向下推移，阳性表现同巴宾斯基征。

3. 戈登征 评估者用拇指和其他四指分置于腓肠肌两侧，以适当的力量捏压，阳性表现同巴宾斯基征。

4. 查多克征 评估者用钝头竹签划外踝下方及足背外缘，阳性表现同巴宾斯基征。

5. 霍夫曼征 评估者用左手持被评估者腕关节上方，使其腕关节稍背屈，右手以中指和食指夹持被评估者中指第二节，稍向上提，并用拇指向下弹刮其中指指甲，若出现其余四指屈曲动作为阳性表现（图 5－61）。

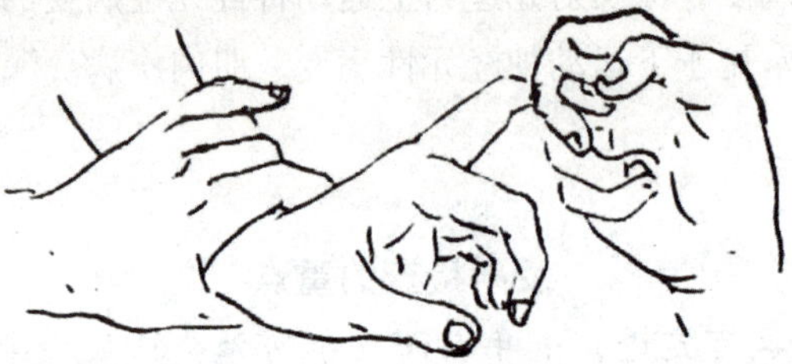

图 5－61 霍夫曼征

（四）脑膜刺激征

软脑膜和蛛网膜的炎症，或蛛网膜下腔出血可刺激脊神经根，导致其支配的肌肉发生反射性痉挛。当牵拉这些肌肉时，被评估者可出现防御性反应，从而产生一系列阳性体征，此统称为脑膜刺激征。常见于各种脑膜炎、脑炎、蛛网膜下腔出血、颅内压增高、脑水肿等，深昏迷时可消失。

1. 颈强直 被评估者去枕仰卧，颈部放松，双下肢伸直，评估者以左手托其后枕部，右手置于被评估者胸前对其做屈颈动作。正常颈部柔软易屈，若颈有抵抗或下颏不能前屈并有痛苦表情，提示为颈强直，在除外颈椎或颈部肌肉局部病变后即可认为有脑膜刺激征。

2. 克尼格（Kernig）征 被评估者仰卧，一侧肢体伸直，评估者将另一肢体髋关节、膝关节屈曲呈直角，左手置于被评估者膝部，右手置于被评估者踝部，并将其小腿抬高。正常人膝关节可伸达 135°以上，如伸膝受限且伴疼痛则为克尼格征阳性（图 5－62）。

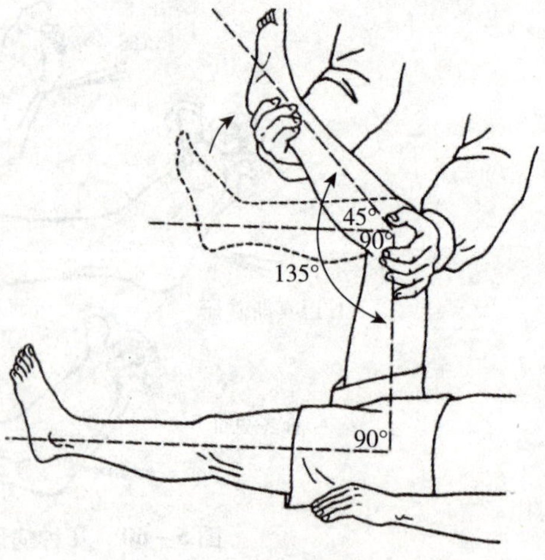

图 5－62 克尼格征评估示意图

3. 布鲁津斯基（Brudzinski）征 被评估者仰卧，下肢自然伸直，评估者以右手托住其后枕部，左手置于其胸部，然后使被评估者头颈前屈。若在头颈前屈时出现双髋与膝关节同时屈曲则为布鲁津斯基征阳性（图 5－63）。

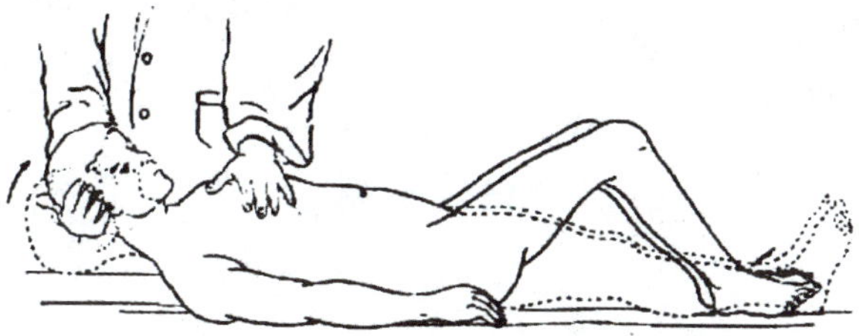

图 5－63 布鲁津斯基征评估示意图

五、自主神经功能

自主神经分交感神经和副交感神经两种，主要功能是调节内脏活动、血管舒缩和腺体分泌等，从而达到维持机体内、外环境的平衡。

1. 眼心反射 嘱被评估者仰卧，眼睑自然闭合，计数 1 分钟脉率，然后评估者用食指和中指置于其眼球两侧，逐渐加压一侧眼球，但不能使被评估者感到疼痛，加压 20～30 秒后计数 1 分钟脉搏次数。正常人加压后每分钟脉搏减少 10～12 次。减少 12 次/分以上者为阳性，提示迷走神经兴奋性增高；加压后脉搏不减少反而增加者，提示交感神经功能亢进、迷走神经兴奋性减低。

知识链接

眼心反射检查的注意事项

眼心反射检查时不可同时压迫两侧眼球，以防发生心跳骤停的危险。

2. 皮肤划纹试验 用棉签杆在被评估者皮肤上适度加压划 1 条线，经 8～12 秒，皮肤会出现白色划纹，并高出皮面。正常持续 1～5 分钟即自行消失。如果超过 5 分钟，为阳性，表示皮肤血管收缩反应增强，提示交感神经兴奋性增高。经棉签杆划压后，很快出现红色划纹且持续时间较长，表示皮肤血管扩张反应增强，提示迷走神经兴奋性增高。

【病例分析】

1. 病理反射检查的内容有巴宾斯基征、奥本海姆征、戈登征、查多克征、霍夫曼征等；脑膜刺激征的检查内容有颈强直、克尼格征、布鲁津斯基征。

2. 肌力分为 6 级（度）。

0 级：肌肉完全瘫痪，无任何肌肉收缩。

1 级：有肌肉收缩，但不能产生动作。

2 级：肢体能在床面上移动，但不能抬离床面。

3 级：肢体能抬离床面，但不能抵抗阻力。

4 级：肢体能抵抗阻力，但较正常肌力差。

5 级：肌力正常。

肌力检查方法（略）。

目标检测

一、选择题

1. 关于身体评估顺序的叙述正确的是（　）。
   A. 胸部评估一般按照视触叩听的顺序进行
   B. 腹部评估一般按照视触叩听的顺序进行
   C. 胸部评估一般按照视听叩触的顺序进行
   D. 腹部评估一般按照视听叩触的顺序进行
   E. 腹部评估一般按照视听触叩的顺序进行
2. 关于浅部触诊叙述不正确的是（　）。
   A. 浅部触诊适用于体表浅在病变
   B. 利用掌指关节和腕关节的协同动作以旋转或滑动的方式轻压触摸
   C. 利用指腹进行浅部触诊对触觉的敏感性最好
   D. 浅部触诊评估皮肤温度时可使用手背
   E. 浅部触诊可用于检查腹部有无反跳痛
3. 叩诊过清音常见于（　）。
   A. 心脏区　　B. 气胸　　C. 肺气肿
   D. 正常肺组织　　E. 胃泡区
4. 肺尖部正常的叩诊音为（　）。
   A. 清音　　B. 浊音　　C. 鼓音　　D. 实音　　E. 过清音
5. 呼吸有刺激性大蒜味最常见于（　）。
   A. 肝性脑病　　B. 糖尿病酮症酸中毒　　C. 尿毒症
   D. 饮酒后　　E. 有机磷杀虫药中毒
6. 关于间接叩诊法不正确的一项是（　）。
   A. 左手中指第二指节紧贴于叩诊部位
   B. 右手中指指端垂直地叩击左手中指第二指节前端
   C. 右侧肘、肩关节参与腕关节的协调运动
   D. 叩击动作要灵活、短促、富有弹性
   E. 不断地连续叩击不利于分辨叩诊音
7. 关于身体评估的注意事项描述正确的是（　）。
   A. 必须用屏风遮挡和有第三者在场
   B. 检查卧位被评估者应站立于其右侧

C. 对危重患者应详细地询问和体检

D. 一般仅在被评估者入院时进行

E. 视诊黄疸应在灯光下进行

8. 女性，43 岁，长期午后低热、乏力、食欲减退、消瘦、盗汗、咳嗽、咳痰，今晨起床时咳嗽剧烈、咳大量血痰，其痰液具有的异常气味可能是（　）。

A. 恶臭味　B. 腥臭味　C. 血腥味　D. 酸酵味　E. 腐败味

9 ~ 13 题共用题干

A. 清音　B. 浊音　C. 鼓音　D. 实音　E. 过清音

9. 提示肺组织的弹性、含气量、致密度正常（　）

10. 叩击肺组织覆盖的肝脏时产生（　）

11. 在叩击剑突下胃泡区时出现（　）

12. 叩击实质脏器如心脏或肝脏时产生（　）

13. 临床上叩诊肺组织含气量减少的情况，如大叶性肺炎时可出现（　）

14. 对急性病容的正确描述是（　）。

A. 面色晦暗、双颊暗红、口唇发绀

B. 面色潮红、表情痛苦、躁动不安

C. 面容憔悴、面色灰暗、双目无神

D. 面容惊愕，眼球凸出

E. 面如满月，皮肤发红

15. 被评估者不能自己调整或改变肢体的位置称为（　）。

A. 自主体位　B. 被动体位　C. 强迫仰卧位

D. 强迫停立位　E. 强迫坐位

16. 慌张步态常见于（　）。

A. 脑性瘫痪　B. 小脑疾患　C. 酒精中毒

D. 帕金森病　E. 腓总神经麻痹

17. 与判断发育是否正常无关的是（　）。

A. 身高　B. 体重　C. 第二性征　D. 智力　E. 营养

18. 以下不属于营养状态良好的是（　）。

A. 皮下脂肪丰满　B. 皮肤有光泽　C. 肌肉结实

D. 毛发、指甲润泽　E. 体重超标

19. 女性，42 岁，眼球凸出，目光闪烁，兴奋不安呈惊愕状。其可能的诊断是（　）。

A. Cushing 综合征　B. 小脑疾病　C. 甲状腺功能亢进

D. 脑血管病　E. 脑炎

20. 女性，34 岁，心悸、胸闷，活动后加重 7 年。查体：面色晦暗，双颊紫红，口唇发绀。可能的诊断是（　）。

A. 二尖瓣狭窄　B. 主动脉关闭不全　C. 肺结核
D. 甲亢　E. 先天性心脏病

21. 男性，65岁，行走刚起步时，步伐缓慢，步幅短小，随后越走越快，急速趋行，身体前倾，不能立即止步。其可能的诊断是（　）。
A. 小脑疾患　B. 佝偻病后遗症　C. 脑性瘫痪
D. 震颤麻痹　E. 脑炎

22. 黄疸最适宜的观察部位是（　）。
A. 结膜　B. 耳郭　C. 软腭黏膜　D. 鼻尖　E. 口唇

23. 皮下出血直径3~5mm为（　）。
A. 瘀点　B. 紫癜　C. 瘀斑　D. 血肿　E. 出血点

24. 关于蜘蛛痣，不正确的一项是（　）。
A. 多出现在上腔静脉分布区域　B. 见于肝硬化
C. 与雌激素减少有关　D. 正常人偶见
E. 见于慢性肝病

25. 触诊肿大的浅表淋巴结应注意的内容不包括（　）。
A. 部位　B. 大小　C. 数目　D. 硬度　E. 病因

26. 导致侏儒症的原因是（　）。
A. 甲状腺素分泌过多　B. 甲状腺素分泌不足
C. 生长激素分泌过多　D. 生长激素分泌过少
E. 促性腺激素分泌过多

27. 关于中度水肿的描述不正确的是（　）。
A. 全身组织明显水肿　B. 指压后有明显凹陷
C. 水肿平复缓慢　D. 伴有胸腔和腹腔积液
E. 可见于肾病综合征

28. 男性，70岁，于骶尾部出现皮肤破溃，直达脂肪组织，此情况属于压疮的（　）。
A. Ⅰ期　B. Ⅱ期　C. Ⅲ期　D. Ⅳ期　E. Ⅴ期

29. 产生压疮的主要原因是（　）。
A. 局部组织受压过久　B. 皮肤受潮湿和摩擦等刺激
C. 营养不良　D. 年老体弱
E. 水肿

30. 观察发绀的最佳部位是（　）。
A. 手掌心　B. 巩膜　C. 口唇黏膜　D. 全身皮肤　E. 前胸皮肤

31. 方颅见于（　）。
A. 先天性疾患　B. 囟门早闭　C. 佝偻病
D. 脑积水　E. 变形性骨炎

32. 双侧眼睑闭合障碍见于（　）。

A. 动眼神经麻痹　B. 面神经麻痹　C. 甲亢
D. 先天性上睑下垂　E. 重症肌无力

33. 草莓舌可见于（　）。
A. 严重脱水　B. 真菌感染　C. 核黄素缺乏
D. 缺铁性贫血　E. 猩红热

34. II 度扁桃体肿大指扁桃体肿大（　）。
A. 不超过咽腭弓　B. 超过咽腭弓　C. 超过舌腭弓
D. 达到咽后壁中线　E. 超过咽后壁中线

35. 患者，女，25 岁。昏迷，呼气有刺激性蒜臭味，双侧瞳孔针尖样大小。首先考虑是（　）。
A. 视神经萎缩　B. 阿托品中毒　C. 深昏迷
D. 有机磷杀虫药中毒　E. 濒死状态

36. 患者，女，35 岁。晨起后突然发现单侧眼睑闭合不全，口角㖞斜，可能的诊断是（　）。
A. 甲亢　B. 脑炎　C. 结膜炎
D. Horner 综合征　E. 面神经炎

37. 颈静脉怒张常见于以下哪种疾病（　）。
A. 右心衰竭　B. 严重贫血　C. 甲亢
D. 高血压　E. 主动脉瓣狭窄

38. 颈动脉搏动可以判断的内容是（　）。
A. 血压高低　B. 呼吸深浅　C. 发育状况
D. 意识状态　E. 心脏停搏

39. 颈静脉怒张检查的体位是（　）。
A. 半坐卧位　B. 平卧位　C. 俯卧位
D. 侧卧位　E. 仰卧位

40. 在甲状腺部位听到血管杂音的疾病是（　）。
A. 单纯性甲状腺肿大　B. 甲状腺癌　C. 甲亢
D. 甲减　E. 以上均是

41. 可使气管移向健侧，下列哪项除外（　）。
A. 胸腔积液　B. 气胸　C. 纵隔肿瘤
D. 单侧甲状腺肿大　E. 胸膜肥厚粘连

42. 闻及两肺满布湿啰音，首先应考虑（　）。
A. 两肺广泛炎症　B. 急性肺水肿　C. 支气管扩张
D. 支气管哮喘　E. 阻塞性气肿

43. 因小支气管狭窄而产生的呼吸附加音是（　）。
A. 捻发音　B. 小水泡音　C. 哨笛音
D. 鼾音　E. 中水泡音

44. 两肺底闻及湿啰音常见于（ ）。
A. 右心功能不全 B. 左心功能不全 C. 肺水肿
D. 肺结核 E. 阻塞性气肿
45. 正常胸部叩诊不可能出现的叩诊音（ ）。
A. 清音 B. 浊音 C. 鼓音 D. 过清音 E. 实音
46. 器质性心脏病的重要标志是（ ）。
A. 心脏杂音 B. 心音分裂 C. 心脏震颤
D. 心律失常 E. 心尖搏动明显
47. 隆隆样杂音常出现于（ ）。
A. 主动脉瓣第一听诊区 B. 主动脉瓣第二听诊区 C. 肺动脉瓣区
D. 三尖瓣区 E. 二尖瓣区
48. 抬举性心尖搏动见于（ ）。
A. 右心室肥厚 B. 左心室肥厚 C. 右心室扩大
D. 左心室扩大 E. 左右心室均扩大
49. 周围血管征不包括（ ）。
A. 水冲脉 B. 毛细血管搏动征 C. 颈动脉搏动明显
D. 肝颈静脉回流征阳性 E. 大动脉枪击音
50. 二尖瓣狭窄时心浊音界呈（ ）。
A. 靴形 B. 梨形 C. 球形 D. 烧瓶状 E. 圆形
51. 某患者体检时发现皮肤苍白，有水冲脉，颈动脉搏动明显，毛细血管搏动阳性，脉压差增大，心尖搏动向左下移动，主动脉瓣第二听诊区有舒张期杂音，可能为（ ）。
A. 主动脉关闭不全 B. 主动脉瓣狭窄 C. 甲状腺功能亢进
D. 二尖瓣关闭不全 E. 二尖瓣狭窄
52. 标志心室收缩开始的是（ ）。
A. 第一心音 B. 第二心音 C. 第三心音
D. 第四心音 E. 第五心音
53. 蛙状腹常见于（ ）。
A. 肝硬化 B. 恶病质 C. 胃扩张
D. 腹水 E. 消化性溃疡
54. 腹壁静脉曲张，脐以上及脐以下静脉血流方向都向下，见于（ ）。
A. 幽门梗阻 B. 肠梗阻 C. 门静脉循环障碍
D. 上腔静脉回流受阻 E. 下腔静脉回流受阻
55. 阑尾炎压痛点在（ ）。
A. 脐与右髂前上棘连线中、外 1/3 交界处
B. 脐与左髂前上棘连线中、外 1/3 交界处
C. 脐与右髂前上棘连线中、上 1/3 交界处

D. 中下腹偏左
E. 中下腹正中

56. 腹膜刺激征是（ ）。
A. 全腹压痛
B. 腹部压痛、肠鸣音消失
C. 腹膨隆、腹肌紧张
D. 腹肌紧张、压痛与反跳痛
E. 腹部压痛、呼吸运动减弱

57. 移动性浊音用于检查（ ）。
A. 胸腔积液 B. 腹腔积液 C. 心包积液
D. 胃潴留 E. 肠梗阻

58. 腹壁揉面感多见于（ ）。
A. 胃肠穿孔 B. 肝脾破裂 C. 结核性腹膜炎
D. 急性胆囊炎 E. 肝硬化腹水

59. Murphy 征阳性见于（ ）。
A. 急性胰腺炎 B. 急性阑尾炎 C. 急性胆囊炎
D. 胃、十二指肠溃疡 E. 急性肝炎

60. 脊柱后凸最多发生在（ ）。
A. 颈段 B. 胸段 C. 腰段
D. 骶段 E. 以上均不是

61. 类风湿性关节炎的手部特征性改变为（ ）。
A. 爪形手 B. 梭形关节 C. 杵状指
D. 垂腕 E. 匙状甲

62. 下列属于缺铁性贫血手部特征性改变是（ ）。
A. 匙状甲 B. 杵状指 C. 爪形手
D. 猿掌 E. 梭形关节

63. 杵状指（趾）可见于（ ）。
A. 缺铁性贫血
B. 肝硬化
C. 发绀性先天性心脏病
D. 佝偻病
E. 类风湿性关节炎

64. 胸髓 7 ~ 8 节损害，下列哪项反射消失（ ）。
A. 上腹壁反射 B. 中腹壁反射 C. 下腹壁反射
D. 提睾反射 E. 跖反射

65. 下列哪项检查不属于共济失调（ ）。
A. 指鼻试验 B. 对指试验 C. 温度觉试验
D. 跟膝胫试验 E. 轮替动作

66. 下列哪个征象不是脑膜刺激征的主要检查方法（ ）。
A. 拉塞格征 B. 颈强直 C. 克氏征
D. 布氏征 E. Brudzinski 征

67. 下列可判断被评估者瘫痪程度的检查（　）。

A. 肌力　　B. 肌张力　　C. 肌萎缩

D. 病理反射　　E. 脑膜刺激征

68. 肢体能抬离床面，但不能对抗阻力，其肌力是（　）。

A. 2 级　　B. 3 级　　C. 4 级　　D. 5 级　　E. 1 级

69. 被评估者锥体系损害时，肌张力改变为（　）。

A. 折刀现象　　B. 肌张力减弱　　C. 齿轮样强直

D. 铅管样强直　　E. 强直性肌张力增强

70. 浅反射不包括（　）。

A. 角膜反射　　B. 腹壁反射　　C. 提睾反射

D. 桡骨骨膜反射　　E. 跖反射

71. 深反射不包括（　）。

A. 桡骨骨膜反射　　B. 跟腱反射　　C. 膝反射

D. 角膜反射　　E. 肱二头肌腱反射

二、简答题

1. 简述5种叩诊音的临床意义。
2. 简述视、触、叩、听评估法各自的适用范围和注意事项。
3. 常见面容的特点及临床意义。
4. 常见强迫体位的特点及临床意义。
5. 根据组织损伤程度，可将压疮分为几期？描述其特点。
6. 简述局部淋巴结肿大的临床意义。
7. 简述瞳孔评估的内容及临床意义。
8. 简述扁桃体肿大的分度。
9. 简述甲状腺肿大的分度。
10. 简述颈静脉怒张的判断及临床意义。
11. 何谓异常支气管呼吸音？其临床意义如何？
12. 简述心脏瓣膜听诊区及听诊内容？
13. 腹部触诊的主要内容有哪些？
14. 试述肠鸣音变化的临床意义？
15. 如何评估脊柱弯曲度？
16. 如何判断佝偻病患儿有无膝内翻、外翻？
17. 简述脑膜刺激征的评估方法及其临床意义。
18. 简述病理反射的评估方法及其临床意义。

第六章 心理评估

教学要求

1. 掌握心理评估、自我概念评估、认知评估、情绪与情感评估、个性评估以及压力与压力应对评估的内容与方法。

2. 熟悉心理评估的目的与注意事项；自我概念的定义、分类、组成和自我概念紊乱的表现及相关的护理诊断；认知的定义和组成及其相关的护理诊断；情绪与情感的定义；导致焦虑、抑郁等常见情绪状态的原因及其临床表现；个性的定义、特征；压力、压力应对的定义；应对资源、应对方式、有效应对的影响因素。

3. 了解心理评估在健康评估中的重要性；自我概念的形成与变化、自我概念的影响因素；认知的影响因素；情绪与情感的作用及其相关的护理诊断；个性相关的护理诊断；压力源的分类及有效应对标准。

【病例引入】

患者，女，45 岁。不明原因发热 3 天入院。入院前在当地医院进行过系统检查，未明确诊断。患者有较为明显的焦虑和恐惧情绪，不愿与他人讨论自身疾病问题，食欲差、睡眠障碍、易激惹，独处时情绪低落、表情淡漠，不关注自己外表。

思考：

1. 心理评估的主要方法和内容有哪些？

2. 对该患者进行心理评估，并提出其目前存在的护理诊断。

3. 针对其护理诊断，该如何为其进行心理护理？

人不仅是生理的人，还是心理、社会、文化的人。人的生理健康与其心理和社会功能密切相关。以人为中心的整体护理，包括对被评估者的身体、心理、社会等方面进行全面的评估，故心理评估也是健康评估的重要组成部分。

第一节 概 述

一、心理评估的内容

心理学将人的心理现象分为心理过程和个性心理两部分。心理过程，又称心理活动，可分为内在的和外在的心理活动。内在的心理活动是人脑对客观现实的反映过程，包括认知过程、情绪与情感过程、意志过程。认知是个体对事物认识、理解、记忆、判断和推理的过程，反映个体的思维能力。人们对所有属于自己的身心、社会状况的认识构成了人的自我概念。人们在认识客观事物和自己的过程中所持的态度，使人们体验到喜悦、愤怒、悲伤、恐惧、吃惊等各种情绪与情感。然而对同一事物，个体的心理活动可不相同，有些人觉得有趣，有些人却感到乏味，这就是个性心理的作用。人的个性心理包括个性心理特征和个性倾向性。个性心理特征包括能力、气质和性格；个性倾向性包括需要、动机、兴趣、信念和世界观等。除此之外，个体在与社会及其周围环境相互作用的过程中还有许多外在的心理活动，主要表现为对各种压力的应对过程。因此，心理评估应包含上述主要的内、外在心理活动，即自我概念、认知、情绪与情感、个性，以及压力与应对等内容。

二、心理评估的目的

评估个体的心理过程，特别是在疾病发展中的心理过程，包括自我观念、认知、情绪与情感等方面现存的或潜在的心理健康问题；评估个体的个性心理特征，尤其是性格特征，以便选择适当的心理护理和护患沟通方式；评估个体所面临的压力源、心理承受能力、压力反应及应对措施，以便制定有针对性的护理计划。故通过心理评估作出相应的护理诊断，制定有针对性的护理计划，最终达到改善被评估者的心理状况，促进其身心康复的目的。

三、心理评估的方法

（一）交谈法

交谈法也称会谈法（interview），是心理评估最基本的方法，可分为正式会谈和非正式会谈两种类型。正式会谈是指事先通知对方，按照预定的会谈提纲有目的、有计划、有步骤的交谈。非正式会谈为日常生活或工作中个体间的自然交谈。会谈可使交谈双方建立相互合作和信任的关系，获取被评估者对其心理状况和问题的自我描述。

（二）观察法

观察法有自然观察法和条件观察法两种。

1. 自然观察法 自然观察法是指在自然条件下，对被评估者的个体行为与心理反应在不受干扰的情况下所进行的观察，如对其面部表情、姿势步态、着装仪表、语音语调等的观察。其特点是观察所得不受人为因素干扰，是事物的本来面目，比较客观、真实。但需要与被评估者较长时间的接触，要求评估者必须细心，要有深刻的洞察力。评估者在日常护理过程中对被评估者个体行为与心理反应的观察就是一种自然观察。

2. 条件观察法　条件观察法又称实验观察法，是指在特殊实验环境下观察被评估者对特定刺激的反应。这种观察需预先设计，并按既定程序进行，每一个体都接受同样的刺激。其优点为可获取具有较强可比性和科学性的结果。但实验条件、实验环境和程序等人为因素，以及被评估者意识到正在接受实验，可干扰实验结果的客观性。因此，心理评估以自然观察法为宜。

（三）心理测量学法

心理测量学法是心理评估常用的标准化手段之一，所得到的结果比较客观、科学。

1. 心理测量法　心理测量法是在标准情形下，用统一的测量手段，如器材测试个体对测量项目所作出的反应。

2. 评定量表法　评定量表法是指用一套预先已标准化的测试项目（量表）来测量某种心理品质。根据问题和测试项目的编排方式，可将量表分为二择一量表、数字等级量表、描述评定量表、Likert 评定量表、检核表、语义量表和视觉类似物量表等 7 种。量表是心理评估中应用较多、相对较客观的判断指标。

应用量表时需注意根据调查目的、被评估者的具体状况选择合适的量表，尽量选择经典的、为大家所公认的量表。量表使用的基本形式包括自评和他评。自评可较真实地反映被评者内心的主观体验；他评为评估者对被评估者心理反应的客观评定，较被动。

（四）医学检测法

医学检测法包括体格检查和各类实验室检查，如测量血压、心率、脉搏、血浆肾上腺皮质激素的浓度等，检测结果可为心理评估提供客观的辅助资料。

四、心理评估的注意事项

1. 重视心理评估在健康评估中的意义　心理评估是健康评估的重要组成部分，心理评估的资料对于制定个性化的护理措施是非常重要的。如对被评估者认知水平的评估，有利于指导护理人员为其选择合适的健康教育内容和方式；对被评估者情绪与情感的评估，可用于分析被评估者的心理状态，其心理状态是否良好，直接影响其接受医疗和护理的态度和遵从情况。

2. 应以目前的心理状态为重点　心理评估过程中，应着重对被评估者的目前心理状态进行评估。同时，心理评估不能与身体评估截然分开。在进行身体评估的同时，评估者可通过观察被评估者的语言和行为，收集其心理活动的相关资料，为心理评估提供素材。

3. 注意主、客观资料相结合、相比较　评估者需通过同时收集主、客观资料并进行比较分析，推断被评估者的心理功能。如评估其有无焦虑时，评估者不能仅依据其主诉即下结论，而应结合客观观察到的情况，如是否出现颤抖、快语、面色潮红等与焦虑有关的生理反应行为，综合主客观情况进行分析和判断。

4. 避免评估者的态度、观念、偏见对评估结果的影响 心理评估的内容和方法等特点决定了心理评估较身体评估更具有主观性，其结果易受到评估者的态度、观念、偏见等的影响。此外，由于心理评估的方法和技巧还处在探索和发展过程中，很多技术较之身体评估还不够成熟和稳定。因此，进行心理评估时应特别注意所选的评估手段的针对性和有效性，充分考虑到被评估者的个体差异，尽量避免评估者自身的偏见，只有这样，才能使评估结果更为科学、准确。

第二节 自我概念评估

在现实生活中，每个人都想知道自己是谁，自己想做什么以及能做什么，自己在他人眼里是怎么样的一个人，这些心理活动在心理学中被称作“自我概念”。形成恰当、合适的自我概念是个体心理健康的重要标志。个体的自我概念会对生活中的各个方面产生影响，如选择职业、交往偏好、价值观、生活方式等，甚至会对生活中的一些细节如衣着风格、食物选择等形成影响。自我概念紊乱，会极大地影响个体维护健康的能力以及疾病康复的能力，故自我概念评估是心理评估的重要内容之一。

一、自我概念的定义

自我概念是人们通过对自己的内在、外在特征以及他人对他/她的反应的感知与体验而形成的对自我的认识与评价，是个体在与其心理社会环境相互作用过程中形成的动态的、评价性的“自我肖像”。在护理专业中，自我概念包括个体的身体自我（即体像）、社会自我、精神自我和自尊。

二、自我概念的分类

心理学研究领域存在多种自我概念的分类方法，其中被多数学者认同的是 Rosenberg 分类法，其认为自我概念包括真实自我、期望自我和表现自我三大类。

1. 真实自我 真实自我是自我概念的核心，是人们对其内、外在特征以及所处的社会状况等情况的真实感知与评价，主要包括体像、社会认同和自我认同。

2. 期望自我 真实自我也称理想自我，是人们对自我的一种期望和理想，即个体对“希望自己是个怎样的一个人”的一种感知。期望自我既包括个体希望得到的外表和生理方面的特征，也包括个体希望自己所具备的能力、素质、个性特征以及所能获得的社会支持等方面，是个体获得成就和达成个人目标的内在动力。期望自我中的有些内容是超越个体的现实条件的，是一种理想的状态，因此，期望自我含有真实与不真实的成分。真实成分越多，就会越接近真实自我，个体的自我概念形成就越好，否则自我概念就会越差，甚至会形成自我概念紊乱或自尊低下等情形。

3. 表现自我 表现自我是个体对真实自我的展示与暴露，为自我概念最富于变化的部分。由于不同的人、不同的社会团体对他人自我形象的认可标准不一样，因此在不同场合其表现自我会有区别甚至完全不同，如初次见面和求职面试时的表现与日常的表现可能会有很大差别，故评估起来很困难，评估结果取决于个体暴露自我与真实自我的相关程度。

三、自我概念的组成

1. 体像 体像是自我概念的主要组成部分之一，是个体对自己身体外形，以及身体功能的认识与评价，如高、矮、胖、瘦、美、丑、虚弱、强壮等。体像分为客观体像和主观体像两种。前者是人们直接从照片或镜子里所看到的自我形象，后者是指人们通过分析和判断别人对自己的反应而感知到的自我形象。对于住院患者而言，心脏监护仪、管道等也可成为体像的组成部分。体像是自我概念中最不稳定的部分，很容易受到疾病、外伤以及手术的影响而发生变化。

2. 社会认同 社会认同也称社会自我，是个体对自己的社会人口特征的感知，如年龄、性别、职业、政治学术团体会员资格以及社会名誉、地位的认识与估计。

3. 自我认同 自我认同也称精神自我，是指个体对自己智慧、能力、性格、道德水平等的认识与判断。自我认同紊乱的人会出现无法分辨自我与他人，或无法将自我独立地从社会环境中分离出来。

4. 自尊 自尊是个体对自己在社会群体中价值的主观判断和评价，是人们尊重自己、维护自己的尊严和人格，不容他人任意歧视、侮辱的一种心理意识和情感体验。自尊来源于个体对体像、社会认同和自我认同的准确判断与认识，任何负性的评判都会对个体的自尊产生负面影响。同时，自尊还与期望自我密切相关，如自我评判与期望自我相一致，则个体的自尊会提高，反之则会下降。

四、自我概念的形成与变化

自我概念并非天生就具备的，而是个体与他人相互作用的社会化产物。个体对自己的价值判断是通过与他人的条件、能力和成就相比较而形成的。实际上，在婴儿期个体就有了对身体的感受，如果生理需求能够被满足，爱和温情能够被体验，则婴儿就建立了对自我的积极感受。此后随着年龄的增长，在与他人的交往中不断将自己观察和感知到的自我和他人对自己的反应和态度内化到自己的判断中，形成自我概念。

个体的自我概念形成后，并非是一成不变的，它会受到很多因素的影响，会因各种条件的改变而发生变化。影响自我概念的形成与变化的因素主要包括个体的生活经历、环境、他人（尤其是对其有重要意义的人）的反应、生长发育过程、健康状况等。

五、自我概念紊乱

自我概念紊乱是指个体在自我概念方面处于或有危险处于消极变化的状态。这种状态可以包括自我形象、自尊、角色行为和自我认同等方面的变化。自我概念紊乱常可通过个体的语言和行为表现出来。如个体表达“我一无是处”“我真没用”“我没希望了”等语言时，就是自我概念紊乱的语言表露。在行为方面，自我概念紊乱的个体可表现出不愿见人、不愿照镜子、不愿与他人交往、不愿看体貌有改变的部位、不愿与他人讨论伤残或不愿听到相关的谈论等。

医学心理学研究还表明，焦虑、抑郁、恐惧等情绪改变也能从侧面反映出个体的自我概念紊乱，并表现出相应的生理、心理和行为的变化。自我概念紊乱的个体可出现心悸、食欲不振、睡眠障碍、行动迟缓、机体机能减退等生理功能改变。注意力不集中、易激惹、紧张、神经质动作、焦虑等表现是自我概念紊乱常见的心理反应，也有个体会出现情绪低落、悲观、易伤感等抑郁表现，严重者甚至可能出现意志消沉、逃避现实、自杀倾向。

六、自我概念的评估

一般采用交谈、观察、画人测试、量表评定等方法对个体体像、社会认同、自我认同、自尊等方面进行综合评估。评估时应注意环境应安静、舒适、私密，同时应与被评估者建立真诚的、彼此信赖的护患关系，交谈时应认真倾听，并与其保持目光交流。

（一）交谈

交谈是获取被评估者自我概念主观资料的一种方法。

1. 体像 询问的主要内容包括你认为自己身体哪个部分最为重要？为什么？你最喜欢自己身体的哪个部位？最不喜欢哪个部位？你最希望自己外表的哪些地方能有所改变？他人又希望你哪些地方有所改变？

对体像已有改变者应询问：这些改变对你的影响有哪些？你认为这些改变使他人对你的看法有何改变？

2. 社会认同 询问的主要内容包括你从事什么职业？你是政治或学术团体的成员吗？你的家庭及工作情况如何？你最引以为自豪的个人成就有哪些？

3. 自我认同与自尊 询问的主要内容包括你觉得自己是怎么样的一个人？如何描述你自己？总体来说，你对自己满意吗？与社会上绝大多数人相比，你觉得自己的工作和生活能力如何？你对你的个性特征、心理素质和社会能力满意吗？不满意的是哪些方面？你的同事、朋友、领导如何评价你？你是否常有“我还不错”的感觉？

4. 自我概念现存的或潜在的威胁 询问的主要内容包括目前有哪些事会令你感到焦虑、恐惧、绝望、忧郁、痛苦？

（二）观察

观察法用于收集被评估者的外表、非语言行为以及与他人的互动关系等与自我概念有关的客观资料。具体观察内容包括外表、非语言行为、语言和心理反应等。

1. 外表 观察被评估者外表是否整洁、穿着打扮是否得体以及身体有无异常等情况。

2. 非语言行为 观察被评估者面部表情如何，是否与评估者有目光交流，是否有不愿意见人、不愿照镜子、不愿与人交流、不愿看体貌改变的部位、不愿与他人讨论与其病伤有关的话题等诸如此类的行为。

3. 语言 通过交流，发现被评估者是否有自己无用或自己已完全绝望等语言。

4. 心理反应 观察被评估者有无烦躁、焦急、害怕、惊慌、颤抖、心悸、气促、恶心、呕吐、尿频、脸红、出汗、失眠、易激惹等焦虑表现；观察被评估者有无哭泣、睡眠障碍、食欲减退、体重下降、心慌、易疲劳等抑郁表现。

（三）画人测验

画人测验的评估方法适用于被评估者不能很好地理解和回答交谈中的问题时。通过让被评估者画一个人像，并从心理学角度对其画像进行分析和解释，从中了解个体对其体像改变的内心体验。

（四）量表测量

通常用于个体自我概念评估的量表有 Rosenberg 自尊量表（表 6－1）、Pieer－Harries 儿童自我概念评估量表、Michigan 青少年自我概念评定量表和 Coopersmith 青少年自尊量表等。每种量表均是针对特定人群所设计的，应用时需注意其特定的适用范围，进行恰当的选择。

表 6－1 Rosenberg 自尊量表

项目	评分			
1. 总的来说，我对自己满意	SA	A	D*	SD*
2. 有时，我觉得自己一点都不好	SA*	A*	D	SD
3. 我觉得我有不少优点	SA	A	D*	SD*
4. 我和绝大多数人一样能干	SA	A	D*	SD*
5. 我觉得我没什么值得骄傲的	SA*	A*	D	SD
6. 有时，我真觉得自己没用	SA*	A*	D	SD
7. 我觉得我是个有价值的人	SA	A	D*	SD*
8. 我能多一点自尊就好了	SA*	A*	D	SD
9. 无论如何我都觉得自己是个失败者	SA*	A*	D	SD
10. 我总以积极的态度看待自己	SA	A	D*	SD*

使用指南：该量表含有 10 个有关测评自尊的项目，回答方式为非常同意（SA）、同意（A）、不同意（D）、很不同意（SD）。凡选标有 * 号的答案表示自尊低下。

七、相关的护理诊断

1. 身体意象紊乱。
2. 自我认同紊乱。
3. 自尊紊乱。

4. 长期自尊低下。
5. 情景性自尊低下。

第三节 认知评估

一、认知的定义

认知是人们推测和判断客观事物的心理过程，是在个体的经验及对有关线索进行分析的基础上形成的对信息的理解、分类、归纳、演绎及计算能力。认知活动包括思维、语言和定向力三部分。

（一）思维

思维是人脑对客观现实间接的、概括的反映，是认识事物本质特征及内部规律的理性认知过程。思维过程具有连续性，当这种连续性丧失时，即出现了思维障碍，思想就不再能被他人理解。反映思维水平的主要指标包括抽象思维、洞察力和判断力。抽象思维是以记忆、注意、概念、理解、推理形式反映事物本质特征与内部联系的精神现象。洞察力是理解客观事物真实性的能力，与精确的自我感知有关。判断力是人们肯定或否定某事物具有某种属性或某种行动方案具有某种可行性的思维方式。

（二）语言

语言既是人们表达思维的工具，是思维的物质外壳，也是人们交流思想、意见的主要工具。词的意义是语言的概括，语法规则是思维逻辑的表现，思维的抽象与概括总是借助语言得以实现的。思维和语言不可分割，没有语言就不可能有理性思维，没有思维也就不需要作为工具和手段的语言。思维和语言是一个密切相关的统一体，共同反映着人的认知水平。语言可分为接受性语言和表达性语言两种，前者指理解语句的能力，后者为传递思想、观点、情感的能力。

（三）定向力

定向力是人们对现实的感觉，对过去、现在、将来的察觉，以及对自我存在的意识，包括时间、地点、空间及人物定向力等。

二、认知的评估

认知的评估包括对思维能力、语言能力和定向力的评估。

（一）思维能力评估

思维能力评估可通过抽象思维能力、洞察力和判断力三方面进行评估。

1. 抽象思维能力 抽象思维能力涉及个体的记忆、注意、概念、理解和推理能力，需逐项评估。

(1) 记忆 记忆是人脑对外界输入的信息进行编码、存贮和提取的过程，分为瞬时记忆、短时记忆和长时记忆。老年人瞬时记忆和短时记忆较差，长时记忆较好；儿童瞬时记忆和短时记忆较好，长时记忆较差；青少年各种记忆均较好，是记忆的黄金时期。评估短时记忆时，可让被评估者重复一句话或一组由 5 ~7 个数字组成的数字串。评估长时记忆，可让被评估者说出其家人的名字，当天进食哪些食品，或叙述其孩童时代的事件等。

(2) 注意 注意是心理活动对一定对象的指向和集中，分无意注意和有意注意两种。无意注意可通过观察被评估者对周围环境的变化，如所住病室来新患者、开关灯有无反应等进行判断。评估有意注意的方法为指派一些任务让被评估者完成，如让被评估者填写入院记录，叙述自己入院前的治疗经过，同时观察其执行任务时的专注程度。

(3) 概念 概念是人脑反映客观事物本质特性的思维形式。人们通过抽象、概括、舍弃事物次要的、非本质的特性，把握事物的本质特性，并据此将同类事物联系起来，就形成了该类事物的概念。对被评估者概念化能力的评估可在日常护理过程中进行，如让经数次健康教育后的被评估者总结概括其所患疾病的特征、所需的自理知识等，从中判断被评估者对这些知识进行概念化的能力。

(4) 理解 让被评估者按指示做一些由简单到复杂的动作，如要求被评估者关门，坐在椅子上，将右手放在左手手心里，然后按顺时针方向搓擦手心，观察其理解和执行情况。

(5) 推理 推理是由已知判断推出新判断的思维过程，包括演绎和归纳两种形式。归纳推理是从特殊事例到一般原理的推理；演绎则恰好相反。评估推理能力时，评估者必须根据被评估者的年龄特征、生活环境提出问题，如对 6 ~7 岁的儿童可问他“一切木头做的东西在水中都会浮起来，现在这个东西丢在水里浮不起来，这个东西是什么做的”？如果儿童能回答：“不是木头做的”，表明他的演绎推理能力已初步具备；如果儿童回答：“是铁或石头”，表明他还不具备演绎推理能力。

2. 洞察力 让被评估者描述所处情形，再与实际情形作比较看有无差异。如让其描述对病房环境的观察，再与实际情形相比较。对更深一层洞察力的评估可让其解释格言、谚语或比喻等。

3. 判断力 判断可以以现实为基础，也可以脱离现实；判断可以以社会常模为根据，也可以违背社会常模。判断力受个体智力、情绪、受教育水平和所生活的社会、文化环境等多种因素的影响，并随年龄而变化。评估时要充分考虑到这些因素的干扰。可通过展示实物让被评估者说出其属性，也可通过评价被评估者对将来打算的现实性与可行性进行评估。如问被评估者：“你出院后准备如何争取他人的帮助”“出院后经济上遇到困难你将怎么办”“你违反了交通规则，警察示意你停下，你将怎么办” 等。

（二）语言能力评估

语言能力是个体认知水平的重要标志，对判断个体的认知水平很有价值，并可作为护士选择与患者沟通方式的依据。

1. 评估方法 主要通过提问，让被评估者复述、陈述病史、命名、阅读、书写等方法进行，观察其说话时的音量、音调、语速、节奏，以及用词的正确性、陈述的流畅性、语意的连贯性等，以检测其语言表达能力和对文字符号的理解能力。

（1）提问 评估者可向被评估者进行一般性问题的提问，所提问题可由简单到复杂，由具体到抽象，通过被评估者的回答情况了解其对一般性问题的理解能力和回答能力。

（2）复述 评估者说一些简单词句，让被评估者进行复述。

（3）自发性语言 给出一个主题，让被评者自己组织语言并进行陈述，如让其陈述自己的病史，评估者可通过观察其陈述的流利程度、措辞和表达情况了解其语言能力。

（4）命名 评估者拿出一些常见生活物品，让被评者说出其名称，如果不能说出名称则让其说出物品的用途。

（5）阅读 使用一些简单文字素材，让被评估者：①读出单个或数个词语、短句或一段文字。②默读一段短文或一个简单的故事后，让其说出大意。评价其读音及阅读理解的程度。

（6）书写 可应用自发性书写、默写和抄写3种方式进行评估。①自发性书写：让被评估者随意写出一些简单的字、短句、数字、物品名称等。②默写：让被评估者默写出评估者所口述的词句。③抄写：请被评估者抄写一段文字。

2. 语言障碍的类型与特点 通过评估如果发现被评估者存在语言障碍，可根据语言障碍的特点进行分类。

（1）失语 失语是由于大脑皮质中与语言功能有关的区域发生损害所致，损害的具体部位不同，使被评估者呈现出不同类型的失语。

①运动性失语：不能说话，或只能讲一两个简单的字，常用词不当，但对他人的言语及书面文字能理解。

②感觉性失语：不能理解他人的语言，自述流利，发音用词错误，被评估者不能理解自己所言，他人也完全听不懂。

③失写：不能书写或写出的句子有错误，抄写能力尚存，但能听懂他人语言及认识书面文字。

④失读：丧失对文字、图画等视觉符号的认识能力，常与失写同时存在。

⑤命名性失语：称呼原熟悉的人名、物品名的能力丧失，但能叙述如何使用，他人告知名称时，能辨别对与错。

（2）构音困难 构音困难主要是由于发音的肌肉麻痹、共济失调或肌张力异常增高所致，表现为发音不清，但用词正确。

（三）定向力评估

1. 时间定向力 评估时，让被评估者回答“现在是几点钟”“今天是星期几”“今年是哪一年”等问题。

2. 地点定向力　评估时让被评估者回答“你现在在哪里?”

3. 空间定向力　评估时，让被评估者根据参照物描述环境中某物品的位置。如回答“呼叫器在哪儿”“床旁桌放在床的左边还是右边”等问题。

4. 人物定向力　评估时让被评估者回答“你叫什么名字”“你知道我是谁”等问题。

定向力障碍者不能将自己与时间、地点、空间联系起来。定向力障碍发生的先后顺序依次为时间、地点、空间和人物定向力障碍。

三、相关的护理诊断

1. 知识缺乏。
2. 思维过程紊乱。
3. 记忆受损。
4. 语言沟通障碍。

第四节　情绪与情感评估

情绪与情感是人的需求得到满足程度的反映，是个体心理健康的重要标志，也是健康评估的重要组成内容。

一、情绪与情感的定义

情绪与情感是个体对客观事物的体验，是人的需求是否获得满足的反映。当需要得到满足时，个体会产生积极的情绪与情感体验；反之则会产生消极的情绪和情感体验。情绪和情感通过体验反映客观事物与人的需求之间的关系，“体验”是情绪与情感的基本特征。

心理学研究表明，情绪与情感是既有区别又有联系的一对概念。

两者的区别在于：①定义不同：情绪是暂时性的、与生理需求满足与否有关的心理活动，是人类和动物所共有的。情感则是稳定的、与社会性需求满足与否相联系的，是人类特有的心理活动，并受社会历史条件所制约。②在产生和发展方面：情绪发展在先，情感体验在后；情绪具有较强的情境性、激动性和暂时性，一般不稳定；情感则具有较强的稳定性、深刻性和持久性，是对事物态度的反映，是构成个性或道德品质中稳定的成分。③在表现形式上：情绪有明显的冲动性和外部表现，情感则比较内隐，多以内在体验的形式存在。

两者的联系：情绪与情感都是个体的主观体验，必然存在一定的联系，表现在情感是在情绪稳定固着的基础上建立发展起来的，情感通过情绪的形式表达出来。同时，情感的深度决定着情绪表现的强度，情感的性质决定在一定情境下情绪的表现形式，在情绪发生过程中，多含有情感的因素。

二、情绪与情感的作用

情绪与情感作为个体对客观世界的特殊反映形式，对人的物质生活和精神活动有着重要的作用。

1. 适应作用 适应生活环境是人类面临的重要问题，调节个人情绪是适应社会环境的一种重要手段。通过各种情绪、情感，个体协调着自身与外界之间的各种联系，当个体根据以往的经验成功应对困难和问题时，就会产生积极的情绪与情感；反之，便产生焦虑等不良情绪。

2. 动机作用 情绪与情感是个体行为动机的源泉。积极的情绪可激励人的行为，提高行为效率；适度的紧张和焦虑可促使个体积极地思考、解决问题；而过度紧张和焦虑则会干扰、阻碍人的行动，降低活动效率，甚至引发不良行为。

3. 组织作用 个体的情绪与情感是心理活动的组织者，这种由需要的满足与否引起的特殊心理活动影响着感知、记忆、思维等其他心理过程，如抑郁可降低脑组织的兴奋性、缩小感知范围和降低记忆效率，而过度兴奋又可因缺乏冷静而干扰思维过程。

4. 对身体健康状况的影响 良好的情绪和情感对身体健康是有益的。如一个人对某项工作和工作环境有良好的情感情绪，工作的积极性就高、效率就好，对身体的健康也有利。反之便会产生厌烦、急躁或紧张、焦虑。如果一个人长期处于消极的情绪和情感状态，就会导致某种疾病，如高血压、心脑血管病、消化性溃疡、失眠等。

三、情绪与情感的种类

我国春秋时期的思想家荀子将情绪和情感分为好、恶、喜、怒、哀、乐六大类，中医更有喜、怒、忧、思、悲、恐、惊的“七情”说法。现代心理学家将情绪和情感分为五类。

1. 基本情绪、情感 基本情绪、情感是最基本、最原始的情绪、情感，包括满意、喜悦、快乐、紧张、焦虑、抑郁、愤怒、恐惧、悲哀、痛苦、绝望等。

2. 与接近事物有关的情绪、情感 与接近事物有关的情绪、情感包括惊奇、兴趣，以及轻蔑、厌恶。

3. 与自我评价有关的情绪、情感 与自我评价有关的情绪、情感包括犹豫、自信和自卑。

4. 与他人有关的情感体验 与他人有关的情感体验分为肯定和否定两种，其中爱是肯定情感的极端，恨是否定情感的极端。

5. 正性情绪、情感与负性情绪、情感 凡能提高人的工作效能、增强人的体力和精力的积极情绪与情感为正性情绪、情感，如满意、喜悦、快乐、惊奇、兴趣、自信、友爱等。凡是抑制人的活动效能，削弱人的体力和精力的消极情绪与情感为负性情绪、情感，如抑郁、痛苦、悲哀、绝望、轻蔑、厌恶、自卑等。

四、常见的情绪反应

虽然人类情绪复杂多样，但对被评估者来说，焦虑和抑郁是最常见也是最需要护理干预的情绪状态。

1. 焦虑　焦虑一般由危险或对威胁的预料或预感而诱发，是一种不愉快的情绪体验。凡能引起被评估者焦虑的原因，如疾病困扰、担忧手术、治疗过程的复杂、治疗效果不佳、并发症、后遗症等均可产生焦虑。焦虑表现为生理和心理两方面的变化。生理方面主要有心悸、食欲下降、睡眠障碍等；心理方面表现为注意力不集中、易激惹等。人们常以语言和非语言两种形式表达内心的焦虑。直接诉说忧虑事件和原因及一些自觉症状，如心慌、出汗、头痛、注意力无法集中等为语言表达形式；非语言表达形式表现为心跳加速、呼吸加快、咬指甲、来回踱步、姿势与面部表情紧张、神经质动作等。

2. 抑郁　抑郁是在个体失去某种其重视或追求的东西时所产生的一种负面情绪体验。处于抑郁状态的个体可出现情感、认知、动机，以及生理等多方面的改变。情感方面主要表现为情绪低落、心境悲观、自我感觉低沉、生活枯燥无味、哭泣、无助感等；认知方面表现为注意力不集中、思维缓慢、不能做出决定；动机方面表现为过分依赖、生活懒散、逃避现实，甚至有自杀意念或倾向；生理方面表现为易疲劳、食欲减退、体重下降、睡眠障碍、运动迟缓，以及机体其他功能减退。

五、情绪与情感评估

对情绪情感的评估可综合运用多种方法，包括会谈、观察与测量、量表评定等。

（一）会谈

会谈是评估情绪和情感的最常用方法，用于收集被评估者的有关情绪和情感的主观资料，可通过一系列问题进行评估，如“你觉得你最近的情绪与平常有何不同”“有什么事情让你感到高兴、忧虑或沮丧”“这样的情绪持续多久了”。同时要与被评估者的家人及身边的人进行核实。

（二）观察与测量

观察与测量被评估者的呼吸频率、心率、血压、皮肤颜色和温度、食欲及睡眠状况等变化，以获得情绪、情感变化的客观资料，并对经问诊所收集的主观资料进行验证。如紧张时常伴有皮肤苍白，焦虑、恐惧时常伴有多汗，抑郁时可有食欲减退、睡眠障碍等表现。

（三）量表评定法

量表评定法是情绪与情感评估较为客观、可靠的一种方法。心理学领域关于情绪与情感评估的量表较多，主要介绍以焦虑和抑郁情绪反应为主的评定量表。

1. Avillo 情绪与情感形容词量表　该表共有 12 对意思相反的形容词（表 6－2），让被评估者从每一组形容词中选出符合其目前情绪与情感的词，并给予相应得分。总分在 84 分以上，提示情绪、情感积极；总分在 84 分以下，提示情绪、情感消极。该表特别适合于不能用语言表达自己情绪和情感，或对自己的情绪、情感定位不明者。

表 6-2 Avillo 情绪与情感形容词量表

	1	2	3	4	5	6	7	
变化的								稳定的
举棋不定的								自信的
沮丧的								高兴的
孤立的								合群的
混乱的								有条理的
漠不关心的								关切的
冷淡的								热情的
被动的								主动的
淡漠的								有兴趣的
孤僻的								友好的
不适的								舒适的
神经质的								冷静的

2. Zung 氏焦虑自评量表（self-rating anxiety scale，SAS） 该量表共 20 个项目，每个项目按 1~4 级评分，最低分 20 分，最高分 80 分（表 6-3）。使用方法：让被评估者仔细阅读每一个项目，理解意思后，根据最近 1 周的实际情况在相应的地方打勾。评定采用 1~4 计分制（其中 5、9、13、19 反向计分），将 20 题的得分相加得总分，将总分乘以 1.25，四舍五入取整数，即得标准分。焦虑评定的分界值为 50 分，50 分以上，可诊断为有焦虑倾向。分值越高，焦虑倾向越明显。

表 6-3 Zung 氏焦虑自评量表

评定项目	无或很少有	有时有	大部分时间有	绝大多数时间有
1. 我觉得比平常容易紧张和着急	1	2	3	4
2. 我无缘无故地感到害怕	1	2	3	4
3. 我容易心里烦乱或觉得惊恐	1	2	3	4
4. 我觉得我可能将要发疯	1	2	3	4
5. 我觉得一切都很好	4	3	2	1
6. 我手脚发抖打颤	1	2	3	4
7. 我因头痛、头颈痛和背痛而苦恼	1	2	3	4
8. 我感觉容易衰弱和疲乏	1	2	3	4
9. 我觉得心平气和，并且容易安静坐着	4	3	2	1
10. 我觉得心跳得很快	1	2	3	4
11. 我因为一阵阵头晕而苦恼	1	2	3	4
12. 我有晕倒发作或觉得要晕倒似的	1	2	3	4
13. 我吸气呼气都感到很容易	4	3	2	1
14. 我手脚麻木和刺痛	1	2	3	4

续表

评定项目	无或很少有	有时有	大部分时间有	绝大多数时间有
15. 我因为胃痛和消化不良而苦恼	1	2	3	4
16. 我常常要小便	1	2	3	4
17. 我的手常常是潮湿的	1	2	3	4
18. 我脸红发热	1	2	3	4
19. 我容易入睡并且一夜睡得很好	4	3	2	1
20. 我做恶梦	1	2	3	4

3. Zung 氏抑郁自评量表（self－rating depression scale，SDS） 该量表使用方法同 Zung 氏焦虑自评量表，抑郁评定的分界值为 53 分，53 分以上可诊断为有抑郁倾向。分值越高，抑郁倾向越明显（表 6－4）。

表 6－4 Zung 氏抑郁自评量表

评定项目	很少有	有时有	大部分时间有	绝大多数时间有
1. 我觉得闷闷不乐，情绪低沉	1	2	3	4
2. 我觉得一天之中早晨最好	4	3	2	1
3. 我一阵阵哭出来或觉得想哭	1	2	3	4
4. 我晚上睡眠不好	1	2	3	4
5. 我吃得和平常一样多	4	3	2	1
6. 我与异性密切接触时和以往一样感到愉快	4	3	2	1
7. 我发觉我的体重在下降	1	2	3	4
8. 我有便秘的苦恼	1	2	3	4
9. 我心跳比平时快	1	2	3	4
10. 我无缘无故地感到疲乏	1	2	3	4
11. 我的头脑跟平常一样清楚	4	3	2	1
12. 我觉得经常做的事情并没有困难	4	3	2	1
13. 我觉得不安而平静不下来	1	2	3	4
14. 我对将来抱有希望	4	3	2	1
15. 我比平常容易生气激动	1	2	3	4
16. 我觉得做出决定是容易的	4	3	2	1
17. 我觉得自己是个有用的人，有人需要我	4	3	2	1
18. 我的生活过得很有意思	4	3	2	1
19. 我认为如果我死了，别人会生活得好些	1	2	3	4
20. 平常感兴趣的事我仍然照样感兴趣	4	3	2	1

六、相关的护理诊断

1. 焦虑。
2. 预感性悲哀。

3. 恐惧。
4. 绝望。
5. 功能障碍性悲哀。

第五节　个性评估

个性也称人格，是个体具有一定倾向性的、比较稳定的心理或行为特征的总和。个性包括个性心理特征和个性倾向性两方面。个性心理特征包括能力、气质和性格；个性倾向性包括需要、动机、兴趣、信念、世界观等。

一、个性的特征

个性特征包括独特性和倾向性、整体性、稳定性、社会性。

1. 个性的独特性和倾向性　人的个性不仅受先天因素的影响，也受后天社会和生活环境的影响。由于每一个人的遗传因素、家庭背景、生活及学习环境、个人经历不同，因此个性在形成中有其独特性和倾向性。可以说，世界上没有两个人的个性完全相同。

2. 个性的整体性　个性是一个人在行为、能力、性格、气质和品质等各方面的综合表现，也就是说，个性具有完整性的特征。在任何人身上，孤立的个性心理特征和个性倾向性都是不存在的。

3. 个性的稳定性　一个人的个性一旦形成，其个性心理活动、特征和倾向是相对比较稳定的。个人行为中偶然表现出来的心理倾向和心理特征并不能代表其个性，如一个性格开朗、办事果断的人，偶尔表现出郁郁寡欢、犹豫不决，不能说他具有优柔寡断的性格特征。

4. 个性的社会性　人的个性是在生长、发育和成长过程中不断形成的，人的个性在形成过程中社会因素起着重要作用，如生长的人文环境、养育人的态度、他人的关爱等。个性不仅有生物学方面的意义，也有社会学方面的意义，即社会性。

二、个性的内容

个体的个性心理特征主要包括能力、气质、性格。

1. 能力　能力是指一个人成功完成某种活动所必须具有的个性心理特征。我国多年来一直受英国心理学家斯皮尔曼早在20世纪30年代提出的“二因素论”的影响，将能力简单分为一般能力和特殊能力两类。一般能力是指人们从事日常各种活动和工作时所具有的基本能力，如观察、注意、记忆、概括等认知能力。特殊能力是指个体从事某种专业活动所应具有的能力，如画家的色彩分辨力、音乐家的节奏感等。

现代心理学认为，从整体结构上看，能力应该包括基础能力、专业能力和特质能力三个层次。其中，基础能力即一般能力；专业能力是指通过某种专业学习和训练而获得的完成专业性活动所必须具备的能力。特质能力是在基本能力和专业能力基础上，在某一方面或某些方面比较突出的能力。换句话说，特质能力是某种“过人之处”，或某一方面能力具备“人无我有、人有我优”的特质。特质能力的核心是创新能力，没有创新就不会形成“特质”。

2. 气质 气质通常是指人的性情和脾气，是一种典型而稳定的人格特征，是个体心理活动的动力特点。每个人都会有多种不同的气质特点，这些特点有规则地互相联系，从而构成个体的气质类型特征。气质具有天赋性、相对稳定性和可变性。古希腊医生希波克利特根据人体内的四种体液——血液、黏液、黄胆汁、黑胆汁哪一种占优势，将人的气质分为胆汁质、多血质、黏液质和抑郁质4种类型。

3. 性格 性格是指个体对现实的一种稳定的态度体系和习惯化的行为方式。它包括两个方面：其一是稳定的态度体系，例如，热情、善良、正直、同情，或冷淡、虚伪、狡诈、无情；勤劳、认真、富于创造精神，或马虎、懒惰、墨守成规；自尊、自爱、谦虚谨慎，或自卑、自弃、狂妄自大；见义勇为或见利忘义。其二是习惯化的行为方式，例如，开朗、活泼、直率、外向，或拘谨、冷静、多思、内向；大胆、勇敢，或怯懦、谨慎等等。

现代心理学家将性格分为功能类型、内外倾向型、场独立型和场依存型等。

（1）功能类型 包括理智、情绪和意志3种类型。理智型的个体办事和处理问题理智性较强，表现为稳重、讲道理、明事理及有分析、有思考地看待和处理问题。情绪型者，受情绪的影响较大，遇事易冲动、脆弱。意志型者，性格坚强，其行为活动有明显的目的性、主动性、持久性和坚定性。

（2）内外倾向型 内向型性格待人处事小心谨慎，不轻易表明自己的思想，情感深藏，不善交际，但一旦下决心往往能坚持下去，并善于分析和总结自己的不足。外向型性格活泼、豁达，善于表明自己的思想与情绪，善于交际，办事果断，但办事易轻率，不善于接受批评和自我批评。

（3）场独立型与场依存型 场独立型性格能主动适应各种环境和应对各种困难，善于克制冲动。场依存型性格被动接受环境，自控力差，易产生自卑、抑郁等不良心理及依赖思想。

三、个性的评估

（一）能力

应着重于个体一般能力的评估，尤其是认知能力的评估，详见第三节认知评估。

（二）性格

性格评估是个性评估的重点，常用的评估方法有观察法、交谈法、作品分析法等。

1. 观察法 通过观察被评估者的言行、情感、意志、态度等的外部表现，如开朗活泼还是拘谨冷静、意志脆弱还是坚强、感情外露还是内藏等，以了解其性格特征。

2. 交谈法 通过交谈了解被评估者在各种情况下的态度和行为表现，如问被评估者："你如何评价自己的性格""遇到不愉快或伤心的事情，你是尽量说出来还是闷在心里""通常情况下，面对困难，你采取什么态度和行为"等。

3. 作品分析法 收集被评估者的书信、日记、自传、图画及其他个人文件等，分析其对各种事物所持的观点、态度。

4. 询问法 询问与被评估者有重要意义的他人，了解其性格特征。

四、相关的护理诊断

1. 社交障碍。
2. 社交孤立。
3. 有孤独的危险。

第六节 压力与压力应对评估

一、压力的定义

压力是指内外环境中的各种刺激作用于机体时产生的非特异性反应，是机体对刺激的反应状态，而不是刺激本身。压力并非都是有害的，适当的压力有助于提高机体的适应能力，为生存和发展所必需。机体长期处于较强的压力之中，可导致身心疾病，如消化性溃疡。

二、压力源

压力源即压力的来源，是指一切使机体产生压力反应的刺激因素。压力源的分类方法很多，通常可根据时间、来源和性质进行划分。

1. 根据时间分类 根据时间可分为急性压力源和慢性持续性压力源。

2. 根据来源分类 根据来源可分为生理性压力源、心理性压力源、环境性压力源和社会文化性压力源。

（1）生理性压力源 任何机体生理功能失调或组织结构残缺均可成为压力源，如饥饿、失眠、疼痛、疾病、手术、内分泌紊乱、外伤等。

（2）心理性压力源 如焦虑、抑郁、恐惧、孤独等。

（3）环境性压力源 如寒冷、高温、噪音、震动、大气污染、环境改变等。

（4）社会文化性压力源 如家庭功能不良、经济困难、工作压力、角色改变、文化差异、职业压力等。

3. 根据性质分类 根据性质可分为丧失性压力源、威胁性压力源和挑战性压力源，

（1）丧失性压力源 指危害已经发生，并使个体丧失原所有物的压力性事件，如患病、丧偶、退休、失窃等。

（2）威胁性压力源 指对个体构成威胁，可能造成伤害的压力性事件，如汽车迎面驶来、即将手术等。

（3）挑战性压力源　指对个体而言，被认为是有利于其成长发展的压力性事件，如结婚、升职、进修等。

生活中的任何事件，无论是正性的还是负性的都可成为压力源。但由于个体差异，对压力源的认识因人而异，有些看似有利的挑战性压力源也会给一些个体带来焦虑、紧张。

三、压力反应

压力反应是指由压力源引起的机体一些非特异性适应反应，包括生理、情绪、认知和行为反应。

1. 生理反应　面对压力，机体可出现呼吸和心率增快、血压和血糖升高、肌张力增加、全身激素水平的变化、免疫力降低、体重下降、疲乏、倦怠、疼痛、失眠、胃肠功能紊乱等。

2. 情绪反应　情绪反应包括紧张、焦虑、恐惧、愤怒、抑郁、过度依赖和无助感等多种情绪反应。

3. 认知反应　当个体面对轻、中度压力时，对事物的敏感性增强，思维活跃，判断力、洞察力和解决问题的能力均有所增强。面对中度以上的压力时，个体可出现注意力分散、思维迟钝、感知混乱、记忆力下降、判断失误、定向障碍等，发现、分析和解决问题的能力下降。

4. 行为反应　行为是心理活动的外在表现，个体在压力状态下的行为可随心理和生理活动的变化而出现相应的改变。常见的行为反应有重复某一特殊动作，如来回走动、咬指甲、吸烟、酗酒，行为与时间、场合不相符合等。

四、压力应对

（一）应对定义

压力应对是指当人们的内外部需求难以满足或远远超过其所能承受的范围时，个体就会通过采用持续性的行为、思想和态度改变来处理这一特定需求，这一过程即为压力应对。如为缓解手术前的紧张和焦虑，患者常采用看电视、与家人聊天、散步等转移注意力的方式来应对。

（二）应对资源

个体应对压力的过程中自身所具有的，以及可以动用的一切资源都可成为应对资源，如个体具有健康的体魄和旺盛的精力，就可以对工作压力进行很好的应对；个体本身的心理素质和解决问题的能力也是应对压力的资源。此外，来自家庭和社会的支持、丰富的物质资源，以及积极的心态、价值观和信仰等都是应对资源。

（三）应对方式

个体应对压力的方式很多，大体上可分为情感式应对和问题式应对。情感式应对指向压力反应，倾向于采用心理防御，如过度进食、服药、饮酒、远离压力源等行为回避或忽视压力源，以消除由压力所致的情感问题。问题式应对指向压力源，倾向于通过有计划的行动、寻求排除或改变压力源所致影响的方法，把握压力情境中的积极特征，以处理导致压力的情境本身（表6－5）。

表6－5　应对方式表

情感式应对方式	问题式应对方式
希望事情会变好	努力控制局面
进食、吸烟、嚼口香糖	进一步分析研究所面临的问题
祈祷	寻求处理问题的其他办法
紧张	客观地看待问题
担心	尝试并寻找解决解决问题的最好方法
向朋友或家人寻求安慰和帮助	回想以往解决问题的办法
独处	试图从情境中发现新的意义
一笑了之	将问题化解
置之不理	设立解决问题的具体目标
幻想	接受事实
作最坏的打算	与相同处境的人商议解决问题的方法
疯狂、大喊大叫	与同样处境的人共同商议
睡一觉，认为第二天事情就会变好	努力改变当前情形
不担心，任何事到头来终会有好结果	能做什么就做些什么
回避	让他人来处理这件事
干些体力活	
埋怨他人	
沉思	
用药	

（四）有效应对

1. 判断标准　包括：①压力所造成的身心反应维持在可控制的限度内。②希望和勇气被激发。③自我价值感得到维持。④与有重要意义的他人关系改善。⑤人际、社会、经济处境改善。⑥生理功能康复得以促进。

2. 影响因素　应对的有效性因不同个体而异，同时还受下列因素影响。

① 压力源的数量：当个体同时面对多种压力源时，易感到无法逾越而导致危机。

②压力源的强度与持续时间：压力源强度越大、持续时间越长，所产生的压力反应越难应对。

③压力应对经验：有成功应对经验的人再次遇到压力时，压力反应减轻，应对能力增强。

④可利用资源情况：拥有良好的家庭、社会、经济资源的人更能有效地应对面临的压力。

⑤人格特征：意志顽强、勇于接受挑战、自信的人会努力适应并正确处理压力，而过于敏感、依赖、缺乏自信心者易产生高度紧张而诱发躯体疾病。

五、压力与压力应对的评估

（一）压力源的评估

1. 交谈法　通过问题与被评估者交谈收集资料。

目前让你感觉到有压力或紧张焦虑的事情有哪些？近来你的生活有哪些改变？生病住院带给你的压力大吗？你的家庭关系如何？是否因为家庭关系而感到痛苦或烦恼？你的经济状况如何？是否有入不敷出的情况？这种情况的频率和程度如何？

2. 评定量表测验法　常用的量表有住院患者压力评定量表（表6－6）。该表主要用于住院患者的压力情况评定，并用权重表明各个因素影响力的大小，使用时，请被评估者仔细阅读，在适合自己情况的项目上打钩。然后计算各项分值的总和，总分越高，提示其所经受的压力越大。

表6－6　住院患者压力评定量表

生活事件	权重	生活事件	权重
1. 与陌生人同住一室	13.9	26. 担心给医护人员增添麻烦	24.5
2. 不得不改变饮食习惯	15.4	27. 想到住院后收入减少	25.9
3. 不得不睡在陌生床上	15.9	28. 对药物不能耐受	26.0
4. 不得不穿病人衣服	16.0	29. 听不懂医护人员的话	26.4
5. 身体周围有陌生机器	16.0	30. 想到将长期用药	26.4
6. 夜间被护士叫醒	16.9	31 家人没有来探视	26.5
7. 生活不得不依赖别人帮助	17.0	32. 不得不手术	26.9
8. 不能随时读报、看电视等	17.7	33. 因住院不得不离家	27.1
9. 同室病友探访者太多	18.1	34. 毫无预兆突然住院	27.2
10. 周围气味难闻	19.1	35. 按呼叫器无人应答	27.3
11. 不得不整天睡在床上	19.4	36. 不能支付医疗费用	27.4
12. 同室病友病情严重	21.4	37. 有问题不能得到解答	27.6
13. 大小便需要别人帮助	21.5	38. 思念家人	28.4
14. 同室病友不友好	21.6	39. 靠鼻饲进食	29.2
15. 没有亲友探视	21.7	40. 用止痛药无效	31.2
16. 病房色彩太过鲜艳、刺眼	21.7	41. 不清楚治疗目的和效果	31.9
17. 想到外貌会改变	21.7	42. 疼痛时未用止痛药	32.4
18. 节日或纪念日住院	22.3	43. 对疾病缺乏知识	34.0
19. 想到手术或治疗可能带来的痛苦	22.4	44. 不清楚自己的疾病诊断	34.1
20. 担心配偶疏远自己	22.7	45. 想到可能再不能说话	34.5
21. 只能吃不对胃口的食物	23.1	46. 想到可能失去听力	34.5
22. 不能与家人、朋友联系	23.4	47. 想到患了严重疾病	34.6
23. 对医生护士不熟悉	23.4	48. 想到会失去器官	39.2
24. 因事故住院	23.6	49. 想到可能患了恶性肿瘤	39.2
25. 不能接受治疗护理的时间	24.2	50. 想到可能失去视力	40.6

（二）压力反应评估

1. 生理反应 观察被评估者有无厌食、胃痛、多食、疲乏、失眠、头痛、胸痛等，观察并测量其有无呼吸、心率加快，血压、血糖升高等交感神经兴奋的症状和体征。

2. 认知反应 评估被评估者注意、记忆、决策、判断、感知等功能的改变，详见认知评估。

3. 情绪反应 详见情绪情感评估。

（三）应对方式评估

1. 交谈法 可通过询问下列问题了解个体应对和缓解压力的方式。

“你通常采取什么方式缓解紧张和压力，有效吗”“这次你打算怎么办”“当你遇到困难时，哪些人最能经常给你帮助”

2. 评定量表测验法 常用的有 Jaloviee 应对方式量表（表 6 - 7）。该表罗列了人们常用的 40 种压力应对方式，使用时，让被评估者仔细阅读，选择其使用各种压力应对方式的频率。

表 6 - 7 Jaloviee 应对方式量表

应对方法	从不	偶尔	有时	经常	总是
1. 担心					
2. 哭泣					
3. 干体力活					
4. 相信事情会变好					
5. 一笑了之					
6. 寻求其他解决问题的办法					
7. 从事情中学会更多东西					
8. 祈祷					
9. 努力控制局面					
10. 紧张，有些神经质					
11. 客观、全面地看待问题					
12. 寻找解决问题的最佳办法					
13. 向家人、朋友寻求安慰或帮助					
14. 独处					
15. 回想以往解决问题的办法并分析是否仍有用					
16. 吃食物，如瓜子、口香糖					
17. 努力从事情中发现新的含义					
18. 将问题暂时放在一边					
19. 将问题化解					

续表

应对方法	从不	偶尔	有时	经常	总是
20. 幻想					
21. 设立解决问题的具体目标					
22. 做最坏的打算					
23. 接受事实					
24. 疯狂、大喊大叫					
25. 与相同处境的人商讨解决问题的办法					
26. 睡一觉，相信第二天事情就会变好					
27. 不担心，凡事终会有好结果					
28. 主动寻求改变处境的方式					
29. 回避					
30. 能做什么就做些什么，即使并无效果					
31. 让其他人来处理这件事					
32. 将注意力转移至他人或他处					
33. 饮酒					
34. 认为事情已经无望而听之任之					
35. 认为自己命该如此而顺从					
36. 埋怨他人使你陷入此困境					
37. 静思					
38. 服用药物					
39. 绝望、放弃					
40. 吸烟					

六、相关的护理诊断

1. 调节障碍。
2. 个人应对无效。
3. 防御性应对。
4. 无效性否认。
5. 家庭无能力应对。
6. 社区应对无效。
7. 创伤后综合征。
8. 强暴创伤综合征。
9. 迁居应激综合征。

【病例分析】

上述病例中，患者可能存在的心理评估异常有：

（1）自我概念方面存在身体意象紊乱及自我认同紊乱的问题。

（2）认知功能方面可能存在一定的语言沟通障碍。

（3）情绪与情感方面有较为明显的焦虑、恐惧甚至绝望的不良情感体验。

（4）压力应对方面可能存在个人应对无效等问题。

护理对策：建议充分了解患者心理评估中存在的问题，通过心理疏导和干预，使其逐渐消除心理健康问题或潜在风险，调整其心态和压力应对方式，全面、细致的检查和及时、准确的诊断对患者来讲也是至关重要的，建议医生加强诊断工作。

目标检测

一、单项选择题

1. 焦虑和抑郁共有的症状是（　）。
A. 惊慌　B. 激惹　C. 无助感　D. 睡眠障碍

2. 对于心理社会评估的描述，错误的是（　）。
A. 通过心理社会评估能全面了解评估对象
B. 评估疾病发展中的心理过程
C. 评估个体的角色和角色适应反应。
D. 评估第一印象很重要，正确与否取决于双方的态度

3. 心理评估最基本的方法是（　）。
A. 会谈法　B. 自然观察法　C. 心理测量法　D. 医学检测法

4. 不属于自我概念的分类是（　）。
A. 真实自我　B. 期望自我　C. 表现自我　D. 社会自我

5. 自我概念的组成不包括（　）。
A. 体像　B. 社会自我　C. 精神自我　D. 理想自我

6. 认知活动评估不包括（　）。
A. 思维能力　B. 语言能力　C. 想象能力　D. 定向能力

7. 抽象思维功能不包括（　）。
A. 记忆、注意　B. 概念化、推理　C. 洞察力、判断力　D. 理解力

8. 能反映个体思维能力的是（　）。
A. 自我概念　B. 认知　C. 情绪情感　D. 压力应对

9. 轻、中度压力时可产生（　）。
A. 注意力分散、记忆力下降　B. 对事物敏感性增加
C. 感知混乱　D. 自我概念偏差

10. 医院压力评定量表中权重最大的是（　）。
A. 不得不睡在一张陌生的床上　B. 毫无预测而突然住院
C. 思念家人　D. 想到自己可能失去视力

二、多项选择题

1. 个体心理评估包括（　）。
A. 自我概念　B. 认知水平

C. 情绪情感
D. 压力与应对
E. 角色适应

2. 可能引起自我概念改变的因素有（ ）。
A. 因疾病或外伤丧失身体某一部分
B. 感觉知觉或沟通能力缺陷
C. 明显衰老
D. 生理功能丧失
E. 精神因素

3. 认知能力的影响因素有（ ）。
A. 疾病
B. 生活经历
C. 药物作用
D. 文化背景
E. 受教育程度

4. 反映思维水平的主要指标是（ ）。
A. 抽象思维
B. 情绪
C. 情感
D. 洞察力
E. 判断力

5. 压力造成的情绪反应有（ ）。
A. 恐惧
B. 焦虑
C. 抑郁
D. 愤怒
E. 自怜

6. 压力造成的行为反应包括（ ）。
A. 来回走动、咬指甲
B. 抽烟、酗酒
C. 行为混乱、无序
D. 活动次数增加
E. 行为与时间、地点仍相符

7. 评估自我概念时要注意（ ）。
A. 评估时的环境
B. 评估者的态度
C. 评估对象的穿着
D. 评估的时间、地点
E. 评估对象说话的声调

三、简答题

1. 简述影响自我概念形成的因素有哪些？自我概念评估常用的方法有哪些？
2. 心理评估的目的和意义是什么？评估时应注意哪些方面？
3. 如何对个体进行认知功能评估？影响认知水平的因素有哪些？
4. 如何评估个体的压力及压力应对？
5. 抑郁状态的主要临床表现有哪些？
6. 有效应对的判断标准及影响因素有哪些？

第七章　社会评估

教学要求

1. 掌握社会评估、角色与角色适应评估、文化评估、家庭评估、环境评估的内容与方法。

2. 熟悉社会评估的目的；角色的定义和分类，角色适应不良的定义、类型和表现，患者角色的特点、患者角色适应不良的类型和影响因素；文化的定义、特性，文化要素的组成、定义及其与健康的关系，文化休克的定义、分期与表现；家庭的结构与功能、家庭资源和家庭压力的定义及其组成；环境的定义和组成。

3. 了解社会评估的意义；角色与互补角色，角色的形成，与角色适应相关的护理诊断；文化评估在健康评估中的重要性及其相关的护理诊断；家庭的定义、常见的家庭类型，家庭生活周期及其相关的护理诊断；环境相关的护理诊断。

【病例引入】

患者，男，48岁，某大公司经理。近段时间因公司有一大项目，经常加班到深夜，3天前加班时感到心慌、心前区剧烈疼痛而急诊入院。患者入院后对工作有较多担心，且经常电话遥控指挥下属工作，并经常问医生护士何时能出院。

思考：

1. 该患者可能发生了什么问题？
2. 如果你是主管护士，进一步评估的重点内容是什么？
3. 该患者目前存在的主要护理问题及相关因素。

人不仅是具有生理意义的人，而且也是具有心理、社会、文化意义的人，人的社会功能对其生理健康产生着重要影响。因此，在社会实践中，护士不仅要对被评估者的身体和心理进行评估，还要对其社会功能和社会适应能力进行评估，以获得更准确、更丰富的健康资料，为整体化护理提供依据。社会评估的内容包括评估个体的角色功能、文化背景、个体的家庭和环境等。

第一节 概 述

一、社会评估的定义

人具有社会属性决定了个体不可能脱离社会环境而独立生存，社会是人类生存和发展的基础。人类与社会环境的接触越来越紧密，受其影响也越来越大。因而对个体进行社会评估是非常重要的，也构成了健康评估的重要组成部分。

社会主要由环境、人口和文化等要素构成。环境是人类生存和发展的物质条件的总和，包括自然环境、社会环境和心理环境。文化在广义上是指人类活动所创造的一切物质财富和精神财富的总和；狭义的文化仅指精神财富，包括思想意识、道德规范、宗教信仰、哲学、艺术、语言、习俗等。在社会环境中生存的个体，并非孤立静止的，而是多种社会关系的连接点，在不同的社会关系中，个体同时承担和扮演着多种不同的角色。家庭是社会构成的基本单位和细胞，家庭关系也是社会关系中最基本和最主要的。总之，对个体的社会评估应主要从社会角色功能、文化、家庭功能、人际关系、社会支持以及个体所处的环境等几个方面进行评估。

二、社会评估的目的和意义

社会评估是了解个体社会属性的基本方法，通过评估可掌握个体社会角色功能状况是否良好、文化背景和特征、家庭功能状况、人际关系和社会支持状况及个体的环境中是否存在危险因素，从而为被评估者的护理方案和全面护理措施的制定提供依据。

社会评估的目的和意义在于：评估个体的角色功能，了解个体承担角色的情况，分析个体是否存在角色适应不良，尤其是患者角色适应不良；评估个体的文化背景，了解个体文化背景和文化特征，理解其健康行为情况，从而提供有针对性的护理服务；评估个体的家庭，了解个体家庭成员的关系以及家庭功能，分析影响被评估者健康的家庭因素，制定有针对性的家庭护理计划；评估人际关系，了解个体人际关系的广度和深度，以分析其对被评估者健康的影响，制定有针对性的护理措施；社会支持状态评估，了解个体社会支持情况，分析其社会支持系统的优势和可利用资源，并分析其对个体健康的影响，从而制定有针对性的护理干预对策；评估个体的环境，了解个体所处环境的情况，发现其环境中存在的或潜在的影响健康的危险因素，为制定护理中的环境干预措施提供依据。

三、社会评估的方法

与心理评估类似，社会评估也可采用观察法、会谈法和量表评定法。此外，可根据被评估者的实际情况和评估内容的特点进行寻访，环境评估中可采取实地观察，以及专门的抽样调查，如观察居住环境有无地面湿滑、凹凸不平、氧气瓶放置不稳等不安全因素，空气取样检查有害物质浓度、菌落数等。

第二节　角色与角色适应评估

一、角色的定义

角色（role）是指处于一定社会地位的个体或群体在实现与这种地位相联系的权利与义务中所表现出的符合社会期望的模式化行为。它包含两层含义：首先，任何一种角色都与一系列行为模式相关，一定的角色必有相应的权利义务。其次，角色是人们对处于一定社会位置人的行为期待。

二、角色的分类

1. 第一角色　第一角色也称基本角色，是决定个体大部分生活方式的角色，也是个体在生长、发育过程中所产生的与年龄、性别有关的角色，如妇女、儿童等。

2. 第二角色　第二角色也称一般角色，是人们为了完成其每个生长发育阶段特定任务所必须承担的、由所处社会情形和职业所确定的角色，如母亲角色。

3. 第三角色　第三角色也称独立角色，是个体可以自由选择的、为完成某些暂时性发展任务而临时承担的角色，如护理学会会员、患者角色。

角色的分类是相对的，在不同情形下可相互转换。如患者角色，因为基本是暂时的，可视为第三角色，然而当疾病变为慢性的时候，患者角色也就随之成为第二角色了。

三、角色的形成

角色的形成经历了角色认知与角色表现两个阶段。角色认知是个体认识自己和他人的身份、地位以及各种社会角色的区别与联系的过程。模仿是角色认知的基础，先对角色产生总体的印象，然后深入角色的各个部分认识角色的权利与义务。角色表现则是个体为达到自己所认识的角色要求而采取行动的过程，也是角色成熟的过程。

四、角色适应不良

角色适应不良是指个体无法扮演好相应的角色或无法达到角色期望的要求时发生的身心行为反应。角色适应不良会给个体带来生理和心理两方面的不良反应。生理方面可有头痛、头晕、睡眠障碍、心律异常，血肾上腺素、胆固醇、甘油三酯升高等；心理上可产生紧张、伤感、焦虑、易激惹、自责、抑郁，甚至绝望等不良情绪。角色适应不良常见的类型有角色冲突、角色模糊、角色匹配不当、角色负荷过重和角色负荷不足。

1. 角色冲突　角色冲突是指角色期望与角色表现之间差距太大，或突然离开所熟悉的角色来到一个要求不同的新环境，使个体难以适应而发生的心理冲突与行为矛盾。主要表现为空间、时间上的冲突和行为模式内容上的冲突两种情形。

(1) 空间、时间上的冲突 如作为父母的儿子，承担着孝敬长辈的义务；作为学生，肩负着学习的任务；作为哥哥，承担着爱护妹妹或弟弟的任务。这样不可避免的就在时间和空间上产生了矛盾。

(2) 行为模式内容上的冲突 如一个人改变了旧角色，担任了新角色，当新角色与旧角色有性质区别时也会产生新旧角色的冲突。例如，一些升入高一级学府的新生，面对新生活的不适应就是一个例证。

角色内冲突是指同一个角色，由于社会上人们对于其期望与要求的不一致，或者角色承担者对这个角色的理解不一致，而在角色承担者内心产生的一种矛盾与冲突。角色内冲突往往由角色自身所包含的矛盾造成。它的突出表现是，当一个人处在犯罪的边缘，思想上的激烈斗争，这时两种性质对立的规范、要求须通过行为者内心的冲突较量来决定服从哪一种行为模式、扮演哪一种角色。此外，角色间冲突也往往转化为角色内冲突，通过内冲突的形式表现和完成。

2. 角色模糊 角色模糊是指个体对角色期望不明确，不知承担这个角色应该如何行动而造成的不适应反应。导致角色模糊的原因有角色改变速度太快、角色期望太复杂、主角色与互补角色间沟通不良等。

3. 角色匹配不当 角色匹配不当是指个体的自我概念、自我价值观或自我能力与其角色期望不相匹配的情况。

4. 角色负荷过重和角色负荷不足 角色负荷过重是指个体的角色实践难以达到过高的角色期望。角色负荷不足则是对个体的角色期望过低，不能使个体充分发挥才能的情况。角色负荷过重或不足与个体的知识、技能、经历、观念、动机等有关，如工作在重危病人多、工作繁忙科室的护士会因工作太紧张和责任重大，而觉得角色负荷过重，产生紧张和不安全感；从事一个有持续空闲的工作又会觉得角色负荷不足，感到无聊、乏味。

五、病人角色

当个体患病后，不管是否得到医生证实，都无可选择地扮演病人这样一种新的角色，个体将以病人的行为要求来约束自己，病人角色将对其原有的社会角色进行部分或全部的替代。

(一) 病人角色的特点

1. 免除或部分免除社会责任。病人可脱离其日常生活中的其他角色，并根据疾病的性质和严重程度，相应地减轻他所承担的社会责任与义务。如危重病人可在很大程度上免除其父亲、工作者、丈夫等责任。

2. 不必对自身疾病负责任。病人对自身疾病无直接责任，因为通常一个人对疾病本身无法控制，因此处于一种需要照顾和治疗的状态，以尽可能使其早日康复。所以不应责怪病人为什么得病，而应尽可能地使他从患病状态中解脱出来，恢复原来的健康状态。

3. 有积极配合治疗护理和恢复健康的义务。生病不符合社会的愿望和利益，社会希望每个成员都健康，以承担应有的责任。生病是暂时的非正常状态。因此，病人有义务寻求适当的帮助，并与医生、护士等合作，共同战胜疾病、恢复健康。

4. 病人有享受健康服务、寻求健康保健信息、知情同意和要求保密的权利。

（二）病人角色适应不良的类型

1. 病人角色冲突 病人角色冲突是指个体在适应病人角色的过程中，与患病前的各种角色发生心理冲突和行为矛盾。常见于承担较多社会或家庭责任，且事业、责任心强的人。如一位领导因病住院后，会因为担心其工作不能完成或重要的事情不能决策处理而影响到其他人甚至整个组织，在这种担心的驱使下，病人可能会提前结束治疗甚至私自离开医院去忙工作，致使其疾病治疗和康复受到影响，这就是典型的病人角色冲突。

2. 病人角色缺如 病人角色缺如是指个体未能进入角色，否认自己有病或对病人角色感到厌倦，也就是对病人角色的不接纳和否认。常见于经济紧张的人、缺乏医疗知识的人、初次生病、初次住院，尤其是初诊为癌症的病人。

3. 病人角色强化 病人角色强化是指个体安于病人角色的现状，期望继续享有病人角色所获得的利益。由于依赖性加强和自信心减弱，病人对自己的能力表示怀疑，对承担原来的社会角色恐慌不安，安心于已适应的病人角色现状；或者自觉病情严重程度超过实际情况，小病大养。

4. 病人角色消退 病人角色消退是指因其他角色冲击病人角色，从事了不应承担的活动。已进入角色的病人，由于更强烈的情感需要，不顾病情而从事力所不及的活动，表现出对病、伤的考虑不充分或不够重视，而影响到疾病的治疗。如家属突发急病。

5. 病人角色隐瞒 病人角色隐瞒是指病人不能或不愿意承担疾病所造成的一系列影响及后果而产生的相应角色特征。如具有传染病、涉及隐私等情况，病人会出现刻意隐瞒病情的情况或回避谈论病情的相关问题或谎称自己不存在这种疾病。

6. 病人角色恐惧 病人角色恐惧是指病人对疾病缺乏正确的认识，表现为过多地考虑疾病的后果，对自身健康过度悲观而无法摆脱，产生焦虑和恐惧，导致“病急乱求医、滥用药”或拒绝就医的行为。因此，护理人员要对这些病人进行心平气和的、有目的的心理护理和药物治疗护理，同时，耐心地讲解疾病知识，必要时用各种方法来消除焦虑和恐惧，如护士应主动给病人以帮助，仔细地倾听他们的不满，满足其需要，尽可能地排除不良刺激等。

7. 病人角色牵强 病人角色牵强是指个体本身并没有疾病，而是利用病人角色的行为特征以达到摆脱某些责任、义务或获得某种利益的目的。

（三）病人角色适应不良的影响因素

不同的人对病人角色的适应程度和适应反应不同，适应与否与年龄、性别、个性、文化背景、家庭、社会支持系统、经济状况等因素有关。

1. 年龄 年轻人往往对病人角色相对淡漠或不以为然；而老年人因由于体力衰退，则较为重视病人角色，容易发生角色强化。

2. 性别 女性病人相对男性病人更容易发生角色冲突、角色恐惧等适应不良现象。

3. 经济条件 受经济条件所限，通常经济状况差的病人对疾病的重视程度不够，容易发生角色缺如或消退现象。

4. 家庭、社会支持系统 家庭和社会支持系统较强的病人能较快适应病人角色，但同时也容易发生角色强化的情况。

5. 其他 病人角色适应情况还受到个体人格、文化教育程度及对疾病的认知、就医条件和求医经历、病室环境、病室气氛、医护人员的素质、态度，以及医患关系等诸多因素的影响。

六、角色功能评估

常以问诊和观察为主要方法，必要时可辅以身体评估。

（一）交谈

通过交谈了解个体在家庭、工作和社会生活中所承担的角色情况，包括角色数量、对角色的感知，以及是否存在角色适应不良的情况。

1. 角色数量与任务 了解个体在家庭、工作和社会生活中所承担的角色数量和角色任务情况。可询问："你从事何种职业""担任何种职务""目前在家里、单位上、社会上你承担的角色与任务有哪些"等。

2. 角色感知 了解个体对自己所承担的角色数量和任务是否有恰当的评价，以了解其角色感知。可询问："你是否清楚自己目前承担的角色的权利与义务""你觉得自己承担的角色数量和任务适合你吗"等。

3. 角色满意度 了解个体对所承担角色的满意情况，与自己的角色期望是否相符，以了解是否存在适应不良。可询问："你是否满意当前角色""这些角色是你的理想角色吗"等。

4. 角色紧张 了解个体有无角色紧张的生理及心理反应。可询问："你是否有心悸、睡眠障碍、头晕、焦虑、抑郁、易激惹等反应"等。

（二）观察

主要观察个体是否有角色适应不良的生理、心理反应及行为改变。如是否经常感到疲劳、心悸、睡眠障碍、头晕等，同时观察个体是否有焦虑、紧张、愤怒、抑郁、沮丧等表情。

七、相关的护理诊断

1. 父母角色冲突 与慢性疾病导致父母与子女分离有关。

2. 无效性角色行为 与疾病导致对角色的认知功能低下有关。

第三节 文化评估

一、文化的定义

文化是一个社会及其成员所特有的物质和精神财富的总和，即特定人群为适应社会环境和物质环境而共有的行为和价值模式。它包括价值观、语言、知识、艺术、信仰、习俗、道德、规范，以及与之相适应的物质表现形式，如机器、工具、书籍、衣服等。

二、文化的特征

1. 民族性 文化有鲜明的民族性。民族文化是民族的表现形式之一，是各民族在长期历史发展过程中创造和发展起来的具有本民族特色的文化。民族文化就其内涵而言是极其丰富的，就其形式而言是多姿多彩的。民族的社会生产力水平愈高，历史愈长，其文化内涵就愈丰富，文化精神就愈强烈，因而其民族性也就愈突出、愈鲜明。

2. 共有性和普同性

（1）共有性 文化是某一群体或社会人群共有的。如中国人过春节、用筷子进餐等。文化与社会是密切相关的，没有社会就不会有文化，但是也存在没有文化的社会。即使在同一社会的内部，文化也具有不一致性。例如，在任何社会中，男性文化和女性文化就有所不同。此外，不同的年龄、职业、阶级等之间也存在着亚文化的差异。

（2）普同性 文化的普同性表现为社会实践活动中普同的文化形式，其特点是各个不同民族的意识和行为具有共同的、同一的样式。世界文化的崇高理想自古以来一直使文化有可能超越边界和国界。文化的诸多领域，如哲学、道德、文学、艺术和教育等不但包含阶级的内容，也包含全人类的、普同的原则。这些原则促成各国人民的相互接近、各民族文化的相互融合。

3. 继承性和发展性 文化经由世代相传、被继承并被发展着。人类生息繁衍，向前发展，文化也连绵不断，世代相传。继承性是文化的基础，如果没有继承性，也就没有文化可言。在文化的历史发展进程中，每一个新的阶段都在否定前一个阶段的同时，吸收它的所有进步内容，以及人类此前所取得的全部优秀成果。文化就其本质而言是不断发展变化的。

4. 获得性 文化是后天学到的，是人们通过观察和接受其他成员的教育学到的，而不是通过遗传天生具有的。生理的满足方式是由文化决定的，每种文化决定这些需求如何得到满足。文化是一种架构，包括各种内隐或外显的行为模式，通过符号系统习得或传递。

5. 复合性和双重性 文化现象多以复合的形式存在，如围绕宗教文化，可以产生宗教教义、宗教仪式、宗教建筑、宗教音乐等多种形式的文化。文化还具有双重性，通常是理想成分与现实成分并存的，如许多国家、民族的法律、法规和价值观规定男女平等，但在实际生活中，男女不平等的现象仍然存在。

6. 时代性 在人类发展的历史进程中，每一个时代都有自己典型的文化类型。例如，以生产力和科技水平为标志的石器时代的文化、青铜器时代的文化、铁器时代的文化、蒸汽机时代的文化、电力时代的文化和信息时代的文化。时代的更迭必然导致文化类型的变异，新的类型取代旧的类型。但这并不否定文化的继承性，也并不意味着作为完整体系的文化发展的断裂。相反，人类演进的每一个新时代，都必须继承前人优秀的文化成果，将其纳入自己的社会体系，同时又创造出新的文化类型，作为这个时代的标志性特征。

三、文化要素

文化的要素主要由价值观、信念与信仰、习俗、符号、技术、语言等组成，其中价值观、信念与信仰和习俗文化构成的核心要素也与健康密切相关。

（一）价值观

1. 定义 价值观是指一个社会或群体中的人们在长期社会化过程中通过后天学习逐步形成的、所共有的对于区分事物的好与坏、对与错、符合或违背人的愿望、可行与不可行的观点、看法与准则。价值观是信念、态度和行为的基础，通过形成人的思想、观点、立场、建立目标与需要的优先顺序来指导个体的行动。对人的社会生活起着重要作用。不同的个体、不同的文化和不同的社会背景有着不同的价值观。价值观中最具代表性的是人的人生观、行为观、人际观、时间观、人对自然的控制观和健康观等。

2. 价值观与健康 价值观与健康保健各个环节的关系非常密切。价值观可影响个体对健康问题的认知、对健康知识的获取和健康意识的高低，从而左右个体在对待和解决健康问题上的态度和行为，影响其对治疗手段和护理干预措施的选择。因此，在制定护理干预计划前，有必要了解被评估者的价值观，并对其进行科学评估，以保证护理措施的可接受性和可行性。

（二）信念与信仰

1. 定义 信念是自己认为可以确信的看法，是个体在自身经历中积累起来的认识原则。信仰指人们对某种事物或思想、主义的极度尊崇和信服，并把它作为自己的精神寄托和行为准则。

信仰的形成是一个长期过程，是人们在接收外界信息的基础上沿着认知、情感、意志、信念和行为的轨道持续发展、融合而成的。信念是信仰形成过程的终结和最高阶段，是认识的成熟阶段，是情感化了的认识。

2. 信念、信仰与健康 不同社会和文化背景下，人们对健康和疾病概念的理解存在较大差别。在我国，受传统观念和世俗文化的影响，长期以来，人民将无疾病作为健康与不健康的界限，将健康单纯理解为“无病、无残、无伤”，很少从心理、社会等方面综合、全面地衡量自己的健康水平。世界卫生组织（WHO）对健康的定义是：“健康不仅是躯体没有疾病，还要具备心理健康、社会适应良好和有道德。”因此，现代人的健康包括躯体健康、心理健康、心灵健康、社会健康、智力健康、道德健康、环境健康等。健康是人的基本权利，是人生最宝贵的财富之一；健康是生活质量的基础；健康是人类自我觉醒的重要方面；健康是生命存在的最佳状态，有着丰富深蕴的内涵。

（三）习俗

1. 定义 习俗又称风俗，是指一个民族的人们在生产、居住、饮食、沟通、婚姻与家庭、医药、丧葬、节日、庆典、礼仪等物质文化生活上的共同喜好、禁忌。它是人们在长期社会实践中所形成的习惯和风气，常有一定的区域性和继承性，是各民族政治、经济和文化生活的反映，并在一定程度上反映着各民族的生活方式。

2. 与健康有关的习俗 与健康有关的习俗主要有饮食、起居、沟通、婚丧、家庭、传统医药等，对其评估应至少从这几个主要方面进行。

（1）饮食习惯 如饮食戒规、主食差别、烹调方式、进餐时间、对饮食与健康关系的认识。

（2）沟通方式 沟通包括语言沟通与非语言沟通的文化差异。

（3）传统用药 包括家庭疗法、民间疗法等，颇受本民族人的依赖，它简便易行、花费少，有一定功效。

四、病人文化休克

（一）文化休克的定义

文化休克是指人们生活在陌生文化环境中所产生的迷惑与失落的经历，常发生于个体从熟悉的环境到新环境，由于沟通障碍、日常活动改变、风俗习惯，以及态度、信仰的差异而产生的生理、心理适应不良。休克本来是指人体重要功能的丧失，如身体失血过多、呼吸循环功能衰竭等。但是当一个长期生活于自己母国文化的人突然来到另一种完全相异的新的文化环境中时，其在一段时间内常常会出现这种文化休克的现象。病人文化休克是住院病人对医院文化环境产生的危机与陌生感，是文化冲突的表现。其原因主要是病人对医院文化环境不适应、孤独、沟通交流障碍、信仰、价值观的差异。

（二）文化休克的分期与表现

1. 陌生期 由于与自己的病情、医院环境、病室环境、医生、护士，以及要接受的治疗与护理措施等问题的陌生，病人入院初期会产生陌生感，感到很茫然。

2. 觉醒期 当病人意识到自己将在医院度过一定时间后，便开始对自身的疾病感到担忧，对亲人产生思念。因住院，病人不得不改变原有的生活习惯而感到受挫。此时期病人比较容易出现文化休克，表现为失眠、焦虑、恐惧、沮丧、绝望等情绪和情感体验。

3. 适应期 经过调整，病人开始从生理、心理、精神上适应医院环境，文化休克现象会逐渐缓解或消失。

五、文化评估

可通过交谈、观察等方法对被评估者进行文化评估。

（一）交谈

1. 价值观 价值观存在于个体的潜意识中，很难科学、准确地进行评估，目前也没有成熟的评估工具。通常通过一些问题，可了解个体的价值观。如“你属于哪个民族？谈谈你所在民族的主要价值观”“你的人生观是什么？有什么生活信念”“你信奉的做人原则是什么？行为准则是什么”“患病后，你的价值观有没有改变？有哪些改变”“患病对你的价值观的实现有什么影响”。

2. 健康信念与信仰

（1）健康信念 目前应用最为广泛的模式之一为 Kleinman 等人提出的“健康信念评估模式”，包括以下 10 个问题：①对你来说，健康指什么？不健康又指什么？②通常你在什么情况下才认为自己有病并就医？③你认为导致你健康问题的原因是什么？④你怎样、何时发现你有该健康问题的？⑤该健康问题对你的身心造成了哪些影响？严重程度如何？⑥发作时持续时间长，还是短？⑦你认为你该接受何种治疗？⑧你希望通过治疗达到哪些效果？⑨你的病给你带来的主要问题有哪些？⑩对这种病你最害怕什么？

（2）宗教信仰 可通过询问个体以下问题了解其宗教信仰和精神支持。如你有无因宗教信仰而必须禁止的事物？宗教信仰对你来说有多重要？最近有什么事改变了你的宗教信仰吗？你认为祈祷或用药对你有无帮助？你的家庭中有谁与你有相同的宗教信仰？

3. 习俗 习俗的评估主要是饮食习俗和语言沟通，同时结合观察被评估者与医护人员之间、家属之间、同室病友之间交流时的表情、眼神、手势、坐姿等收集资料。对求医用药习俗的评估，重点在于了解惯用的民间疗法以及效果。

（1）饮食 为了解个体的饮食习惯，可询问个体：你平时进食哪些食物？主食是什么？喜欢进食哪些食物？有何饮食禁忌？平时所吃食物的主要烹调方式是什么？常用哪些调味品？每日进食规律如何？你认为哪些食物对健康有益？哪些有害？

（2）沟通 了解其沟通情况，可询问个体讲哪种语言、喜欢的称谓以及有无语言禁忌等。

（3）传统医药 可通过询问被评估者及其亲属，了解个体是否采用过一些民间疗法以及疗效如何。

（二）观察

可通过观察被评估者的外表、服饰，有无宗教信仰活动及其宗教信仰的改变，来了解其有关宗教信仰的信息；通过观察其是否定时、定量进餐，是否偏食，有无暴饮暴食、嗜烟酒食物，是否饭前、便后洗手，是否饭后漱口和散步，餐具是否清洁干净等行为来了解习俗；通过观察其与他人交流过程及语言沟通情况及其住院期间的情绪等表现，评估有无文化休克现象。

六、相关的护理诊断

1. 精神困扰，有精神困扰的危险。
2. 社交孤立。
3. 语言沟通障碍。
4. 迁移应激综合征，有迁移应激综合征的危险。

第四节　家庭评估

家庭是社会的基本单位，是个体最为重要的生活环境和社会关系网络，家庭功能，以及家庭中的各种问题会直接或间接地影响家庭成员的健康。因此，家庭评估成为健康评估的重要组成部分，也是医护人员了解个体健康影响因素的重要途径。医护人员通过家庭评估，能及时发现家庭的健康问题，并运用护理专业知识和技术实施有效护理，为社区居民提供家庭服务，帮助解决家庭现存的健康问题，预防和发现潜在的影响健康的问题，预防疾病和促进健康。

一、家庭的定义

家庭是基于婚姻、血缘或收养关系而形成的社会共同体。从护理学角度来看，家庭是一个开放、发展的社会系统。

二、家庭的特征

1. 家庭是群体而不是个体　一个人不能组成家庭，至少有两个或两个以上的成员才能组成家庭。

2. 婚姻是建立家庭的基础和根据　由婚姻而形成的夫妻关系是家庭中最主要的关系，是家庭的核心，也是保证家庭相对稳定的基础和依据。

3. 共同生活、密切交往是家庭的基本条件　家庭成员以共同的方式生活，其成员之间有较为密切的经济、情感等交往活动。有血亲或姻亲关系，但无共同生活或经济情感上没有密切交往的，不能算作一个家庭。如儿女结婚后与父母分开居住生活，尽管有血缘关系，却只能算是两个家庭。

三、家庭结构

家庭结构包括家庭人口结构、权利结构、角色结构、沟通过程和家庭价值观。家庭结构是指家庭内部的构成和运作机制，反映了家庭成员之间的相互作用和相互关系。

（一）家庭人口结构

家庭人口结构即家庭类型，指家庭的人口组成。按家庭人口规模和人口特征可分为

7种类型（表7-1）。我国家庭类型常可分为核心家庭、主干家庭、扩大型家庭和不完全型家庭。

1. 核心家庭 核心家庭是由一对夫妻及其未婚子女组成的传统家庭。家庭规模小，关系简单，只有一个核心，是最稳定的一种家庭结构。

2. 主干家庭 主干家庭也称直系家庭，是由核心家庭成员加上夫妻任何一方的直系亲属如祖父母、外祖父母等组成的家庭（两代或两代以上夫妻组成，每代最多不超过一对夫妻，且中间无断代的家庭）。

3. 扩大型家庭 扩大型家庭是由核心家庭或主干家庭加上加入非直系的未婚亲属（如夫妻一方的未婚兄弟姐妹）组成的家庭。

4. 不完全型家庭 不完全型家庭指夫妻关系残缺的家庭，如单亲家庭、父母双亡家庭。

表7-1 家庭人口结构类型

类型	人口特征
核心家庭	夫妻及其婚生或领养的子女
主干家庭	核心家庭成员加上夫妻任何一方的直系亲属如祖父母、外祖父母
单亲家庭	夫妻任何一方及其婚生或领养的子女
重组家庭	再婚夫妻与前夫和（或）前妻的子女及其婚生或领养的子女
无子女家庭	仅夫妻俩，无子女
同居家庭	无婚姻关系而长期居住在一起的夫妻及其婚生或领养的子女
老年家庭	仅老年夫妻

（二）家庭权力结构

家庭权力结构是指家庭中夫妻间、父母与子女间在影响力、控制权和支配权方面的相互关系，其基本类型见表7-2。

表7-2 家庭权力结构的基本类型

类型	人口特征
传统权威型	由传统习俗继承而来的权威，如母系社会时期，母亲被视为家庭的权威人物
工具权威型	由养家能力、经济权利决定的权威
分项权威型	又称民主型家庭，指家庭成员权力均等，以共同参与、彼此商量的方式决策
感情权威型	由感情生活中起决定作用的一方作决定

（三）家庭角色结构

家庭角色结构是指家庭对每个占有特定位置的家庭成员所期待的行为和规定的家庭权利、义务与责任。如父母有抚养未成年子女的义务，也有要求成年子女赡养的权力。良好的家庭角色结构应具有以下特征：每个家庭成员都能认同和适应自己的角色范围；

家庭成员的角色期望一致，并符合社会规范；角色期待能满足家庭成员的心身社会发展需要。

（四）家庭沟通过程

家庭沟通过程能反映家庭成员之间的相互作用与关系，家庭沟通良好是家庭和睦、家庭功能正常发挥的保证，也对家庭成员的健康有重要作用。家庭内部沟通过程良好的特征为：家庭成员对家庭沟通充满自信，能进行广泛的情感交流；沟通过程中尊重对方的感受和信念；家庭成员能坦诚地讨论个人与社会问题；不宜沟通的领域极少。

（五）家庭价值观

家庭价值观是指家庭成员对家庭生活的行为准则和生活目标的共同态度和基本信念。它是一个评价家庭意义与目的及理想家庭的标准，并影响着个人经营家庭生活与家庭相关事务的决定。因此，凡是与家人关系、夫妻关系、亲子关系、亲属关系及其他家庭或婚姻事务相关的观点、态度以及信念，都属于家庭价值观。

四、家庭生活周期

家庭生活周期指从家庭单位的产生、发展到解体的整个过程。对于大多数家庭而言，都会经历整个生活周期，有些特殊家庭的生活周期是不完整的，根据 DuVall 模式，一个完整的家庭生活周期大致有以下 8 个阶段见表 7－3。

表 7－3 家庭生活周期模式

发展阶段	主要任务	定义
新婚期	双方相互沟通、适应，协调性生活及计划生育	从结婚到第一个孩子出生前
有婴幼儿	适应父母角色，应对经济和照顾孩子的压力	最大孩子 0～30 个月
有学龄前儿童	抚育孩子	最大孩子 30 个月～6 岁
有学龄期儿童	教育孩子，确保孩子的身心健康发育	最大孩子 6～13 岁
有青少年	增进对孩子的了解、沟通	最大孩子 13～20 岁
孩子离家创业	继续为孩子提供支持，同时逐步调整自己，以适应环境的改变	最大孩子至最小孩子离家
空巢期	巩固婚姻关系，计划退休生活	所有孩子离家至退休
老年期	应对疾病的来临及配偶、朋友的丧失	退休至死亡

五、家庭功能

家庭功能即家庭对于人类的功用和效能，是家庭对人类生活和社会发展方面所能起到的作用。它可以满足人类生存的基本身心需要。功能健全的家庭不仅可以满足其成员的感情需求，促进健全人格的形成，还可以增进其成员的生理健康，对健康不佳的成员提供良好的支持与照顾。家庭功能包括生育、经济、情感、社会化、健康照顾等方面的功能。即生儿育女使家族得以延续、社会持续存在；满足家庭成员衣、食、住、行、育、乐等方面的基本生活需求；建立家庭关爱气氛，使每个成员充分享受家庭的温馨、快乐，有归属感、安全感、亲密感和家庭幸福感；培养家庭成员的社会责任感，社会交往意识与技能，促进健全人格发展；维护家庭成员的安全与健康，为健康状态不佳的成员提供良好的支持与照顾。

六、家庭危机

家庭危机是指家庭压力超过家庭资源所导致家庭功能失衡的状态。如果一个家庭处于危机状态，则表示家庭有压力发生。家庭内主要的压力源有：①家庭状态的改变，如失业、搬迁、破产。②家庭成员关系的改变与终结，如离婚、分居、丧偶。③家庭成员角色的改变，如初为人夫、人父，收养子女，退休等。④家庭成员道德颓废，如酗酒、赌博、吸毒、乱伦；⑤家庭成员生病、残障、无能等。

七、家庭资源

家庭资源是指为了维持家庭基本功能、应对家庭压力事件或危机状态，家庭所必需的物质和精神上的支持。一个家庭可利用的资源越充足，则越有利于家庭及其成员的健康发展。家庭资源一般可分为内部资源和外部资源。内部资源包括经济支持、情感支持、健康管理、信息和教育、结构支持等。如住院费的分担、医疗服务信息的提供、精神上的安慰和支持。外部资源包括社会资源、文化资源、宗教资源、经济资源、教育资源、医疗资源、环境资源等，如来自于单位或社区的帮助、可利用的医疗服务机构等。

八、家庭评估

可通过交谈、观察、量表评定等方法进行评估。

（一）交谈

1. 家庭人口结构 可通过询问被评估者你家有几口人，由哪些人组成来确定其家庭类型。

2. 家庭结构

（1）家庭权利结构 可通过询问被评估者家里事情通常由谁做主？遇到问题通常由谁提出意见和解决办法？

（2）家庭角色结构 询问家庭中各成员所承担的正式与非正式角色，注意是否有人扮演有损自身或家庭健康的角色，了解各成员的角色行为是否符合家庭的角色期待，是否存在角色适应不良。

（3）家庭沟通过程 可询问你的家庭和睦、快乐吗？当大家有想法或要求时是否能直截了当地提出来？听者是否认真？

（4）家庭价值观 可通过询问被评估者家庭最主要的日常生活规范有哪些？是否将成员的健康看作头等大事？是否主张预防为主、有病及时就医？

3. 家庭生活周期 可通过询问被评估者的家庭成员具体情况，确定其家庭所处的生活周期。

4. 家庭功能 可通过询问被评估者你觉得你家收入能否满足衣、食、住、行等基本生活需要？家庭是否和睦、快乐？对孩子培养与成长是否满意？家庭成员之间能否彼此照应？

（二）观察

通过观察被评估者与家庭成员的接触、相处方式等，主要了解家庭内部关系如何、有无沟通障碍以及权利结构和家庭功能状况。

（三）量表评定

常用的有 Smilkstein 的家庭功能量表（表 7－4）、Procidano 和 Heller 的家庭支持量表（表 7－5）。

表 7－4 Smilkstein 家庭功能量表

家庭功能	经常	有时	很小
1. 当我遇到困难时，可得到家人满意的帮助			
2. 我很满意家人与我讨论与分担问题的方式			
3. 当我从事新的活动或希望发展时，家人能接受并给我支持			
4. 我很满意家人与我共度时光的方式			

评分方法：经常＝3 分，有时＝2 分，很少＝1 分。总分在 7～10 分，表示家庭功能良好；4～6 分表示家庭功能中度障碍，0～3 分表示家庭功能严重障碍。

表 7－5 Procidano 和 Heller 的家庭支持量表

家庭支持度	是	否
1. 我的家人给予我所需的精神支持		
2. 遇到棘手的问题，我的家人帮我出主意		
3. 我的家人愿意倾听我的想法		
4. 我的家人给予我情感支持		
5. 我和我的家人能够开诚布公地交谈		
6. 我的家人分享我的爱好和兴趣		
7. 我的家人能时时觉察到我的需求		
8. 我的家人善于帮助我解决问		
9. 我和我的家人感情深厚		

评分方法：是＝1 分，否＝0 分，总得分越高，家庭支持度越高。

九、相关的护理诊断

1. 家庭功能改变。
2. 语言沟通障碍。

3. 预期性悲伤。
4. 功能障碍性悲伤。
5. 持续性悲伤 复杂性悲伤。
6. 有孤独的危险。
7. 有亲子依附关系改变的危险。
8. 父母不称职。
9. 父母角色冲突。

第五节 环境评估

一、环境的定义

环境有广义与狭义之分，广义的环境是指人类赖以生存、发展的社会与物质条件的总和；狭义的环境是指环绕个体的区域，如病房、居室。

环境可分为自然环境和社会环境。护理学中，环境被定义为影响人们生存与发展的所有外在情况和影响，并将人的环境分为内环境与外环境。人体的内环境又称生理心理环境，包括人体所有的组织和系统。人体的外环境包括物理环境、社会环境、文化环境和政治环境。人体的内环境、文化环境的评估前面讲过，本章重点讲物理环境、社会环境的评估。

二、环境的组成

（一）物理环境

物理环境是一切存在于机体外环境的物理因素的总和，包括空间、声音、温度、湿度、采光、通风、气味、整洁、室内装饰、布局，以及与安全有关的因素，如大气污染、水污染和各种机械性、化学性、温度性、放射性、过敏性、医源性损伤因素等。上述环境因素必须被控制在一定范围内，否则对健康无益甚至还可威胁到人类安全，导致疾病。

（二）社会环境

社会环境是个庞大复杂的系统，包括文化、教育、法律、制度、人口、经济、民族、职业、生活方式、社会关系、社会支持等诸多方面，健康评估中对社会环境的评估，主要从经济、教育、生活方式和社会关系与社会支持几方面进行。

1. 经济 由于经济是保证人们衣食住行基本需求及享受健康服务的物质基础，因此在社会环境因素中，经济条件对健康的影响最大。经济状况不佳，影响人们的衣食住行，患病也得不到及时的治疗。

2. 教育 良好的教育有助于个体认识疾病、获取健康保健信息、改变不良习惯及提高对卫生服务的有效利用。

3. 生活方式 指由经济、文化、政治等因素相互作用所形成的人们在衣、食、住、行、乐等方面的社会行为。不良的生活方式对健康有害，如吸烟、酗酒、吸毒、赌博、娼淫等。

4. 社会关系与社会支持 社会关系作为社会环境的重要组成部分，其对个体健康也会造成一定的影响。大量研究证实，社会关系、社会支持与健康之间存在正相关关系。个体的社会关系网越健全，人际关系越亲密融洽，越容易得到所需的信息、情感、物质方面的支持。这些从社会关系网获得的支持，称社会支持，是社会环境于健康的一大重要功能。

三、环境评估

（一）交谈

交谈法主要应用于社会环境的评估，可通过与被评估者及其家属交谈来收集资料。

1. 经济能力评估 可询问被评估者及其家属：你的经济来源有哪些？单位工资福利如何？你觉得你的收入够用吗？你的家庭经济来源有哪些？在医疗费用支付方面，你是公费、自费、还是部分报销？有何困难。

2. 社会支持情况评估 可询问被评估者及其家属：你的家庭关系是否稳定？家庭成员是否彼此尊重？你与同事、领导的关系如何？你与病友、医生、护士的关系如何？是否得到应有的尊重与关怀？各种合理需求是否被及时满足。

3. 生活方式评估 可询问被评估者及其家属，被评估者平时在饮食、睡眠、活动、娱乐等方面的习惯，以及有无吸烟、酗酒、吸毒等不良嗜好等。

4. 教育水平评估 可通过交谈了解被评估者及其主要家庭成员的受教育程度以及是否具备健康照顾所需的知识与技能。

（二）实地考察

主要用于物理环境的评估，可采用实地考察的方式，通过考察，进一步了解被评估者的家庭环境、工作环境和病室环境的情况。

1. 家庭环境评估 家庭环境评估内容主要有：①住房状况，如居住面积、房屋朝向、结构、室内的温度、湿度、空气新鲜度、噪声、采光、装饰、陈设、室外的环境、绿化、色彩等。②家庭安全，在电线、电器、危险化学品、药物、玩具、煤气灶具、植物、家具、楼梯、地面、窗户等方面存在的安全隐患。③水和食品的选用、污水和垃圾的处理。

2. 工作环境评估 工作环境评估主要内容有工作场所有无粉尘、化学物、石棉、烟雾等刺激物；有无废水、废气等污染源；是否存在强噪音、放射线、高温、高压电、裸露电源、电线等危害因素；有无应用安全措施，如穿防护衣、戴安全帽、防目镜及其他防护用具等。

3. 病室环境评估 病室是否干净、整洁、无尘、无异味、温度、湿度适宜，地面是否干燥、平整、无滑等；周围有无污染源，如噪音等；用氧是否有防火、防热、防震、防油安全标志；电源是否妥善安置及使用是否安全等。

四、相关的护理诊断

1. 有受伤的危险。
2. 有窒息的危险。
3. 有中毒的危险。
4. 有污染的危险。

【病例分析】

1. 上述病例中患者可能发生了病人角色冲突。
2. 进一步评估的重点与内容

（1）交谈：重点内容为目前你认为你的角色发生了哪些改变？对你有哪些影响？患病后你是否感到期望的角色受挫？作为患者，你能否积极配合治疗、护理，争取早日康复？

（2）观察：重点观察患者是否有角色适应不良的生理、心理反应及行为改变。如是否经常感到疲劳、心悸、睡眠障碍、头晕等，同时观察患者是否有焦虑、紧张、愤怒、抑郁、沮丧等表情。

3. 该患者目前存在的主要护理问题为角色紊乱：与病人角色与常态下角色冲突有关。

目标检测

一、选择题

1. 病人角色缺如最常见于（ ）。
   A. 老年患者　　B. 初诊为癌症者
   C. 预后良好者　　D. 慢性病者
   E. 年轻患者
2. 角色期望与角色表现之间差距太大，可引起（ ）。
   A. 角色冲突　　B. 角色模糊
   C. 角色依赖　　D. 角色匹配不当
   E. 角色缺如
3. 有关环境的定义不正确的是（ ）。
   A. 狭义的环境是指环绕所辖的区域
   B. 广义的环境是指人类赖以生存、发展的社会与物质条件的总和
   C. 人的环境分为外环境与内环境
   D. 在护理界，环境定义为影响人们生存与发展的所有外在情况和影响

E. 人体的内环境是指人的内心世界

4. 角色适应不良的类型不包括（　）。

A. 角色冲突　　B. 角色模糊

C. 角色匹配得当　　D. 角色负荷过重

E. 角色负荷不足

5. 病人角色适应的影响因素不包括（　）

A. 年龄　　B. 性别

C. 家庭、社会支持系统　　D. 经济状况

E. 被评估者的人际关系

6. 角色模糊是指（　）。

A. 角色期望与角色表现差距太　　B. 角色期望不明确

C. 对角色期望过高　　D. 角色期望与角色自我能力不匹配

E. 对角色期望过低

7. 角色负荷过重或不足是指（　）。

A. 角色期望与角色表现差距太大　　B. 角色期望不明确

C. 对角色期望过高或过低　　D. 角色期望与角色自我能力不匹配

E. 未能进入角色

8. 除以下哪个现象外，均提示家庭关系不良（　）。

A. 在家庭成员交流过程中，频繁出现敌对性或伤害性语言

B. 在交谈时，每个家庭成员充分发表意见

C. 家庭成员间很少交流意见

D. 所有问题均是由某一家庭成员回答

9. 文化的核心要素不包括下列哪项（　）。

A. 价值观　　B. 信念

C. 信仰　　D. 习俗

E. 道德

10. 住院病人文化休克除外（　）。

A. 对环境的陌生感　　B. 对检查治疗恐惧感

C. 对疾病的担忧感　　D. 对责任护士熟悉感

E. 对饮食的不适应感

11. 下列不是家庭的内部资源是（　）。

A. 亲友支持　　B. 精神支持

C. 信息支持　　D. 结构支持

E. 财力支持

12. 下列不是病人角色的特点为（　）。

A. 脱离或部分脱离日常生活中的角色

B. 病人对自己的病情没有直接责任

C. 病人有积极配合医疗护理、恢复自身健康的义务
D. 病人有知情同意的权利
E. 病人有要求保密的权利

13. 家庭结构不包括（ ）。
A. 权利结构　　B. 角色结构
C. 沟通类型　　D. 价值观
E. 家庭规模

14. 与健康相关的物质环境评估主要包括（ ）。
A. 家庭　　B. 商店
C. 工作场所　　D. 水和食品的选用
E. 病室

15. 社会评估不包括（ ）。
A. 环境　　B. 角色
C. 物质　　D. 家庭
E. 文化

二、简答题

1. 社会评估的目的和意义。
2. 病人角色适应不良的类型及影响因素。
3. 病人文化休克的分期及其临床表现。
4. 如何对家庭进行评估？

第八章 实验室检查

教学要求

1. 掌握血液标本的种类、采集方法和注意事项；血液标本的抗凝；红细胞计数、血红蛋白测定、白细胞计数、白细胞分类计数、血小板计数的正常参考范围及临床意义；常用止凝血机制测定的正常参考范围及临床意义；ABO血型鉴定的方法；尿液标本的采集与保存方法；尿液理化检查和尿沉渣镜检的正常参考值范围及临床意义；粪便标本的采集方法；粪便标本的一般性状检查、化学检查和显微镜检查的临床意义；脑脊液检查项目的临床意义、渗出液和漏出液区别；肾功能检查项目的内容；肝功能和常见肝脏疾病检查异常结果的临床意义；临床常用生物化学检查项目的临床意义。

2. 熟悉实验室检查结果的临床意义和主要影响因素；红细胞计数、血红蛋白测定、白细胞计数、白细胞分类计数和血小板计数的方法；尿液理化检查和尿沉渣镜检的常用方法；肾功能检查异常结果的临床意义；肝功能和常见肝脏疾病检查项目的内容；临床常用生物化学检查项目的参考值范围。

3. 了解脑脊液和浆膜腔积液检查项目的参考值范围；肾功能检查项目的参考值范围；肝功能和常见肝脏疾病检查项目的参考值范围。

第一节 概 述

实验室检查是用物理、化学、生物学、分子生物学、微生物学、免疫学、细胞学及遗传学等学科的实验室检查技术，对离体的血液、体液、分泌物、排泄物、骨髓、脱落物和组织细胞等进行检测，以协助临床进行病因诊断、鉴别诊断、疗效观察及预后判断。实验室检查可为护理评估提供客观依据，因此，评估者必须熟悉常用实验室检查的目的、检查前被评估者的准备、标本采集要求、参考值及临床意义。

一、影响实验室检查结果的主要因素

1. 饮食的影响 饮食可使血液某些化学成分发生改变，从而影响检验结果的准确

性。例如餐后葡萄糖、胰岛素、碱性磷酸酶、甘油三酯、乳酸、尿素氮、尿酸、血钠等升高；餐后由于血液稀释，血细胞比容、血清总蛋白、清蛋白、α_2 球蛋白、游离脂肪酸、血钾、无机磷等降低。因此，应根据不同的检测项目确定餐前餐后的具体采血时间，如血清铁、铁结合力、胃泌素、维生素 B_{12}、叶酸等检查项目应在空腹（指禁食 6 小时以上）状态下采血；血糖测定可根据需要在清晨空腹、三餐前、餐后 2 小时和就寝前采血。血脂受进餐影响明显，应在禁食 12 小时后采血。

2. 药物的影响 激素、利尿剂可导致水、电解质和糖代谢紊乱；多种抗癫痫药、抗生素、解热镇痛剂、镇静剂、抗凝剂等可使碱性磷酸酶、γ－谷氨酰转移酶增高，使高密度脂蛋白、甘油三酯合成亢进，使血尿酸增高；青霉素可使肌酸激酶、天门冬氨酸转氨酶、肌酐、尿酸增高，使血清清蛋白和新生儿胆红素减低；普萘洛尔、利血平可使胆红素增高。通常采集标本前 1 日尽可能避免使用任何药物，不能停药的应在检验申请单上注明，以便在解释结果时参考。

3. 运动的影响 运动时出汗增多，血液浓缩，使红细胞计数、血细胞比容、血红蛋白含量、总蛋白、胆固醇、高密度脂蛋白、γ－谷氨酰转移酶、天门冬氨酸转氨酶、丙氨酸转氨酶等相对增加；由于骨骼肌运动，肌酸激酶、乳酸脱氢酶、天门冬氨酸转氨酶释放，血中浓度升高；因此，采血前为避免肌肉活动的影响，应嘱被评估者安静休息半小时以上。

4. 情绪的影响 心情紧张和情绪激动会影响神经－内分泌功能，使儿茶酚胺、皮质醇、白细胞计数、中性粒细胞计数、血糖升高。护士在采集标本前应作必要解释、安慰和指导，使被评估者处于平静的情绪状态。

5. 饮酒的影响 酗酒早期，尿酸、乳酸增高；中期 γ－谷氨酰转移酶、尿酸增高；较晚期丙氨酸转氨酶增高。慢性酒精中毒可使胆红素、天门冬氨酸转氨酶、碱性磷酸酶、γ－谷氨酰转移酶、平均红细胞容积增高，叶酸减少，甘油三酯增高。

6. 采血时间的影响 血液中的许多成分存在日间周期性的变化，需根据其变化规律按规定的时间采血，如促肾上腺皮质激素、皮质醇应在上午 8：00 和下午 4：00 两次取血，以了解其分泌水平和分泌节律；甲状旁腺激素最好在上午 8：00 采血。为了减少检测指标日间差异造成的影响，每次采血最好固定在同一时间或根据医嘱进行。住院患者除特殊检查外，一般应在早晨起床活动前安静卧床、空腹状态下采血。急诊检查可随时采血，但需注意饮食、输液和用药等对检查结果的影响。门诊患者、空腹者可在上午 7：00～9：00 时采血，进餐者除血脂外可在上午 9：00～12：00 时采血。

7. 采血体位的影响 长时间直立，可使下肢静脉压升高，毛细血管内压增高，部分血浆滤出至组织间隙，血液浓缩而致总蛋白、清蛋白、红细胞、血红蛋白等浓度增加。为了维持血管张力和神经兴奋性，维持体液平衡和血压恒定，保证脑组织的血液供应，肾素、血管紧张素、儿茶酚胺、醛固酮等神经－内分泌激素在立位时分泌增加。所以采血时受检者一般取坐位或卧位，但要注意体位的一致性。

二、血液标本的采集

临床血液检验根据检验方法和目的的不同，所需血液标本量及成分亦不相同，因而血液标本采集方法也不一样，最常用的采血方法有毛细血管采血法和静脉采血法。

（一）血液标本的种类、用途与采集方法

1. 根据成分不同分类 血液标本可分为全血、血浆和血清。

（1）全血 血液的全部成分，可经毛细血管、动脉、静脉采集。主要用于血细胞成分、血沉、血细胞比容、血液细菌培养等项目的检查。

（2）血浆 血液中除血细胞以外的液体成分，是从抗凝的全血中分离出来的，其中含有凝血因子。主要用于凝血和部分临床生物化学项目的检查。

（3）血清 血液凝固后分离出来的液体成分，血清中缺乏凝血因子成分。用于大部分临床生物化学和免疫学等项目的检查。

2. 根据采集部位不同分类 血液标本可分为毛细血管血、静脉血和动脉血。

（1）毛细血管血 也叫皮肤末梢血。因末梢血液循环较差，易受外界气温影响，故较少使用，主要用于静脉采血困难而需血量较少的检测项目，如床边血糖、血型、婴幼儿全血细胞计数等快速检验等。采血部位以世界卫生组织（WHO）推荐的左手中指或无名指指端内侧为宜，婴幼儿可在趾或足跟部采血。

（2）静脉血 是最常用的血液标本。主要用于全血细胞计数、血细胞形态学检查、大多数的临床生物化学检查、出血和凝血功能测定、血液病原微生物学检查和免疫学等绝大部分血液的实验室检查。采血部位可选择肘部静脉、手部表浅静脉及下肢踝部静脉，必要时可从股静脉采血，小儿在必要时可用颈外静脉，但因其危险，少用为宜。

（3）动脉血 主要用于血气分析和乳酸测定。采血部位可选择桡动脉、肱动脉、股动脉、足背动脉等。

（二）血液标本采集器材及抗凝方法

1. 普通采血 普通采血器材主要有注射器和试管。注射器和试管常用的有塑料制品和玻璃制品。因玻璃器材可加速血液凝固，凝血因子测定以用塑料注射器和塑料试管为好。注射器采血时，由于抽吸和转注，容易引起可见的和不可见的溶血，使血浆某些成分发生改变。

2. 真空管采血 真空管采血器材主要有双向采血针、真空采血管。可根据测定项目的要求选用真空采血管。真空采血管的标志和规格见表 8-1。真空管采血简便、快速、省力，可连续多管采血，也可避免或减轻用注射器抽吸和转注造成的机械性溶血，抗凝剂与血液比例固定，并且有利于标本的收集运送和保存，从而保证检验质量；无血液污染，保持手、工作台面和申请单清洁，预防交叉感染，对工作人员和被评估者都有保护作用。

表 8－1 真空采血管的标志和规格

试管标记	抗凝剂	促凝剂	分离胶	用 途	规格（mL）
红帽	－	－	－	临床常规生化学和血清学测定	3，5，7，10
黄帽	－	－	+	临床常规生化学和血清学测定	3，5，7，10
橘帽	－	+	－	临床常规生化学和血清学测定	3，5，7，10
浅绿	肝素锂	－	+	临床急诊生化学各种项目测定	3，5，7，10
绿帽	肝素钠	－	+	除钾、钠外的急诊生化学测定	3，5，7，10
蓝帽	枸橼酸钠	－	－	出血和血栓学检验	2
黑帽	枸橼酸钠	－	－	红细胞沉降率测定	2
紫帽	EDTA	－	－	全血细胞计数和血细胞形态学检验	2
深蓝	－	－	－	血药浓度及微量元素测定	3，5，7

注：+ 表示有，－ 表示无。

3. 特殊检查项目的采血

（1）细菌学检查标本的采血器材须高压灭菌；厌氧菌标本采集必须隔绝空气，否则不能使用；脑膜炎球菌、流感杆菌离体极易死亡，标本采集后立即保温送至实验室或请检验师协助在床边采血和接种。

（2）微量元素测定标本，采取标本时须注意避免游离金属污染。使用的注射器、试管或容器都须用 10% 稀硝酸浸泡 24～48 小时，用蒸馏水洗净，在无降尘的空气中干燥。

4. 血液标本的抗凝 用物理或化学的方法，除掉或抑制血液中的某些凝血因子，从而阻止血液凝固称为抗凝。实验室检查常需用抗凝剂抗凝血液标本。常用的抗凝剂有以下几种：

①肝素：常用于血气分析和部分生化项目测定。

②乙二胺四乙酸盐（$EDTA-Na_2$）：其与血液中的钙离子结合成螯合物，而阻止血液凝固，用于血细胞分析和血细胞比容测定，尤其是血小板计数。

③枸橼酸钠：其与血液中的钙离子结合成可溶性螯合物，而阻止血液凝固，因其对凝血因子Ⅴ、Ⅷ有较好保护作用，故常用于凝血功能检查，也用于红细胞沉降率测定。

④草酸钾：其与血中钙离子结合形成不溶性草酸钙而起抗凝作用，不能用于钾的测定，此外，由于可使红细胞体积缩小 60%，也不适于做红细胞相关的检查，一般只在测定血糖时使用。

（三）采血注意事项

1. 止血带的使用 止血带压迫静脉时间过长，易引起淤血，静脉扩张，血液浓缩，无氧酵解加强，乳酸升高，pH 降低，钾、钙、肌酸激酶升高。因此止血带压迫时间不宜超过半分钟。乳酸测定最好不用止血带，如果使用，应在针头刺入静脉后立即解除止血带。

2. 避免溶血 红细胞成分与血浆不同，标本溶血可使血浆（清）转氨酶、酸性磷酸酶、乳酸脱氢酶、钾、锌、镁升高；严重溶血会影响血清总蛋白、碱性磷酸酶、血清铁、无机磷、胆红素的测定，对凝血活酶相关的实验也有影响；红细胞破坏后因腺苷酸激酶的释放，可使肌酸激酶测定值增高；因此，应尽量避免特别用力抽吸和推注等人为因素造成的机械性溶血。

3. 输液与采血 应尽量避免输液时采血，输液不仅会使血液稀释，而且可严重干扰测试结果。急诊情况下可在对侧手臂或足背静脉采血，并注明输液及输注液体和药物的名称，供临床解释结果时参考。

4. 避免污染 采血器材必须洁净、干燥，避免化学污染和细菌污染。

第二节 血液检查

【病例引入】

患者，男，20 岁。因无明显诱因出现发热、咳嗽、有痰、鼻塞等症状就诊。既往体检，无慢性病史、过敏史。体格检查 T 37℃，P 92 次/分钟，R 20 次/分钟，BP 120/80mmHg，实验室检查：血常规 RBC 5.0×10^{12}/L，Hb 120g/L，WBC 15.0×10^{9}/L，N 85%，L 13%，PLT 200×10^{9}/L。

思考：

1. 该患者实验室检查结果有无异常。
2. 结合临床表现，该患者可能的病因是什么？

一、血液一般检查

血液一般检查，即血常规检查，是指对被评估者周围血液中红细胞、白细胞和血小板数量及质量的检测，是临床应用最广泛的检测项目之一。近年来，由于血细胞分析仪的广泛应用，血常规检测的项目增多，包括红细胞平均值测定和红细胞形态检测、血小板平均值测定和血小板形态检测等。

（一）红细胞计数和血红蛋白测定

红细胞计数（red blood cell count，RBC）是计数单位容积血液中红细胞的个数。血红蛋白测定（hemoglobin，Hb）是计数单位容积血液中血红蛋白的量。红细胞计数和血红蛋白测定是评估红细胞系统疾病的基本方法。

【参考范围】

成年男性：红细胞计数（4.0～5.5）$\times10^{12}$/L；血红蛋白 120～160g/L。

成年女性：红细胞计数（3.5～5.0）$\times10^{12}$/L；血红蛋白 110～150g/L。

新生儿：红细胞计数（6.0～7.0）$\times10^{12}$/L；血红蛋白 170～200g/L。

【临床意义】

1. 红细胞和血红蛋白增多 指单位容积血液中红细胞数和血红蛋白含量高于参考值上限。

(1) 相对性增多 由于血浆容量减少而使红细胞容量相对增多所致。常见于大面积烧伤、严重呕吐、腹泻、出汗过多、尿崩症等。

(2) 绝对性增多 临床上称为红细胞增多症。根据发病原因可分为原发性和继发性两类。原发性增多见于骨髓增殖性疾病，如真性红细胞增多症等，其特点为红细胞计数可达 (7.0 ~ 10.0) $\times 10^{12}$/L，血红蛋白可高达 170 ~ 250g/L；继发性增多主要继发于慢性缺氧，促红细胞生成素代偿性增多，生理性如胎儿及新生儿、高原地区居民或剧烈运动等；病理性如严重的慢性心、肺疾病（阻塞性肺气肿、肺源性心脏病、发绀型先天性心脏病等），也可见于肾癌、肝细胞癌、卵巢癌、肾胚胎瘤、子宫肌瘤、多囊肾等。

2. 红细胞和血红蛋白减少 指单位容积血液中红细胞数和血红蛋白含量低于参考值下限，即为贫血。

临床根据 Hb 减少的程度将贫血分为 4 级：①轻度：从参考值低限至 90g/L。②中度：90 ~ 60g/L。③重度：60 ~ 30g/L。④极重度：< 30g/L。

贫血又分生理性和病理性。

(1) 生理性贫血 常见于婴幼儿及 15 岁以前的儿童和青少年，因生长发育迅速导致造血原料供应的相对不足所致。妊娠中后期，可由血浆容量明显增加使血液稀释及造血原料相对不足而导致的贫血。老年人造血功能减退可出现贫血。

(2) 病理性减少 其发生机制为红细胞生成减少（包括造血功能障碍和造血原料缺乏）、红细胞破坏过多、红细胞丢失过多等，常见于各种贫血和血液系统疾病，如缺铁性贫血、再生障碍性贫血、巨幼细胞性贫血、白血病、溶血性贫血和失血性贫血等。

3. 红细胞形态改变 正常红细胞呈双凹圆盘状，细胞大小较一致，直径范围 6 ~ 9μm，平均直径为 7.2μm，中央 1/3 为生理性淡染区，胞质内无异常结构。

(1) 大小异常 ①小红细胞：RBC < 6μm，中央淡染区扩大，呈小细胞低色素性，见于缺铁性贫血及珠蛋白合成障碍性贫血。②大红细胞：RBC > 10μm，高色素性的红细胞中央淡染区变小或消失，常见于急性溶血性贫血、巨幼细胞性贫血。③巨红细胞：RBC > 15μm，常见于巨幼细胞性贫血。④大小不均：同一患者的红细胞直径相差 1 倍以上，常见于增生性贫血，尤其在巨幼细胞性贫血时多见。

(2) 形态异常 ①球形红细胞：红细胞直径 < 6μm，厚度 > 2μm，中央淡染区消失，主要见于遗传性球形红细胞增多症。②椭圆形红细胞：红细胞呈椭圆或卵圆形，见于遗传性椭圆形红细胞增多症（超过 25%）、巨幼细胞性贫血。③口形红细胞：红细胞中央淡染区呈扁平裂缝状，似张开的口形，见于遗传性口形红细胞增多症、DIC 和酒精中毒时。④靶形红细胞：红细胞内血红蛋白分布呈靶形，即中心部位着色深，外周为苍白区，而细胞边缘又深染，见于珠蛋白生成障碍性贫血、异常血红蛋白病和脾切除术后等。⑤镰形红细胞：红细胞呈镰刀状，见于镰形细胞性贫血。⑥泪滴形红细胞：红细胞形如泪滴状或梨状，见于珠蛋白生成障碍性贫血、骨髓纤维化等。⑦棘形细胞：红细胞表面有刺状突起，其间距不等，长短不一，见于棘细胞增多症、脾切除术后、酒精中毒性肝病、尿毒症等。⑧裂细胞：为微血管病性溶血的表现，见于DIC、恶性高血压、严重烧伤等。⑨红细胞缗钱状形成：红细胞聚集成串如缗钱状，常见于多发性骨髓瘤、原发性巨球蛋白血症。

(3) 染色异常　①低色素：中央淡染区扩大，常见于缺铁性贫血、铁粒幼细胞性贫血、珠蛋白生成障碍性贫血、血红蛋白病。②高色素：红细胞中央淡染区消失，常见于巨幼细胞性贫血。③嗜多色性：嗜多色性红细胞是一种未完全成熟的红细胞，因胞质中残存有少量嗜碱性物质，故被染为灰蓝色或灰红色，常见于增生性贫血，尤见于溶血性贫血。

(4) 结构异常　①嗜碱性点彩红细胞：红细胞胞质内出现细小的形态不一的嗜碱性蓝色点状物质，常见于铅中毒、增生性贫血、巨幼细胞性贫血、骨髓纤维化，常作为铅中毒的诊断筛选指标。②染色质小体（Howell - Jolly 小体）：红细胞胞质内出现1个或数个暗紫红色圆形小体，见于巨幼细胞性贫血、溶血性贫血和红白血病等。③卡波环（cabot 环）：红细胞胞质内出现环形或“8”字形紫红色细线状结构，常与染色质小体同时存在。常见于巨幼细胞性贫血、溶血性贫血、铅中毒和白血病等。④有核红细胞：即幼稚红细胞，常见于增生性贫血、红白血病、髓外造血和骨髓转移性肿瘤等。

（二）红细胞相关检查

1. 血细胞比容测定　血细胞比容（hematocrit，HCT）是指在一定条件下经离心压实的血细胞占全血容积的百分比值。血细胞比容的高低主要与红细胞的数量和大小有关。

【参考范围】

温氏法：男性：0.40～0.50；女性：0.37～0.48。

【临床意义】

(1) 增加　见于各种原因所致的血液浓缩，如大量出汗、严重呕吐、腹泻、大面积烧伤等；亦见于真性红细胞增多症、新生儿、高原地区居民和慢性心肺疾病患者。

(2) 减低　见于各种类型贫血、妊娠和输液过多等。

2. 红细胞平均值的计算

(1) 平均红细胞体积（mean corpuscular volume，MCV）　指全血中平均每个红细胞的体积，以飞升（fL）为单位（$1L = 10^{15}fL$）。计算公式：

平均红细胞体积 = 每升血液中的血细胞比容/每升血液中的红细胞数，即

$$MCV\ (fL) = \frac{HCT\ (L/L)}{RBC\ (/L)} \times 10^{15}$$

【参考范围】

80～100fL。

(2) 平均红细胞血红蛋白量（mean corpuscular hemoglobin，MCH）　指全血中平均每个红细胞内所含血红蛋白的量，以皮克（pg）为单位（$lg = 10^{12}pg$）。计算公式：

平均红细胞血红蛋白量 = 每升血液中的血红蛋白量/每升血液中的红细胞数，即

$$MCH\ (pg) = \frac{Hb\ (g/L)}{RBC\ (/L)} \times 10^{12}$$

【参考范围】

27～34 pg。

(3) 平均红细胞血红蛋白浓度 (mean corpuscular hemoglobin concentration, MCHC) 指全血中平均每升红细胞中所含血红蛋白的量，以 g/L 表示。计算公式：

平均红细胞血红蛋白浓度 = 每升血液中的血红蛋白量/每升血液中的血细胞比容，即

$$\text{MCHC (g/L)} = \frac{\text{Hb (g/L)}}{\text{HCT (L/L)}}$$

【参考值】

320～360g/L。

【临床意义】

主要用于贫血的细胞形态学分类（表 8－2）。

表 8－2　贫血的细胞形态学分类

贫血类型	MCV (fL)	MCH (pg)	MCHC (g/L)	病　因
正常细胞性贫血	80～100	27～34	320～360	再生障碍性贫血、急性失血性贫血、溶血性贫血、骨髓病性贫血
大细胞性贫血	>100	≥34	320～360	巨幼细胞性贫血、恶性贫血等
单纯小细胞性贫血	<80	<27	320～360	慢性炎症性贫血、肾性贫血
小细胞低色素性贫血	<80	<27	<320	缺铁性贫血、铁粒幼细胞性贫血、慢性失血性贫血

3. 红细胞体积分布宽度测定　红细胞体积分布宽度 (red blood cell volume distribution width, RDW) 是反映外周血红细胞体积异质性的参数，用所测定红细胞体积大小的变异系数即 RDW－CV 表示。

【参考范围】

11.5%～14.5%。

【临床意义】

(1) 用于缺铁性贫血的早期诊断、鉴别诊断及疗效观察　缺铁性贫血早期 RDW 可增高，而其他红细胞参数如 MCV、MCH 等仍可正常；轻型珠蛋白生成障碍性贫血也属小细胞低色素性贫血，但绝大多数患者 RDW 基本正常；缺铁性贫血治疗后贫血纠正，但 RDW 仍未能恢复正常水平，可间接反映体内贮存铁尚未完全补足。

(2) 用于缺铁性贫血与轻型地中海贫血的鉴别诊断　两者均属小细胞低色素性贫血，缺铁性贫血的患者 RDW 明显增高，而绝大多数地中海贫血患者 RDW 基本正常。

(3) 用于贫血的形态学分类　根据 MCV 和 RDW 两项参数对贫血提出了新的形态学六分法（表 8－3）。

表 8-3 贫血新的形态学分类

贫血类型	MCV	RDW	常见病因或疾病
正常细胞均一性	正常	正常	急性失血性贫血、再生障碍性贫血、肾性贫血等
正常细胞非均一性	正常	增高	铁粒幼细胞性贫血、血红蛋白病性贫血、混合型营养缺乏性贫血等
小细胞均一性	减低	正常	珠蛋白生成障碍性贫血、球形红细胞增多症等
小细胞非均一性	减低	增高	缺铁性贫血等
大细胞均一性	增高	正常	部分再生障碍性贫血、骨髓增生异常综合征
大细胞非均一性	增高	增高	巨幼细胞性贫血、某些肝病性贫血

4. 网织红细胞（reticulocyte，Ret，RET）计数 网织红细胞是晚幼红细胞脱核后到完全成熟红细胞之间的过渡细胞，细胞质中残存部分嗜碱性物质（核糖体、核糖核酸），经煌焦油蓝或新亚甲蓝等活体染色后，呈蓝色网状或颗粒状结构，故名为网织红细胞。网织红细胞较成熟红细胞稍大，直径为 8.0～9.5μm。网织红细胞计数是测定单位容积外周血液中网织红细胞的相对百分率或绝对数量。

【参考范围】

①成年：0.5%～1.5%；绝对值：（24～84）×10^9/L。

②新生儿：2%～6%。

【临床意义】

网织红细胞的增减直接反映骨髓中红系细胞的增生情况，是反映整个骨髓造血功能的重要指标。

（1）判断骨髓的造血功能 ①网织红细胞增多：表示骨髓造血功能旺盛，主要见于缺铁性贫血、巨幼细胞性贫血、急性失血性贫血、溶血性贫血等。②网织红细胞减低：表示骨髓造血功能低下，主要见于再生障碍性贫血、急性白血病、淋巴瘤。骨髓瘤时，骨髓中有异常细胞大量浸润，使红系细胞增生受到抑制，网织红细胞亦会减少。

（2）观察贫血疗效 在缺铁性贫血、巨幼细胞性贫血治疗过程中，如网织红细胞升高，表明治疗有效，说明骨髓增生良好；如网织红细胞不增高，表明治疗效果不佳，并提示骨髓造血功能障碍，需进一步检查。

5. 红细胞沉降率测定 红细胞沉降率（erythrocyte sedimentation rate，ESR）是指红细胞在一定条件下自然沉降的速度，简称血沉。红细胞沉降速度受多种因素影响，主要与血浆中各种蛋白的比例及红细胞的大小、形态、数量有关。

【参考值】

魏氏法：成年男性 0～15mm/h；成年女性 0～20 mm/h。

【临床意义】

血沉是一项灵敏但缺乏特异性的指标，不能用于疾病的诊断，也不能作为健康人群的筛检指标。临床上血沉主要用于观察病情的动态变化、区别功能性与器质性病变、鉴别良性和恶性肿瘤等。

（1）生理性增快 见于女性月经期、妊娠 3 个月以上、剧烈运动、老年人等。

（2）病理性增快 ①各种炎症：血沉加快最常见的原因是感染，尤其是急性细菌性炎症，于感染2～3天即可出现血沉增快；慢性炎症如结核病、风湿热等，活动期可见血沉明显增快，非活动期血沉可正常；病毒性感染时血沉变化不大。②组织损伤和坏死：较大范围的组织损伤或较大手术创伤可致血沉增快，如无并发症多于2～3周内恢复正常；心肌梗死于发病后3～4天血沉增快，可持续1～3周；而心绞痛时血沉正常。③良、恶性肿瘤鉴别：通常恶性肿瘤血沉常明显增快；良性肿瘤血沉大多正常。④贫血：血红蛋白低于90g/L时，可因红细胞数量减少，下沉摩擦阻力减小而致血沉增快。⑤其他：高球蛋白血症、高胆固醇血症患者血沉增快。

（三）白细胞计数和白细胞分类计数

白细胞计数（white blood cell count，WBC）是测定单位容积血液中各种白细胞的总数。白细胞分类计数（differential count，DC）是测定单位容积血液中各种白细胞的相对百分率或绝对数量。

【参考范围】

1. 白细胞计数 成人（4～10）$\times 10^9$/L。
儿童（8～10）$\times 10^9$/L
6个月～2岁（11～12）$\times 10^9$/L
新生儿（15～20）$\times 10^9$/L

2. 白细胞分类计数 白细胞分类计数参考值见表8－4。

表8－4 白细胞分类计数参考值

细胞类型	百分数（%）	绝对值（$\times 10^9$/L）
中性粒细胞（N）		
杆状核	1～5	0.04～0.5
分叶核	50～70	2～7
嗜酸性粒细胞（E）	0.5～5	0.02～0.5
嗜碱性粒细胞（B）	0～1	0～0.1
淋巴细胞（L）	20～40	0.8～4
单核细胞（M）	3～8	0.12～0.8

【临床意义】

白细胞是中性粒细胞、嗜酸性粒细胞、嗜碱性粒细胞、淋巴细胞和单核细胞的总称。白细胞是人体防御系统的重要组分，不同的白细胞生理功能不同，具有吞噬异物、清除过敏源、参与免疫反应等功能。白细胞总数高于10×10^9/L称白细胞增多，低于4×10^9/L称白细胞减少。由于中性粒细胞在白细胞中所占百分率最高，所以白细胞总数的增多或减少主要受中性粒细胞数量的影响，也可受淋巴细胞数量的影响。当中性粒细胞绝对值低于1.5×10^9/L称为粒细胞减少症；低于0.5×10^9/L时称为粒细胞缺乏症。

1. 中性粒细胞（neutrophilia，N）

（1）中性粒细胞增多　白细胞总数 $>10\times10^9$/L。

1）生理性增多：常见于妊娠后期，分娩时疼痛和产伤可使其进一步增高，严寒、高温、饱餐、剧烈运动或劳动等刺激也可使白细胞增多。

2）病理性增多：常见于：①急性感染：尤其是急性化脓性细菌感染，是引起中性粒细胞病理性增多最常见的原因，如金黄色葡萄球菌、溶血性链球菌等感染。②严重组织损伤或坏死：如大面积烧伤、大手术后、严重外伤、急性心肌梗死等。③急性出血：急性大出血时，1～2 小时即可导致白细胞主要是中性粒细胞明显增高，内出血者较外出血者更显著，故白细胞计数可作为内出血早期诊断的参考指标。④急性溶血。⑤急性中毒：如外源性药物、化学物质、生物毒素（如铅、汞、安眠药、蛇毒及毒蕈等）所致的中毒，以及内源性代谢性酸中毒如尿毒症、糖尿病酮症酸中毒等。⑥恶性肿瘤：急、慢性粒细胞白血病时白细胞数可高达数万甚至数十万，肝癌、胃癌等也可出现白细胞持续增高。

（2）中性粒细胞减少　常见于：①感染性疾病：病毒性感染是常见原因，如病毒性肝炎、流感、风疹等病毒感染；革兰阴性杆菌感染如伤寒、副伤寒杆菌感染，以及某些原虫感染，如疟疾等。②血液系统疾病：常见于再生障碍性贫血、非白血性白血病、粒细胞缺乏症、恶性组织细胞病等。③物理化学因素损伤：长期接触电离辐射如 X 线、应用某些化学药物，如氯霉素和含有机磷的杀虫药等。④其他：自身免疫性疾病（如系统性红斑狼疮等）及脾功能亢进。

（3）中性粒细胞的核象变化　中性粒细胞核象是指中性粒细胞的核分叶状况，它反映粒细胞的成熟程度。正常时，外周血中性粒细胞以分叶核为主，并以三分叶居多，有少量的杆状核。病理情况下，中性粒细胞核象可发生变化，出现核左移或核右移（图 8－1）。

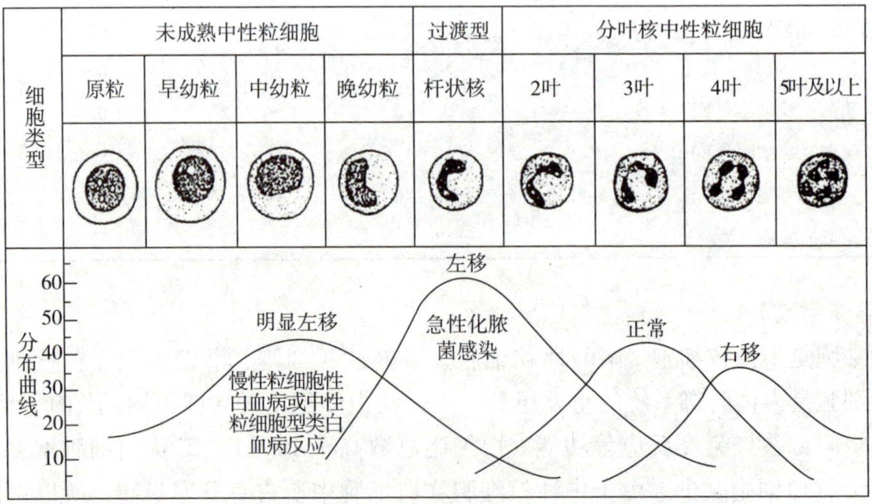

图 8－1　中性粒细胞的核象变化

①核左移：周围血中出现不分叶核粒细胞（包括杆状核粒细胞及幼稚阶段的粒细

胞）的百分数超过5%时，称为核左移。核左移伴白细胞总数增高，表示病情轻，机体反应性强。核左移伴白细胞总数不增高，提示骨髓造血功能减低，如再生障碍性贫血、粒细胞减少症；或提示病情严重，机体反应性低下，如败血症、伤寒等。

②核右移：周围血中五叶以上的粒细胞百分数超过3%时称核右移。核右移常伴有白细胞总数的减少，主要由造血原料缺乏或骨髓造血功能减退所致，常见于巨幼细胞性贫血、应用抗代谢药物如6－巯基嘌呤、阿糖胞苷等。感染恢复期可出现一过性核右移，属正常现象；如在感染的急性期出现核右移，则提示预后不良。

2. 嗜酸性粒细胞（eosinophil，E）

（1）嗜酸性粒细胞增多　见于：①过敏性疾病：如支气管哮喘、荨麻疹、药物和食物过敏等。②寄生虫病：如血吸虫病、蛔虫病和钩虫病等。③皮肤病：如湿疹、银屑病、剥脱性皮炎等。④血液病：如淋巴瘤、慢性粒细胞白血病等。⑤某些恶性肿瘤：尤其是淋巴系统的恶性肿瘤，如霍奇金病；肺癌时也可见嗜酸性粒细胞增多。⑥某些传染病：见于猩红热急性期，其他急性传染病嗜酸性粒细胞大多减少。

（2）嗜酸性粒细胞减少　嗜酸性粒细胞减少临床意义较小，见于伤寒、副伤寒初期及长期应用肾上腺皮质激素后。

3. 嗜碱性粒细胞（basophil，B）　嗜碱性粒细胞增多较少见，可见于：①过敏性疾病：如荨麻疹，黏液性水肿，过敏性结肠炎，药物、食物、吸入过敏等。②骨髓增殖性疾病：如慢性粒细胞性白血病、嗜碱性粒细胞白血病、真性红细胞增多症等。③恶性肿瘤：特别是转移癌时、骨髓纤维化等。嗜碱性粒细胞减少临床意义不大。

4. 淋巴细胞（lymphocyte，L）

（1）淋巴细胞增多　生理性增多见于出生后1周的新生儿，其淋巴细胞达50%以上，4～6岁以后逐渐接近成人。病理性增多见于：①某些病毒或细菌感染性疾病：如传染性单核细胞增多症、病毒性肝炎、流行性出血热、风疹、百日咳、结核等。②肿瘤性疾病：如淋巴瘤及急、慢性淋巴细胞性白血病等。③组织移植发生排斥反应时。

（2）淋巴细胞减少　主要见于长期接触放射线和应用肾上腺皮质激素之后、免疫缺陷性疾病、丙种球蛋白缺乏症等；中性粒细胞显著增多时，淋巴细胞可相对减少。

5. 单核细胞（monocyte，M）　单核细胞生理性增多见于婴幼儿，其单核细胞可达15%，儿童也比成年人稍多。病理性增多见于：①某些感染：如疟疾、活动性肺结核、黑热病、感染性心内膜炎、急性感染恢复期等。②某些血液病：如单核细胞性白血病、恶性组织细胞病、淋巴瘤、骨髓增生异常综合征等。单核细胞减少的临床意义不大。

（四）血小板计数（PC或Plt）

血小板计数（platelet count，PC）是计数单位容积血液中血小板的数量，是评估止血和血栓的重要指标之一。

【参考范围】

$100 \sim 300 \times 10^9/L$。

【临床意义】

1. 生理性波动 正常人每日血小板计数有6%～10%的波动，晨间较低，午后略高；安静时低，进食和剧烈运动后增高，休息后可恢复；静脉血较末梢血稍高；新生儿较低，出生3个月后达成人水平；月经前较低；妊娠中晚期升高，分娩后1～2天降低。

2. 血小板减少 血小板减少指血小板数低于$100\times10^9/L$。常见于：①血小板生成障碍：如再生障碍性贫血、急性白血病、放射性损伤、骨髓纤维化、化疗药物作用等。②血小板破坏或消耗增多：如特发性血小板减少性紫癜、系统性红斑狼疮、脾功能亢进、弥散性血管内凝血（DIC）、恶性淋巴瘤、输血后血小板减少症等。③血小板分布异常：如脾肿大、肝硬化、输入大量库存血。

3. 血小板增多 血小板增多指血小板数超过$400\times10^9/L$。常见于：①骨髓增殖性疾病：如慢性粒细胞白血病、原发性血小板增多症、真性红细胞增多症等。②反应性增多：如急性化脓性感染、急性大出血、急性溶血、脾切除术后、某些恶性肿瘤等。

【病例分析】

1. 该患者血常规中的白细胞计数增高，中性粒细胞比例增高，淋巴细胞比例偏低。

2. 结合患者年龄、既往健康，本次发病表现为发热、咳嗽、有痰、鼻塞等症状，考虑该患者为上呼吸道感染（细菌感染）。

二、止血与血栓常用的筛选检查

1. 出血时间（bleeding time，BT）测定 出血时间是指在一定条件下，人为地将毛细血管刺破后，从血液自然流出至自然停止所需的时间。出血时间长短反映血小板的数量、功能及血管壁的结构与功能。

【参考范围】

①Duke法：1～3分钟，超过4分钟为异常。

②Ivy法：2～6分钟，超过7分钟为异常。

③出血时间测定器法：(6.9±2.1）分钟，超过9分钟为异常。

【临床意义】

（1）BT延长 ①血小板数量异常：如特发性或继发性血小板减少性紫癜。②血小板功能异常：如巨大血小板综合征、血小板无力症及血小板病等。③血管壁异常：如遗传性出血性毛细血管扩张症、过敏性紫癜、血管性紫癜及海绵状血管瘤等。④凝血因子缺乏：如血管性血友病、DIC等。⑤药物影响：如服用乙酰水杨酸（阿司匹林）、双嘧达莫（潘生丁）等。

（2）BT缩短 主要见于血栓前状态或血栓性疾病，如心肌梗死、脑血管病变等。

2. 血块收缩试验（clot retraction test，CRT） 血块收缩试验是在一定条件下，根据规定的时间观察血块的收缩情况或计算血块的收缩率。用以了解血小板的数量与功能及纤维蛋白原含量。

【参考范围】

①30～60分钟开始收缩，24小时内完全收缩。

②血块收缩率为 48% ~64%。

【临床意义】

(1) 血块收缩不良 见于血小板数量或功能异常，如血小板无力症、特发性血小板减少性紫癜等；亦可见于无（低）纤维蛋白原血症、红细胞增多症、多发性骨髓瘤、原发性巨球蛋白血症、严重凝血因子缺乏等。

(2) 血块收缩过度 见于先天性和获得性凝血因子 XⅢ缺乏症、严重贫血等。

3. 凝血时间（clotting time，CT） 凝血时间是指从血液离体开始到血液发生凝固所需要的时间，是内源性凝血系统的一项筛选试验。

【参考范围】

玻璃试管法 6 ~12 分钟；硅管法 15 ~32 分钟；塑料试管法 10 ~19 分钟。

【临床意义】

(1) CT 延长 主要见于血友病、无（低）纤维蛋白原血症、DIC、口服抗凝剂、纤维蛋白溶解活性亢进、血循环中存在抗凝物质、严重肝病等。

(2) CT 缩短 主要见于血栓性疾病，如 DIC、心脑血管疾病、肾病综合征等。

4. 活化部分凝血活酶时间测定（activated partial thromboplastin time，APTT） 活化部分凝血活酶时间测定是反映内源性凝血系统功能的常用的筛查试验。

【参考范围】

32 ~43 秒，较正常对照延长 10 秒以上为异常。

【临床意义】

同凝血时间，但较玻璃管法凝血时间灵敏，是目前推荐使用的内源性凝血系统的筛选试验；APTT 又是监测肝素治疗的首选指标，患者使用普通肝素治疗后 APTT 延长一般维持在正常对照的 1.5 ~2.5 倍。

5. 血浆凝血酶原时间（prothrombin time，PT）测定 血浆凝血酶原时间测定是反映外源性凝血系统活性的筛查试验。外源性凝血系统中凝血因子Ⅰ、Ⅱ、Ⅴ、Ⅶ、Ⅹ的质或量异常时影响此试验结果。

【参考范围】

(1) 凝血酶原时间 11 ~13 秒。超过参考值 3 秒以上有临床意义。

(2) 凝血酶原时间比值（prothrombin time ratio，PTR） 即被检血浆的 PT 值/正常对照的 PT 值。参考值为 0.85 ~1.15。

(3) 国际标准化比值（international normalized ratio，INR） 即 PTR［S］，参考值为 (1.0 ±0.10)。［S］为国际敏感度指数，指数越大，组织凝血活酶的敏感性越低。

【临床意义】

(1) PT 延长 见于先天性凝血因子Ⅰ、Ⅱ、Ⅴ、Ⅶ、Ⅹ缺乏；后天性凝血因子异常，如严重肝病、纤溶亢进、维生素 K 缺乏、DIC 后期、血循环中抗凝物质如肝素或 FDP 等增多。

(2) PT 缩短 见于血液高凝状态，如 DIC 早期、急性心肌梗死、急性脑血栓形成、多发性骨髓瘤等。

(3) 用于检测口服抗凝剂的首选指标　服用抗凝剂后，INR 值一般维持在 2.0～3.0。

6. 血浆纤维蛋白原（fibrinogen，Fg）测定　血浆纤维蛋白原测定是通过特定的方法，使血浆中的纤维蛋白原转变为纤维蛋白，经比浊法计算出血浆中 Fg 的含量。

【参考范围】

2.0～4.0g/L。

【临床意义】

(1) 纤维蛋白原增高　常见于糖尿病、急性感染、急性肾炎、急性心肌梗死、创伤、多发性骨髓瘤等；肾病综合征、风湿热、肺炎，以及放射治疗、月经期亦可见增高。

(2) 纤维蛋白原减低　常见于先天性纤维蛋白减少性疾病、原发性纤溶症、重症肝炎、肝硬化、DIC 晚期、溶栓治疗、营养不良等。

7. FDP 和 D－二聚体测定　原发性纤溶亢进时，纤维蛋白原主要降解产物为 FDP；继发性纤溶亢进时，纤维蛋白原主要降解产物为 D－二聚体、FDP。

【参考范围】

FDP≤5mg/L；D－二聚体≤0.3mg/L。

【临床意义】

FDP 增高是体内纤溶亢进的标志，但不能区分是原发性还是继发性纤溶。D－二聚体是继发性纤溶的标志物，两者均增高见于弥漫性血管内凝血。

8. 血浆凝血酶时间（thrombin time，TT）测定　凝血酶时间测定是用于检查纤维蛋白原转变为纤维蛋白这一过程是否异常。

【参考范围】

16～18 秒，超过正常对照 3 秒以上为异常。

【临床意义】

TT 延长见于：①无（低）纤维蛋白原血症、异常纤维蛋白原血症、严重肝病、DIC、多发性骨髓瘤等。②血中纤维蛋白降解产物（FDP）增多。③血中存在肝素或类肝素样抗凝物质，如肝素治疗时、放疗后、DIC 晚期等。④TT 是抗凝治疗和溶栓治疗常用的监护指标。

三、血型鉴定与交叉配血试验

血型（blood group）早期的概念仅指存在于红细胞表面抗原的差异。随着对血型研究的深入发现，白细胞、血小板和某些血浆蛋白在个体之间均有抗原成分的差异。确切地说，血型是人类血液的主要特征之一，是人体血液的一种遗传多态性物质。根据血型抗原的差异和相互关系及遗传规律，可分成不同的血型系统，如 ABO、Rh、MNSs 等血型系统。血型检查在输血、器官移植、法医鉴定等方面有着极其重要的意义。

1. ABO 血型系统

(1) ABO 血型系统抗原和抗体　ABO 血型系统是与临床安全输血与器官移植关系最密切的血型系统。根据红细胞表面是否存在 A、B 抗原，血清中是否存在抗 A、抗 B

抗体，ABO 血型系统可分为 A、B、O、AB 4 种血型（表 8 –5）。

表 8 –5　ABO 血型系统

血型	A 型	B 型	AB 型	O 型
红细胞表面的抗原	A	B	A、B	–
血清中的抗体	抗 B	抗 A	–	抗 A、抗 B

注：– 表示无抗原或抗体。

（2）ABO 血型鉴定　ABO 血型鉴定主要是利用抗原与抗体之间的反应完成的。常规的血型鉴定包括正向定型与反向定型，前者用已知的特异性抗体（标准 A、B、O 型血清）鉴定红细胞上的抗原，后者用已知的抗原（标准 A、B、O 型红细胞）鉴定血清中的抗体。出现红细胞凝集者为阳性，红细胞呈散在游离者为阴性。当正反向定型结果相符时，方可确定血型。正、反向血型鉴定与结果判断见表 8 –6。

表 8 –6　正、反向血型鉴定与结果判断

正向定型（标准血清 + 被检者红细胞）			反向定型（标准红细胞 + 被检者血清）			结果判断
抗 A	抗 B	抗 AB（O 型血清）	A 型红细胞	B 型红细胞	O 型红细胞	
+	–	+	–	+	–	A 型
–	+	+	+	–	–	B 型
+	+	+	–	–	–	AB 型
–	–	–	+	+	–	O 型

注：+ 表示红细胞凝集；– 表示红细胞不凝集。

2. Rh 血型系统

（1）Rh 系统的抗原　到目前为止，人类已发现 40 多种 Rh 抗原，但与临床关系最为密切的抗原主要有 C、c、D、E 和 e 等 5 种，其中 D 的抗原性最强，对临床更为重要。因此一般临床上只用 D 抗体作 Rh 系统血型鉴定。

（2）Rh 系统的抗体　Rh 抗体极少数是天然抗体，绝大多数是由 Rh 血型不合输血或通过妊娠产生免疫性抗体 IgG。抗体主要有抗 D、抗 E、抗 C、抗 c、抗 e 5 种，最常见的是抗 D 抗体。由于不易得到 5 种 Rh 抗血清，一般只用抗 D 血清检查临床意义较大的 D 抗原。

Rh 血型鉴定：被检者红细胞与抗 D 血清发生凝集即为 Rh 阳性；与抗 D 血清不凝集即为 Rh 阴性。

3. 临床意义

（1）输血　当患者的循环血量不足或血细胞减少时，输血常是治疗和抢救的重要措施。输血前必须准确鉴定供血者与受血者的血型，选择同型的血液，交叉配血完全相合时才能输血。

（2）新生儿溶血病（hemolytic disease of newborn，HDN）　新生儿溶血病是指发生在新生儿时期因母、婴血型不合引起的以溶血为主要损害的一种被动免疫性疾病。在我国，最多的是 ABO 系统引起，其次为 Rh 系统引起。

（3）器官移植 ABO 抗原是一种强移植抗原，受者与供者必须血型相符才能移植。血型不符极易引起急性排斥反应，导致移植失败。

（4）其他 可用于亲缘鉴定、法医学鉴定及与某些疾病相关性的调查等。

第三节 尿液检查

尿液是血液经肾小球滤过和肾小管重吸收和排泌后所形成的排泄物。尿液检查是通过实验室手段对尿中的某些成分进行的检查，是临床实验室最常用的检查项目之一。主要用于：①泌尿系统疾病的诊断与疗效观察。②其他系统疾病的诊断与鉴别诊断。③临床安全用药的监护。④中毒及职业病的辅助诊断。⑤健康体检。

一、尿液标本的采集与保存

（一）尿液标本采集

1. 尿液标本采集容器 选用清洁、干燥，密封性能好，并具有较大口径的容器，包括一次性尿样杯和利于储运的、安全且易于启盖的密封容器。容器上应标有患者的姓名、检验联号（条形码）等。并有记录标本留取时间的位置。

2. 尿液标本种类与留取方法

（1）晨尿 即清晨起床后第 1 次排出的尿液，较为浓缩。适用于化学成分和有形成分检查。由于留取时间固定，有利于动态对比观察，主要用于住院患者。但常因留取后到送检放置时间过长，影响尿比重、亚硝酸盐和酸碱度测定的准确性。

（2）随机尿 任意时间留取的尿液，适用于门诊和急诊患者检查，结果易受患者饮食、运动、药物等多种因素影响。某些病理成分不宜检出，导致漏诊，而且重复性差。

（3）餐后尿 进餐前排尿弃去，留取餐后 2 小时尿，检测尿糖或尿常规，用于糖尿病筛查；午餐后 2 小时留取尿标本，可提高病理性蛋白尿、尿胆原检查的阳性率。

收集上述标本时，除尿三杯试验需要分别采集前段尿、中段尿、末段尿外，其余均需留取中段尿，尿量大于 30mL，女性要防止阴道分泌物污染，并应避开月经期。

（4）定时尿 嘱咐患者计时开始前排空膀胱并弃去尿液，收集以后一定时间的尿液，常用的有 3 小时、4 小时、12 小时和 24 小时尿，用于尿细胞排泄率、测定肌酐清除率、尿沉渣计数和尿化学成分定量测定。

（5）导尿、耻骨上膀胱穿刺尿 主要用于细菌培养，需用无菌容器收集尿液。

（二）尿液标本的保存

尿液排出体外后会逐渐发生物理和化学变化，因此尿标本留取后应立即送检。尿液标本如不能及时检验或需收集较长时间的尿液，为防止尿液变质，尿液需冷藏、冰冻或加化学防腐剂保存。常用的保存方法有冷藏、冰冻和使用防腐剂等。

1. 冷藏　冷藏温度为4℃～8℃。低温能防止细菌生长，保持尿液中某些成分的生物活性。但易析出盐类结晶影响显微镜检查。保存时间夏季不超过1小时，冬季不超过2小时。

2. 冰冻　将新鲜标本离心除去有形成分，冰冻保存上清液，可以较好地保存尿中的一些激素、酶类等。

3. 防腐剂的应用

(1) 浓盐酸或冰乙酸　每升尿液加入浓盐酸10mL，适用于24小时尿儿茶酚胺、17－羟皮质类固醇、17－酮类固醇、钙、磷等化学成分定量测定；或每升尿液加入冰乙酸25 mL，可较好的保存17－羟皮质类固醇、17－酮类固醇、5－羟色胺、香草扁桃酸等成分。

(2) 甲苯　每升尿液加入甲苯5mL，适用于尿肌酐、尿糖、蛋白质、酮体等定量测定。

(3) 甲醛（400g/L）　每升尿液加入甲醛5mL。甲醛能较好地保存细胞和管型，常用于管型、细胞检查的防腐。

(4) 麝香草酚（＜1g/L尿）　用于尿中化学成分、细胞等的防腐。

二、尿液理学检查

（一）尿量

【参考范围】

成人：1000～2000mL/24h。

【临床意义】

(1) 多尿　成人尿量＞2500mL/24h，称为多尿。生理性多尿见于习惯性多饮、输液或应用利尿剂、脱水剂后等；病理性多尿见于糖尿病、尿崩症、慢性肾小球肾炎、慢性间质性肾炎、慢性肾盂肾炎后期和急性肾功能衰竭多尿期等。

(2) 少尿或无尿　成人尿量＜400mL/24h或持续＜17mL/h称为少尿；＜100mL/24h称为无尿。生理性少尿见于出汗过多、水分摄入不足等。病理性少尿主要有：①肾前性少尿：见于烧伤、呕吐、腹泻等原因引起的脱水，以及大出血、休克、心衰等引起的肾血流量减少。②肾性少尿：见于急性肾小球肾炎、肾衰、肾移植后急性排斥反应、间质性肾炎等。③肾后性少尿：见于输尿管结石、尿路狭窄、肿瘤压迫等所致的尿路梗阻。

（二）尿液外观

正常新鲜尿多为淡黄色或琥珀色的透明液体。颜色深浅取决于尿量、pH、食物和药物的影响。

【临床意义】

1. 血尿 尿中含有一定量的红细胞时称血尿。每升尿中含血量超过 1mL 即可呈现淡红色，称肉眼血尿；尿外观变化不明显，离心沉淀后，镜检时红细胞 >3 个/HP，称为镜下血尿。血尿多见于急性肾小球肾炎、膀胱炎、结石、结核及肿瘤等，亦可见于血小板减少性紫癜、血友病等出血性疾病。

2. 血红蛋白尿 尿中含有游离血红蛋白时，可呈浓茶色或酱油色，血红蛋白尿镜检时无红细胞，但隐血试验呈阳性。主要见于急性溶血性贫血、血型不合的输血、恶性疟疾、肾梗死、肾实质区域溶血等。

3. 脓尿 尿内含大量白细胞或细菌等炎性渗出物，呈不同程度黄白色混浊状，主要见于泌尿系感染，如急性肾盂肾炎、膀胱炎、多发性肾脓肿等。

4. 胆红素尿 尿内含大量结合胆红素，呈深黄色或黄褐色，振荡后有黄色泡沫，胆红素定性试验呈阳性，见于胆汁淤积性黄疸及肝细胞性黄疸等；服用大黄、核黄素等药物也可使尿液呈黄色，但尿液的泡沫不黄。

5. 乳糜尿 尿内含有大量乳糜微粒，呈乳白色，主要见于丝虫病、腹腔肿瘤、结核、胸腹部创伤等致淋巴循环受阻性疾病。

（三）气味

尿液气味来自尿中挥发性酸性物质，尿液久置后可因尿素分解可出现氨臭味。

慢性膀胱炎和尿潴留时，尿液可有氨臭味；糖尿病酮症酸中毒患者尿液可有烂苹果样气味；有机磷杀虫药中毒患者尿液可有蒜臭味。

（四）比重

尿比重是指 4℃ 条件下尿液与同体积纯水的重量之比，尿比重的高低可粗略地反映肾小管的浓缩和稀释功能。

【参考值】

正常膳食条件下，1.015～1.025，最大波动范围为 1.003～1.030。

【临床意义】

尿比重受尿液中可溶性物质的量及尿量的影响。

（1）比重增高：主要见于各种原因（如高热、脱水、出汗过多）引起的血容量不足导致的肾前性少尿，尿少而比重增高；糖尿病或肾病综合征患者，由于尿中葡萄糖和蛋白质含量增多，尿液比重亦增高。

（2）比重减低：主要见于慢性肾小球肾炎、慢性肾功能衰竭、尿崩症、大量饮水等。

（3）尿液比重持续固定在 1.010 左右，提示肾实质严重损害。

三、尿液化学检查

（一）尿酸碱度测定

【参考范围】

正常尿液 pH 约为 6.5，但可波动在 4.5 ~ 8.0 之间。

【临床意义】

尿液酸碱度受饮食、药物、运动和疾病种类影响较大，肉食为主者尿液偏酸，素食者尿液则偏碱。因此，在排除干扰因素后出现的 pH 过高或过低才称为尿液酸碱度异常。

（1）尿 pH 降低 多见于代谢性酸中毒、发热、糖尿病、痛风、白血病、脱水或服用大剂量维生素 C 等。

（2）尿 pH 增高 多见于碱中毒、泌尿系统变形杆菌感染、肾小管性酸中毒和服用碱性药物等。

（二）尿蛋白质测定

正常人尿液中含有极少量的蛋白质，当尿中蛋白质含量超过 150mg/24h，或尿中蛋白含量 > 100mg/L 时，蛋白质定性试验呈阳性，称为蛋白尿（proteinuria）。

【参考范围】

定性试验：阴性；定量试验：30 ~ 80mg/24h。

【临床意义】

1. 生理性蛋白尿 生理性蛋白尿又称功能性蛋白尿，常见于高蛋白饮食、静脉输注清蛋白、剧烈运动、精神紧张、妊娠、长期直立体位等，多为暂时性，定性一般不超过（+）。

2. 病理性蛋白尿

（1）肾小球性蛋白尿 由于肾小球滤过膜受损，导致大量血浆蛋白质随原尿滤出，并超过肾小管重吸收的能力，最终随终尿排出。主要以清蛋白为主，多见于原发性肾小球疾病，如肾小球肾炎、肾病综合征等，或糖尿病、高血压、系统性红斑狼疮、妊娠高血压综合征等所致的肾小球疾病等。

（2）肾小管性蛋白尿 因肾小管重吸收功能受损，导致小分子量蛋白质随终尿排出。主要以 β_2 微球蛋白为主，见于肾盂肾炎、急慢性间质性肾炎、急性肾小管坏死、药物（解热镇痛药、氨基糖甙类抗生素）中毒，以及肾移植排斥反应等。

（3）混合性蛋白尿 因肾小球和肾小管同时受损，导致尿中出现小分子量和大分子量的蛋白，见于慢性肾炎、高血压、糖尿病、肾病综合征、系统性红斑狼疮等。

（4）溢出性蛋白尿 是指肾功能正常，但因血浆中存在大量异常的小分子蛋白质，超过肾阈值而产生的蛋白尿，如本周蛋白尿、血红蛋白尿、肌红蛋白尿，见于多发性骨髓瘤、急性溶血性疾病、巨球蛋白血症等。

(5) 组织性蛋白尿　肾小管分泌蛋白的量增加，或肾组织破坏分解释放入尿液的蛋白增加所致的蛋白尿。多见于尿路感染。

(6) 假性蛋白尿　是指肾脏以下的泌尿道疾病，如膀胱炎、尿道出血、前列腺炎等，产生大量脓液、血液、黏液等含蛋白质成分导致蛋白定性试验阳性。

(三) 尿糖测定

正常人尿液中可有微量葡萄糖，定性试验呈阴性。当血糖 > 8.88mmol/L，超过肾糖阈，或近端肾小管重吸收功能障碍时，尿糖增加，糖定性试验呈阳性，称糖尿（glucosuria）。

【参考范围】

定性：阴性。

【临床意义】

(1) 血糖增高性糖尿　见于糖尿病、甲状腺功能亢进、嗜铬细胞瘤、库欣综合征、胰腺癌、肢端肥大症、肝功能不全等。

(2) 血糖正常性糖尿　也称肾性糖尿，见于家族性肾性糖尿、间质性肾炎、慢性肾小球肾炎及肾病综合征等。

(3) 暂时性糖尿　①生理性糖尿：如短时间内食糖过多或静脉注入大量葡萄糖可引起血糖暂时性升高从而出现尿糖阳性。②应激性糖尿：见于罹患颅脑外伤、脑血管意外、突然情绪紧张或激动可使血糖一过性增高，进而尿糖升高。

(4) 其他　如哺乳期乳糖尿、肝功能严重破坏所致果糖或半乳糖性糖尿、遗传性半乳糖或果糖尿、戊糖尿等。

(四) 尿酮体测定

酮体（ketone body）是脂肪分解代谢的中间产物，包括乙酰乙酸、β-羟丁酸和丙酮。尿酮体检查呈阳性的尿液称为酮尿（ketonuria）。

【参考范围】

定性试验：阴性。

【临床意义】

酮尿可见于糖尿病酮症酸中毒、高热、妊娠剧烈呕吐、腹泻、长期饥饿、禁食、全身麻醉等。

(五) 尿亚硝酸盐测定

【参考范围】

定性试验：阴性。

【临床意义】

尿液亚硝酸盐试验阳性，提示存在尿路感染。大肠埃希菌、变形杆菌等可将硝酸盐还原为亚硝酸盐。但葡萄球菌、淋病双球菌等细菌不能将硝酸盐还原为亚硝酸盐，因此阴性不能排除尿路感染。尿液中亚硝酸盐与白细胞同时检查意义更大。

（六）尿液隐血试验

当尿中的血红蛋白含量较少时，尿液外观没有明显变化，但化学定性为阳性，故称为隐血试验。肌红蛋白也有相同的反应。

【临床意义】

见血红蛋白尿。

（七）尿胆红素检查

【参考范围】

定性试验：阴性。

【临床意义】

阳性见于肝细胞性黄疸（如肝炎、肝硬化等）、阻塞性黄疸（如胆汁淤积性和胆管占位性病变的胆道结石、肿瘤、先天性胆道闭锁等）。先天性高胆红素血症亦可出现胆红素尿。

（八）尿胆原检查

【参考范围】

定性试验：阴性或弱阳性。

【临床意义】

尿胆原增多见于溶血性黄疸、肝细胞性黄疸等；尿胆原减少见于胆道梗阻，完全阻塞时为尿胆原缺如。

知识链接

尿液分析仪的检测项目

随着自动仪器的不断改良，尿液化学检查的项目也在逐渐增加，不同厂家不同型号的尿液分析仪检测项目存在很大差异，目前主要的测定项目有pH值、尿比重（SG）、尿蛋白（PRO）、尿糖（GLU）、尿酮体（KET）、尿胆红素（BIL）、尿胆原（URO）、尿亚硝酸盐（NIT）、尿潜血（BLD、ERY）、白细胞（WBC）、Vc等。

四、尿液沉渣检查

尿沉渣检查是指用显微镜对离心尿液标本中的有形成分进行检查，尿中的有形成分包括各种细胞、管型、结晶体等。

（一）细胞

【参考范围】

红细胞：玻片法 0 ~3 个/HP。

白细胞：玻片法 0 ~5 个/HP。

肾小管上皮细胞：无。

移行上皮细胞：无或偶见。

复层扁平上皮细胞：少量。

【临床意义】

（1）红细胞　离心后的尿液中红细胞 >3 个/HP，称镜下血尿（microscopic hematuria）。其意义与肉眼血尿相同。

（2）白细胞　尿中白细胞增多，见于泌尿系统感染。离心后的尿液中白细胞 >5 个/HP，称镜下脓尿（microscopic pyuria），见于肾盂肾炎、膀胱炎、尿道炎或肾结核合并感染等，也可见于肾移植术后。

（3）上皮细胞　尿液中的上皮细胞可来自肾至尿道口的整个泌尿系统。正常尿中可见少量移行上皮细胞和鳞状上皮细胞，无肾小管上皮细胞。①大量鳞状上皮细胞伴白细胞：见于泌尿系统炎症，如膀胱炎、尿道炎等；成年女性尿中混有阴道分泌物时，鳞状上皮和白细胞也较多。②移行上皮成片脱落：见于肾盂、输尿管或膀胱颈部炎症。③肾小管上皮细胞：见于急性肾小管坏死、急性或慢性肾小球肾炎、肾移植排斥反应期、肾梗死等。

（二）管型

管型（casts）是蛋白质、细胞或细胞碎片等在肾小管、集合管中凝固而成的圆柱形铸体。管型有多种类型，常见的有透明管型、颗粒管型、细胞管型和脂肪管型等。

【参考范围】

正常人尿中无管型或偶见透明管型。

【临床意义】

（1）透明管型　偶见于正常人晨尿中。当剧烈运动、高热、全身麻醉和心功能不全等，可出现一过性增多；在肾实质病变，如肾小球肾炎、恶性高血压、肾病综合征等患者尿中透明管型明显增多。

（2）细胞管型　管壁内含有细胞的管型。包括：①红细胞管型：提示肾单位有出血，常见于急性肾小球肾炎、慢性肾小球肾炎急性发作期、急性肾小管坏死、肾移植后急性排斥反应，对诊断肾小球病变有重要临床意义。②白细胞管型：提示肾实质有化脓性炎症，常见于急性肾盂肾炎、间质性肾炎，亦可见于狼疮性肾炎等。③上皮细胞管型：提示肾小管有病变，为肾小管上皮细胞脱落的证据，常见于急性肾小管坏死、急性肾小球肾炎、肾移植急性排斥反应、重金属中毒、子痫等。

（3）颗粒管型　见于肾实质病变，分为细颗粒管型和粗颗粒管型两种。前者见于慢性肾小球肾炎或急性肾小球肾炎后期；后者见于慢性肾小球肾炎、肾盂肾炎、肾病综合征或药物中毒性肾小管损伤。

（4）脂肪管型　为肾小管损伤后上皮细胞脂肪变性所致，多见于肾病综合征、慢性肾炎晚期、中毒性肾病和类脂性肾病等，为预后不良之征。

（5）蜡样管型　见于肾脏长期而严重的病变，如慢性肾小球肾炎的晚期、肾功能衰竭及肾淀粉样变等。蜡样管型的出现，提示肾小管病变严重，预后不良。

（6）肾衰竭管型　提示肾小管上皮细胞损坏碎裂，见于急性肾功能衰竭多尿期、急慢性肾功能不全。若在慢性肾功能衰竭者尿中出现，提示预后不良。

（三）结晶

正常尿液有时有盐类结晶析出。尿液中盐类结晶的析出，取决于该物质的饱和度、尿液的 pH、温度等因素。

【参考范围】

偶见尿酸、草酸钙、磷酸盐等结晶。

【临床意义】

（1）生理性结晶　有尿酸结晶、尿酸盐结晶、磷酸盐结晶、碳酸钙结晶和草酸钙结晶等，少量出现无临床意义，当结晶伴随较多红细胞出现于新鲜尿液时，应疑有泌尿系统结石的可能。

（2）病理性结晶　一般在正常人尿中不存在。胆红素结晶仅见于胆汁淤积性黄疸和肝细胞性黄疸；亮氨酸、酪氨酸结晶见于急性肝坏死、氨基酸代谢障碍等；胆固醇结晶见于尿路感染、乳糜尿等；磺胺类药物结晶见于服用磺胺类药物者，尿中磺胺类药物结晶析出多时应停药，因此对临床用药监护有极其重要的意义。

四、尿液其他检查

（一）尿本周蛋白测定

正常人为阴性，如为阳性，常见于多发性骨髓瘤、淋巴瘤、巨球蛋白血症和肾淀粉样变性等。

（二）尿人绒毛膜促性腺激素测定（妊娠试验）

【参考范围】

非妊娠健康人：阴性；正常妊娠女性：阳性。

【临床意义】

（1）诊断妊娠　一般妊娠后 35 ~ 40 天，hCG 浓度即可升高达 200ng/L 以上。

（2）流产诊断和监测　完全流产呈阴性，不完全流产仍呈阳性。

（3）异位妊娠的诊断　异位妊娠时尿 hCG 呈阳性，可借此与急性阑尾炎等急腹症鉴别。

(4) 非滋养层肿瘤的诊断　畸胎瘤、睾丸间质细胞癌、卵巢癌、子宫颈癌、乳腺癌等尿中 hCG 也可明显增高。

(三) 尿淀粉酶测定

【参考范围】

Somoggi 法：100～1200U/L。

【临床意义】

尿淀粉酶增高见于急性胰腺炎，发病 12～24 小时开始升高，3～10 天后恢复正常，尿淀粉酶主要用于病情观察。胰腺癌、胰腺囊肿时尿淀粉酶活性重度升高。因为淀粉酶在肝脏合成，故严重肝病时尿淀粉酶降低。

第四节　粪便检查

粪便是食物经消化后，未被吸收的食物残渣、纤维素、肠道黏膜脱落物、消化道分泌物、大量细菌、水分和无机盐等。粪便检查的主要目的是了解消化道有无炎症、溃疡、出血、寄生虫感染、肿瘤等，了解胃肠、胰腺、肝胆的功能状况、有无致病菌等。

一、粪便标本的采集

粪便标本能否正确采集和送检，直接影响检验结果的准确性。采集粪便标本的注意事项：

1. 采集器材　目前，临床普遍使用的是一次性有盖的塑料粪便盒，也可用清洁干燥、不渗漏的涂蜡纸盒、玻璃瓶、塑料盒等。细菌培养时需用无菌的带盖容器。

2. 采集方法　一般检查需采集大约 5g（指头大小）自然排出的新鲜粪便，如为稀便需留取 5mL，用于寄生虫检查需留取全部或 24 小时粪便。采集好的粪便放入准备好的器皿中送检。对必须检查而无便者可用肛诊采集，但不能用灌肠后的粪便。

3. 采集有效标本　采集标本时，尽量采集黏液、脓血等异常成分；外观无异常时，要从粪便的不同部位采集标本。

4. 粪便隐血试验　为避免饮食中过氧化物对化学法粪便隐血检测的干扰，采集标本前 3 天需禁食肉类、动物血、铁剂或维生素 C 等。

5. 及时送检　标本采集后需在 1 小时内检验完毕。

二、粪便标本的一般性状检查

(一) 量

正常人大多每日排便 1 次，为 100～300g。粪便量的多少受进食量、食物种类和消化器官功能状态的影响。

（二）性状与颜色

正常的成人粪便为黄褐色成形软便，婴儿呈黄色或金黄色糊状。病理情况下，粪便性状颜色可发生改变。

1. 黏液便 正常粪便中含有少量黏液，因与粪便均匀混合而不易看见。黏液量增多常见于各种肠炎、阿米巴痢疾、细菌性痢疾等。

2. 脓便和脓血便 常见于痢疾、溃疡性结肠炎、结肠癌或直肠癌等。细菌性痢疾以脓和黏液为主，脓中带血；阿米巴痢疾以血为主，血中带脓，呈暗红色稀果酱样。食入大量巧克力、咖啡后也会出现酱色便，应注意鉴别。

3. 鲜血便 提示下消化道出血，常见于痔疮、肛裂、直肠息肉、直肠癌等。痔疮时鲜血多在排便后滴落在粪便上。

4. 柏油样便 粪便呈暗褐色或黑色、质软、有光泽如柏油状，见于上消化道出血，隐血试验呈阳性；服用铋剂、活性炭或中药后也可排出黑色便，但无光泽，隐血试验呈阴性。

5. 胶冻状便 多见于肠易激综合征患者腹部绞痛之后，也见于过敏性结肠炎及某些慢性细菌性痢疾。

6. 稀汁样或糊状便 见于各种感染和非感染性腹泻，尤其是急性胃肠炎。小儿肠炎时粪便呈绿色稀糊状。假膜性肠炎常排出大量黄绿色稀汁样便，并含有膜状物；艾滋病伴肠道隐孢子虫感染时为大量稀水样便。

7. 米泔样便 呈乳白色淘米水样，见于重症霍乱、副霍乱。

8. 白陶土样便 见于阻塞性黄疸，提示胆道完全梗阻。钡餐造影后的粪便也可呈灰白色。

9. 异常形状便 细条状便提示直肠和肛门狭窄，见于直肠癌、肛裂；球形硬便见于便秘或老年人；乳凝块便见于乳儿消化不良、婴儿腹泻。

（三）气味

食物在肠道中经细菌作用后，产生吲哚、硫醇、粪臭素等很多有臭味的物质，故粪便有一定臭味。一般素食者味轻，肉食者味重。慢性肠炎、胰腺疾病、结肠癌、结肠溃疡合并感染时常有恶臭；脂肪和糖的消化不良时有酸臭；阿米巴痢疾有腥臭味。

（四）寄生虫虫体

肠道寄生虫如蛔虫、蛲虫、绦虫等较大虫体可在粪便中肉眼直接分辨。

三、化学检查

（一）隐血试验（occult blood test，OBT）

隐血是指消化道少量出血，粪便外观无变化，肉眼无法判断，用显微镜也无法检出的出血。

【参考范围】

阴性。

【临床意义】

隐血试验阳性常见于消化道有出血的疾病，如消化性溃疡活动期、药物致胃肠黏膜损伤、肠息肉、钩虫病、消化道恶性肿瘤等。另外，可用于消化道出血的鉴别诊断，消化性溃疡呈间断性阳性；消化道恶性肿瘤者可持续性阳性。因此，隐血试验可作为消化道恶性肿瘤普查的一个筛选指标，连续检测对早期发现消化道恶性肿瘤有重要价值。

（二）胆色素检验

【参考范围】

粪胆红素定性试验：阴性；粪胆原及粪胆素定性试验：阳性。

【临床意义】

1. 成人肠道炎症、腹泻等肠蠕动加速使排入十二指肠的胆红素来不及转化为粪胆原、粪胆素即排出体外，粪便呈深黄色，胆红素检验常为阳性；婴幼儿肠道正常菌群未建立，粪便呈金黄色，胆红素检验亦为阳性。

2. 胆道阻塞性疾病如胆结石、胰头癌等，胆红素不能排入肠道，粪胆原、粪胆素缺如，两者的定性检验皆可呈阴性或弱阳性。溶血性疾病，如阵发性睡眠性血红蛋白尿、自身免疫性溶血性贫血、地中海贫血等，粪胆原、粪胆素的含量会增加，粪便颜色加深，定性检验呈强阳性。

四、显微镜检查

（一）细胞

1. 红细胞 正常粪便中无红细胞。红细胞增多见于下消化道出血、炎症、结肠癌和直肠息肉等。肠道炎症时，红细胞一般伴随白细胞出现，细菌性痢疾以白细胞为主，红细胞常分散存在；阿米巴痢疾以红细胞为主，成堆出现。

2. 白细胞 正常粪便中可偶见白细胞，且主要是中性粒细胞。白细胞增多见于肠道炎症和痢疾。肠炎时白细胞轻微增多，散在分布；细菌性痢疾时可见大量白细胞，有的白细胞成堆分布、结构模糊，称为脓细胞。过敏性肠炎和肠道寄生虫病时，粪便中可见较多的嗜酸性粒细胞。

3. 上皮细胞 正常粪便中很难发现肠道上皮细胞。如为结肠炎、伪膜性肠炎，则上皮细胞明显增多。

4. 巨噬细胞 正常粪便中无巨噬细胞，细菌性痢疾、溃疡性结肠炎时可增多。

5. 肿瘤细胞 正常粪便中无肿瘤细胞，乙状结肠癌和直肠癌可查见相应肿瘤细胞。

（二）食物残渣

正常粪便中的食物残渣为已充分消化的无定形细小颗粒，只有未充分消化的食物残渣，才能被显微镜检查所发现。

1. 淀粉颗粒 常见于慢性胰腺炎、胰腺功能不全。

2. 脂肪颗粒 常见于急、慢性胰腺炎和吸收不良综合征等。

3. 其他食物残渣 胰腺外分泌功能不全时可见肌肉纤维增多；肠蠕动亢进时可见植物纤维增多。

（三）结晶

病理性结晶主要是夏科－莱登结晶，见于阿米巴痢疾、过敏性肠炎。

（四）寄生虫和寄生虫卵

从粪便中能见到相应病原体，主要检查粪便中是否存在阿米巴滋养体及包囊、虫卵等，用于诊断肠道寄生虫病和原虫感染。粪便中可检出的寄生虫卵有蛔虫卵、钩虫卵、鞭虫卵、姜片虫卵、蛲虫卵、血吸虫卵、华支睾吸虫卵等；可检出的原虫有阿米巴滋养体及包囊。

第五节 其他体液检查

一、脑脊液检查

脑脊液（cerebrospinal fluid，CSF）是存在于脑室和蛛网膜下腔中的无色透明液体，正常成人脑脊液总量为120～180mL。

1. 脑脊液检查的适应证 脑膜刺激征阳性、颅内出血、脑膜白血病、不明原因的头痛、抽搐、昏迷或瘫痪者、椎管内给药等。禁忌证：颅内高压、脑疝、疑颅内占位性病变者。

2. 脑脊液的标本采集 脑脊液由临床医师进行腰椎穿刺，必要时从小脑延髓池或侧脑室采集。脑脊液分别收集于3个无菌试管中，每管1～2mL，第1管做细菌学检测，第2管做生物化学和免疫学检测，第3管做细胞计数和分类。疑有恶性肿瘤，另留1管做脱落细胞分析。标本收集后应立即送检，以免影响检测结果。

（一）一般性状检测

1. 颜色 正常脑脊液为无色透明液体。异常可见：①红色：常因出血引起，主要见于穿刺损伤或脑室及蛛网膜下腔出血。②黄色：见于脑及蛛网膜下腔陈旧性出血、蛛网膜下腔梗阻、重症黄疸。③乳白色：多因白细胞增多所致，常见于各种化脓菌引起的化脓性脑膜炎。④微绿色：见于绿脓杆菌、肺炎链球菌、甲型链球菌引起的脑膜炎等。⑤褐色或黑色：见于脑膜黑色素瘤等。

2. 透明度 正常脑脊液清晰透明。脑脊液中细胞数增加时可出现混浊，表现为：①清晰透明或微浊：见于病毒性脑膜炎、流行性乙型脑膜炎、中枢神经系统梅毒等，细胞数仅轻度增加。②毛玻璃样混浊：见于结核性脑膜炎，细胞数中度增加。③乳白色混浊：见于化脓性脑膜炎，细胞数明显增加。

3. 凝固性 正常脑脊液不含纤维蛋白原，静置24小时不会凝固。凝固可见于：①急性化脓性脑膜炎：静置1~2小时即可出现凝块或沉淀物。②结核性脑膜炎：静置12~24小时可见液面有纤细的薄膜形成，取此膜涂片检测结核杆菌阳性率极高。③蛛网膜下腔阻塞：因阻塞远端脑脊液蛋白质含量常高达15g/L，脑脊液可呈黄色胶冻状。

（二）化学检测

1. 蛋白定性（Pandy试验）与定量试验 正常人脑脊液中蛋白含量甚微，不到血浆蛋白含量的1%，主要为清蛋白。病理情况下脑脊液中蛋白质含量增加。

【参考范围】

①定性：阴性或弱阳性。②定量：腰椎穿刺0.20~0.45g/L，小脑延髓池穿刺0.10~0.25g/L，侧脑室穿刺0.05~0.15g/L。

【临床意义】

蛋白含量增加见于：

（1）中枢神经系统病变使血脑屏障通透性增加 常见原因有脑膜炎（化脓性脑膜炎时显著增加，结核性脑膜炎时中度增加，病毒性脑膜炎时轻度增加）、出血（蛛网膜下腔出血和脑出血等）、内分泌或代谢性疾病（糖尿病性神经病变、甲状腺及甲状旁腺功能减退、尿毒症及脱水等）、药物中毒（乙醇、酚噻嗪、苯妥英钠中毒等）。

（2）脑脊液循环障碍 如脑部肿瘤或椎管内梗阻（脊髓肿瘤、蛛网膜下腔粘连等）。

（3）鞘内免疫球蛋白合成增加伴血脑屏障通透性增加 如Guillain-Barre综合征、胶原血管疾病、慢性炎症性脱髓鞘性多发性神经根病等，且伴有蛋白-细胞分离现象。

2. 葡萄糖测定 脑脊液中葡萄糖来自血糖，其含量约为血糖的60%，较理想的脑脊液中葡萄糖的检测应在禁食4小时后做腰穿检测，方法同血糖测定。

【参考范围】

2.5~4.5mmol/L（腰池）。

【临床意义】

（1）增高 见于病毒性神经系统感染、脑出血、下丘脑损害、糖尿病等。

（2）减低 见于急性化脓性脑膜炎、结核性脑膜炎、霉菌性脑膜炎，其葡萄糖含量越低，则预后越差；还见于脑肿瘤，尤其是恶性肿瘤；神经性梅毒；低血糖等。

3. 氯化物测定

【参考范围】

120~130mmol/L（腰池）。

【临床意义】

氯化物明显减少见于结核性脑膜炎，可降至102mmol/L以下；化脓性脑膜炎多为102~116mmol/L；非中枢系统疾病如大量呕吐、腹泻、脱水等造成血氯降低时，脑脊液中氯化物亦可减少。氯化物增高主要见于慢性肾功能不全、肾炎、尿毒症、呼吸性碱中毒等。

4. 乳酸脱氢酶（lactate dehydrogenase，LD）及其同工酶测定 LD 有 5 种同工酶，即 $LD_1 \sim LD_5$。

【参考范围】

成人 3 ~ 40U/L。

【临床意义】

增高见于细菌性脑膜炎、脑出血、蛛网膜下腔出血、脑肿瘤、脱髓鞘病急性期等。病毒感染时酶活性多正常，少数可以轻度增高，以 LD_1 和 LD_2 为主；细菌性脑膜炎则以 LD_4、LD_5 增高为主。

（三）显微镜检测

1. 细胞计数 正常脑脊液中无红细胞，仅有少量白细胞。

【参考范围】

成人 $0 \sim 8 \times 10^6/L$；儿童 $0 \sim 15 \times 10^6/L$

【临床意义】

脑脊液中细胞增多见于以下疾病。

（1）中枢神经系统感染性疾病 ①化脓性脑膜炎细胞数显著增加，分类以中性粒细胞为主。②结核性脑膜炎细胞中度增加，但多不超过 $500 \times 10^6/L$，中性粒细胞、淋巴细胞和浆细胞同时存在是本病的特征。③病毒性脑炎、脑膜炎，细胞数仅轻度增加，以淋巴细胞为主。④新型隐球菌性脑膜炎，细胞数中度增加，以淋巴细胞为主。

（2）脑膜白血病 细胞数可正常或稍高，以淋巴细胞为主，可找到白血病细胞。

（3）脑寄生虫病 以嗜酸性粒细胞为主。

（4）脑室和蛛网膜下腔出血 红细胞明显增加，还可见各种白细胞，但仍以中性粒细胞为主，出血时间 2 ~ 3 天可发现含有红细胞或含铁血黄素的吞噬细胞。

2. 细菌学检测

【参考范围】

阴性。

【临床意义】

排除污染因素，检出细菌均视为病原菌感染。

二、浆膜腔积液检查

人体的胸腔、腹腔、心包腔统称为浆膜腔，生理状态下，腔内有少量液体，据估计，正常成人胸腔液 < 20ml，腹腔液 < 50mL，心包腔液 10 ~ 50mL，关节腔液 0.1 ~ 2.0mL，在腔内主要起润滑作用。病理状态下，腔内有多量液体潴留，称为浆膜腔积液。根据产生原因和性质不同，可分为漏出液（transudate）和渗出液（exudate）两大类。

知识链接

浆膜腔积液的标本采集

浆膜腔积液标本由临床医师经浆膜腔穿刺采集。留取4管，每管1～2 mL，第1管做细菌学检查，第2管做化学和免疫学检查，第3管做细胞学检查，第4管不加抗凝剂以观察有无凝集现象。标本采集后立即送检，一般不得超过1小时。细胞检查可用EDTA－K2抗凝，免疫学和化学检查用肝素抗凝。

（一）一般性状检测

1. 颜色 漏出液多为淡黄色。渗出液常为深黄色，且颜色随病因而变化，如红色多为血性积液，见于恶性肿瘤、结核病急性期、风湿性及出血性疾病、外伤或内脏损伤等；淡黄色脓性见于化脓菌感染；绿色可能系铜绿假单胞菌感染；乳白色系淋巴管阻塞引起的真性乳糜液。

2. 透明度 漏出液常为清晰透明；渗出液因含大量细菌常混浊，化脓性感染可有凝块和絮状物；结核性感染呈微混、云雾状；病毒性感染一般不混浊。

3. 凝固性 漏出液中纤维蛋白原含量少，一般不易凝固；渗出液因含有纤维蛋白原、凝血因子、细菌和组织裂解产物，往往自行凝固或有凝块出现。

4. 比重 漏出液比重多在1.018以下；渗出液因含有多量蛋白和细胞，比重多高于1.018。

（二）化学检测

1. 黏蛋白定性试验（Rivalta试验） 漏出液多为阴性反应，渗出液多呈阳性反应。

2. 蛋白定量试验 漏出液蛋白总量常小于25g/L，渗出液的蛋白总量常在30g/L以上。蛋白质如为25～30g/L，则难以判明其性质。

3. 葡萄糖检测 漏出液中葡萄糖含量与血糖近似；渗出液中葡萄糖可被某些细菌或细胞酶分解而减少，如为化脓性炎症，则积液中葡萄糖含量明显减少，甚至无糖；结核性与癌性渗出液中葡萄糖含量常减少；类风湿性浆膜腔积液糖含量减少，红斑狼疮积液糖基本正常。

4. 乳酸测定 有助于细菌感染性与非细菌感染性积液的鉴别，当乳酸含量＞10mmol/L时，高度提示细菌感染，尤其是应用抗生素治疗后的胸水，一般细菌检测又为阴性时更有价值。

5. 乳酸脱氢酶（LD）测定 化脓性胸膜炎LD活性显著升高，可达正常血清的30倍；癌性积液中度增高；结核性积液略高于正常。漏出液的LD活性与正常血清相近。

（三）显微镜检测

1. 细胞检测

（1）数量 漏出液白细胞数常 $<100\times10^6/L$；渗出液白细胞数常 $>500\times10^6/L$。

（2）分类 漏出液中细胞主要为淋巴细胞和间皮细胞；渗出液中各种细胞增多的临床意义不同：①中性粒细胞为主：常见于化脓性积液及结核性积液的早期。②淋巴细胞为主：常见于结核性或癌性积液。③嗜酸性粒细胞增多：常见于过敏性疾病或寄生虫病所致的积液。

2. 细菌学检测 若肯定或疑为渗出液，则应经无菌操作离心沉淀，取沉淀物涂片作革兰染色或抗酸染色镜检，查找病原菌，必要时可进行细菌培养。培养出细菌后做药物敏感试验，以供临床用药参考。

（四）渗出液与漏出液的鉴别

区分积液性质对某些疾病的诊断和治疗至关重要，两者的鉴别要点见表 8-7。

表 8-7 渗出液与漏出液的鉴别

检测项目	漏出液	渗出液
原因	非炎症所致	炎症、肿瘤、化学或物理刺激
外观	淡黄色、浆液性	不定，可为血性、脓性、乳糜性
透明度	透明或微混	多浑浊
比重	<1.018	>1.018
凝固性	不易	易
pH 值	>7.4	<6.8
粘蛋白定性	阴性	阳性
蛋白质定量	<25g/L	>30g/L
葡萄糖定量	与血糖相近	常低于血糖
细胞计数	常 $<100\times10^6/L$	常 $>500\times10^6/L$
细胞分类	以淋巴细胞为主	不同病因分别以中性粒细胞或淋巴细胞为主
细菌学检测	无	可有
LD	<200IU	>200IU
积液/血清总蛋白	<0.5	>0.5
积液/血清 LD	<0.6	>0.6

第六节 肾功能检查

肾脏主要生理功能是产生尿液，排泄体内代谢产物，调节水、电解质和酸碱平衡，对维持生命系统稳态、保证机体的新陈代谢至关重要。肾脏还能分泌一些生物活性物质，如肾素、促红细胞生成素等，参与血压调节和造血。肾脏功能主要通过肾小球滤过和肾小管重吸收完成，通过对肾小球滤过和肾小管重吸收的实验室检查，可了解肾脏的功能是否受到损害。

一、肾小球滤过功能检查

反映肾小球滤过功能的客观指标是肾小球滤过率（glomerular filtration rate，GFR），即单位时间内经肾小球滤出的血浆滤液量（mL/min）。肾对某些物质的清除率系指单位时间内肾能将多少毫升血浆中的该物质完全清除而言，结果以 mL/min 表示。临床上常用的清除率试验有内生肌酐清除率测定、血清尿素氮测定等。

（一）内生肌酐清除率测定

肌酐是肌酸的代谢产物。血浆内肌酐分外源性和内源性两种。外源性肌酐主要来自肉类食物的摄入，内源性肌酐主要来自机体肌肉的分解。当给患者进食“无肌酐饮食”并保持肌肉活动相对稳定时，外源性肌酐被排除，血浆肌酐的生成量和尿的排出量较恒定，其含量变化主要受内源性肌酐的影响，且肌酐大部分从肾小球滤过，不被肾小管重吸收或排泌，故肾在单位时间内将若干毫升血浆中的内生肌酐全部清除出去，称内生肌酐清除率（endogenous creatinine clearance，Ccr），相当于肾小球滤过率。

【参考范围】

以 1.73m^2 体表面积计，成人 80～120mL/min。

【临床意义】

(1) 判断肾小球功能损害的早期敏感指标　成人 Ccr<80mL/min，提示肾小球滤过功能已有损害，此时血清尿素氮、肌酐测定仍可在正常范围。

(2) 评估肾小球滤过功能损害程度　Ccr 70～51mL/min 为轻度损害，Ccr 50～30mL/min 为中度损害，Ccr<30mL/min 为重度损害。

(3) 用于慢性肾功能衰竭分期　根据 Ccr 一般将慢性肾衰竭分为 4 期，肾衰竭代偿期 Ccr 51～80mL/min，肾衰竭失代偿期（氮质血症期）Ccr 50～20mL/min，，肾衰竭期 Ccr 19～10mL/min，尿毒症期（终末期肾衰竭）Ccr<10mL/min。

(4) 指导临床治疗与护理　Ccr<30～40mL/min 需限制蛋白质摄入，Ccr<30～10mL/min 应用噻嗪类利尿剂常无效，Ccr<10mL/min 需进行人工透析治疗。

(5) 监测肾移植术是否成功　移植术后 Ccr 应回升，若回升后又下降，提示可能有急性排异反应。

（二）血清尿素氮和肌酐测定

血中尿素氮（blood urea nitrogen，BUN）和肌酐（creatinine，Cr）均为蛋白质代谢产物，大部分由肾脏排出，测定血液中尿素氮和肌酐含量，有助于了解肾小球滤过功能及有无氮质潴留。

【参考范围】

血清尿素氮：成人 3.2～7.1mmol/L；婴幼儿 1.8～6.5mmol/L。

全血肌酐：88.4～176.8μmol/L。

血清或血浆肌酐：男性 53～10^6μmol/L；女性 44～97μmol/L。

【临床意义】

(1) 各种严重肾脏疾病引起肾功能不全时可增高：早期由于肾脏有较强的代偿能力，虽然肾小球滤过功能已下降，但两项检测均可正常。当肾小球滤过功能下降1/3以上时，血中的Cr开始升高；下降1/2以上时，BUN升高。因此，血BUN和Cr浓度的升高是反映肾实质损害的中晚期指标。

(2) 鉴别肾前性、肾后性少尿：因消化道出血、大面积烧伤、甲状腺功能亢进等使蛋白质分解过多，或因大量腹水、脱水、心功能不全、休克、尿路梗阻等致显著少尿、无尿均可使血尿素氮增高，但此时其他肾功能检测结果多正常。

(3) 血肌酐浓度受饮食等因素影响较少，基本上能反映患者的肾功能情况，血肌酐明显增高时，提示预后差。

(4) 同时测定血肌酐和尿素氮，如两者都增高，提示肾功能已严重受损。

(三) 血清尿酸测定

尿酸（uric acid，UA）是嘌呤代谢的终产物，血中尿酸大部分通过肾小球滤过，在近端肾小管几乎被完全重吸收。肾小球滤过率降低时，UA排出减少，血液中浓度升高，所以血清UA也是反映肾小球滤过功能的指标，但受肾外因素应性较大，分析结果时应综合考虑。

【参考范围】

男性180～440μmol/L，女性120～320μmol/L。

【临床意义】

(1) 尿酸增高　见于：①肾小球滤过功能损害：在反映早期肾小球滤过功能方面比血肌酐和血尿素测定较敏感。②体内尿酸生成异常增多：如痛风、恶性肿瘤、多种血液病、慢性铅中毒、长期使用利尿剂和长期禁食等。

(2) 尿酸减低　见于急性重型肝炎、肝豆状核变性、应用大剂量肾上腺糖皮质激素及6－巯基嘌呤等。

(四) 血清胱抑素C测定

胱抑素C由体内有核细胞产生，分子量较小，可自由通过肾小球，原尿中的胱抑素C全部被肾小管重吸收，不回到血液中。因此，血液中胱抑素C的水平是反映肾小球滤过功能的可靠指标。

【参考范围】

成人0.6～2.5mg/L。

【临床意义】

肾小球早期滤过功能改变时血清胱抑素C增高，二者有良好相关性，在判断肾小球滤过功能的诊断性能上优于血尿素、肌酐和内生肌酐清除率。

二、肾小管功能试验

（一）近端肾小管功能检测

1. 尿 β_2 - 微球蛋白（β_2 - microglobulin，β_2 - MG）检测 β_2 - MG 是体内有核细胞包括淋巴细胞、血小板、多形核白细胞所产生的一类小分子蛋白质，广泛存在于血浆、尿、脑脊液、唾液和初乳中。正常人 β_2 - MG 生成恒定，150～200mg/d，可自由通过肾小球滤入原尿，其中 99.9% 的 β_2 - MG 在近端小管被全部重吸收，并在肾小管上皮细胞内分解破坏，仅留有微量自尿中排出。

【参考范围】

成人尿低于 0.3mg/L；或以尿肌酐校正为 0.2mg/g 肌酐以下。

【临床意义】

尿 β_2 - MG 增多可较敏感地反映近端肾小管的重吸收功能受损，见于肾小管 - 间质性疾病、药物或毒物造成的早期肾小管功能受损，以及肾移植后的移植排斥反应早期。

由于肾小管重吸收 β_2 - MG 的阈值为 5mg/L，超过阈值可出现非重吸收功能受损的大量的 β_2 - MG 排泄，因而只有当血 β_2 - MG <5mg/L 时，尿 β_2 - MG 增高才有意义。

2. 尿 α_1 - 微球蛋白（α_1 - microglobulin，α_1 - MG）检测 α_1 - MG 是肝细胞和淋巴细胞产生的一种糖蛋白，在血浆中可以游离形式或与 IgG、清蛋白结合的形式存在。游离的 α_1 - MG 可自由通过肾小球，其中 99% 的 α_1 - MG 会在近段小管中被重吸收，仅有微量随尿排出。

【参考范围】

成人尿 α_1 - MG <15mg/24h 尿；或 <10mg/g 肌酐。

血清游离 α_1 - MG 10～30mg/L。

【临床意义】

（1）近端肾小管功能损害　尿 α_1 - MG 增高是反映各种原因所致的早期近端肾小管功能损伤的敏感、特异性指标。与尿 β_2 - MG 比较，结果更为可靠。

（2）评估肾小球滤过功能　血清 α_1 - MG 升高提示 GFR 所致的血潴留，它比血 Cr 和 β_2 - MG 检测更为灵敏。

（3）血清 α_1 - MG 降低　见于严重的肝实质病变，如重症肝炎、肝坏死等。

（二）远端肾小管功能检测

1. 肾脏的浓缩和稀释功能试验 肾脏的浓缩和稀释功能试验又称改良 Mosenthal 试验，是判断肾脏远曲小管和集合管的浓缩和稀释功能的敏感指标。肾通过肾小球滤过，根据血容量和肾髓质渗透梯度的改变，通过抗利尿激素调节肾远端肾小管和集合管对水的重吸收，从而完成肾浓缩和稀释尿液的功能，使人体在生理变化中保持正常的水平。当肾实质损伤时，肾脏的浓缩稀释功能减退。

【参考范围】

(1) 尿量　昼尿量与夜尿量之比不应小于3～4∶1；12小时夜尿量<750mL。

(2) 密度　最高尿比重应在1.020以上，最高尿比重与最低尿比重之差应>0.009。

【临床意义】

(1) 早期肾功能不全　夜尿量>750mL，夜尿量超过日尿量是反映肾小管功能受损的早期敏感指标。

(2) 肾浓缩功能不全　最高尿比重小于1.020，比重差小于0.009；若各次标本的比重相差很小，尿比重大多固定在1.010左右，表示肾浓缩功能严重障碍。

(3) 肾稀释功能不全　日尿比重恒定在1.018以上。

2. 尿渗量测定　渗量（单位为mOsm/kgH_2O）即渗摩尔数量，代表溶液中1种或多种溶质的总数量，与微粒的种类和性质无关。只要溶液的渗量相同，不论其成分如何，都具有相同的渗透压。

尿渗量（urine osmolality，Uosm）系指尿内全部溶质的微粒总数量而言，尿比重和尿渗量都能反应尿中溶质的含量，但尿比重易受溶质微粒大小和分子量大小的影响，如蛋白质、葡萄糖等均可使尿比重增高；尿渗量易受溶质离子数量的影响，如尿中NaCl离子化后成为Na^+及Cl^-，$CaCl_2$离子化后则成为1个钙离子和2个氯离子，共3个离子，故Nacl的渗量比$CaCl_2$小。不能离子化的物质，如蛋白质、葡萄糖等对尿渗量影响小，故测定尿渗量更能切合实际，真正反映肾浓缩和稀释功能。目前，检测尿液和血浆渗量（Posm）一般使用冰点渗透压计（freezing point osmometer）。

【参考范围】

禁饮后Uosm：600～1000mOsm/kgH_2O，平均800mOsm/kgH_2O。

Posm：275～305mOsm/kgH_2O，平均300mOsm/kgH_2O。

尿/血浆渗量比值为3～4.5∶1。

【临床意义】

(1) 判断肾浓缩-稀释功能　禁饮后，尿渗量在300mOsm/kgH_2O左右时，即与正常血浆渗量相等，称为等渗尿。若<300mOsm/kgH_2O，称低渗尿。正常人禁水8小时后尿渗量<600mOsm/kgH_2O，或尿/血浆渗量比值等于或小于1，均表明肾浓缩功能障碍，见于慢性肾盂肾炎、多囊肾、尿酸性肾病等慢性间质性病变，也可见于慢性肾炎后期，以及急、慢性肾功能衰竭累及肾小管和肾间质。

(2) 一次性尿渗量检测用于鉴别肾前性、肾性少尿　肾前性少尿时，肾小管浓缩功能完好，故尿渗量较高，常大于450mOsm/kgH_2O；肾小管坏死致肾性少尿时，尿渗量降低，常<350mOsm/kgH_2O。

第七节　肝功能与肝脏疾病常用检查

肝脏是人体重要的代谢器官。其功能包括糖、蛋白质、脂肪的代谢；胆汁的分泌和排泄；多种凝血因子的生成；酶的合成；激素的灭活与排泄；胆红素代谢；维生素的活化和贮藏等。通过对肝脏物质代谢、生物转化、解毒及分泌与排泄等功能的实验室检查，可了解肝脏有无病变、肝脏受损情况和肝脏的功能状态。

一、蛋白质代谢功能检测

肝脏是合成蛋白质的重要器官，血浆中全部清蛋白及部分α、β球蛋白等均由肝脏合成。当肝细胞受损时，清蛋白合成减少，而网状内皮系统合成γ球蛋白的作用却增强。因此，测定血清蛋白质含量和各种蛋白质的比例，了解肝脏合成蛋白质的功能，有助于肝脏疾病的诊断和预后判断。

（一）血清总蛋白、清蛋白、球蛋白和清蛋白与球蛋白比值（A/G）测定

【参考范围】

血清总蛋白（TP）：60～80g/L。

清蛋白（A）：35～50g/L。

球蛋白（G）：20～30g/L。

清蛋白与球蛋白的比值（A/G）：1.5～2.5∶1。

【临床意义】

（1）清蛋白显著降低　表示肝细胞有严重损伤，预后欠佳，常见于严重肝炎和肝硬化失代偿期。

（2）清蛋白降低的肝外疾病　营养不良和消耗性疾病、肾炎、肾病综合征、慢性胃肠道疾病。

（3）球蛋白增高　见于慢性肝炎、肝硬化，此时A/G比值可倒置。

（4）球蛋白增高的肝外疾病　血吸虫病、疟疾、系统性红斑狼疮等。

（5）A/G比值　慢性肝炎、肝硬化患者常出现清蛋白减少、球蛋白增多，且随病情的加重而明显，以致使A/G的比值倒置。病情好转后，清蛋白回升，A/G的比值可趋于正常。若清蛋白持续低于30g/L，则预后较差。

（二）血清蛋白电泳

血清蛋白为一种胶体物质，因各种蛋白质存在分子量大小和等电点的差异，在同一pH环境中所带电荷不同，所以在同一电场中电泳迁移率也不一样，分子量小而带电荷多者，迁移速度较快；分子量大而带电荷少者移动较慢。这样可将蛋白质分为清蛋白（A）、α_1球蛋白、α_2球蛋白、β球蛋白和γ球蛋白5条区带，自正极端起依次为A、α_1、α_2、β和γ，经染色可计算出各种蛋白质含量的比例。

【参考范围】

醋酸纤维素膜法：清蛋白61%～71%，α_1球蛋白3%～4%，α_2球蛋白6%～10%，β球蛋白7%～11%，γ球蛋白9%～18%。

【临床意义】

（1）肝炎　轻症急性肝炎时电泳结果几乎无变化，病情加重后，即有清蛋白和α、

β 球蛋白的减少和 γ 球蛋白增加。γ 球蛋白增加与肝炎的严重程度相平行，常随肝炎的慢性化而显著增加。

（2）肝硬化　清蛋白中度或高度减少，α_1、α_2、β 球蛋白也有降低倾向，γ 球蛋白明显增加并可出现 $\beta-\gamma$ 桥。

（3）肝癌　α_1、α_2 球蛋白明显增高，有时可见甲胎蛋白区带。

（2）肝外疾病　肾病综合征时，清蛋白下降，α_2、β 球蛋白升高；多发性骨髓瘤、巨球蛋白血症等在 α_2 至 γ 区带可出现特殊的单克隆区带，即 M 蛋白。

二、胆红素代谢试验

肝脏是胆红素代谢的重要场所，来源于衰老红细胞破坏产生的非结合胆红素在肝脏中转化为结合胆红素，后者在肠道细菌作用下，被还原成尿胆原，大部分随粪便排出，少部分经肠肝循环后经肾脏排出。测定血中总胆红素、结合和非结合胆红素，粪便和尿液中的胆红素、粪胆原及尿胆原，对鉴别黄疸的类型和判断肝功能状态有重要意义。

（一）血清总胆红素、结合胆红素与非结合胆红素测定

血清结合胆红素（conjugated bilirubin，CB）和非结合胆红素（unconjugated bilirubin，UCB）的总量即为血清总胆红素（serum total bubin，STB）。

【参考范围】

STB：1.7～17.1μmol/L。

CB：0～6.8μmol/L。

UCB：1.7～10.2μmol/L。

【临床意义】

（1）判断黄疸及其程度　STB 在 17.1～34.2μmol/L 时，患者皮肤巩膜尚未见黄染，称为隐性黄疸；34.2～171μmol/L 为轻度黄疸，171～342μmol/L 为中度黄疸，>342μmol/L 为重度黄疸。

（2）鉴别黄疸类型　血清总胆红素和结合胆红素升高为胆汁淤积性黄疸；总胆红素和非结合胆红素升高为溶血性黄疸；三者皆升高为肝细胞性黄疸。一般胆汁淤积性黄疸时总胆红素升高最明显，主要为 CB 升高，CB/STB >0.5；肝细胞性黄疸次之，总胆红素在 17.1～171μmol/L 之间，且 CB 与 UCB 均升高，CB/STB 在 0.2～0.5 之间；溶血性黄疸总胆红素仅轻度升高，很少超过 85μmol/L，并以 UCB 升高为主，CB/STB <0.2。

（二）尿胆红素与尿胆原检测

【参考范围】

尿胆红素定性试验：阴性；定量：≤2mg/L。

尿胆原定性试验：阴性或弱阳性；定量：≤10mg/L。

【临床意义】

尿胆红素和尿胆原检测有助于黄疸的诊断和鉴别诊断（表 8－8）。

表 8-8 3 种类型黄疸的鉴别

类型	血清胆红素定量（μmol/L）			尿液		粪便颜色
	STB	UCB	CB	BIL	URO	
正常人	<17.1	<10.2	<6.8	阴性	阳性（<3.2μmol/L，1:20 稀释后阴性）	正常
溶血性黄疸	↑	↑↑	N/↑	阴性	强阳性	加深
肝细胞性黄疸	↑↑	↑	↑	阳性	阳性或弱阳性、阴性	变浅
阻塞性黄疸	↑	N/↑	↑↑	强阳性	阴性	变浅

三、血清酶学检测

肝内含有丰富的酶，这些酶在肝细胞中产生、储存、释放或灭活。当肝脏发生实质性损害时，肝细胞变性坏死或细胞膜通透性改变，可使部分酶溢出入血，导致血清中酶活性增高。胆道病变可影响某些酶的排出。因此，通过检测血清酶的变化可了解肝脏病变的情况，但酶也存在于其他组织器官，所以分析检测结果时，应注意肝外因素的影响。

（一）血清氨基转移酶测定

1. 丙氨酸氨基转移酶（alanine aminotransferase，ALT） 丙氨酸氨基转移酶又称丙氨酸转氨酶，曾称血清谷-丙转氨酶（GPT），此酶广泛存在于肝、心、脑、肾、肠等组织细胞内，以肝细胞内含量最高，肝细胞稍有损伤，血清中 ALT 即增高，是最敏感的肝功能检测指标。

2. 天门冬氨酸氨基转移酶（aspartate aminotransfarase，AST） 天门冬氨酸氨基转移酶又称天门冬氨酸转氨酶，曾称血清谷-草转氨酶（GOT），此酶在心肌中含量最高，其次是肝脏。

【参考范围】

终点法（赖氏法）	连续监测法
ALT 5~25 卡门单位	10~40U/L
AST 8~28 卡门单位	10~40U/L

ALT/AST≤1

【临床意义】

（1）ALT 变化 ALT 是肝脏特异性酶，其升高的程度与受累的肝细胞数量有关。血清 ALT 活性高于参考值上限 15 倍，是诊断急性肝坏死的一项指标。急性肝炎早期 ALT 即可增高，故对早期诊断较有价值。ALT 显著增高见于急性肝炎；中度增高见于肝硬化、肝癌、慢性肝炎；轻度增高见于胆道疾病、心肌炎、脑血管病等。

（2）AST 变化 AST 存在于大量的组织中，活性最高的器官是肝脏和骨骼肌。血清 AST/ALT 比值<1，可见于轻度肝损害或一过性炎症性病变；AST/ALT 比值>1，尤其

是 >2 时，见于严重的坏死性肝脏疾病，如慢性活动性肝炎和乙醇性肝损害；还可见于心肌梗死急性期、急性肝炎、肌肉挤压伤，大手术后也可见增高。

（二）血清碱性磷酸酶测定

血清碱性磷酸酶（alkaline phosphatase，ALP）广泛存在于体内各种组织，以骨、肝、肾及肠中含量较多，其中以肝源性和肾源性为主。

【参考范围】

连续监测法（磷酸对硝基苯酚为底物，37℃）：成人 40～150U/L。

【临床意义】

（1）辅助诊断肝胆和骨骼系统疾病　增高可见于肝胆疾病、骨骼疾病等，如胆汁淤积性黄疸、肝癌、佝偻病、成骨细胞瘤、骨折恢复期、转移性骨肿瘤等。

（2）黄疸的鉴别诊断　黄疸患者同时测定 ALP 和 ALT 有助于黄疸鉴别：胆汁淤积性黄疸 ALP 多明显增高，而 ALT 仅轻度增高；ALT 活性很高，ALP 正常或稍高可能为肝细胞性黄疸；ALP 明显增高，胆红素不增高，多为肝内局限性胆管阻塞，常见于肝癌；毛细胆管性肝炎时 ALP 和 ALT 均明显增高；溶血性黄疸时 ALP 可正常。

（三）血清 r－谷氨酰转移酶测定

γ－谷氨酰转移酶（γ－glutamyl transferase，γ－GT 或 GGT）主要来自肝脏，肝脏合成此酶后，经胆管排入小肠内。

【参考范围】

连续监测法（对硝基苯酚为底物，37℃）：男性 11～50U/L，女性 7～32U/L。

【临床意义】

（1）酒精性肝炎　乙醇能诱导微粒体生物转化系统，血清 γ－GT 可明显升高，血清 γ－GT 活性是反映酒精性肝损伤的良好指标。

（2）肝炎和肝硬化　急性肝炎时，GGT 呈中度升高；慢性肝炎、肝硬化非活动期，γ－GT 可正常，若 GGT 持续升高，提示病情活动或病情恶化。

（3）胆道梗阻性疾病　各种原因导致肝内、外胆汁淤滞时，血清 γ－GT 明显升高，且与 ALP 和 BIL（胆红素）增高相平行。肝癌时不仅会引起肝内局部胆管阻塞，同时癌细胞也会合成大量 γ－GT，因此 γ－GT 增高更明显。

（4）其他　胰腺癌、胰腺炎、前列腺痛、脂肪肝等时亦可有 γ－GT 轻度增高。

（四）单胺氧化酶测定

单胺氧化酶（monoamine oxidase，MAO）为一种含铜的酶，分布在肝、肾、胰、心脏等器官，主要存在于线粒体中。在有氧情况下，催化各种单胺的氧化脱氢反应，血清 MAO 活性与体内结缔组织增生呈正相关，因此临床上常用 MAO 活性测定观察肝脏纤维化程度。

【参考范围】

连续监测法（37℃）：0～3U/L。

【临床意义】

（1）肝脏病变　80%以上的重症肝硬化患者和伴有肝硬化的肝癌患者MAO活性增高，但对早期肝硬化反应不敏感。急性肝炎时MAO大多正常，但若伴有急性肝坏死时，MAO从坏死的肝细胞中溢出，使血清MAO增高。轻度慢性肝炎MAO大多正常，中、重度慢性肝炎有50%患者血清MAO增高，表明有肝细胞坏死和纤维化形成。

（2）肝外疾病　慢性充血性心力衰竭、糖尿病、甲状腺功能亢进症、肢端肥大症、系统硬化症等，MAO也可增高。

四、病毒性肝炎血清标志物检查

现已明确的病毒性肝炎的病原体主要有5型，即甲型肝炎病毒（HAV）、乙型肝炎病毒（HBV）、丙型肝炎病毒（HCV）、丁型肝炎病毒（HDV）和戊型肝炎病毒（HEV）。

【参考范围】

阴性。

【临床意义】

（1）甲型肝炎病毒抗体检测　①抗HAV－IgM阳性：机体正在感染HAV，是早期诊断甲肝的特异性指标。②抗HAV－IgG阳性：曾感染过HAV，或接种过疫苗而获得免疫力。

（2）乙型肝炎病毒血清标志物检测　①HBsAg阳性：是传染性标志之一。②抗－HBs阳性：是机体针对HBsAg产生的中和抗体，也是一种保护性抗体，表明机体具有一定的免疫力。③HBeAg阳性：说明乙肝处于活动期，是病毒复制、传染性强的指标。④抗－HBe阳性：见于HBsAg转阴、传染性减低的患者，部分慢性乙肝、肝硬化、肝癌等。⑤抗－HBc总抗体（包括抗－HBc IgM和IgG）阳性：是HBsAg阴性的乙肝急性感染的早期、敏感标志。⑥HBcAg阳性：是乙肝病毒复制的标志，传染性强，预后较差。但因它是一种核心蛋白，所以一般情况下血清中不易检测到游离的HBcAg。乙型肝炎5项血清学标志物联合检测的临床意义见表8－9。

表8－9　乙型肝炎5项血清学标志物联合检测的临床意义

感染模式	HBsAg	抗－HBs	HBeAg	抗－HBe	抗－HBc	临床意义
1	+	－	+	－	+	急性或慢性乙肝、传染性强，“大三阳”
2	+	－	－	－	+	急性、慢性乙肝或慢性HBsAg携带者
3	+	－	－	+	+	急性乙肝趋向恢复或慢性乙肝，弱传染性，“小三阳”
4	－	+	－	－	+	急性HBV感染康复期或有既往感染史，目前保持免疫力
5	－	－	－	+	+	乙肝恢复期，弱传染性

续表

感染模式	HBsAg	抗 - HBs	HBeAg	抗 - HBe	抗 - HBc	临床意义
6	-	-	-	-	+	急性 HBV 感染"窗口期"或既往曾感染过乙肝，有流行病学意义
7	-	+	-	-	-	疫苗接种后或 HBV 感染后康复
8	-	+	-	+	+	急性乙肝康复期，开始产生免疫力
9	-	-	-	-	-	非乙肝感染

（3）丙型肝炎病毒标志物检测　①抗 - HCV IgM 阳性：见于急性 HCV 感染，是诊断丙肝的早期敏感指标。②抗 - HCV IgG 阳性：说明体内有 HCV 感染，且晚于抗 - HCV IgM 出现。③HCV - RNA 阳性：说明 HCV 复制活跃，传染性强。

（4）丁型肝炎病毒标志物检测　HDV 的致病性依赖于 HBV，可与 HBV 重叠感染或共同感染。①抗 HDV - IgG 阳性：一般认为是既往感染。②抗 HDV - IgM 阳性：一般认为是近期感染。

（5）戊型肝炎病毒标志物检测　①抗 HEV - IgM 阳性：是急性感染的诊断指标。②抗 HEV - IgG 阳性：表示 HEV 新近感染。

第八节　临床常用生物化学检查

一、血清电解质检查

1. 血清钾测定

【参考范围】

3.5 ~ 5.5mmol/L。

【临床意义】

（1）增高　见于肾上腺皮质功能减退、急性或慢性肾功能不全、休克、尿少或无尿、组织挤压伤、重度溶血、代谢性酸中毒、洋地黄中毒、胰岛素缺乏、摄钾过多而超出排钾能力等。

（2）减低　见于钾盐摄入不足、严重腹泻、呕吐、肾上腺皮质功能亢进、使用排钾利尿剂、代谢性碱中毒、胰岛素的作用等。

2. 血清钠测定

【参考范围】

135 ~ 145mmol/L。

【临床意义】

（1）增高　较少见，主要见于肾上腺皮质功能亢进、醛固酮增多症、严重脱水、尿崩症等。

（2）减低　是电解质紊乱中最常见的一种，见于严重呕吐、腹泻、大量出汗及大量应用排钠利尿剂等。

3. 血清钙测定

【参考范围】

总钙 2.25～2.58mmol/L；离子钙 1.10～1.34mmol/L。

【临床意义】

(1) 增高 常见于甲状旁腺功能亢进、多发性骨髓瘤、结节病引起肠道过量吸收钙、骨转移癌、维生素 D 中毒等。

(2) 减低 见于甲状旁腺功能减退、慢性肾炎、尿毒症、佝偻病和软骨病、维生素 D 缺乏症等。

4. 血清氯化物测定

【参考范围】

95～105mmol/L。

【临床意义】

(1) 增高 见于排泄减少（急性肾炎少尿期、心功能不全等）、摄入过多、换气过度（如呼吸性碱中毒）等。

(2) 减低 见于丢失过多、摄入减少、水摄入过多、呼吸性酸中毒等。

5. 血清无机磷测定

【参考范围】

0.97～1.61mmol/L。

【临床意义】

(1) 增高 见于甲状旁腺功能减退症、慢性肾炎晚期（因磷酸盐排出障碍）、维生素 D 过多（因肠道吸收磷、钙增多）、多发性骨髓瘤、骨折愈合期、白血病等。

(2) 减低 见于甲状旁腺功能亢进、佝偻病和软骨病、维生素 D 缺乏、胰岛素过多（因磷转入细胞内）、重症糖尿病、大量食糖、妊娠等。

二、血气分析

血气分析通常是指分析血液中所含的氧气、二氧化碳气体的状态，是判断患者呼吸、代谢和酸碱平衡状态的必需指标，对临床急危重症患者的监护和抢救尤为重要。

1. pH 值测定 pH 值是表示体液氢离子浓度的指标或酸碱度。pH 值取决于血液中碳酸氢盐缓冲对（HCO_3^- 和 H_2CO_3）的比值，二者比值正常为 20∶1。其中碳酸氢盐由肾调节，碳酸由肺调节，若任何一个因素改变均可影响 pH 值。

【参考范围】

7.35～7.45。

【临床意义】

pH＞7.45 为失代偿性碱中毒，pH＜7.35 为失代偿性酸中毒，pH 正常也不能排除有无酸碱失衡，亦不能区别是代谢性或呼吸性，应结合其他酸碱平衡检测指标，进行综合判断。

2. 动脉血氧分压（P_aO_2）测定 动脉血氧分压是指血液中物理溶解的氧分子所产

生的压力。

【参考范围】

95～100mmHg。

【临床意义】

（1）判断机体有无缺氧及其程度　低氧血症分为轻度、中度和重度。轻度 P_aO_2 60～80mmHg，中度 P_aO_2 40～60mmHg，重度 P_aO_2 <40mmHg。

（2）判断有无呼吸衰竭及其分型　Ⅰ型呼衰 P_aO_2 <60mmHg，P_aCO_2 降低或正常；Ⅱ型呼衰 P_aO_2 <60mmHg，P_aCO_2 <50mmHg。

3. 动脉血氧饱和度（S_aO_2）测定　动脉血氧饱和度是指动脉血氧与血红蛋白结合的程度，为单位血红蛋白含氧的百分数。

【参考范围】

95%～98%。

【临床意义】

S_aO_2 和 P_aO_2 测定的意义相同，均是反映机体有无缺氧的指标。不同的是，前者受血液中血红蛋白的影响，如贫血、红细胞增多症、变性血红蛋白等，后者则不受影响。

4. 动脉血二氧化碳分压（P_aCO_2）测定　动脉血二氧化碳分压是指动脉血液中物理溶解的二氧化碳所产生的压力。

【参考范围】

35～45mmHg。

【临床意义】

（1）判断呼吸性酸碱平衡失调的指标　P_aCO_2 >45mmHg 为呼吸性酸中毒，P_aCO_2 < 35mmHg 为呼吸性碱中毒。

（2）判断呼吸衰竭的类型与程度的指标　Ⅰ型呼衰 P_aO_2 <60mmHg，P_aCO_2 降低或正常；Ⅱ型呼衰 P_aO_2 <60mmHg，P_aCO_2 >50mmHg。

（3）判断代谢性酸碱失调的代偿反应　若经肺代偿后，代谢性酸中毒的 P_aCO_2 降低或代谢性碱中毒的 P_aCO_2 增高，均提示已通过呼吸进行了代偿。

5. 标准碳酸氢盐（SB）测定　标准碳酸氢盐是指动脉血在体温 38℃、$P_aCO_2$40mmHg、S_aO_2 100%条件下所测得的 HCO_3^- 含量。

【参考范围】

22～27mmol/L。

【临床意义】

SB 是准确反映代谢性酸碱平衡的指标，且一般不受呼吸的影响。

（1）增高　见于代谢性碱中毒，如胃液大量丢失、低钾血症、输入过多碱性物质等。

（2）降低　见于代谢性酸中毒，如休克、尿毒症、剧烈腹泻、大面积烧伤、肠瘘、糖尿病酮症酸中毒等。

6. 实际碳酸氢盐（AB）测定　实际碳酸氢盐是指人体血浆中 HCO_3^- 的实际含量，其值受呼吸和代谢双重因素的影响。

【参考范围】

22～27mmol/L。

【临床意义】

代谢性碱中毒和代偿性呼吸性酸中毒时，AB 可增高；代谢性酸中毒和代偿性呼吸性碱中毒时，AB 可降低。

临床上常将 AB 与 SB 两者结合起来分析：呼吸性酸中毒时，因肾的代偿性调节影响，HCO_3^- 增加，AB＞SB；呼吸性碱中毒时，因肾的代偿性调节影响，HCO_3^- 降低，AB＜SB；相反，代谢性酸中毒时，HCO_3^- 减少，（AB＝SB）＜正常值；代谢性碱中毒时，HCO_3^- 增加，（AB＝SB）＞正常值。

7. 血浆二氧化碳结合力（CO_2CP）测定 血浆二氧化碳结合力是指血液中 HCO_3^- 和 H_2CO_3 中二氧化碳含量的总和，受代谢性和呼吸性两方面的影响。

【参考范围】

22～31mmol/L。

【临床意义】

（1）增高 提示代谢性碱中毒的可能。

（2）降低 提示代谢性酸中毒或呼吸性碱中毒。

8. 缓冲碱（BB）测定 缓冲碱是指血液中一切具有缓冲作用的碱性物质（负离子）的总和，包括 HCO_3^-、血浆蛋白、血红蛋白和 HPO_4^{2-}。HCO_3^- 是 BB 的主要成分，约占 50%，是反映代谢性因素的指标。

【参考范围】

45～55mmol/L。

【临床意义】

（1）增高 提示代谢性碱中毒。

（2）降低 提示代谢性酸中毒。

9. 剩余碱（BE）测定 剩余碱是指在体温 38℃、P_aCO_2 40mmHg、S_aO_2 100% 的条件下，将血液标本滴定至 pH 值为 7.40 所需要的酸或碱的量，表示血液中碱储备增高或降低的情况。需加酸者表示血中有多余的碱，BE 为正值；需加碱者表示血中碱缺失，BE 为负值。

【参考范围】

（0±2.3）mmol/L。

【临床意义】

BE 是反映代谢性因素的指标，BE 增高见于代谢性碱中毒；BE 降低见于代谢性酸中毒。呼吸性酸碱中毒时，由于肾脏的代偿，也可使 BE 发生相应的改变，如呼吸性酸中毒发生代偿时，BE 略有增高。

三、血清脂类和脂蛋白检测

血脂是血浆脂类的总称，主要有胆固醇、甘油三酯、磷脂和游离脂肪酸，它们与血中的蛋白质结合形成各种脂蛋白分散在血液中。

1. 血清总胆固醇（total cholesterol，TC 或 T－CHO）测定

【参考范围】

①合适水平：<5.20mmol/L。②边缘水平：5.23～5.69mmol/L。③增高：>5.72mmol/L。

【临床意义】

（1）增高 见于长期大量进食胆固醇食物、胆管梗阻、冠状动脉粥样硬化、高血压、甲状腺功能减退、重症糖尿病、肾病综合征等。

（2）减低 见于严重肝病，使合成胆固醇的能力下降，亦可见于甲状腺功能亢进等。

2. 血清甘油三酯（triglyceride，TG）测定

【参考范围】

0.56～1.70mmol/L。

【临床意义】

（1）增高 是冠状动脉粥样硬化的重要因素之一，80%心肌梗死患者有血清甘油三酯升高。原发性高脂血症、肥胖病、胆道梗阻、甲状腺功能减退，糖尿病、胰腺炎等，均可引起增高。

（2）减低 见于甲状腺功能亢进、营养不良综合征、先天性无β脂蛋白血症等。

3. 血清高密度脂蛋白（high density lipoprotein，HDL）和血清低密度脂蛋白（low density lipoprotein，LDL）测定 临床上以HDL胆固醇（HDL－C）的含量反映HDL水平，以LDL胆固醇（LDL－C）含量反映LDL水平。近年的临床观察证实，血清HDL－C和LDL－C含量与冠心病发病率有明显关系，HDL－C具有抗动脉粥样硬化作用，LDL－C增高是冠心病危险因素之一。

【参考范围】

①1.03～2.07mmol/L；合适水平>1.04mmol/L；减低≤0.91mmol/L。②电泳法30%～40%。

【临床意义】

HDL－C降低、LDL－C增高与冠心病发病呈正相关。

4. 血清脂蛋白（a）［lipoprotein，LP（a）］检测 脂蛋白（a）可以携带大量的胆固醇结合于血管壁上，有促进动脉粥样硬化的作用，并可促进血栓形成。

【参考范围】

0～300mg/L。

【临床意义】

脂蛋白（a）增高是动脉粥样硬化和血栓形成的重要独立危险因子，与中风的发生有密切关系，脂蛋白（a）增高还可见于1型糖尿病、肾脏疾病、手术及血液透析后等；脂蛋白（a）减低主要见于肝脏疾病。

5. 血清载脂蛋白（apolipoprotein，apo）检测 脂蛋白中的蛋白部分称为载脂蛋白，apo一般分为apoA、apoB、apoC、apoE和apo（a），每类中又分有若干亚型，与动脉粥样硬化和冠心病有密切关系的是apoA－I和apoB。

【参考范围】

apoA－I：男性（14.2±0.17)g/L；女性（1.45±0.14)g/L。

apoB：男性（1.01±0.21)g/L；女性（1.07±0.23)g/L。

【临床意义】

（1）apoA－I ①apoA－I是诊断冠心病的一种较灵敏指标，apoA－I可直接反映HDL水平，但较HDL更精确，其水平与冠心病发病率呈负相关。②apoA－I减低见于家族性apoA－I缺乏症、家族性α脂蛋白缺乏症（Tangier病）、家族性卵磷酯胆固醇酰基转移酶（LCAT）缺乏症和家族性低HDL血症及糖尿病、慢性肝病、肾病综合征和脑血管病等。

（2）apoB ①apoB可直接反映LDL水平，但在预测冠心病的危险性方面优于LDL和CHO（胆固醇），其增高水平与动脉粥样硬化、冠心病的发生率呈正相关，apoB增高也可见于高β－载脂蛋白血症、糖尿病、甲状腺功能减退症、肾病综合征和肾功能衰竭等。②apoB减低见于低β－脂蛋白血症、无β－脂蛋白血症、apoB缺乏症、恶性肿瘤、甲状腺功能亢进症、营养不良等。

四、血糖及其代谢物检测

1. 空腹血糖（fasting blood glucose，FBG）测定 空腹血糖是诊断糖代谢紊乱最常用和最重要的指标，以空腹血浆葡萄糖（fasting plasma glucose，FPG）检测较为方便，且结果也最可靠。

【参考范围】

3.9～6.1mmol/L。

【临床意义】

血糖检测是目前诊断糖尿病的主要依据。

（1）增高 生理性高血糖见于饭后1～2小时，摄入高糖食物后或情绪紧张肾上腺素分泌增加时、剧烈运动、大量吸烟后等；病理性高血糖见于糖尿病，其他如甲状腺功能亢进、肾上腺皮质功能亢进、腺垂体功能亢进、垂体瘤、嗜铬细胞瘤等。

（2）减低 生理性低血糖见于饥饿、妊娠期、哺乳期等；病理性低血糖见于胰腺疾病，如胰岛功能亢进、胰岛细胞瘤、胰腺癌等；对抗胰岛素的激素不足，如垂体前叶功能减退、肾上腺皮质功能减退和甲状腺功能减退而使生长激素、肾上腺皮质激素分泌减少；严重肝病患者，可因肝糖原代谢不足、贮存缺乏、糖异生障碍而导致低血糖。

2. 口服葡萄糖耐量试验（oral glucose tolerance test，OGTT） 葡萄糖耐量试验是检测人体血糖调节功能的一种方法，现多采用WHO推荐的75g葡萄糖标准OGTT，分别检测FPG和口服葡萄糖后30分钟、1小时、2小时、3小时的血糖和尿糖。

正常人口服一定量葡萄糖后（75～100g），其血糖浓度暂时升高，但一般小于8.88mmol/L，于2小时内即可恢复正常，这种现象称为耐糖现象。若糖代谢失调时，口服一定量葡萄糖后，血糖浓度急剧升高，或血糖升高不明显，但短时间内不能恢复到正常，称为耐糖现象异常或糖耐量降低。

【参考范围】

（1）FPG 3.9～6.1mmol/L。

（2）口服葡萄糖后30分钟～1小时，血糖达高峰（一般为7.8～9.0mmol/L），峰值<11.1mmol/L。

（3）2小时血糖（2hPG）<7.8mmol/L。

（4）3小时血糖恢复至空腹水平。

（5）各检测时间点的尿糖均为阴性。

【临床意义】

糖耐量降低常用于诊断无症状或轻型糖尿病患者。但严重肝病和甲状腺、垂体、肾上腺皮质功能亢进、感染等均可引起糖耐量降低。

3. 血清胰岛素（insulin）测定和胰岛素释放试验（insulin releasing test） 胰岛素是胰岛B细胞所分泌的蛋白激素。糖尿病时，胰岛B细胞分泌功能障碍或胰岛素生物学效应不足（胰岛素抵抗），从而产生高血糖症，也可伴有高胰岛素血症。在进行OGTT的同时，分别于空腹和口服葡萄糖后30分钟、1小时、2小时、3小时检测血清胰岛素浓度的变化，称为胰岛素释放试验，借以了解胰岛B细胞基础功能状态和储备功能状态，间接了解血糖控制情况。

【参考范围】

（1）空腹胰岛素 10～20mU/L。

（2）释放试验 口服葡萄糖后胰岛素高峰在30分钟～1小时，峰值为空腹胰岛素的5～10倍；2小时胰岛素<30mU/L，3小时后达到空腹水平。

【临床意义】

（1）糖尿病 ①1型糖尿病：空腹胰岛素明显降低，口服葡萄糖后释放曲线低平。②2型糖尿病：空腹胰岛素可正常、稍高或减低，口服葡萄糖后胰岛素呈延迟释放反应。

（2）胰岛B细胞瘤 胰岛B细胞瘤常出现高胰岛素血症，胰岛素呈高水平曲线，但血糖降低。

（3）其他 肥胖、肝、肾功能不全、肢端肥大症、巨人症等血清胰岛素水平增高；腺垂体功能低下、肾上腺皮质功能不全或饥饿等，血清胰岛素减低。

4. 血清C－肽检测 C－肽是胰岛素原在蛋白水解酶的作用下分裂而成的与胰岛素等分子的肽类物质，其生成量不受外源性胰岛素的影响，检测C－肽也不受胰岛素抗体的干扰。因此，检测空腹C－肽水平、C－肽释放试验可更好地评价胰岛B细胞的分泌功能和储备功能。

【参考范围】

（1）空腹C－肽 0.3～1.3nmol/L。

（2）C－肽释放试验 口服葡萄糖后30分钟～1小时出现高峰，其峰值为空腹C－肽的5～6倍。

【临床意义】

C－肽检测常用于糖尿病的分型诊断，其意义与血清胰岛素一样，且C－肽可以真实反映实际胰岛素水平，故也可以指导临床治疗中胰岛素用量的调整。

（1）增高　见于：①胰岛B细胞瘤：空腹血清C－肽增高、C－肽释放试验呈高水平曲线。②肝硬化：血清C－肽增高，且C－肽/胰岛素比值降低。

（2）减低　①空腹血清C－肽降低：见于糖尿病。②C－肽释放试验，口服葡萄糖后1h血清C－肽水平降低，提示胰岛B细胞储备功能不足，释放曲线低平提示1型糖尿病，释放延迟或呈低水平见于2型糖尿病。③C－肽水平不升高，而胰岛素增高，提示为外源性高胰岛素血症，如胰岛素用量过多等。

5. 血清糖化血红蛋白（glycosylated hemoglobin，GHb）检测　糖化血红蛋白对高血糖，特别是血糖和尿糖波动较大时有特殊诊断价值，糖化血红蛋白是血红蛋白A（HbA_1）中的组分HbA_1c。

【参考范围】

HbA_1c 4%～6%，HbA_1 5%～8%。

【临床意义】

GHb水平取决于血糖水平、高血糖持续时间，其生成量与血糖浓度呈正比。GHb的代谢周期与红细胞的寿命基本一致，故GHb水平反映了近2～3个月的平均血糖水平。

（1）评价糖尿病控制程度　GHb增高提示近2～3个月的糖尿病控制不良，GHb愈高，血糖水平愈高，病情愈重。故GHb可作为糖尿病长期控制的良好观察指标。糖尿病控制良好者，2～3个月检测1次，控制欠佳者1～2个月检测1次。妊娠期糖尿病、1型糖尿病应每月检测1次，以便调整用药剂量。

（2）预测血管并发症　由于GHb与氧的亲和力强，可导致组织缺氧，故长期GHb增高，可引起组织缺氧而发生血管并发症。HbA_1 >10%，提示并发症严重，预后较差。

（3）鉴别高血糖　糖尿病高血糖的GHb水平增高，而应激性高血糖的GHb则正常。

五、心肌酶和心肌蛋白检测

心肌缺血性损伤时，其生物化学指标（如心肌酶和心肌蛋白等）可释放入血，血中浓度迅速增高，并持续较长时间，具有高度的心脏特异性，且检测方法简便快速，因此，其临床应用价值很高。

1. 肌酸激酶（creatine kinase，CK）及其同工酶测定　肌酸激酶也称肌酸磷酸激酶（creatine phosphatase kinase，CPK）。CK主要存在于骨骼肌、心肌及脑组织中，以横纹肌含量最多，心肌及脑组织次之，血清中含量甚低。其同工酶有MM（肌型）、BB（脑型）和MB（心肌型）3种类型。

【参考范围】

（1）CK　酶偶联法（37℃）：男性38～174U/L，女性26～140U/L。

肌酸显色法：男性 15～163U/L，女性 3～135U/L。

连续监测法：男性 37～174U/L，女性 26～140U/L。

（2）CK 同工酶 CK－MM：94%～96%；CK－BB：极少或无；CK－MB：<5%。

【临床意义】

（1）CK CK 增高见于心肌梗死、进行性肌萎缩、病毒性心肌炎、脑血管意外、脑膜炎、甲状腺功能低下及非疾病因素如剧烈运动、各种插管、手术、使用抗生素等；CK 减低见于长期卧床、甲状腺功能亢进症、激素治疗等。

（2）CK 同工酶 CK－MM 增高是检测肌肉损伤最敏感的指标；CK－BB 增高与神经系统疾病的损伤严重程度、范围和预后呈正比；CK－MB 增高是诊断心肌梗死最特异、敏感的指标。

2. 乳酸脱氢酶及其同工酶测定 乳酸脱氢酶（1actate dehydrogenase，LD）在心肌、骨骼肌和肾脏含量最丰富，其次为肝脏、脾脏、胰腺、肺脏和肿瘤组织，红细胞中 LD 含量也极为丰富，故标本采集时应绝对避免溶血。LD 有多种同工酶，包括 LD_1、LD_2、LD_3、LD_4、LD_5 等，其中 LD_1、LD_2 心肌中含量最高，LD_3 主要来自肺、脾组织，LD_4、LD_5 主要来自肝脏，其次为骨骼肌。

【参考范围】

（1）LD 连续检测法：104～245U/L；速率法：95～200U/L。

（2）LD 同工酶（醋纤膜电泳法） LD_1（32.7±4.60）%；LD_2（14.5±3.53）%；LD_3（18.50±2.96）%；LD_4（2.90±0.89）%；LD_5（0.85±0.55）%；$LD_1/LD_2<0.7$。

【临床意义】

（1）LD 增高 见于心脏疾病，如心肌梗死等；肝脏疾病，如肝炎、肝硬化、胆汁淤积性黄疸等；恶性肿瘤，如恶性淋巴瘤、白血病等；其他，如贫血、进行性肌营养不良、肌炎等。

（2）LD 同工酶 急性心梗以 LD_1 增高为主；肝脏疾病以 LD_5 增高为主；肺癌以 LD_3 增高为主；胆汁淤积性黄疸以 LD_4 增高为主等。

3. 心肌肌钙蛋白（caidiac troponin，cTn）测定 肌钙蛋白是肌肉收缩的调节蛋白。心肌肌钙蛋白包括 cTnI 和 cTnT，存在于心肌细胞胞质中，当心肌损伤后 3～6 小时，血中二者开始升高，其释放的量与心肌细胞损伤的数量有关。故两者常被用来诊断 AMI。

【参考范围】

（1）cTnT ①0.02～0.13μg/L。②>0.2μg/L 为临界值。③>0.5μg/L 可以诊断急性心肌梗死（AMI）。

（2）cTnI ①<0.2μg/L。②>1.5μg/L 为临界值。

【临床意义】

cTnT、cTnI 是目前诊断心肌损伤的常用指标，尤其对微小病灶的心肌梗死诊断有重要价值。对急性心肌梗死、不稳定型心绞痛、围术期心肌损伤等疾病的诊断、病情监测、疗效观察和预后评估亦具有较高的临床价值。结合 cTnT、cTnI 和 CK－MB、肌红蛋白的检测结果，是临床诊断急性心肌梗死最灵敏、最特异的方法。

4. 肌红蛋白（myoglobin，Mb）测定 肌红蛋白是一种存在于骨骼肌和心肌中的含氧结合蛋白，正常人血清 Mb 含量极少，当心肌或骨骼肌损伤时，血液中的 Mb 水平升高，对诊断急性心肌梗死（AMI）和骨骼肌损害有一定价值。

【参考范围】

定性：阴性。

定量：ELISA（酶联免疫吸附试验）法：50～85μg/L。

RIA（放射免疫试验）法：6～85μg/L。

【临床意义】

增高见于：①AMI：发病后 2 小时开始上升，3～15 小时达高峰值，18～30 小时恢复正常。如果此时 Mb 持续增高或反复波动，提示心肌梗死持续存在，或再发心梗及心梗范围扩展等。②其他：如骨骼肌损伤、休克、急慢性肾衰等。

六、血清铁及其代谢产物检测

1. 血清铁测定 血清铁（serum iron，SI）是指未与转铁蛋白结合的游离状态铁的含量。

【参考范围】

男性 11～30μmol/L；女性 9～27μmol/L。

【临床意义】

（1）增高 见于：①铁利用障碍：铁粒幼细胞性贫血、再生障碍性贫血、铅中毒等。②铁释放增加：溶血性贫血、急性肝炎、慢性活动性肝炎等。③铁摄入过多：铁剂治疗过量等。④铁吸收增多：白血病、含铁血黄素沉着症、反复输血等。

（2）减低 见于：①铁缺乏：缺铁性贫血等。②铁丢失过多，如慢性失血，见于月经过多、恶性肿瘤、慢性炎症等。③铁摄入不足等。

2. 血清总铁结合力测定 血清总铁结合力（total iron binding capacity，TIBC）是指每升血清中的全部转铁蛋白所能结合的最大铁量，为血清铁与未饱和铁结合力之和。

【参考范围】

男性 50～77μmol/L；女性：54～77μmol/L。

【临床意义】

（1）增高 ①转铁蛋白合成增加，见于缺铁性贫血、妊娠后期等。②转铁蛋白释放增加，见于急性肝炎、肝细胞坏死等。

（2）减低 ①转铁蛋白合成减少，见于肝硬化、慢性肝损伤等。②转铁蛋白丢失，见于肾病综合征等。③铁缺乏等。

3. 血清转铁蛋白饱和度（transferrin saturation，Tfs）测定 血清转铁蛋白饱和度，简称铁饱和度，以血清铁占血清总铁结合力的百分率表示。

【参考范围】

33%～55%。

【临床意义】

(1) 增高　见于：①铁利用障碍：如再生障碍性贫血、铁粒幼细胞性贫血。②血色病：Tfs >70% 为诊断血色病的可靠指标。

(2) 减低　见于缺铁或缺铁性贫血。Tfs <15% 并结合病史即可诊断缺铁或缺铁性贫血，其准确性仅次于铁蛋白，但较 TIBC 和血清铁灵敏。

4. 血清铁蛋白（serum ferritin，SF）测定　血清铁蛋白是铁的贮存形式，SF 测定是诊断缺铁的敏感指标。

【参考范围】

男性 15 ~ 200μg/L；女性 12 ~ 150μg/L。

【临床意义】

(1) 增高　见于：①体内贮存铁增加：如原发性血色病、反复输血等。②铁蛋白合成增加：如炎症、肿瘤、白血病、甲状腺功能亢进症等。③组织释放增加：如肝坏死、慢性肝病等。

(2) 减低　见于缺铁性贫血、大量失血、长期腹泻、营养不良等。若 SF 低于 15μg/L 时即可诊断铁缺乏。

目标检测

一、单选题

1. 成人静脉采血，采血部位通常是（　）。

A. 手背静脉　B. 肘部静脉　C. 颈外静脉　D. 内踝静脉　E. 颞浅静脉

2. 缺铁性贫血性患者，外周血涂片红细胞多为（　）。

A. 高色素性红细胞　B. 正常色素性红细胞　C. 低色素性红细胞　D. 大红细胞　E. 镰刀形红细胞

3. 正常外周血涂片细胞分类计数中，嗜酸性粒细胞占（　）。

A. 20% ~ 40%　B. 0% ~ 1%　C. 5% ~ 10%　D. 0.5% ~ 5%　E. 0.3% ~ 3%

4. 成人外周血白细胞总数为（　）。

A. 5 ~ 9 × 10^9/L　B. 3 ~ 8 × 10^9/L　C. 2 ~ 8 × 10^9/L　D. 4 ~ 10 × 10^9/L　E. 10 ~ 20 × 10^9/L

5. 不属于中性粒细胞病理性减少的是（　）。

A. 再生障碍性贫血　B. 急性心肌梗死　C. 麻疹　D. 粒细胞减少症　E. 化脓性感染

6. 中度贫血的血红蛋白含量为（　）。

A. Hb < 90g/L　B. Hb < 80g/L　C. Hb < 60g/L　D. Hb < 70g/L　E. Hb < 30g/L

7. 引起淋巴数量增多的是（　）。

A. 病毒感染　B. 寄生虫感染　C. 化脓菌感染
D. 放射病　E. 急性心肌梗死

8. 血小板增多常见于（　）。
A. 慢性粒细胞性白血病　B. 血栓性血小板减少性紫癜
C. 脾功能亢进　D. 急性白血病
E. 弥散性血管内凝血（DIC）

9. 导致血小板消耗过多的是（　）。
A. 脾肿大　B. 血液被稀释　C. 巨大血小板综合征
D. 弥漫性血管内凝血　E. 再生障碍性贫血

10. 继发性纤溶的表现是（　）。
A. 血小板因子 4（PF_4）正常　B. D－二聚体增高
C. 血小板减少　D. 纤维蛋白原（Fg）含量正常
E. 血浆纤维蛋白（原）降解产物（FDP）正常

11. 反映内源性凝血常用筛查试验（　）。
A. PT　B. CT　C. APTT　D. TT　E. FDP

12. 抗原性最强的 Rh 血型系统抗原是（　）。
A. D　B. c　C. E　D. C　E. e

13. 少尿是指 24 小时尿量少于（　）。
A. 1000mL　B. 500mL　C. 400mL　D. 100mL　E. 17mL

14. 镜下脓尿的诊断标准，应为尿沉渣镜检，每高倍视野大于（　）个白细胞。
A. >5 个　B. >4 个　C. >10 个　D. >3 个　E. >1 个

15. 尿人绒毛膜促性腺激素呈阴性的情况是（　）。
A. 妊娠妇女　B. 葡萄胎　C. 完全流产　D. 畸胎瘤　E. 绒毛膜癌

16. 果酱样粪便见于（　）。
A. 霍乱　B. 阿米巴痢疾　C. 胃癌　D. 肛裂　E. 痔疮

17. 粪便隐血试验阳性可见于（　）。
A. 胃癌　B. 痔疮　C. 直肠癌　D. 肛裂　E. 阑尾炎

18. 血清总胆红素和结合胆红素增高，尿胆原阴性，尿胆红素阳性提示为（　）。
A. 正常　B. 溶血性黄疸　C. 肝细胞性黄疸
D. 胆汁淤积性黄疸　E. 先天性非溶血性黄疸

19. 反映肝细胞损伤最敏感的酶是（　）。
A. ALT　B. AST　C. ALP　D. γ－GT　E. CK

20. 肝纤维化患者血清中显著增高的酶是（　）。
A. ALT　B. AST　C. γ－GT　D. MAO　E. CK

21. 急性心肌梗死明显增高的血清酶是（　）。
A. ALT　B. AST　C. ALP　D. γ－GT　E. MAO

22. 酒精性肝炎明显增高的血清酶是（　）。

A. ALT　B. AST　C. ALP　D. γ - GT　E. MAO

23. 和动脉粥样硬化形成成负相关的是（　）。

A. CM　B. VLDL　C. LDL　D. HDL　E. LP（a）

24. 反应肾小球滤过功能比较敏感的监测指标是（　）。

A. 血清肌酐测定　B. 血清尿素氮测定　C. 内生肌酐清除率测定

D. 尿胆红素定性试验　E. 尿胆原定性检查

25. “大三阳”的检查结果是（　）。

A. HBsAg 阳性

B. 抗 - HBs 阳性

C. HBsAg、HBeAg、抗 - HBc 均为阳性

D. HBsAg、抗 - HBe、抗 - HBc 均为阳性

E. 抗 - HBc 阳性

26. 靶形红细胞增多见于（　）。

A. 缺铁性贫血　B. 巨幼细胞性贫血　C. 再生障碍性贫血

D. 珠蛋白生成障碍性贫血　E. 溶血性贫血

27. 反映糖尿病患者前两个月血糖平均水平的指标是（　）。

A. 空腹血糖　B. OGTT　C. 餐后 2 小时血糖

D. 糖化血红蛋白　E. 血清 C - 肽检测

28. 肾衰竭期内生肌酐清除率达到（　）。

A. <10mL/min　B. <20mL/min　C. <30mL/min

D. <50mL/min　E. <60mL/min

29. 尿液淀粉酶增高常作为（　）的诊断指标。

A. 急性胆囊炎　B. 急性肝炎　C. 急性胰腺炎

D. 急性阑尾炎　E. 消化性溃疡

二、名词解释

1. 核右移
2. 核左移
3. 网织红细胞
4. 管型
5. 镜下血尿
6. 肉眼血尿

三、简答题

1. 贫血的诊断标准和病因学分类。
2. 中性粒细胞、淋巴细胞的正常参考值和临床意义。
3. 血沉加快的病理性原因。
4. 尿液化学检查项目的参考范围与临床意义。
5. 如何鉴别渗出液与漏出液。

6. 肝功酶学检查的临床意义。
7. 肾小球滤过功能检查项目的临床意义。
8. 常用的心肌标志物有哪些?
9. 糖尿病的实验室诊断标准。
10. 乙型肝炎病毒血清 5 项检查项目的临床意义。

第九章 心电图检查

教学要求

1. 掌握心电图的基本概念、各波段的组成和命名；心电图的测量方法、波形特点和正常值；常见异常心电图的基本特征；常规心电图描记、心电图分析方法。

2. 熟悉心电图的导联系统；熟悉心电图的临床应用。

3. 了解心电图产生的原理。

第一节 心电图学基本知识

心脏在发生机械收缩之前，首先产生电激动，电激动沿心脏特殊传导系统下传，使心房和心室产生电活动变化，形成微弱的电流传到体表。将探测电极放置在体表的不同部位，利用心电图仪将心脏每一心动周期所产生的电活动变化描记成曲线图，称为心电图（electrocardiogram，ECG）。

心电图检查是心血管疾病最常用的临床诊断技术，也是进行临床诊断或健康检查时不可缺少的检查项目之一，是记录心脏电生理特性的实用方法。观察并分析心电图曲线的变化规律及其与临床疾病的关系是心电图学所研究的内容。

一、心电图产生原理

（一）心肌细胞的电位变化规律

1. 极化状态 当心肌细胞处于静息状态时，静止的心肌细胞保持极化状态，即细胞膜外侧集聚着带正电荷的阳离子，细胞膜内侧集聚着等量的带负电荷的阴离子，两侧保持平衡，不产生电位变化，故细胞表面无电位差，此时探测电极描记出一水平线。

2. 心肌细胞的除极 当心肌细胞一端的细胞膜受到一定强度的刺激时，心肌细胞膜对钾、钠、氯、钙等离子的通透性发生改变，引起细胞膜内外阴、阳离子的流动，使膜外侧带负电荷，膜内侧带正电荷，这一过程称为除极（depolarization）。由于已除极部位膜外带负电荷（电穴），临近未除极部分仍保持正电荷（电源），两者之间构成一对电偶，产生电流。电流的方向由电源流向电穴，而除极的方向是由电穴指向电源。此时若在面对正电荷（即面对电源）端置一探测电极，可描记出向上的波；反之，探测电极面对负电荷（即面对电穴）则描记出向下的波。若探测电极置于细胞中央处则描记出先正后负的双向波。随着除极的迅速推进，直至整个心肌细胞完全除极，细胞膜内外分别均匀地聚集正、负电荷，细胞膜外的电位差消失，无电流存在，则又描记为一水平线。

3. 心肌细胞的复极 心肌细胞完成除极后，在提供 ATP 能量的基础上，经过细胞膜内外阴、阳离子的流动，主要是钾离子外流，使心肌细胞恢复到细胞膜外侧带正电荷，膜内侧带负电荷，这一过程称为复极（repolarization）。此时细胞内外两侧的各种离子基本回复到除极前的分布状态，复极完成后，整个心肌细胞恢复到静息状态水平。

（二）心电向量

物理学上用来表明既有数量大小，又有方向性的量叫作向量（vector），亦称矢量。心肌细胞在除极和复极时可产生电偶。电偶两极的电荷数目聚集得越多，两极间的电位差越大。电偶既有数量大小，又有方向性，故电偶是向量。通常规定电偶正极所指的方向作为电偶的方向，电偶的方向是由电穴指向电源。由心脏所产生的心电变化不仅具有量值，还具有方向性，称心电向量。通常用长度表示其电位的量值，用箭头表示其方向。心肌细胞除极和复极时产生的心电向量分别称为除极向量和复极向量。除极向量的方向与除极方向一致，复极向量的方向与复极方向相反。

心脏的电激动过程中产生许多大小方向均不相同的心电向量。一般根据向量综合的原理将某一瞬间许多大小、方向不同的向量综合成一个向量，即瞬间综合心电向量。由无数个依次产生的瞬间综合心电向量组成心脏的除极向量和复极向量。

二、心电图各波段的组成与命名

心脏的起搏传导系统由窦房结、结间束、房间束（起自前结间束，称 Bachmann 束）、房室结、房室束或希氏束（His bundle）、左束支（分为左前分支、左后分支）、右束支及浦肯野纤维（Purkinie fibers，PF）构成。正常心脏的电激动起源于窦房结，并由此出发沿此特殊传导系统的通道下传，先后兴奋心房和心室，使心脏收缩，执行心脏泵血功能（图 9 – 1）。这种先后有序的电兴奋传播，将引起心脏一系列的电位变化，形成心电图上相应的波段（图 9 – 2）。

正常心电图每一心动周期的一系列波段分别命名为：

1. P 波（P wave） P 波即心房除极波，反映心房除极过程的时间和电位改变。窦房结位于右心房上腔静脉入口处，正常窦房结所发出的冲动，从右心房开始逐渐向左心房扩展，故 P 波起始部分代表右心房除极，中间部分代表左右心房都在除极，终末部分代表左心房除极。

2. PR 段（PR segment） PR 段指 P 波终点到 QRS 波群起点间的线段，反映心房复

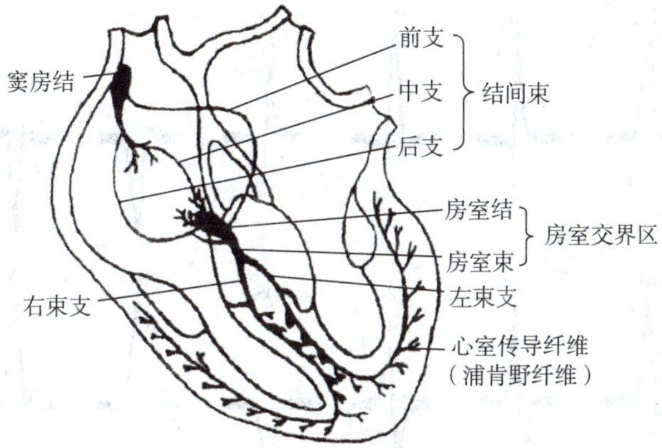

图 9－1　心脏传导系统示意图

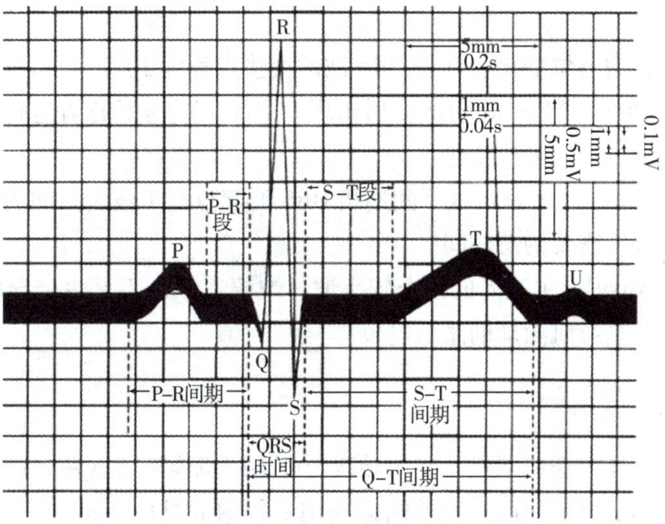

图 9－2　心电图各波段示意图

极过程及房室结、希氏束的电活动所需的时间。

3. PR 间期（PR interval）　PR 间期包括 P 波和 PR 段，反映心房开始除极至心室开始除极的时间，即电激动从窦房结传到心室所需要的时间。

4. QRS 波群（QRS wave）　QRS 波群即心室除极波，反映左、右心室肌除极时的电位变化和时间变化。因探测电极的位置不同，QRS 波在各导联上所形成心电图的波形不一，统一命名原则为：QRS 波群中出现的第一个负向波称为 Q 波；第一个出现的正向波称为 R 波；R 波后的第一个负向波称为 S 波；S 波之后再出现的正向波称为 R′波；R′波后再出现的负向波称为 S′波。如 QRS 波群只有负向波统称为 QS 波。各波的大小，分别以英文字母的大、小写形式来表示。波形的波幅≥0.5mV，用大写的英文字母 Q、R、S 表示；波形的波幅＜0.5mV，用小写的英文字母 q、r、s 表示。如果在等电线同侧，一个波上可见两个或两个以上的转折点，称为切迹或顿挫（图 9－3）。

5. ST 段（ST segment）　ST 段指 QRS 波终点至 T 波起点间的线段，反映心室复极

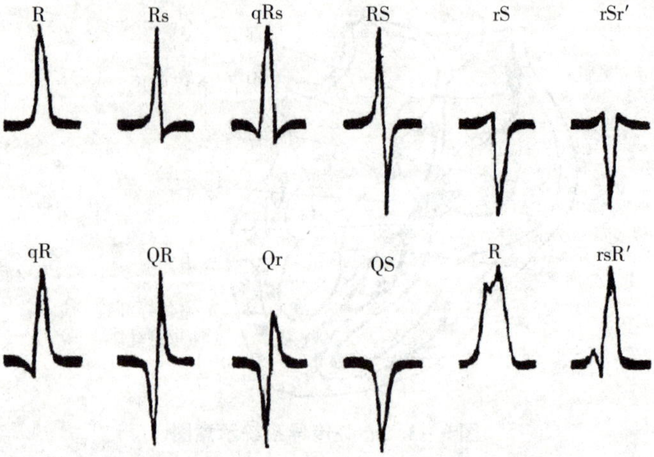

图 9－3 QRS 波群命名示意图

早期缓慢复极过程的电位变化。其与 QRS 波的交接点称为 J 点。

6. T 波（T wave） T 波指 QRS 波后出现一个向上或向下的圆钝而较宽的波，反映心室晚期快速复极过程的电位变化。

7. QT 间期（QT interval） QT 间期指 QRS 波起点至 T 波终点间的时间，反映心室除极和复极全过程所需要的总时间。

8. U 波（U wave） T 波后的一个较小波，波幅很小，不是每个导联都出现。发生机制不清，多认为是心肌激动的激后电位。

三、心电图的导联体系

将电极置于人体的任何两点，并用导线与心电图机连接，这种放置电极与心电图机连接的线路，称为心电图导联。目前临床应用最普遍的是由 Einthoven 创设的国际通用导联体系（lead system），称为常规心电图导联，包括 12 个导联。

（一）双极肢体导联

双极肢体导联（bipolar limb leads）亦称标准导联（standard leads），反映心电变化在两肢体之间的电位差变化（图 9－4）。

1. Ⅰ导联 心电图机的正极与左上肢电极相连，负极与右上肢电极相连。

2. Ⅱ导联 心电图机的正极与左下肢电极相连，负极与右上肢电极相连。

3. Ⅲ导联 心电图机的正极与左下肢电极相连，负极与左上肢电极相连。

（二）加压单极肢体导联

将左上肢、右上肢和左下肢的 3 个电极各通过 5000 欧姆高电阻，然后用导线连接在一点，组成无干电极或称为中心电端（central terminal）。中心电端的电位在整个心脏激动过程中的每一瞬间始终稳定，接近于零。临床上将心电图仪的负极与中心电端连

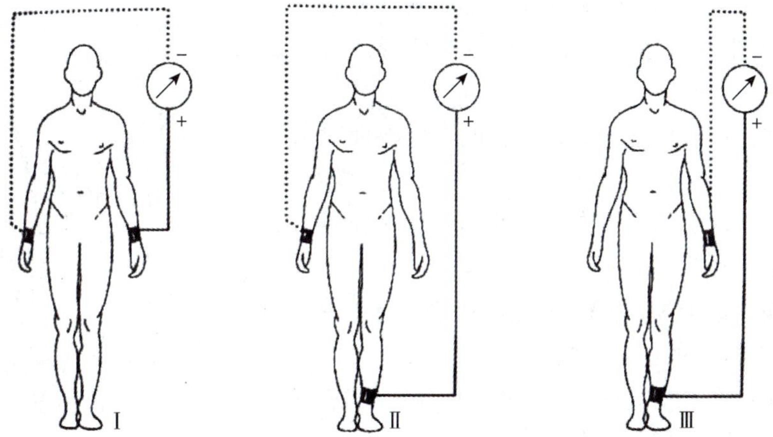

图 9－4　标准导联连接方法示意图

接，探测电极分别连接人体的左上肢、右上肢、左下肢，即构成单极肢体导联，分别称为左上肢单极导联（VL）、右上肢单极导联（VR）和左下肢单极导联（VF）。

在描记某一个肢体的单极导联心电图时，将该肢体与中心电端的连接线断开，这种导联方式称为加压单极肢体导联（图 9－5）。加压单极肢体导联负极电位几乎为零，正极所测出的电位是该处的实际电位改变。

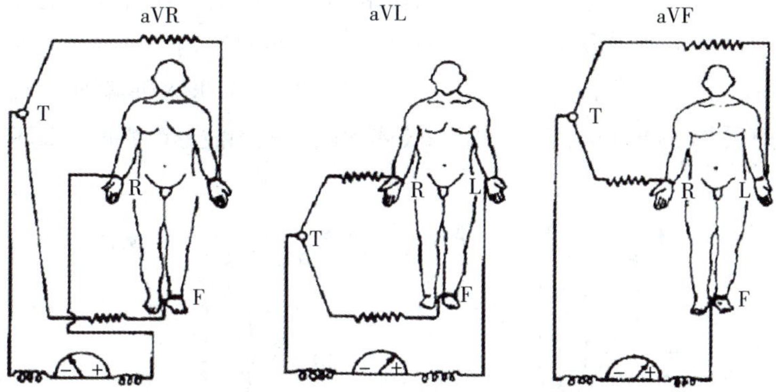

图 9－5　加压单极肢体导联连接方法示意图

1. 加压单极右上肢导联（aVR）　心电图机正极接右上肢，负极通过中心电端与左上肢和左下肢相连。

2. 加压单极左上肢导联（aVL）　心电图机正极接左上肢，负极通过中心电端与右上肢和左下肢相连。

3. 加压单极左下肢导联（aVF）　心电图机正极接左下肢，负极通过中心电端与右上肢和左上肢相连。

（三）胸导联

胸导联（chest leads）属单极导联。将探测电极分别放置在胸前的一定部位，负极与中心电端相连，这就是胸导联。常规胸导联有 $V_1 \sim V_6$，又称心前区导联（图 9－6），安放电极位置及其主要临床意义：

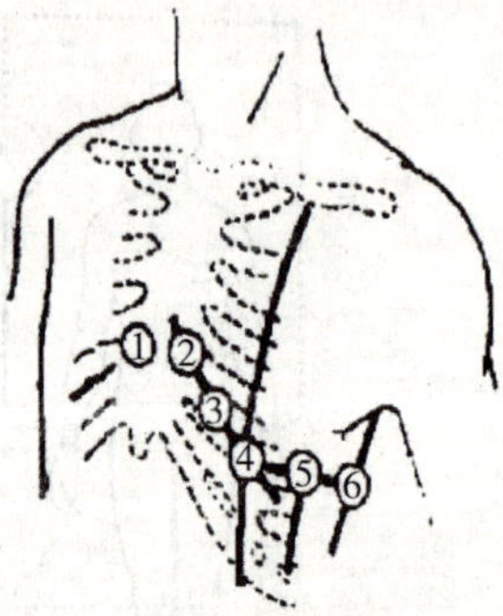

图 9－6　常规胸导联电极安放位置示意图

V_1 导联：置于胸骨右缘第 4 肋间，反映面对右心室壁的电位改变。

V_2 导联：置于胸骨左缘第 4 肋间，反映面对右心室壁的电位改变。

V_3 导联：置于 V_2 与 V_4 连线的中心，反映左、右心室移行处（过渡区）的电位改变。

V_4 导联：置于左锁骨中线与第 5 肋间相交处，反映左、右心室移行处（过渡区）的电位改变。

V_5 导联：置于左腋前线与 V_4 水平线相交处，反映面对左心室壁的电位改变。

V_6 导联：置于左腋中线与 V_4 水平线相交处，反映面对左心室壁的电位改变。

（三）导联轴

某一导联正负两极之间假想的连线，称为该导联的导联轴，方向由负极指向正极。

将右上肢、左上肢和左下肢设想为一个以心脏为核心的等边三角形的 3 个顶点，中心电端即位于三角形的中心。这样 6 个肢体导联就可以获得 6 个方向各异的导联轴。标准导联与加压单极肢体导联的导联轴都位于同一个平面（额面）内。如将 6 个肢体导联的导联轴分别平行移动，使各导联轴均通过等边三角形的中心点，即构成额面六轴系统（hexaxial system）。它有利于额面心电轴的测定和肢体导联心电图波形的判断（图 9－7）。

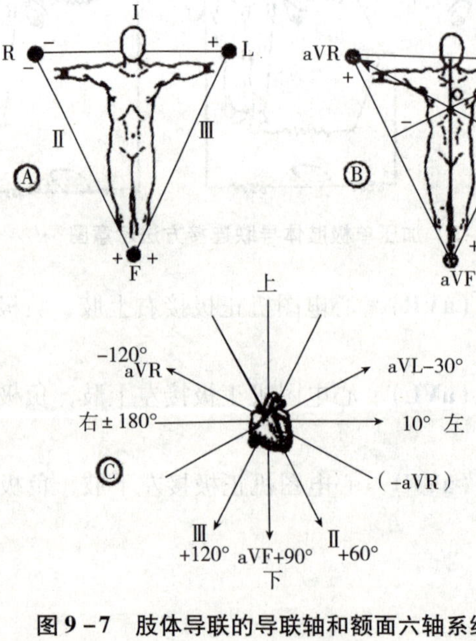

图 9－7　肢体导联的导联轴和额面六轴系统示意图

第二节 正常心电图

一、心电图的测量

心电图是一种具有正向波和负向波的波形曲线，可以直接将图形描记在心电图记录纸上。心电图记录纸是一种由无数个 1mm×1mm 的小方格组成的记录纸（图 9-8），横向代表时间，用来计算各波和各间期所占的时间。按国内采用的 25mm/s 走纸速度描记心电图时，每一横向小格相当于 0.04 秒。纵向代表电压，用来计算各波波幅的高度或深度。当输入定标电压为 1mV 时，正好能将心电记录器上的描笔上下移动 10mm，每一纵向小格相当于 0.1mV 的电压。

（一）时间的测量

一般自波形起点的内缘开始，量至波形终点的内缘。测量时应选择波幅最大、波形清晰的导联（图 9-9）。

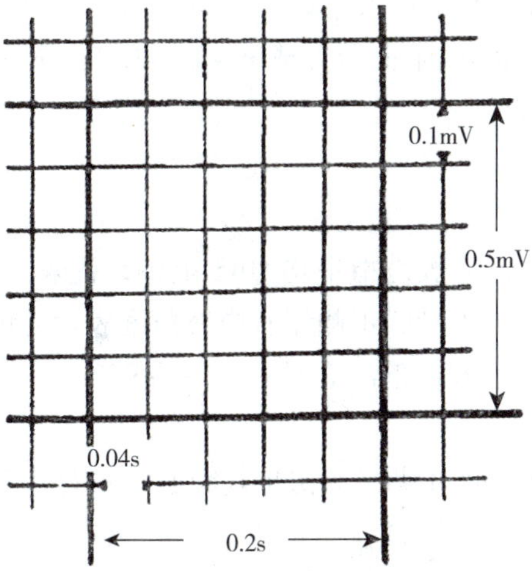

图 9-8 心电图记录纸示意图

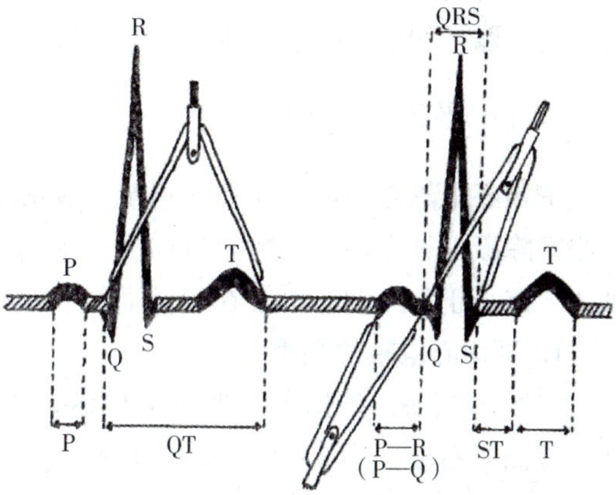

图 9-9 心电图各波段时间测量方法示意图

（二）波幅的测量

测量一个正向波（如 R 波）的高度，是从等电位线的上缘量至该波的顶点间的垂直距离；测量一个负向波（如 Q 波或 S 波）的深度，是从等电位线的下缘量至该波的最低处间的垂直距离（图 9-10）。P 波起始前的水平线是测量 P 波波幅的参考水平线，QRS 波起始部是测量 QRS 波群、ST 段、T 波和 u 波波幅采用的参考水平线。

测量 ST 段移位，通常取 J 点后 0.06 秒或 0.08 秒处为测量点。当 ST 段抬高时，测量该点 ST 段上缘至对照基线上缘的垂直距离；当 ST 段下移时，测量该点 ST 段下缘至对照基线下缘的垂直距离。对照基线一般以 T-P 段为标准。临床上在报告 ST 段的测量

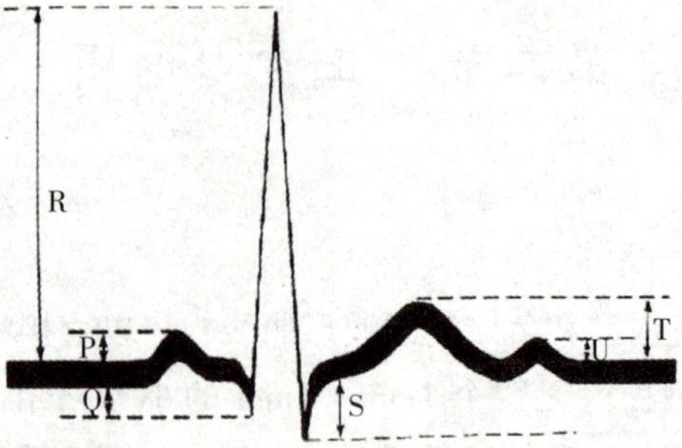

图 9-10 心电图各波波幅测量方法示意图

结果时，应说明 ST 段测量点和 ST 段移位的类型（水平型、下垂型、上斜型）。

（三）心率的计算

1. 心律规则 测量 1 个 P-P（或 R-R）间期时间，然后应用公式：

每分钟心率（次/分钟）=60（s）/P-P（或 R-R）间期（s）。

2. 心律不规则 测量 5 个以上 P-P（或 R-R）间期时间，取其平均值，60 除以其平均值，即得每分钟心房率（或心室率）；也可取其平均值乘以 100 后变为整数再查心率表；若是心房纤颤（或心房扑动），应连续测量 10 个 f-f（或 F-F）和 R-R 间期时间，取平均值，查表分别得出心房率及心室率。

（四）平均心电轴

平均心电轴亦称心电轴（cardiac electric axis），一般是指平均 QRS 电轴，代表左、右心室除极过程在额面上的总方向。通常用心电轴与Ⅰ导联正侧端所构成角度表示心电轴的方向。正常人的心电轴在额面上的投影指向左下方，正常范围 -30°～+90°。

1. 平均心电轴的测量

（1）目测法 根据Ⅰ、Ⅲ导联 QRS 波群主波方向可快速地初步判断心电轴是否正常或左偏或右偏（表 9-1、图 9-11）。

表 9-1 目测法判断心电轴的标准

Ⅰ导联 QRS 波群主波方向	Ⅲ导联 QRS 波群主波方向	心电轴
向上	向上	不偏
向下	向上	右偏
向上	向下	左偏
向下	向下	不确定

（2）计算法 分别测量Ⅰ、Ⅲ导联 QRS 波波幅，将Ⅰ导联中的 QRS 波波幅的代数和记于六轴系统的Ⅰ导联轴上，将Ⅲ导联中 QRS 波波幅的代数和记于Ⅲ导联轴上。然后分别在Ⅰ、Ⅲ导联轴上的代数和的位置引一条垂直线；两条垂直线相交于一点，该点与中心电端的连接线即为心电轴，该轴与Ⅰ导联轴正侧的夹角即为心电轴的角度。根据

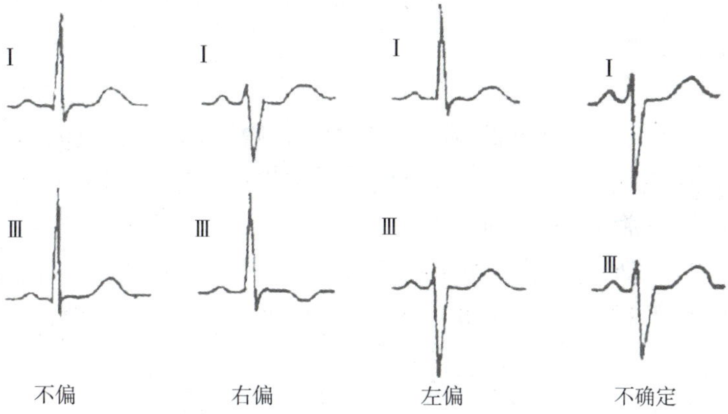

图9-11 目测法判断心电轴的示意图

该心电轴的位置即可判断心电轴偏移的方向及程度。

(3) 查表法 将Ⅰ导联和Ⅲ导联QRS波群正负波波幅的代数和从专用的心电轴表中直接查得相应的额面心电轴角度。

2. 平均心电轴偏移的临床意义 临床上根据额面心电轴偏移的度数将其分为正常、左偏或右偏，以及不确定电轴。正常人平均心电轴可变动于-30°~+90°之间；心电轴在-30°~-90°为电轴左偏，见于横位心（肥胖体型、晚期妊娠及重症腹水等）、左心室肥大、左前分支阻滞等。若心电轴达+90°~+180°之间，称为电轴右偏，见于正常垂位心、右心室肥大、侧壁心肌梗死等。心电轴在-90°~-180°范围内时，传统称电轴极度右偏，近年多主张定义为不确定电轴。

二、正常心电图的波形特点与正常值

见图9-12。

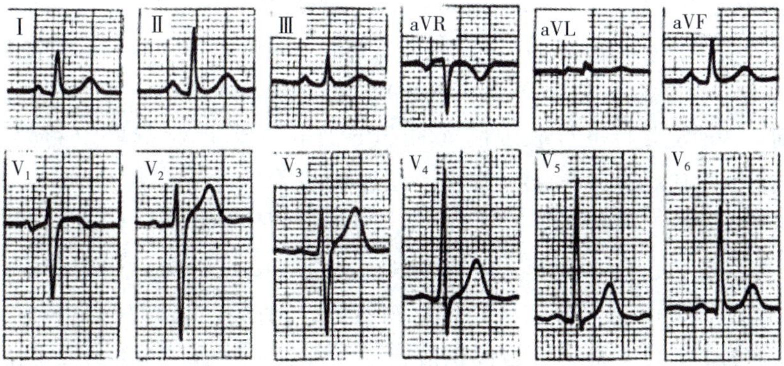

图9-12 正常心电图

(一) P波

1. 形态 大部分导联呈圆钝形，有时可能有轻度切迹，但切迹双峰间距小于0.04s。

2. 方向 Ⅰ、Ⅱ、aVF、V_4 ~ V_6 导联直立，aVR 导联倒置，Ⅲ、aVL、V_1 ~ V_3 导联可倒置、双向或低平。

3. 时间 一般 <0.12 秒。

4. 电压 在肢导联中，P 波波幅 <0.25mV；在胸导联中，P 波波幅 <0.20mV。V_1 导联 P 波为双向波时，其负向波的波幅与时间的乘积称为 V_1 导联 P 波终末电势（P terminal force，Ptf）。正常人 Ptf_{V_1}（绝对值）<0.04mm·s。

临床意义：P 波时间超过正常范围，见于左房肥大；P 波电压超过正常范围，见于右房肥大。P 波在 aVR 导联直立，Ⅱ、aVF 导联倒置，称为逆行 P 波，表示激动起源于房室交界区。

（二）PR 间期

成人正常范围为 0.12 ~0.20 秒。PR 间期与年龄及心率快慢有关，年龄越小、心率越快，PR 间期越短。

临床意义：PR 间期延长，表示有房室传导阻滞；PR 间期缩短，多见于预激综合征。

（三）QRS 波群

1. 形态与电压

（1）肢体导联 ①形态：一般Ⅰ、Ⅱ、aVF 导联的 QRS 波群主波向上，呈 qR、Rs 或 R 型；Ⅲ、aVL 导联变化较多；少数人在 aVL、aVF 导联中呈 QR 型；aVR 导联的 QRS 波群主波向下；②电压：R_{aVR} <0.5mV，R_{aVL} <1.2mV，R_{aVF} <2.0mV，$R_{Ⅰ}$ <1.5mV，$R_{Ⅱ}$ <2.5mV。

（2）胸导联 ①形态：V_1、V_2 导联的 QRS 波群多呈 rS 型；V_5、V_6 导联的 QRS 波群多呈 qR、qRs、Rs 或 R 型；V_3、V_4 导联的 QRS 波群呈 RS 型（R 波与 S 波振幅大致相等）；②电压：R_{V_1} <1.0mV，R_{V_5} <2.5mV；V_1 导联的 R/S <1，V_5 导联的 R/S >1，$R_{V_5}+S_{V_1}$ <3.5mV（女性）或 4.0mV（男性），$R_{V_1}+S_{V_5}$ <1.2mV。

2. 时间 一般测量标准导联中最宽的 QRS 波群，或在 V_3 导联中测量。正常成人 QRS 波时间多数为 0.06 ~0.10 秒，最宽不超过 0.12 秒。

临床意义：QRS 波群时间超过 0.12 秒，表示室内传导障碍。QRS 波群电压超过上述指标，考虑左或右心室肥厚，若每个肢体导联的 QRS 波群的正向波和负向波的绝对值相加都不超过 0.5mV 或每个胸导联 QRS 波群的正向波和负向波的绝对值相加都不超过 0.8mV，称为低电压，常见于心包积液、肺气肿、甲状腺功能低下、胸腔积液或积气、高度水肿和肥胖人。

3. Q 波 除 aVR 导联可呈 QS 或 Qr 型外，其他导联的 Q 波波幅不超过同导联 R 波的 1/4，时间 <0.04s。V_1、V_2 导联不应有 q 波，但可以呈 QS 型；V_5、V_6 导联经常可见到正常范围的 q 波。如出现超过正常范围的 Q 波称为异常 Q 波，常见于心肌梗死、心肌病等。

（四）J 点

QRS 波群的终点与 ST 段起始的交接点，称为 J 点。一般位于等电位线上，可随 ST 段的偏移而发生移位。

（五）ST 段

正常的 ST 段为一等电位线，但可有轻度向上或向下偏移，下移在 R 波为主的导联上不应超过 0.05mV；而 V_1、V_2 导联 ST 段上抬不超过 0.3mV，V_3 导联 ST 段上抬不超过 0.5mV，其余导联不应超过 0.1mV。

临床意义：ST 段下移超过 0.05mV 提示心肌缺血或心肌损伤；ST 段异常上抬多见于急性心肌梗死、变异型心绞痛、急性心包炎等。

（六）T 波

1. 形态 T 波钝圆而宽大，波形多不对称，其前肢较长，后肢较短。

2. 方向 正常 T 波的方向常与 QRS 波群的主波方向一致，在Ⅰ、Ⅱ、aVF、V_4 ~ V_6 导联直立，aVR 导联倒置，其他导联可以直立、双向或倒置，但若 V_1 导联直立，V_3 导联就不应倒置。

3. 电压 心前区导联中，T 波较高，可高达 1.2 ~ 1.5mV，但不应超过 1.5mV，在以 R 波为主的导联上，T 波不应低于同导联 R 波的 1/10。

临床意义：T 波显著增高（尤其是双肢对称），可见于心肌梗死早期、高血钾；T 波低平或倒置，见于心肌缺血、心肌损伤、低血钾。

（七）QT 间期

QT 间期一般为 0.32 ~ 0.44 秒，其长短与心率的快慢有密切关系，心率越快，QT 间期越短，反之则越长。由于 QT 间期受心率的影响很大，所以常用校正的 QT 间期，即 QTc = Q – T/R – R。正常 QTc 的最高值为 0.44 秒，超过此限即为延长。QT 间期延长伴 T 波异常可出现极为严重的心律失常。

临床意义：QT 间期延长，见于先天性长 QT 间期综合征、低血钾、低血钙、心肌缺血、心肌损害、胺碘酮等药物影响或中毒；QT 间期缩短：见于洋地黄效应、高血钙等。

（八）U 波

在 T 波后 0.02 ~ 0.04 秒出现的小波，其方向一般与 T 波一致，波幅很小，不高于同导联 T 波，一般在 V_2 ~ V_4 导联较清楚，其电压可高达 0.2 ~ 0.3mV。

临床意义：U 波明显增高，常见于低血钾等；U 波倒置见于高血钾、心肌缺血、心肌梗死等。

第三节 异常心电图

一、心房肥大

（一）右心房肥大

P 波尖而高耸，其振幅≥0.25mV，以Ⅱ、Ⅲ、aVF 导联表现最为突出；P 波时间正常，<0.12s（图 9－13）。多见于慢性肺源性心脏病，故称肺型 P 波。

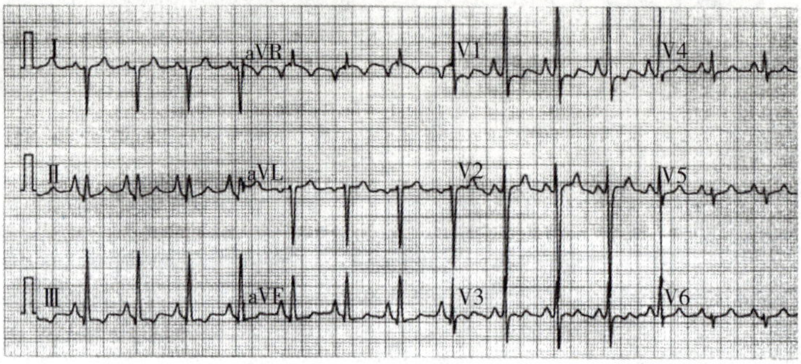

图 9－13 右心房肥大

（二）左心房肥大

P 波增宽，其时限>0.11s，常呈双峰型，两峰间距≥0.04s，以Ⅰ、Ⅱ、aVL 导联明显；V_1 导联上 P 波常呈先正后负的双向波，Ptf_{V_1}（绝对值）≥0.04mm·s（图 9－14）。

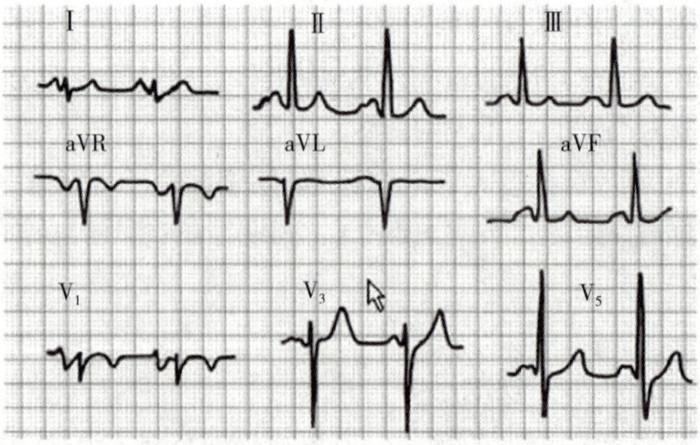

图 9－14 左心房肥大

左心房肥大多见于风湿性心脏病，尤其是二尖瓣狭窄，所以称二尖瓣型 P 波。高血压、肥厚性心肌病等亦较常见。

（三）双心房肥大

双心房肥大兼有左、右心房肥大的特征，即 P 波高耸、时间增宽，呈双峰型。

1. P 波振幅≥0. 25mV，时间≥0. 12 秒。

2. V_1 导联 P 波高大双相，上下振幅均超过正常范围。

多见于较严重的先心病、左向右分流致肺动脉高压、双侧心房肥大。

二、心室肥大

（一）左心室肥大（图 9－15）

1. 左室高电压　R_{V_5} 或 R_{V_6} >2. 5mV；$R_{V_5}+S_{V_1}$ >4. 0mV（男性），或 >3. 5mV（女性）；$R_{Ⅰ}$ >1. 5mV；R_{aVL} >1. 2mV；R_{aVF} >2. 0mV；$R_{Ⅰ}$ + Sm Ⅲ >2. 5mV。

2. 额面心电轴左偏。

3. ST－T 改变　R 波为主的导联，其 ST 段可呈下斜型下移达 0. 05mV 以上，T 波低平、双向或倒置；S 波为主的导联，T 波直立。

QRS 波群电压增高是诊断左心室肥大的重要特征。若左心室电压增高同时伴 ST－T 改变，传统称左室肥大伴劳损。如仅有 QRS 波群电压增高，而无其他阳性指标，可诊断为左室高电压，多见于高血压、缺血性心脏病、风湿性心脏病及某些先天性心脏病。

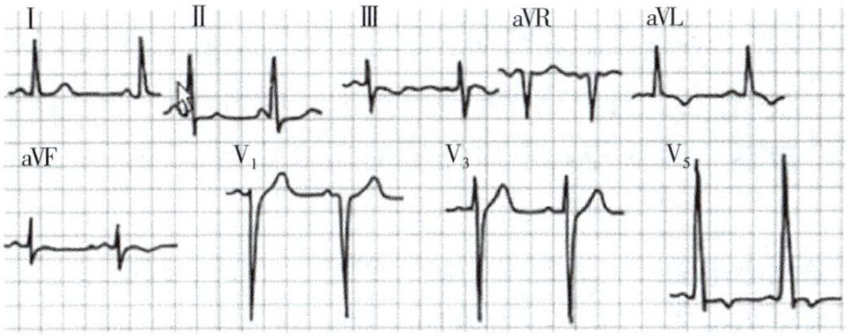

图 9－15　左心室肥大

（二）右心室肥大（图 9－16）

正常右室壁厚度仅为左室壁的 1/3，只有当右室肥大，室壁厚度达到相当程度时，才会使心室综合向量由左心室占优势转为右心室占优势，导致右室导联的 R 波增高，而左室导联的 S 波加深。其心电图特征：

1. 右室高电压：V_1 导联呈 R 型或 Rs 型，R/S≥1，重度右室肥大可使 V_1 导联呈 QS、qR 型（除外心肌梗死）；V_5 导联 S 波比正常加深，R/S≤1；aVR 导联以 R 波为主，R/Q 或 R/S≥1；$R_{V_1}+S_{V_5}$ >1. 05mV（重症 >1. 2mV）；R_{aVR} >0. 5mV。

2. 额面心电轴右偏≥ +90°，重症可 > +110°。

3. QRS 波群时限多正常，V_1 的 R 峰时间 >0. 03 秒。

4. ST－T 改变：右胸导联（V_1、V_2）ST 段压低，T 波双向或倒置，属继发性 ST－T

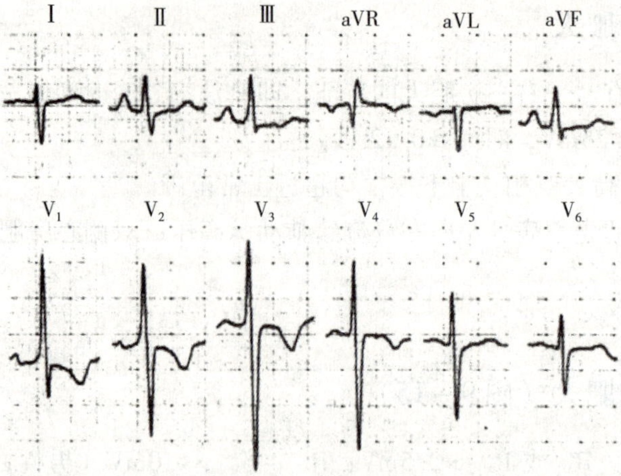

图 9-16 右心室肥大

改变。

若右心室电压增高同时伴有 ST-T 改变者，传统上称右室肥大伴劳损。QRS 波群形态及电压的改变和电轴右偏是诊断右心室肥大的可靠指标。一般来说，阳性指标越多，诊断的可靠性越高。

（三）双侧心室肥大

双侧心室肥大多见于各种心脏病晚期。心电图诊断双侧心室肥大敏感性较差，双侧心室肥大并不是简单地把左、右心室异常表现相加，可出现下列心电图表现。

1. 大致正常心电图 因双侧心室电压同时增高，增加的除极向量方向相反互相抵消。

2. 单侧心室肥大心电图 只表现出一侧心室肥大，另一侧心室肥大的图形被掩盖。

3. 双侧心室肥大心电图 既表现右室肥大的心电图特征，又存在左室肥大的某些征象。

三、心肌缺血

心肌缺血影响心肌的除极和复极，但复极受影响更为显著，可使缺血区相关导联发生 ST-T 异常改变。心肌缺血的心电图改变类型取决于缺血的严重程度、持续时间和缺血发生部位。

（一）心肌缺血的心电图类型

1. 缺血型心电图改变 正常情况下，心外膜下复极早于心内膜下心肌，因此心室肌复极过程可看作是从心外膜开始向心内膜方向推进。发生心肌缺血时，复极过程发生改变，心电图上出现 T 波变化。

（1）T 波高大直立 若心内膜下心肌缺血，该处心肌复极时间较正常延迟，使原来存在的与心外膜复极向量相抗衡的心内膜复极向量减小或消失，致使T波向量增加，出现高大的T波。如下壁心内膜下缺血，下壁导联Ⅱ、Ⅲ、aVF可出现高大直立的T波。

(2) T波倒置　若心外膜下心肌缺血或透壁性心肌缺血，引起心肌复极顺序的逆转，即心内膜心肌开始先复极，再向心外膜扩展，使心肌复极方向与正常时相反，此时面向缺血区的导联记录出与正常方向相反的T波，即倒置的T波。如下壁心外膜下缺血，下壁导联Ⅱ、Ⅲ、aVF可出现倒置的T波。冠心病患者心电图上出现倒置深尖、双肢对称的T波，称为冠状T波。

2. 损伤型心电图改变　持续心肌缺血时，心肌损伤，ST向量从正常心肌指向损伤心肌。除T波改变外，还可出现损伤型ST段改变，表现为ST段压低和ST段抬高两种类型。

(1) 心内膜下心肌损伤时，ST向量背离心外膜面指向心内膜，致相应心外膜面导联出现ST段压低。

(2) 心外膜下心肌损伤时（包括透壁性心肌缺血），ST向量指向心外膜面导联，致相应导联ST段抬高。

（二）临床意义

心肌缺血的心电图可表现为ST段改变和/或T波改变。临床发现，约一半的冠心病患者未发作心绞痛时，心电图可以正常，而仅于心绞痛发作时记录到ST-T改变。约10%的冠心病患者在心肌缺血发作时心电图正常或仅有轻度ST-T改变。

典型的心肌缺血发作时，面向缺血部位的导联常显示缺血型ST段压低（水平型或下斜型下移≥0.1mV）和/或T波倒置。变异型心绞痛发作时出现暂时性ST段抬高，并常伴高耸T波和对应导联的ST段下移，此为急性严重心肌缺血表现，如ST段持续抬高，提示可能发生心肌梗死。

心电图上ST-T改变只是非特异性心肌复极异常的共同表现，除冠状动脉硬化性心脏病外，其他原因的心脏疾病，如心肌炎、瓣膜病、心包炎、心肌病等均可出现类似ST-T改变；低钾、高钾等电解质紊乱、药物影响、心室肥大、束支传导阻滞、预激综合征、自主神经调节障碍及脑血管意外（尤其颅内出血）等均可引起继发性ST-T改变。因此，在诊断心肌缺血或冠状动脉供血不足，必须结合临床资料进行综合判断。

四、心肌梗死

心肌梗死（myocardial infarction）是冠状动脉严重而持久的缺血致心肌坏死，是冠心病的严重类型。除临床表现、心肌酶的变化外，心电图的特征性改变及其动态演变规律是诊断心肌梗死和判断病情的主要依据。

（一）基本图形与机制

冠状动脉发生闭塞后，其供血的心肌由于缺乏有效的血液灌注而发生一系列病理变化，心电图上可先后出现缺血、损伤和坏死3种类型的图形。心电图所显示的是梗死后心肌多种心电变化的综合结果。

1. 缺血型改变 冠状动脉急性闭塞后，即产生心肌缺血。心电图表现为缺血性T波改变：①通常缺血最早出现在心内膜下肌层，使面向缺血区的导联出现高而直立的T波。②若缺血发生在心外膜下肌层，则面向缺血区的导联出现T波倒置。

2. 损伤型改变 随着缺血时间延长，缺血程度进一步加重，会造成心肌损伤。心电图主要表现为面向损伤心肌的导联出现ST段抬高。因心肌除极过程无明显改变，抬高的ST段可与T波融合，形成弓背向上的单向曲线。关于ST段抬高的机制，目前尚不明确。

3. 坏死型改变 当心肌持续而严重的缺血导致细胞坏死，心电图表现为面向坏死区的导联出现异常Q波或者呈QS波。

由于心电图是在体表上描记，因此心肌梗死往往记录到缺血、损伤和坏死3种改变的混合图形。其中ST段弓背向上抬高和异常Q波是急性心肌梗死的特征性心电图表现，尤其是ST段弓背向上抬高对急性心肌梗死最具诊断价值。若上述3种改变同时存在，则急性心肌梗死的诊断基本确立。

（二）心肌梗死的图形演变与分期

急性心肌梗死发生后，心电图的变化随着心肌缺血、损伤、坏死的发展和恢复而呈现一定演变规律。根据心电图图形的演变过程和演变时间可分为超急性期、急性期、近期（亚急性期）和陈旧期（图9－17）。

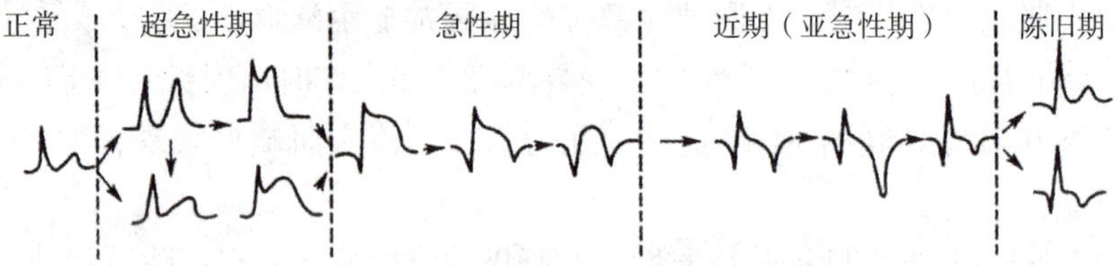

图9－17 典型的急性心肌梗死的图形演变过程与分期

1. 超急性期（早期） 急性心肌梗死发生数分钟到数小时内，急性冠状动脉供血不足，出现短暂的心内膜下心肌缺血，此时因心肌细胞尚未坏死，可发生心肌缺血和损伤的心电图改变。心电图表现为：①两肢对称的高尖T波。②继而发生ST段呈上斜型抬高。③尚未出现异常Q波。此期若治疗及时而有效，有可能避免发展为心肌梗死或使梗死的范围缩小。

2. 急性期（充分发展期） 此期始于梗死后数小时或数日，可持续到数周，心电图表现为一个动态演变过程：①ST段呈弓背向上抬高，抬高显著者可形成单向曲线，继而逐渐下降。②直立T波逐渐降低至倒置，并逐渐加深。③心肌坏死导致面向坏死区导联的R波振幅降低或消失，出现异常Q波或QS波。

3. 亚急性期（近期） 发生于梗死后数周至数月，此期以坏死及缺血图形为主要特征。心电图表现为：①抬高的ST段恢复至基线。②坏死型Q波持续存在。③缺血型T波由倒置较深逐渐变浅，直至恢复正常，或倒置的T波趋于恒定不变。

4. 陈旧期（愈合期） 常出现在急性心肌梗死3～6个月之后或更久，心电图表现为：ST段和T波恢复正常或T波持续倒置、低平，趋于恒定不变，仅残留坏死型的Q波。理论上异常Q波将终生持续存在，但部分病例随着瘢痕组织的缩小和周围心肌的代偿性肥大，异常Q波变小甚至消失。

（三）心肌梗死的定位诊断

心肌梗死的定位诊断主要依据心电图坏死型图形（异常Q波或QS波）出现在相应的导联来作出判断。心肌梗死的部位多与冠状动脉分支的供血区域相关，因此，心电图的定位基本上与病理一致（表9－2、图9－18、图9－19）。

表9－2 心肌梗死心电图的定位与冠状动脉供血的关系

导联	心室部位	供血的冠状动脉
$V_1 \sim V_3$	前间壁	前降支
$V_3 \sim V_5$	前壁	前降支
$V_1 \sim V_5$	广泛前壁	前降支
$V_7 \sim V_9$	正后壁	回旋支或右冠脉
Ⅱ、Ⅲ、aVF	下壁	右冠脉或回旋支
Ⅰ、aVL、V_5、V_6	侧壁	前降支的对角支或回旋支

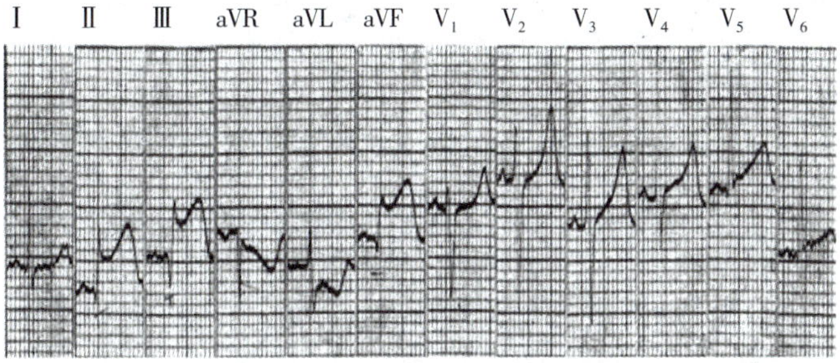

图9－18 急性下壁心肌梗死

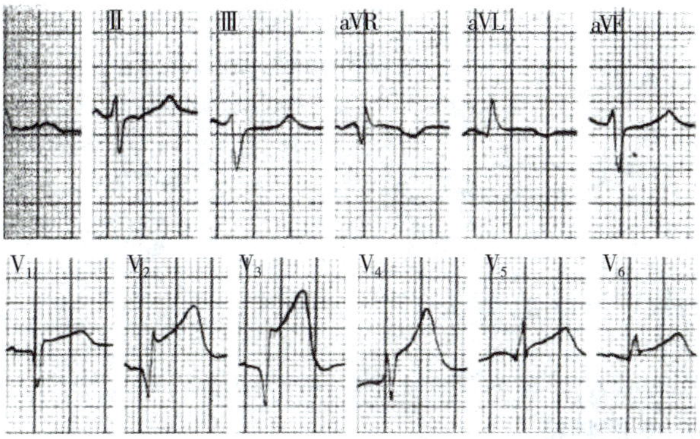

图9－19 急性前间壁心肌梗死

（四）心肌梗死的分类

1. Q 波型和非 Q 波型心肌梗死 心电图上相继出现 ST 段抬高和 T 波倒置、Q 波，称为 Q 波型心肌梗死。非 Q 波型心肌梗死既往亦称为非透壁性心肌梗死或心内膜下心肌梗死。患者心电图可只表现为 ST 段抬高或压低及 T 波倒置，ST－T 改变可呈规律性演变，但不出现异常 Q 波，需要根据临床表现及其他检查指标明确诊断。近年研究发现，非 Q 波型梗死可以是非透壁性，也可以是透壁性，多见于多支冠状动脉病变。

2. ST 段抬高与非 ST 段抬高心肌梗死 为了最大限度地改善心肌梗死患者的预后，近年提出将急性心肌梗死分类为 ST 段抬高和非 ST 段抬高梗死，并且与不稳定心绞痛一起统称为急性冠脉综合征。以 ST 段改变对急性心肌梗死进行分类突出了早期干预的重要性。在做出 ST 段抬高或非 ST 段抬高心肌梗死诊断时，应结合临床病史，并注意排除其他原因引起的 ST 段改变。

五、心律失常

正常人心脏的起搏部位在窦房结，窦房结按照一定的频率有节律发出激动，激动按照一定的方向沿心脏特殊的传导系统下传，依次除极心房和心室。如果心脏激动的起源异常或/和传导异常，即为心律失常（arrhythmias）。心律失常的发生与心肌细胞的自律性、传导性和兴奋性变化密切相关。根据发生原理，心律失常可分为激动起源异常和激动传导异常两大类。

- 心律失常
  - 激动起源异常
    - 窦性心律失常 过速、过缓、不齐、停搏
    - 异位性心律失常
      - 被动性 逸搏与逸搏心律（房性、房室交界性、室性）
      - 主动性
        - 期前收缩（房性、房室交界性、室性）
        - 心动过速
          - 房性
          - 房室交界性
          - 室性
        - 扑动与颤动
          - 心房
          - 心室
  - 激动传导异常
    - 传导速度异常
      - 生理性传导障碍：干扰与脱节（包括心脏各个部位）
      - 病理性
        - 窦房阻滞
        - 房内阻滞
        - 房室传导阻滞
        - 室内传导阻滞
        - 意外传导
    - 传导途径异常：预激综合征

（一）窦性心律与窦性心律失常

凡起源于窦房结的心律，称为窦性心律（sinus rhythm）。窦性心律属于正常节律。

1. 窦性心律的心电图特征

（1）P 波在Ⅰ、Ⅱ、aVF、$V_4 \sim V_5$ 导联直立，在 aVR 导联倒置。

(2) P 波规律出现，静息状态频率 60 ~ 100 次/分钟，婴幼儿可达 130 ~ 150 次/分钟。

(3) P－R 间期 0.12 ~0.20 秒；P－P 间距固定，同一导联差异 <0.12 秒。

2. 窦性心动过速

(1) 心电图特征　具有窦性心律特点；频率 >100 次/分钟；PR 间期及 QT 间期相应缩短，有时可伴有继发性 ST 段轻度压低和 T 波振幅降低（图 9－20）。

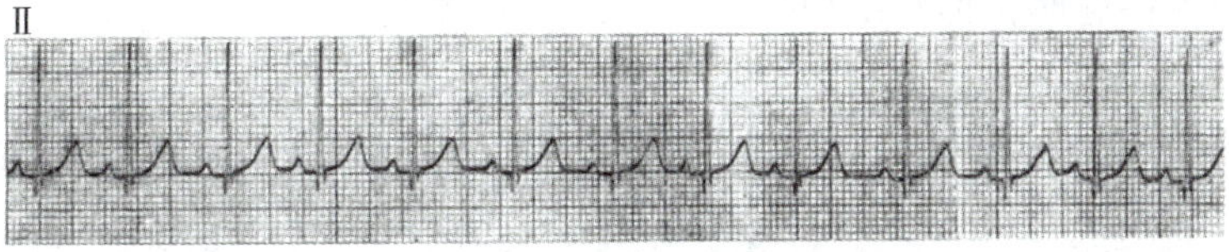

图 9－20　窦性心动过速

(2) 临床意义　常见于运动、情绪激动、吸烟等生理状态；发热、贫血、急性失血、甲状腺功能亢进、心肌炎和应用肾上腺素类药物等病理状态。

3. 窦性心动过缓

(1) 心电图特征　具有窦性心律特点；频率 <60 次/分钟（图 9－21）。

(2) 临床意义　见于老年人、运动员、睡眠等生理状态；窦房结功能障碍、颅内压增高、甲状腺功能低下及服用某些药物（如 β－受体阻滞剂）等病理状态。近年大样本健康人群调查发现，约 15% 正常人静息心率可 <60 次/分钟。

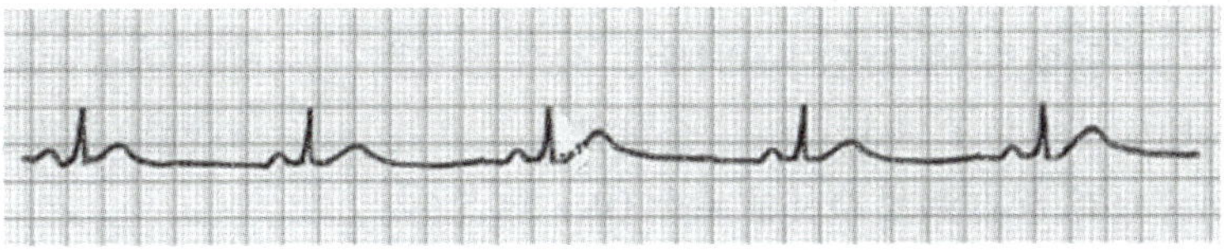

图 9－21　窦性心动过缓

4. 窦性心律不齐

(1) 心电图特征　具有窦性心律特点；节律不整：在同一导联上 PP 间期差异 >0.12 秒。窦性心律不齐常与窦性心动过缓同时存在。

(2) 临床意义　常见于健康的青少年，多与呼吸周期有关，称呼吸性窦性心律不齐，一般无临床意义；也可见于自主神经功能失调、器质性心脏病、洋地黄中毒和窦房结内游走性心律不齐等病理情况。

5. 窦性停搏或窦性静止

(1) 心电图特征　具有窦性心律特点；规则的 P－P 间距中突然出现 P 波脱落，形成长 P－P 间距，且长 P－P 间距与正常 P－P 间距不成倍数关系。

(2) 临床意义　常见于迷走神经张力过高或各种原因引起的窦房结功能障碍，如冠心病、心肌炎、心肌病及洋地黄药物过量等。

6. 病态窦房结综合征（sick sinus syndrome，SSS）　病态窦房结综合征简称病窦综合征，又称窦房结功能不全。由窦房结及其邻近组织病变而引起窦房结起搏功能和

（或）窦房传导障碍，从而产生多种心律失常的综合表现（图9－22）。其心电图特征：

（1）持续的窦性心动过缓，心率<50次/分钟，且不易用阿托品等药物纠正。

（2）窦性停搏或窦房阻滞。

（3）在显著窦性心动过缓基础上，常出现室上性快速心律失常（房速、房扑、房颤等），称慢－快综合征。

（4）若病变同时累及房室交界区，可出现房室传导障碍，或发生窦性停搏时，长时间不出现交界性逸搏，称双结病变。

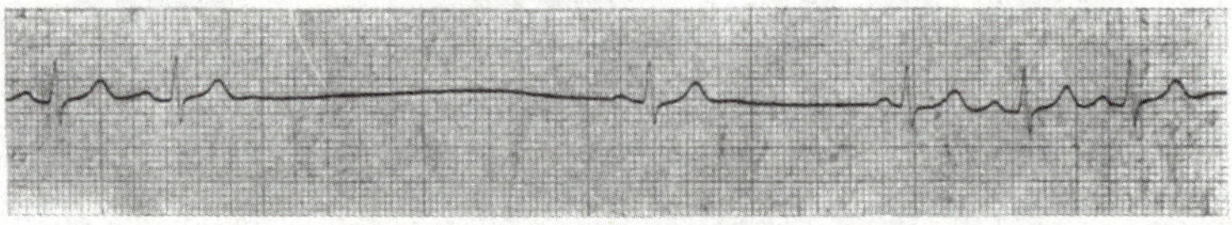

图9－22 病窦综合征示意图

（二）期前收缩

期前收缩是指起源于窦房结以下的异位起搏点自律性增高，在窦房结激动尚未抵达其位置前，提前发出激动，亦称过早搏动，简称早博，是临床上最常见的心律失常。期前收缩的发生机制与折返激动、触发活动、异位起搏点的兴奋性增高有关。根据异位起搏点的位置，分为房性、交界性和室性期前收缩，其中以室性期前收缩最为常见，房性次之，交界性较少见。

异位搏动与其前窦性搏动之间的时距，称联律间期（coupling interval）。房性期前收缩的联律间期应从异位P波起点测量至其前窦性P波起点；室性期前收缩的联律间期应从异位搏动的QRS起点测量至其前窦性QRS起点。

期前收缩后出现一个较正常心动周期为长的间歇，称代偿间歇（compensatory pause）。由于房性异位激动，常易逆传侵入窦房结，使其提前释放激动，引起窦房结节律重整，因此房性期前收缩大多为不完全性代偿间歇，即联律间期与代偿间歇之和小于正常心动周期的两倍。而交界性和室性期前收缩，距窦房结较远，不易侵入窦房结，故往往表现为完全性代偿间歇，即联律间期与代偿间歇之和等于正常心动周期的两倍。

在同一导联中出现两种或两种以上形态及联律间期互不相同的异位搏动，称多源性期前收缩。如联律间期固定，而形态各异，则称为多形性期前收缩，其临床意义与多源性期前收缩相似。期前收缩每分钟少于5次者称偶发性期前收缩；期前收缩每分钟多于5次者称频发性期前收缩。

1. 房性期前收缩（premature atrial contraction） 心电图特征：

（1）期前出现的异位P波，其形态与窦性P波不同，用P′表示。

（2）P′R间期>0.12s。

（3）多为不完全性代偿间歇（图9－23）。

2. 交界性期前收缩（premature junctional contraction） 心电图特征：

（1）期前出现的QRS－T波，形态多正常，其前无窦性P波。

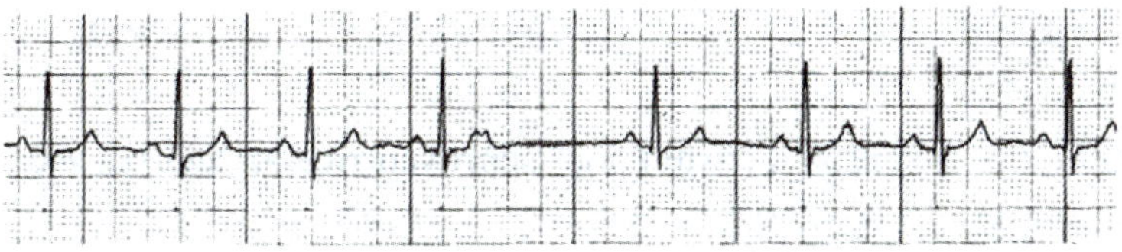

图 9-23　房性期前收缩

（2）出现逆行 P 波（P 波在Ⅱ、Ⅲ、aVF 导联倒置，aVR 导联直立），用 P′表示。P′可发生于 QRS 波群之前（P′R 间期 <0.12s）或 QRS 波群之后（R P′间期 <0.20s），或者与 QRS 相重叠。

（3）大多为完全性代偿间歇（图 9-24）。

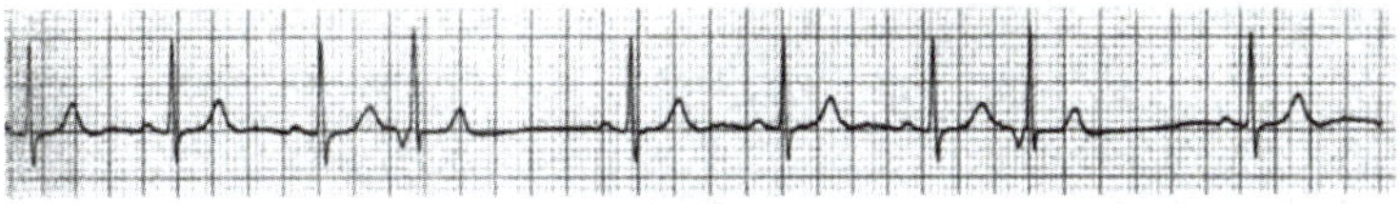

图 9-24　交界性期前收缩

3. 室性期前收缩（premature ventricular contraction） 心电图特征：

（1）QRS-T 波群提前出现，其前无相关的 P 波。

（2）期前出现的 QRS 波群形态宽大畸形，时限通常 >0.12s，T 波方向多与 QRS 波群的主波方向相反。

（3）多为完全性代偿间歇（图 9-25）。

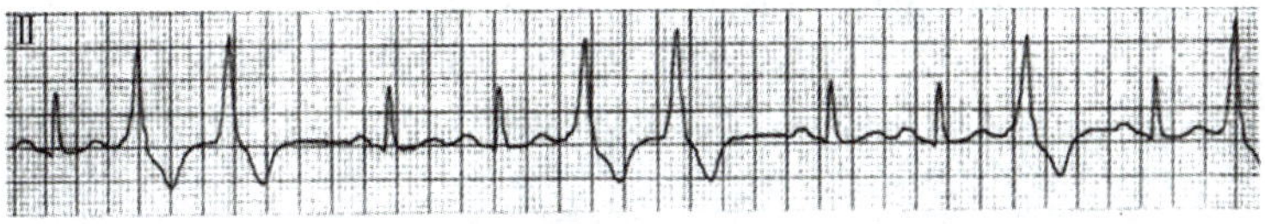

图 9-25　室性期前收缩

室性期前收缩若出现在两次正常窦性搏动之间，其后没有代偿间歇，称为间位性室性期前收缩。若室性期前收缩与正常窦性搏动交替出现，称为室性期前收缩二联律；若每两次正常窦性搏动之后出现一个室性期前收缩，称为室性期前收缩三联律。

临床意义：期前收缩多见于各种类型的器质性心脏病如急性心肌梗死、心肌炎、风湿性心脏病等，亦可见于精神紧张、过度疲劳、过量饮酒、心脏手术、体外循环、低血钾以及洋地黄过量等情况。频发、多源（形）性、成联律、成对的室性期前收缩，或 R on T 性室性期前收缩多为病理性，且多为严重心律失常的先兆。

（三）异位性心动过速

异位性心动过速是指异位节律点兴奋性增高或折返激动引起的快速异位心律（期前收缩连续出现 3 次或 3 次以上）。临床常见为阵发性心动过速，其特点是突发突止、频率较快，常有复发，每次发作可持续数秒、数分钟至数小时不等，少数可持续数天甚至数月。根据异位节律点发生的部位，可分为房性、交界性及室性心动过速。由于房性与房室交界性阵发性心动过速在心电图上P波不易辨别，且异位起搏点均在希氏束以上，故统称阵发性室上性心动过速。

1. 阵发性室上性心动过速（paroxysmal supraventricular tachycardia，PSVT）

（1）心电图特征　连续出现3个或3个以上快速的QRS波群，形态及时限正常，若伴有束支阻滞或室内差异性传导时，QRS波可宽大畸形，频率160~250次/分钟，节律规整；P波不易辨别；常伴继发性ST-T改变（图9-26）。

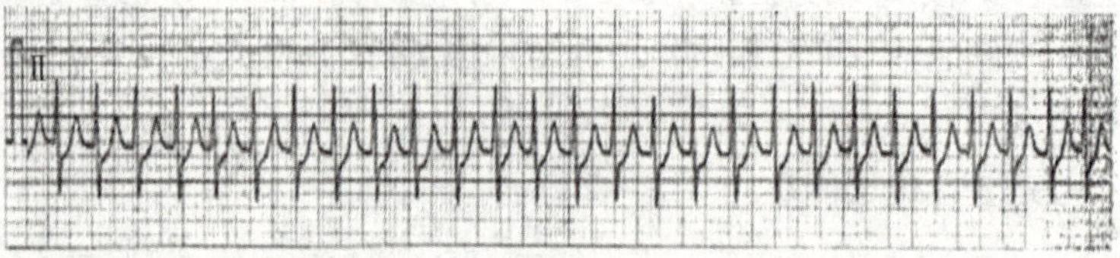

图9-26　阵发性室上性心动过速

（2）临床意义　房室折返性心动过速和房室结折返性心动过速多不具有器质性心脏疾病，形成折返的环形通路的解剖学定位比较明确，可通过射频消融术根治。房性心动过速包括自律性和房内折返性心动过速两种类型，多发生于器质性心脏病基础上。

2. 阵发性室性心动过速（paroxysmal ventricular tachycardia，PVT）

（1）心电图特征　QRS波群形态宽大畸形，时限通常>0.12秒；频率多在140~200次/分钟，节律可稍不齐；如能发现P波，PR无固定关系（房室分离），并且P波频率慢于QRS波频率；常伴继发性ST-T改变；偶尔心房激动夺获心室或发生室性融合波，亦支持室性心动过速的诊断（图9-27）。

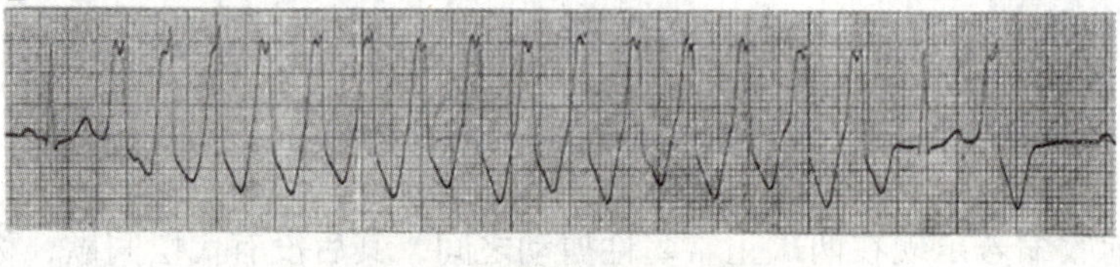

图9-27　阵发性室性心动过速

（2）临床意义　阵发性室性心动过速是一种严重的心律失常，多见于器质性心脏病，如急性心肌梗死、心肌病、电解质紊乱、洋地黄中毒等。如发展为室扑或室颤，可致血压下降、休克或急性泵衰竭，甚至死亡。

3. 扑动与颤动　扑动与颤动是一种频率比阵发性心动过速更快的异位心律。异位心律的起源于心房或心室，分别称为心房扑动、心房颤动、心室扑动、心室颤动。主要的电生理基础为心肌的兴奋性增高，不应期缩短，同时伴有一定的传导障碍，形成环形激动及多发微折返。

（1）心房扑动（atrial flutter，AFL）　典型心房扑动发生机制多属于房内大折返环路激动所致。心房扑动多为短阵性发作，少数可呈持续性，常可转为心房颤动或窦性心律。

心电图特征：正常P波消失，代之以波幅一致、间隔规则的扑动波（F波）；频率为250～350次/分钟；房室传导比例可呈2∶1、3∶1或4∶1，若以固定比例下传，室律基本规则；QRS波形态和时限多正常（图9－28）。

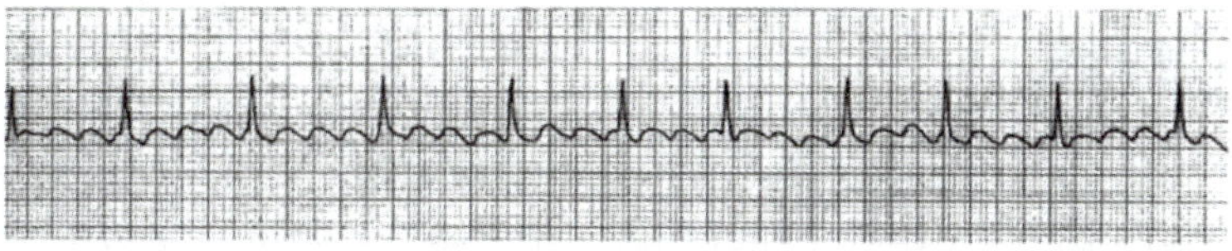

图9－28 心房扑动

（2）心房颤动（atrial fibrillation，AF） 简称房颤，多有器质性心脏病基础，发生机制较为复杂，多数患者可能由心房内小折返激动所致。

心电图特征：P波消失，代以大小不等、形状各异的颤动波（f波），频率为350～600次/分钟；RR绝对不齐；QRS波形态多正常。若前一个RR间距偏长而与下一个QRS波相距较近时，易出现一个宽大畸形的QRS波，此为伴有室内差异传导，并非室性期前收缩，注意鉴别（图9－29）。

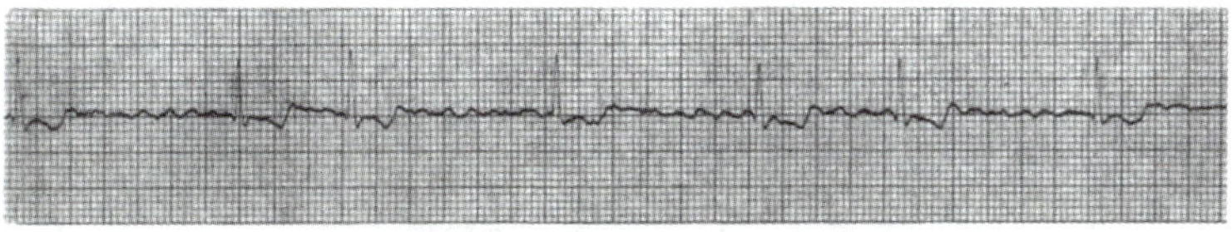

图9－29 心房颤动

临床意义：心房扑动与颤动多发生在器质性心脏病基础上，如风湿性心脏病、冠心病、心肌病等。但也有少部分患者无明显器质性心脏病，如情绪激动、酒精中毒等。房颤时整个心房失去协调一致的收缩，心排血量降低，易形成附壁血栓。

（3）心室扑动（ventricular flutter） 心室异位起搏点发放激动加速和心室各部分心肌传导速度和复极不均匀，其不应期长短不等，因而激动可从不应期较短的心肌折返到不应期较长的心肌，在心室肌内出现快速而较规则的局部折返现象所致。

心电图特征：正常P－QRS－T波不能分辨，代之以连续快速而相对规则的大振幅波动，频率达200～250次/分钟（图9－30）。

（4）心室颤动（ventricular fibrillation） 心室异位起搏点发放激动加速，或心室肌内出现快速而零乱的多发性局部折返现象所致。

心电图特征：正常P－QRS－T波消失，代之以大小不等、极不匀齐的低小波，频率为200～500次/分钟（图9－31）。

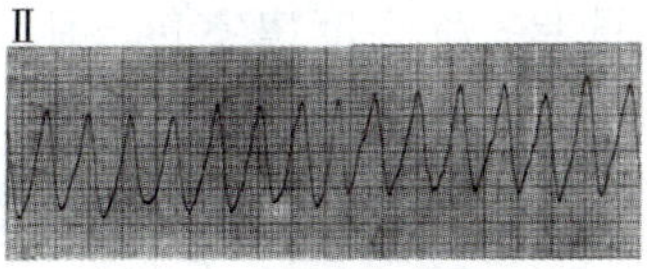

图9－30 心室扑动

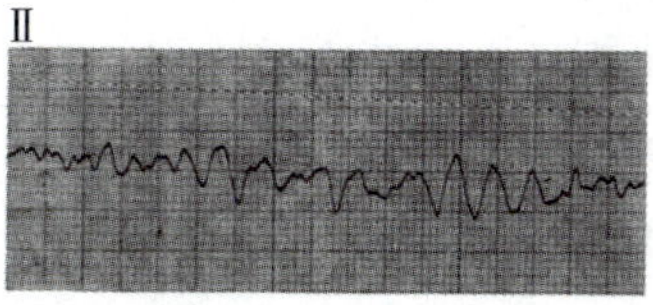

图9－31 心室颤动

临床意义：心室扑动和心室颤动均是极严重的致死性心律失常。心室颤动心脏完全失去排血功能，常见于严重心肺功能障碍、电解质紊乱、各种疾病的临终期。心室扑动常不能持久，不是很快恢复，就是转为室颤而导致死亡。

（四）传导阻滞

心脏传导阻滞（heart block）可由器质性心脏病引起，也可是迷走神经张力增高引起的功能性抑制或是药物作用及位相性影响。按发生的部位分为窦房阻滞、房内阻滞、房室传导阻滞和室内阻滞。

房室传导阻滞（atrioventricular block，AVB）是临床上最常见的一种心脏传导阻滞。房室传导阻滞可发生在不同水平，房室结和希氏束是常见的发生传导阻滞的部位。按阻滞程度可分为三度。

1. 一度房室传导阻滞 主要表现为PR间期延长 >0.20秒；每个P波后均有相关QRS波群（图9-32）。

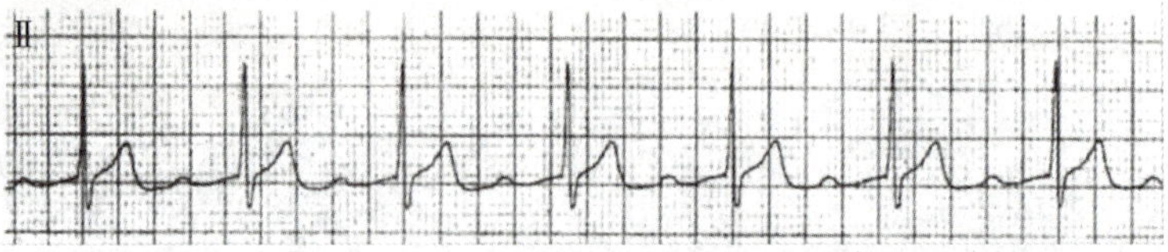

图9-32 一度房室传导阻滞

2. 二度房室传导阻滞

（1）二度Ⅰ型房室传导阻滞（亦称Morbiz Ⅰ型） P波规律地出现，PR间期逐渐延长（每次延长数值逐渐减少），R-R间期逐渐缩短，直至P波后脱漏1次QRS波群；漏搏后房室传导阻滞得到一定改善，PR间期又趋缩短，之后又复逐渐延长，如此周而复始地出现，称为文氏现象（Wenckebach phenomenon）。通常以P波数与P波下传的比例表示房室传导阻滞的程度，如4∶3传导表示4个P波中有3个可下传心室，仅有1个由于阻滞不能下传（图9-33）。

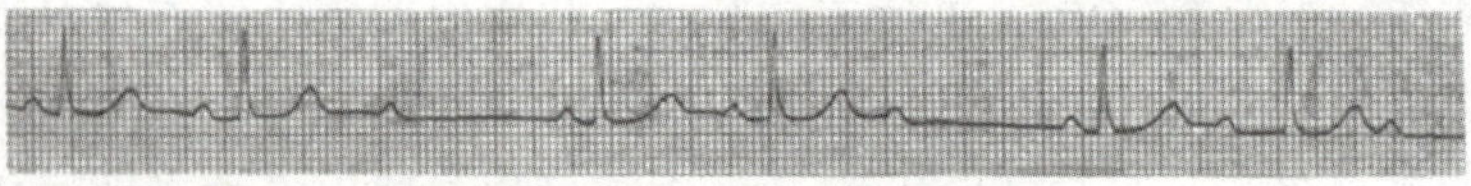

图9-33 二度Ⅰ型房室传导阻滞

（2）二度Ⅱ型房室传导阻滞（亦称Morbiz Ⅱ型） PR间期恒定（正常或延长），部分P波后脱漏QRS波群，房室传导比例可呈2∶1、3∶2或4∶3等（图9-34）。

凡连续出现两次或两次以上的QRS波群脱漏者，称高度房室传导阻滞，易发展为完全性房室传导阻滞。

3. 三度房室传导阻滞 即完全性房室传导阻滞。因心房的激动完全不能通过阻滞部位时，在阻滞部位以下的潜在起搏点发放激动，出现交界性逸搏心律（QRS形态正常，频率一般为40~60次/分钟）或室性逸搏心律（QRS形态宽大畸形，频率一般为20~40次/分钟），以交界性逸搏心律为多见。心电图上特征为：P波与QRS波毫无关

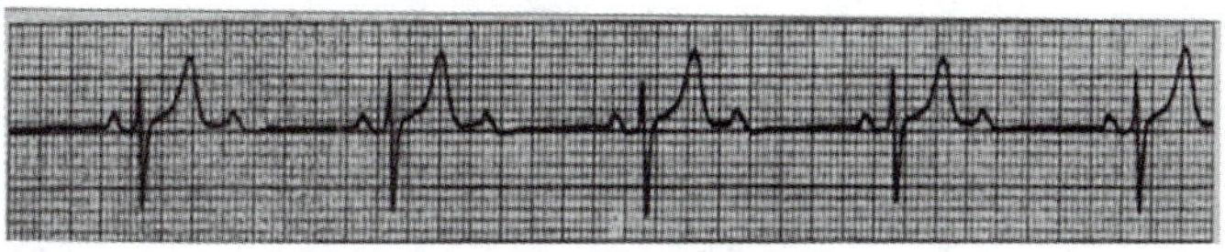

图 9－34 二度Ⅱ型房室传导阻滞

系（PR 间期不固定），各自保持固有节律，心房率快于心室率（图 9－35）。

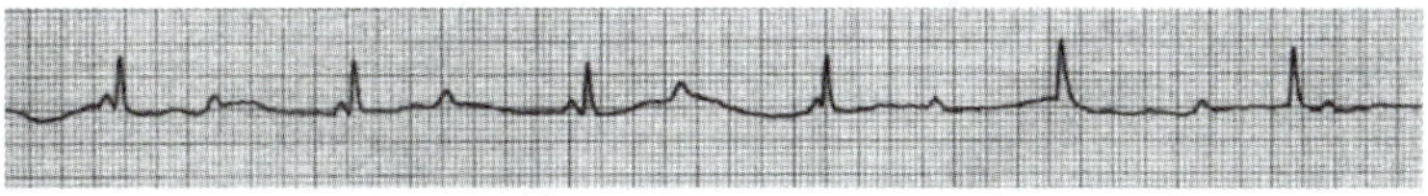

图 9－35 三度房室传导阻滞，交界性逸搏心律

临床意义：一度或二度Ⅰ型房室传导阻滞多与迷走神经张力增高有关。二度Ⅱ型或三度房室传导阻滞多见于器质性心脏病，如心肌病、急性心肌梗死、药物中毒，以及传导系统退行性变等。房室传导阻滞部位愈低，潜在节律点的稳定性愈差，危险性就愈大。准确判断阻滞发生的部位需要借助于希氏束电图。

4. 束支与分支阻滞 根据 QRS 波群的时限是否≥0.12 秒可分为完全性束支阻滞和不完全性束支阻滞。所谓完全性束支阻滞并不意味着该束支绝对不能传导，只要两侧束支的传导时间差别超过 40ms 以上，延迟传导一侧的心室就会被对侧传导过来的激动所除极，从而表现出完全性束支阻滞的图形改变。

（1）右束支阻滞（right bundle branch block，RBBB） 心电图表现：①QRS 波群时间≥0.12 秒。②QRS 波群形态改变：V_1 或 V_2 导联 QRS 呈 rsR′型或 M 形，此为最具特征性的改变；V_5、V_6、Ⅰ导联 S 波增宽而有切迹；aVR 导联呈 QR 型，其 R 波宽而有切迹；V_1 导联 R 峰时间 >0.05 秒。③继发性 ST－T 改变：V_1、V_2 导联 ST 段轻度压低，T 波倒置；Ⅰ、V_5、V_6导联 T 波方向一般与终末 S 波方向相反。

若图形符合上述特征，但 QRS 波群时间 <0.12 秒，称不完全性右束支阻滞；若 QRS 波群时间≥0.12 秒，称完全性右束支阻滞。

（2）左束支阻滞（left bundle branch block，LBBB） 心电图表现：①QRS 波群时间≥0.12 秒。②QRS 波群形态改变：V_1、V_2 导联呈宽而深的 QS 型或 r 波极小的 rS 波；Ⅰ、aVL、V_5、V_6 导联 R 波增宽、顶峰粗钝或有切迹；V_5、V_6 导联 R 峰时间 >0.06 秒。③心电轴可有不同程度的左偏。④继发性 ST－T 改变：ST－T 方向与 QRS 主波方向相反。

若图形符合上述特征，但 QRS 波群时间 <0.12 秒，称不完全性左束支阻滞；若 QRS 波群时间≥0.12s，称完全性左束支阻滞。

（3）左前分支阻滞（left anterior fascicular block，LAFB） 心电图表现：①心电轴左偏，以≥45°有较肯定的诊断价值。②Ⅱ、Ⅲ、aVF 导联 QRS 波呈 rS 型，$S_{Ⅲ} > S_{Ⅱ}$；Ⅰ、aVL 导联呈 qR 型，$R_{aVL} > R_{Ⅰ}$。③QRS 时间轻度延长，但 <0.12 秒。

（4）左后分支阻滞（left posterior fascicular block，LPFB） 心电图表现：①心电轴右偏在 ＋90°～＋180°。②Ⅰ、aVL 导联 QRS 波呈 rS 型；Ⅲ、aVF 导联呈 qR 型，且 q

波时限 <0.025 秒；RⅢ >RⅡ。③QRS 时间 <0.12 秒。

临床意义：右束支阻滞可以发生在各种器质性心脏病，也可见于健康人。左束支传导阻滞多提示器质性心脏病。

（五）预激综合征

预激综合征（pre－excitation syndrome）属传导途径异常，指在正常的房室结传导途径之外，心房与心室之间还存在 1 支或多支附加旁路或旁道，使室上性激动抢先抵达心室，并提前激动一部分心室肌。常见附加旁路有 3 条，形成了预激综合征常见的 3 种类型。

1. WPW 综合征（Wolff－Parkinson－While syndrome） WPW 综合征又称经典型预激综合征，属显性房室旁路。心电图特征：PR 间期 <0.12 秒；QRS 增宽≥0.12 秒；QRS 起始部有预激波（delta 波）；继发性 ST－T 改变。

2. LGL 综合征（Lown－Ganong－Levine syndrome） LGL 综合征又称短 PR 综合征。心电图特征：PR 间期 <0.12 秒；QRS 时限正常，起始部无预激波。

3. Mahaim 型预激综合征 此类型少见。心电图特征：PR 间期正常或长于正常值；QRS 波群增宽，时限≥0.12 秒，起始部可见预激波；可有继发性 ST－T 改变。

预激综合征多见于没有器质性心脏病的健康人，发作时可引发房室折返性心动过速。WPW 综合征如合并心房颤动，还可引起快速的心室率，甚至发生室颤，属一种严重心律失常类型。近年采用导管射频消融术可彻底对其根治。

六、药物和电解质紊乱对心电图的影响

（一）药物对心电图的影响

临床常用的洋地黄类制剂，以及奎尼丁、胺碘酮等抗心律失常药物，均可影响心肌的除极与复极过程，使心电图发生相应改变。

1. 洋地黄效应（digitalis effect） 应用洋地黄类制剂后，心电图出现特征性表现：ST 段下垂型压低；T 波低平、双向或倒置，双向 T 波往往是初始部分倒置，终末部分直立变窄，ST－T 呈“鱼钩形”；QT 间期缩短。上述心电图表现常为已经接受洋地黄治疗的标志，即所谓洋地黄效应。

2. 洋地黄中毒（digitalis toxicity） 洋地黄中毒的最主要心电图表现是出现各种心律失常。常见的有频发性（二联律或三联律）和多源性室性期前收缩、窦性静止或窦房阻滞、心房扑动、心房颤动等，严重者可出现室性心动过速，甚至室颤。洋地黄中毒还可出现房室传导阻滞，当出现二度或三度房室传导阻滞时，则是洋地黄严重中毒表现。

（二）电解质紊乱对心电图的影响

1. 低血钾（hypokalemia） 低血钾时的心电图主要表现：①ST－T 改变：ST 段压

低，T 波低平或倒置。②u 波增高（u 波 > 0.1mV 或 u/T > 1，或 T－u 融合呈双峰）。③QT间期一般正常或轻度延长，表现为 Q－T－u 间期延长。

2. 高血钾（hyperkalemia） 高血钾的心电图表现：①T 波高尖，基底部变窄，呈“帐篷状”。②QRS 波群增宽，P 波增宽，振幅减低，甚至消失，出现窦室传导。③ST 段压低。高血钾还可引起窦性心动过缓、传导阻滞，严重者出现室性心动过速、心室扑动或颤动，甚至心脏停搏。

3. 高血钙 心电图特征：①ST 段缩短或消失。②QT 间期缩短。③T 波低平或倒置。严重高血钙（如快速静注钙剂时），可发生窦性静止、窦房阻滞、室性期前收缩、阵发性室性心动过速等。

4. 低血钙 心电图特征：①ST 段明显延长，致 QT 间期延长。②直立 T 波变窄、低平或倒置。③很少发生心律失常。

第四节　心电图描记、分析和临床应用

一、心电图描记

合乎标准的心电图是正确诊断的重要保证。为了获得质量符合标准的心电图，除了心电图机性能必须合格以外，还要求环境符合条件，受检者的配合和医务人员的正确操作方法。

（一）环境要求

1. 室内保持温暖，一般室温不低于 18℃，以避免因寒冷而引起的肌电干扰。

2. 使用交流电源的心电图仪必须有可靠的接地线，一般接地线的接地电阻应低于 0.5 欧。

3. 放置心电图仪的位置应使其电源线尽可能远离检查床和导联线，床旁不要摆放其他电器用具（不论通电与否）或交叉穿行的电源线。

4. 检查床的宽度不应过窄，一般不窄于 80cm，以免肢体紧张而引起肌电干扰，如果检查床的一侧靠墙，则必须确定墙内无电线通过。

（二）准备工作

1. 检查前按申请单核对姓名。

2. 对初次接受心电图检查者，必须事先做好解释工作，说明心电图检查对人体无害也无痛苦，消除受检者的紧张心理。

3. 每次做常规心电图前受检者需经充分休息，解开上衣，取平卧位进行检查，放松肢体，在描记心电图时不能移动四肢及躯体，保持平静呼吸。

（三）皮肤处理

1. 如果放置电极部位的皮肤有污垢或毛发过多，需先清洁皮肤或剃毛。

2. 将导电膏或盐水或酒精涂搽于受检者两手腕屈侧腕关节上方约3cm处和两内踝上部约7cm处的皮肤，不应只将导电膏涂在电极上，以减少伪差。

（四）电极安置

1. 肢体导联 导联末端接电极板处有颜色标记：红色端电极接右上肢；黄色端电极接左上肢；绿色端电极接左下肢；黑色端电极接右下肢。这样可记录6个肢体导联的心电图。

2. 胸导联 导联末端接电极板处的颜色排列依次为红色、黄色、绿色、褐色、黑色、紫色，一般分别代表 $V_1 \sim V_6$ 导联。但它们也可任意记录各胸导联心电图，关键取决于其电极安放的相应位置。必要时应加做其他胸壁附加导联，若女性乳房下垂，应托起乳房，将 V_3、V_4、V_5导联的电极放在乳房下缘胸壁上，不应放在乳房上。

（五）描记心电图

1. 接通电源，一般选择走纸速度25mm/s，定标电压1mV。记录笔调节在记录纸的中心位置上。心电图仪的性能必须符合标准。若使用热笔式的记录纸，其热敏感性和储存性应符合标准。单通道记录纸的可记录范围不窄于40mm。

2. 导联切换。按照心电图仪使用说明进行操作，依次记录肢体导联的Ⅰ、Ⅱ、Ⅲ、aVR、aVL、aVF及胸导联的 $V_1 \sim V_6$ 导联，共12个导联。每次切换导联后，必须等基线稳定后再启动记录纸，每个导联可记录3～5个完整的心动周期（即需记录3～5个QRS波）。

3. 在记录纸上立即注明日期、受检者姓名、性别、年龄、病区、床号等，并标明各导联。

二、心电图的分析方法和步骤

心电图是很重要的临床客观资料，进行心电图检查时，单纯死记硬背正常心电图的标准范围和常见异常心电图的诊断标准是不行的，甚至会发生误诊。分析心电图必须熟练掌握心电图分析的方法和技巧，按照一定的程序进行分析，并善于将心电图的各种变化与具体病例结合起来，这样才能对心电图做出正确的诊断和解释。

1. 快速浏览 将各导联的心电图大致浏览一遍，确认定标电压、走纸速度等，注意有无伪差。凡不是因心脏电激动而发生的心电图改变都称为伪差。产生伪差的常见原因：

（1）交流电干扰，如心电图上出现每秒50次规则而纤细的锯齿状波形，应将附近可能发生交流电干扰的电源关闭，如电扇、电脑、电灯等。

（2）肌肉震颤干扰，因被评估者精神紧张、寒冷或震颤性麻痹等，心电图上出现杂乱不整的小波，频率10～300次/分钟，有时很像心房颤动的f波。

（3）基线不稳，因被评估者身体移动或呼吸影响，使心电图基线不完全在一水平线上，而是上下移动。基线不稳将影响对心电图各波，尤其是ST段的判断。

（4）导联连接错误、松脱或断离，常见于左右手互换，可观察有关导联图形以判断。

（5）定标电压不准确，临床心电图一般定标电压为1mV。

（6）电极板生锈、皮肤准备不当，导致电极板与皮肤接触不良。

（7）心电图机性能不合格。

2. 判断心律与心率　首先找出P波，根据P波的有无、形态确定基本心律是窦性心律还是异位心律，并进一步确定是房性、房室交界性还是室性。一般P波在Ⅱ、V_1导联最清楚。然后测量P-P间期或R-R间期，分别计算出心房率或心室率。

3. 判断心电轴是否偏移及钟向转位　观察Ⅰ、Ⅲ导联，判断心电轴有无偏移；观察胸导联，判断心脏的钟向转位。

4. 分析各导联波形的特点　观察和测量各导联的P波、QRS波群、ST段和T波的形态、方向、电压和时间，以及各波之间的相互关系，尤其注意分析P波与QRS波群的相互关系。

5. 测量　测量PR间期和QT间期。

6. 做出心电图诊断　综合各导联图形及测量结果，并结合心电图申请单上的各项目，注意年龄、性别、用药情况、临床诊断以及其他检查结果等临床资料，最后做出心电图诊断。

三、心电图的临床应用价值

随着心电图在临床上的广泛应用，心电图检查已成为临床诊断疾病，尤其是诊断心血管疾病的重要方法。

1. 分析与鉴别各种心律失常，心电图是最精确的方法。

2. 观察冠状动脉血循环状况，判定有无心肌缺血等。特征性的心电图变化及其演变规律是诊断心肌梗死的可靠方法。心电图可以准确反映心肌有无缺血、损伤或坏死，并能对心肌缺血、损伤或坏死部位、范围及演变状况做出较为明确的诊断。

3. 可提示心脏有无房、室肥大，对各种心脏疾病的诊断提供有价值的资料。

4. 观察某些药物对心肌的影响，以及对心律失常的治疗效果，为临床用药提供依据。

5. 协助判断有无电解质紊乱，如血钾和血钙的高低等。

6. 用于监测手术麻醉、心导管检查、人工心脏起搏、电击转复心律等；监测登山运动员、宇航员的心脏情况。

7. 监护各种危重患者的心脏变化。

心电图对临床诸多疾病的诊断具有重要价值，但对心力衰竭等则难以做出诊断，并且某些较轻的心脏病，特别是疾病早期，心电图可以是正常的，所以心电图在临床的应用还有一定的局限性，检查时应注意掌握心电图使用的适应证，并结合临床其他资料做出相应诊断。

目标检测

一、选择题

1. 正常心脏的电活动起源于（　）。
   A. 窦房结　B. 房室结　C. His 束
   D. 左心房　E. 右心房
2. 心电图上代表心室除极和复极全过程所需的时间的是（　）。
   A. P－R 间期　B. QRS 间期　C. ST 段
   D. Q－T 间期　E. R－R 间距
3. QRS 波群只表现为一个向下的波群时，应命名为（　）。
   A. S 波　B. Q 波　C. QS 波
   D. qS 波　E. qR 波
4. 心电图上 R－R 间距平均 25 小格，其心率为每分钟（　）。
   A. 60 次　B. 65 次　C. 70 次
   D. 75 次　E. 80 次
5. 下列提示 P 波异常的是（　）。
   A. Ⅱ导联 P 波直立　B. Ⅲ导联 P 波双向　C. aVR 导联 P 波倒置
   D. aVL 导联 P 波不明显　E. V_6 导联 P 波倒置
6. 心电图上 U 波明显增高临床上见于（　）。
   A. 高血钾　B. 低血钾　C. 高血钙
   D. 低血钙　E. 低血镁
7. 右房肥大的心电图表现为（　）。
   A. P 波高而宽　B. P 波增宽　C. P 波尖锐高耸
   D. P 波出现切迹　E. P 波呈双峰状
8. 下列反映心肌有损伤的是（　）。
   A. 期前收缩　B. 心动过速　C. 病理性 Q 波
   D. S－T 段抬高　E. T 波倒置

二、简答题

1. 室性期前收缩的心电图特征。
2. 试述心房颤动的心电图特征。

第十章 影像学检查

教学要求

1. 掌握各影像学检查的适应证和禁忌证，以及检查操作前后的护理要点。
2. 熟悉常见病、多发病的基本 X 线表现、超声等影像学表现。
3. 了解影像学检查的基本原理。

第一节 X 线检查

【病例引入】

患者，男，24 岁。突起高热，伴全身疼痛、咳铁锈痰 2 天。既往身体健康。查体：急性病容，体温 39.8℃，右上胸叩音浊，可闻及湿性啰音和管状呼吸音。实验室检查：WBC 18×10^9/L，N 85%，L 15%。X 线检查：综合诊断为右上肺大叶性肺炎。

思考：

患者 X 线检查片有哪些异常？

一、概述

X 线自 1895 年 11 月被德国物理学家伦琴（W. C. Rontgen）发现不久，即被用于人体疾病检查，由此产生放射诊断学（diagnostic radiology），从而开创了医学影像诊断的先河。X 线检查不仅可协助疾病的诊断，还可协助观察疾病的治疗效果。另外，X 线在临床上还被用于对恶性肿瘤等疾病的治疗。了解 X 线的特点、诊断原理，掌握有关操作前后的护理要点，熟悉常见病、多发病的 X 线表现是护理人员必须具备的基本条件。

（一）X 线的特性与成像原理

1. X 线的特性

（1）穿透性　X 线是波长很短（0.008～0.031nm）的电磁波，对物质有很强的穿透力，能穿透普通光线所不能穿透的物质，包括人体。其穿透力的大小与 X 线的波长和物质的密度、厚度呈反比。X 线的穿透性是 X 线成像的基础。

（2）荧光效应　X 线能激发荧光物质产生肉眼可见的荧光。密度越小、厚度越薄的物质，透过的 X 线越多，产生的荧光越强；反之产生的荧光越弱。荧光效应是 X 线透视的基础。

（3）感光作用　X 线具有和普通可见光相同的感光作用，可使涂有溴化银的胶片感光，感光效应是 X 线摄像的基础。

（4）电离作用与生物效应　X 线可通过任何物质使其产生电离，分解成正负离子。电离程度与吸收的 X 线量呈正比。X 线进入人体，组织细胞也可产生电离，使人体产生生物学方面的改变，即电离效应。它是放射防护和放射治疗的基础。

2. X 线成像的基本原理　X 线之所以能在荧光屏上或胶片上形成影像，一方面是由于 X 线具有上述特性，另一方面是人体组织器官密度与厚度之差异，这种差异称为密度对比，可分为自然对比和人工对比。

（1）自然对比　人体各种组织、器官的密度不同，厚度也不同，经 X 线照射，其吸收及透过 X 线量也不一样。X 线穿透密度高、组织厚的部分吸收 X 线多，而密度低、组织薄的部分吸收 X 线少。人体组织结构密度和厚度不同，X 线照射后就会出现深浅不一、浓淡不均的阴影，这种不经人为处理而出现的对比称自然对比。因此，在透视监视器上有亮暗之分，在照片上有黑白之别。在组织结构发生病理变化时，固有的密度和厚度也随之改变，当这种改变达到一定程度时，即可使 X 线图像上的正常黑白灰度对比发生变化，这就是应用 X 线检查进行疾病诊断的基本原理。

人体组织根据密度的高低，依次可分为四类，它们在透视和胶片上所显示的阴影见表 10－1。

表 10－1　人体组织密度与 X 线阴影的关系

人体组织	密度	X 线阴影	
		透视	照片
骨、钙化组织	高	黑	白
软组织、体液	中	灰黑	灰白
脂肪组织	较低	灰白	灰黑
含气组织	低	白	黑

（2）人工对比　人体内许多组织和器官与周围的组织缺乏明显的对比，不能形成各自的影像，在组织和器官的腔内或周围引入高密度或低密度的物质造成人为的密度差异，形成对比清晰的影像称为人工对比。

（二）X 线检查的方法

X 线检查的方法分为普通检查、特殊检查和造影检查 3 类。

1. 普通检查　包括透视和摄像。

（1）透视　使 X 线透过人体受检部位，利用荧光屏观察影像，称为透视。采用影像增强电视系统，影像亮度强，效果好。

①透视的优点：经济，操作方便；可转动被评估者体位、改变方向进行观察；可了解器官的功能状态（如心及大血管搏动、膈运动、胃肠蠕动等）；可立即得出结论。

②透视的缺点：荧光影像较暗，对比度及清晰度较差，难以发现和辨别微小的病变；不能留下客观记录，不便于随访观察和会诊；接受 X 线照射的时间较长，机体发生损害的可能性较大。

③透视的临床应用：常用于胸部检查，对肺脏及胸膜、心脏、膈肌病变的诊断价值较大，亦可用于四肢骨折、关节脱位的复位观察，软组织异物的观察，膈下游离气体的观察；也可用于胃肠道钡剂造影检查及介入治疗等。密度高或较厚的组织及部位，如颅骨、脊柱、骨盆等则不宜采用透视检查。

（2）摄像　常简称为拍片，是指利用 X 线的穿透性和感光效应及人体组织之间有密度和厚度的差别在胶片上产生黑白对比不同的影像，称为摄像。

①摄像的优点：其对比度及清晰度均较好；可显示或辨别微小病变；可保留客观记录。

②摄像的缺点：不能对器官的功能状态进行观察；操作较复杂，费用较高；不能立即得出结论。

③摄像的临床应用：常需做互相垂直的两个方位或更多方位的摄片，例如正位和侧位。

透视和摄像为最基本的 X 线检查方法，两者常配合使用。

2. 特殊检查

（1）软 X 线摄像　软 X 线摄像是指采用能发射软 X 线（即波长长的 X 线）的钼靶管球以检查软组织（特别是乳腺）的检查方法。

（2）X 线减影技术　应用 CR 或 DR 的减影功能，可获取单纯软组织或骨组织图像，可提高疾病的诊断能力。

（3）体层容积成像　应用 DR 技术，能获取任意深度、厚度的多层面图像，可提供更为丰富的诊断信息。

3. 造影检查

（1）常用造影剂

①高密度造影剂：为原子序数高、比重大的物质。常用的有钡剂和碘剂。

钡剂为医用硫酸钡，主要用于食管和胃肠道造影检查。碘剂主要是水溶性有机碘对比剂，分为离子型和非离子型，主要用于血管造影、血管内介入治疗、肾盂和尿路造影、子宫输卵管造影、窦道和瘘管造影等。

②低密度造影剂：主要有二氧化碳、氧气、空气等，可用于关节腔、腹腔、腹膜后、胸腔、脑室等造影，已少用。

（2）造影方法

①直接引入法：口服，如上消化道钡餐检查；灌注，如钡剂灌肠、逆行尿路造影、子宫输卵管造影等；穿刺，如血管造影、经皮肝胆管造影等（图 10－1）。

②间接引入法：经口服或静脉注射使造影剂进入体内，然后经脏器吸收并聚集于器官内，使之显影。如口服胆囊造影、静脉肾盂造影等（图 10－2），多用于脏器功能的检查。

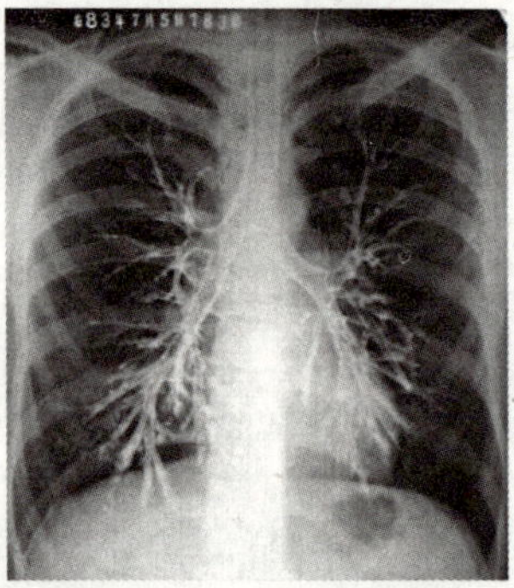

图 10－1　支气管造影

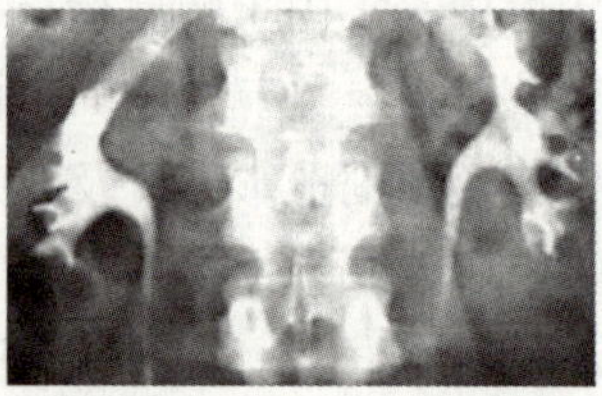

图 10－2　静脉肾盂造影

（三）X 线诊断的原则与步骤

1. X 线诊断的原则　X 线诊断是重要的临床诊断方法之一。诊断是以 X 线影像为基础，综合 X 线各种病理表现，结合临床资料，进行分析推理，从而提出比较正确的 X 线诊断。诊断所根据的原则：

（1）根据正常解剖、生理的基础知识，认识人体器官和组织的正常 X 线影像表现。

（2）根据病理解剖学和病理生理学的基础知识，认识人体病理改变所产生的阴影。

（3）X 线诊断也有一定限制，同样的 X 线征象可以在不同的疾病中出现，形成“异病同影”，反之也可出现“同病异影”，需注意鉴别。有些疾病的早期或病变很小时，可以没有异常的 X 线表现，需结合临床资料和其他临床检查资料进行分析推理，做出结论。

2. X 线诊断的步骤　观察分析 X 线片时，一应注意照片质量是否满足 X 线诊断的需要，如摄像位置是否恰当，摄像条件是否满足等；二要按一定顺序，全面而系统地观察，以免遗漏重要的 X 线征象；三要区分正常与异常，对异常 X 线表现注意其定位、定性诊断。

（四）X 线检查的防护

X 线穿透人体会产生一定的生物效应。若接触的 X 线量过多，超过允许曝射量就可能产生放射反应，甚至产生一定程度的放射损害。因此，需重视 X 线检查中的防护问题。首先，要严格掌握 X 线检查的适应证，尽可能避免不必要的 X 线曝射，尤其是孕妇和小儿，早孕者当属禁忌。其次，X 线检查时应遵循辐射防护的三项基本原则：

（1）*屏蔽防护*　用高密度物质，如含铅的防护服、眼罩、颈套和三角裤等，作为屏蔽物，遮挡敏感部位和器官。

（2）*距离防护*　加大人体与 X 线源的距离，以进行距离防护。

（3）时间防护 每次X线检查的曝射时间不宜过长，也不宜短时间内做多次重复检查。

二、呼吸系统的X线检查

（一）胸部X线摄像

胸部X线摄像是胸部疾病最常用的检查方法。常规摄像体位有后前位、侧位和斜位胸片。

（1）后前位 胸前壁靠片，X线自背部射入。

（2）侧位 被评估者患侧胸壁靠片，两手抱头，X线自健侧射入。

（3）斜位胸片 也称广角位胸片，常用于检查肋骨腋段的骨折。

目前，胸部X线摄像已广泛采用现代的CR、DR数字化成像方法，其具有减影功能。DR体层容积成像技术通过一次检查即可获得胸部任意深度、厚度的多层面体层图像，从而提高了肺内小病变的检出能力。

（二）正常X线表现

正常胸部X线影像是胸腔内外各种组织和器官重叠的综合投影。

1. 胸廓 由软组织和骨骼构成，胸片上能看到的软组织有胸锁乳突肌和锁骨上皮肤皱襞、胸大肌、女性乳房和乳头等。构成胸廓的骨性结构包括肋骨、肩胛骨、锁骨、胸骨和胸椎。

2. 纵隔 正常纵隔位置居中，位于胸骨之后、胸椎之前，介于两肺之间。气管和支气管由于含气可以分辨，其余结构无明显对比，故只能观察其外形轮廓。纵隔在卧位或呼吸时短而宽，立位及吸气时窄而长。病变情况下，纵隔可出现移位，或在呼吸时发生纵隔左右摆动。

3. 横隔 横隔由薄层肌腱组织构成，正常呈圆顶形，分左右两叶。通常右膈比左膈高1～2 cm。横隔在外侧和前后方与胸壁相交形成肋膈角，在内侧与心脏形成心膈角。左右横隔在呼吸时上下呈对称运动，活动范围在1～3cm，深呼吸时达3～6cm。

4. 胸膜 胸膜菲薄，分为脏层和壁层，正常情况下不显影，只有在胸膜反褶处X线与胸膜走行方向水平时，才显示为线状致密影。

5. 气管、支气管 在胸部平片上难以看到，断层摄像和支气管造影则能清楚显示。

6. 肺 含有空气的肺在胸片上显示为透明区域，称肺野。两肺透明度相等。肺门影是肺动静脉、支气管和淋巴组织的复合投影，其中以肺动脉、肺静脉为主要组成部分。肺纹理由肺动、静脉及淋巴管组成，以血管为主。在胸片上表现为肺门向肺野呈放射状分布的树枝状影，逐渐变细。

（三）常见疾病的X线表现

1. 慢性支气管炎 慢性支气管炎是一种常见病、多发病，多发生在中老年。临床以咳嗽、咳痰、喘息为主要特征。

X线表现：早期可无异常，后期肺纹理增多、增粗和扭曲，有时可见条索状、网状阴影。急性发作期可见散在斑片状阴影。晚期并发肺气肿，两侧肺野透亮度增加，肺纹理稀疏、变细，肋间变宽，膈降低，心影狭长。

2. 肺炎

(1) 大叶性肺炎　多由肺炎双球菌引起。好发于冬、春季节，多见于青壮年。临床以起病急、突然高热、寒战、胸痛、咳嗽、咳铁锈痰为主要特征。

X线表现：早期即充血期，X线检查可无阳性发现，或只表现为病变区肺纹理增多，透亮度略低。实变期表现为密度均匀的致密影，炎症累及肺段表现为片状或三角形致密影，累及整个肺叶则呈以叶间裂为界的大片致密阴影（图10－3）。病变多在两周内吸收，可只遗留少量索条状影，或完全消散。少数患者可延迟吸收达1～2个月，偶可演变为机化性肺炎。

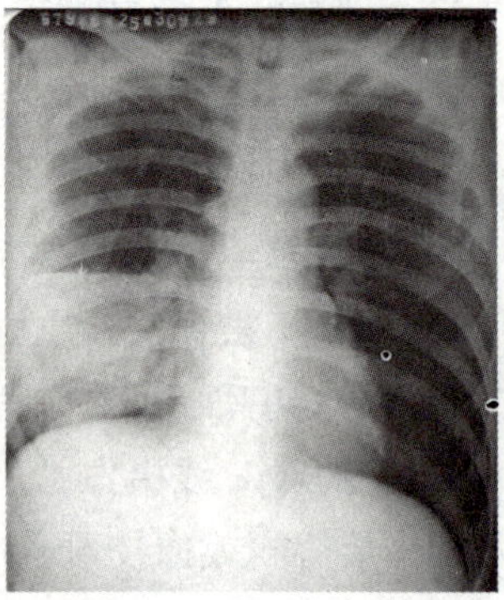

图10－3　右肺中叶大叶性肺炎

(2) 支气管肺炎　又称小叶性肺炎，多见于婴幼儿、老年和极度衰弱者，或术后并发症。临床表现以高热、咳嗽、咳泡沫黏液脓性痰、呼吸困难为主要特征。病变多在两肺中、下野的内、中带。

X线表现：肺纹理增多、增粗和模糊，可见多个斑片状影，边缘模糊，多沿支气管走行，可融合成大片高密度影，并可累及多个肺叶。

(3) 间质性肺炎　临床以弥漫性肺实质、肺泡炎和间质纤维化为病理基本改变，活动性呼吸困难为主要特征。

X线表现：病变较广泛，以肺门区和中下肺野显著。肺纹理增粗、模糊，可交织成网状，并伴小点状阴影。肺门轮廓模糊、密度增高、结构不清并有轻度增大。

3. 肺结核　肺结核为人型或牛型结核杆菌引起的肺部慢性传染病。临床上肺结核多起病缓慢，病程长；可无临床症状，或有午后低热、盗汗、消瘦、食欲不振、咳嗽等表现；也可因咯血就诊或体检发现；急性血型播散者，可有高热、寒战、咳嗽或昏睡等症状。

(1) 原发型肺结核（Ⅰ型）　为初次感染结核杆菌所发生的肺结核，多见于儿童。

X线表现：①原发综合征：结核杆菌侵入肺部后，多在肺的中部近胸膜处发生急性渗出性病变，为原发病灶。X线表现为大小不一的片状模糊阴影。②淋巴管炎：表现为自原发病灶引向肺门的数条条索状致密影。③肺门或纵隔淋巴肿大：结核杆菌沿原发病灶周围的淋巴管侵入相应的淋巴结，引起淋巴结炎。肺门与纵隔增大的淋巴结表现为包块影。原发病灶、淋巴管炎和淋巴结炎三者组成哑铃状双极现象，为典型的原发综合征表现（图10－4）。

(2) 血行播散型肺结核（Ⅱ型）　根据结核杆菌进入血循环的途径、数量、次数和机体反应，可有急性血行播散型肺结核和亚急性或慢性血行播散型肺结核两种表现。

①急性血行播散型肺结核：又称急性粟粒型肺结核。

X线表现：两肺弥漫均匀分布的1～3mm大小、密度相同，边缘清楚的粟粒状病灶（图10－5）。典型表现为“三均匀”，即分布均匀、大小均匀和密度均匀。

②亚急性或慢性血行播散型肺结核：为结核菌少量、多次血型播散的结果。由于患者抵抗力较好，病灶多以增殖为主。

X线表现：分布于两肺上、中野的大小不一、密度不同、分布不均的多种性质的病灶，呈粟粒状或较大的结节状影。

（3）继发型肺结核（Ⅲ型） 为成年人中肺结核最常见的类型，包括浸润性肺结核、结核球、干酪性肺炎和纤维空洞性肺结核。

X线表现：多在锁骨上、下区，出现中心密度较高而边缘模糊的致密影，为陈旧性病灶周围炎（图10－6）；也可表现为小片云絮状影，为新的渗出性病灶。病变多呈慢性过程，可有渗出、增殖、播散、纤维化和空洞等多种性质的病灶同时存在。机体抵抗力低下时可发生干酪性肺炎，表现为一个肺段或肺叶的致密影，其中可有多发的小空洞。干酪样结核病灶被纤维组织包绕形成结核球，呈圆形或椭圆形密度不均的阴影，直径多为2～3cm，轮廓清楚，其内可有钙化影或小空洞。结核球附近常有散在纤维增殖性病灶，称卫星灶。肺结核反复发作，晚期表现为肺内单发或多发空洞，周围广泛纤维条索状影和新旧不一的病灶，肺门上移，肺纹理呈垂柳状，气管向患侧移位，两下肺代偿性肺气肿。

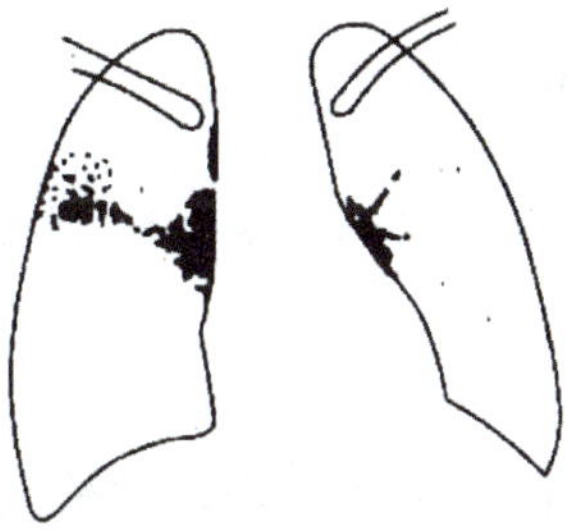

图10－4 原发综合征示意图

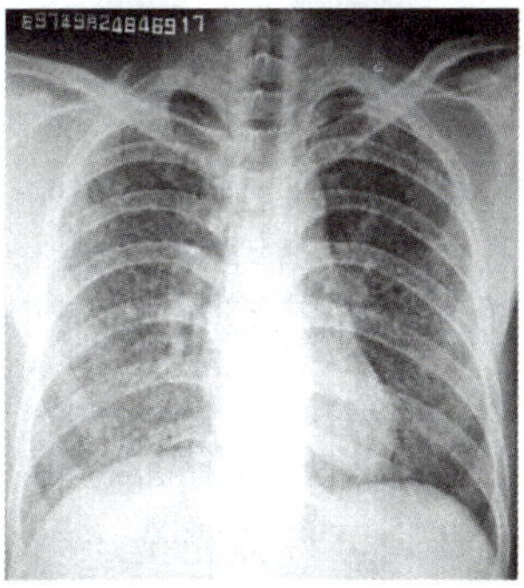

图10－5 急性粟粒型肺结核

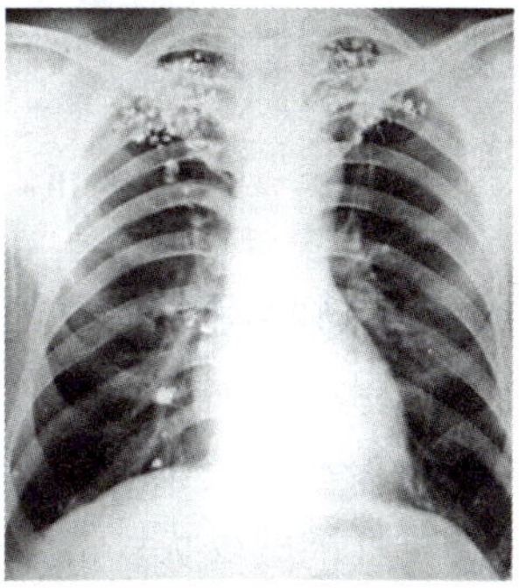

图10－6 继发型肺结核

（4）结核性胸膜炎（Ⅳ型） 多见于儿童和青少年，病变可单独发生，也可与肺结核同时出现。临床上分为干性结核性胸膜炎和渗出性结核性胸膜炎。

X线表现：干性结核性胸膜炎可无异常或仅有患侧膈运动受限。渗出性胸膜炎因胸腔积液的多少和部位的不同而表现各异。少量积液时，液体先聚积于后肋膈角。液体量在300mL以上时，患侧肋膈角变平、变钝。中等量积液，表现为下肺野均匀致密影，肋膈角完全消失，液体上缘呈外高内低的斜形弧线。大量积液时，患侧肺野大片均匀致密影，有时仅肺尖部透明，纵隔移向健侧，患侧肋间增宽。

4. 原发性支气管肺癌 起源于支气管上皮、腺体、细支气管或肺泡上皮。其发病率有逐年增长趋势。临床表现多种多样，最常见的是咳嗽、咳痰、咯血、胸痛和发热等。根据肺癌发生部位一般可分中心型肺癌和周围型肺癌。

(1) 中心型肺癌　发生于主支气管、肺叶支气管和肺段支气管。多见于鳞癌，早期局限于黏膜内，可无异常发现。病变发展，使管腔狭窄，引起肺叶或一侧肺出现阻塞性肺气肿，但难以发现。因支气管狭窄，引流不畅可发生阻塞性肺炎，表现为相应部位反复发作、吸收缓慢的炎性实变。继而支气管完全阻塞引起肺不张（图 10－7）。发生在右上叶支气管的肺癌，肺门部的包块和右肺上叶不张连在一起可形成横行的“S”状的下缘。有时肿瘤较大，发展迅速，中心可坏死，形成内壁不规则的偏心性空洞。

(2) 周围型肺癌　发生于肺段以下支气管至细支气管以上部位。多见于腺癌，其次为鳞癌或腺鳞癌。早期直径多在 2cm 以下。表现为密度较高、轮廓模糊的结节状或球形病灶，或表现为肺炎样小片状浸润。癌瘤逐渐发展，可形成分叶状、边缘较光滑的包块，如肿瘤呈浸润性生长，则包块生长快且较大，边缘毛糙常有短细毛刺，中心坏死形成空洞（图 10－8）。

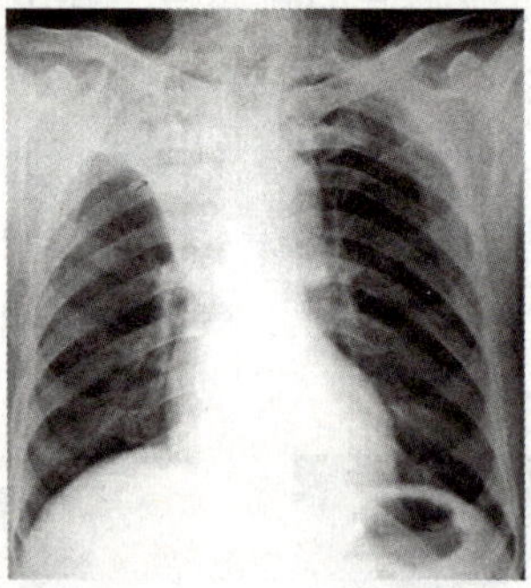

图 10－7　中心型肺癌

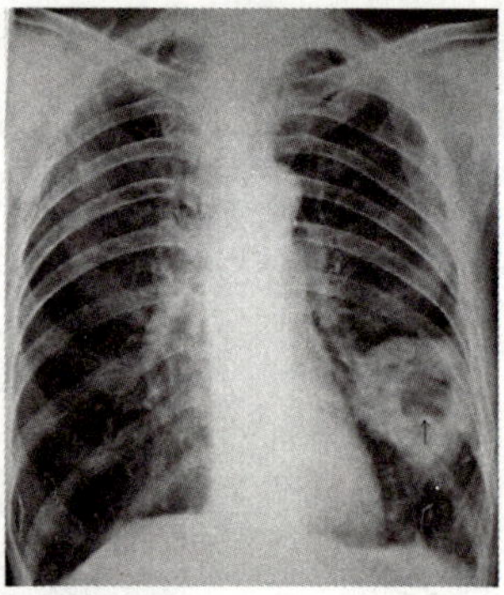

图 10－8　周围型肺癌

5. 气胸与液气胸　气胸与液气胸是指空气进入胸腔，使原有负压消失，肺组织被压向肺门。

X 线表现：被压缩的肺与胸壁间出现透明的含气区，其中不见肺纹理。被压缩肺的边缘呈纤细的线状致密影。大量气胸可将肺完全压缩，肺门区出现密度均匀的软组织影。纵隔可向健侧移位，患侧膈下降，肋间增宽。胸腔内液体与气体并存，为液气胸。立位检查时，X 线表现为横贯胸腔的液平面，液平面上方为空气和压缩的肺。

三、循环系统的 X 线检查

（一）检查方法

1. 心脏摄片　常规摄片体位为：①后前位：被评估者立位，前胸贴片，X 线束自背部射入，是最基本的位置。②右前斜位：被评估者自后前位向左旋转 45°～60°，右前胸贴片，主要观察左心房和右心室漏斗部，常同时吞钡检查，以确定左心房有无增大。③左前斜位：被评估者自后前位向右旋转约 60°，左前胸贴片，可观察各房室和主动脉弓的全貌。④左侧位：被评估者身体左侧贴片，X 线束自右侧胸壁射入，可观察左心房和左心室。

2. 心脏造影检查 心血管造影是将造影剂快速注入心脏、大血管腔，借以显示其内部结构和功能情况的影像学检查方法。这种检查比较复杂，且有一定的痛苦和危险，不作为首选方法。必须时，事先做好充分准备，包括必要的安全抢救措施。

心血管造影检查分为常规造影和选择性造影。前者如右心造影、左心造影、主动脉造影；后者如冠状动脉造影。

（1）*右心造影* 显示右侧心腔和肺血管，适用于右心、肺血管的异常及伴有发绀的先天性心脏病。

（2）*左心造影* 适用于二尖瓣关闭不全、主动脉瓣口狭窄、室间隔缺损、永存房室共道及左心室病变。

（3）*主动脉造影* 适用于显示主动脉本身病变，如主动脉瓣关闭不全、动脉导管未闭等。

（4）*冠状动脉造影* 适用于冠心病，是冠状动脉搭桥术或血管成形术前必需的检查项目。

（二）正常X线表现

心脏、大血管居于两肺之间，其中大部分边缘部与肺组织相邻，具有良好的自然对比，适合X线检查。心脏各房室在平片上的投影相互重叠，仅能显示各房室和大血管的轮廓，心内结构不能显示，必须通过多种位置的观察，才能对各个房室及大血管的形态得出比较完整的立体概念。

1. 后前位 有左、右两缘。心右缘分上、下两段，上段略平直，为上腔静脉与升主动脉复合投影，下段由右心房组成，两者之间有一较浅的切迹。心左缘分3段：①下段最长，呈明显隆凸的弧形，由左心室构成，其上为左心耳，只占下段的一小部分，正常时与心室不能区分。②中段由肺动脉构成肺动脉段。此段略平直，也可稍凹陷或隆凸。③上段呈半球形，由主动脉弓与降主动脉起始部构成，称主动脉结。

2. 右前斜位 心前缘自上而下为升主动脉、肺动脉主干前缘、肺动脉圆锥和右心室。后缘上段由气管、上腔静脉组成并互相重叠，下段大部分由左心房构成，仅隔后一小部分为右心房。

3. 左前斜位 心前缘自上而下为升主动脉、右心房、右心室。后缘上方为左心房，占心后缘的小部分，下部为左心室，后者与脊椎前缘相邻近。左前斜位可见到升主动脉和主动脉弓降部，其间围绕形成的透明区称主动脉窗。

4. 左侧位 心前缘自上而下为升主动脉、肺动脉段和右心室的投影，界限不很清楚。后缘上段为左心房，下段为左心室。因此，也可观察到左心房与食管的关系。左心室段与食管、膈面之间存在一个三角形透亮区，称心后食管间隙。

（三）常见疾病的X线表现

1. 二尖瓣狭窄 二尖瓣狭窄时，左心房排血受阻，左心房压力升高而扩大。肺静脉回流受阻，出现肺淤血，继之肺动脉压升高，进一步导致右心室肥大增厚。左心室和主动脉因血流量减少可萎缩。X线表现为心脏增大呈二尖瓣型（梨形）：左心房增大，左心耳常明显增大，右心室增大及肺动脉段凸出，左心室及主动脉结缩小。二尖瓣可见钙化，呈片状或分散小片状密度增高阴影；还可见肺淤血和间质性肺水肿（图10－9）。

2. 主动脉瓣关闭不全 主动脉瓣关闭不全时由于舒张期主动脉内血液向左心室内反流，使左心室容量负荷增加，致左心室代偿性肥厚、扩大。X线表现为心脏呈主动脉型（靴形）：左心室极度增大，心尖圆钝，并向左下方显著移位，心腰凹陷；还可见主动脉影增宽、迂曲、搏动增强（图10－10）。

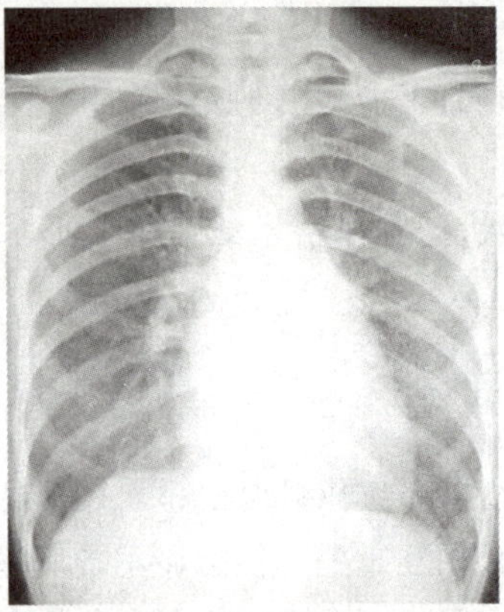

图10－9 二尖瓣型（梨形）心

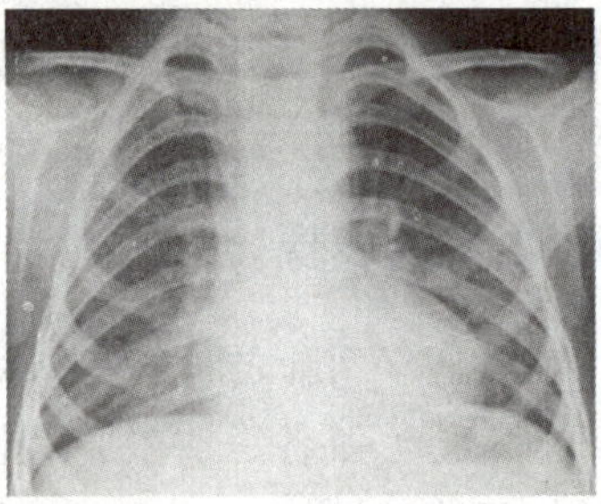

图10－10 主动脉型（靴形）心

3. 慢性肺源性心脏病 慢性肺源性心脏病是长期肺部原发病变或严重胸廓畸形所引起的心脏病。X线表现为肺部慢性病变，常见慢性支气管炎、广泛肺组织纤维化及肺气肿表现。肺动脉高压表现为肺动脉段凸出，肺门肺动脉大分支扩张，两肺野中带分支收缩变细。右心室增大，心影呈梨形。

4. 高血压型心脏病 高血压型心脏病是指因长期动脉血压过高引起的心脏病。早期X线无心脏形态变化，长期血压增高可使左心室增大显著，心腰凹陷，主动脉结明显凸出，心影呈“主动脉”型，主动脉增宽、迂曲、延长。

5. 心包炎 心包炎是心包膜脏层和壁层的炎性病变，以结核性、风湿性、化脓性和病毒性常见，尤以结核性最为常见，可分为干性和湿性两种。干性心包炎X线无异常发现，湿性心包炎则伴有积液。心包积液在300mL以下，心影大小和形状可无明显改变。中等量积液时，心影向两侧扩展，心缘正常弧度消失，心外形立位时呈烧瓶状或球形，卧位时心底部明显增宽，主动脉影缩短，上腔静脉可增宽。

四、消化系统的X线检查

（一）检查方法

1. 普通检查 普通检查包括透视和腹部平片，主要用于急腹症的诊断。

2. 造影检查

（1）*钡餐检查*　包括常规钡餐造影和气钡双重造影，主要用于食管、胃和小肠的检查，对回盲部病变也有一定价值，胃肠道穿孔时禁用。

（2）*钡灌肠检查*　包括常规钡灌肠造影和气钡双重造影，主要用于大肠和回盲部的检查，胃肠道穿孔时禁用。

（3）*血管造影*　动脉造影主要用于钡剂检查不能发现的胃肠道出血和肿瘤，对急性大出血可立即确定出血部位，以便迅速治疗。

（二）正常X线表现

1. 食管　右前斜位可见食管前缘自上而下有三个压迹，即主动脉弓压迹、左主支气管压迹和左心房压迹。食管还有两个生理性狭窄，即食管入口和食管穿过隔裂孔处。食管黏膜皱襞表现为2～6条纤细纵行的条状透亮影，互相平行，下端与胃小弯黏膜皱襞相连。食管充盈时宽度2～3cm，边缘光整，在吞咽动作或受食物团的刺激时出现对称性、波浪形、自上而下的蠕动波。

2. 胃　胃分为胃底、胃体、胃窦三部分，以及胃小弯和胃大弯。贲门以上称胃底或穹隆部，因站立时含有气体，故又称胃泡；从贲门到角切迹之间一段为胃体；角切迹至幽门处为胃窦。

胃的形状与体形、胃本身的张力有关，一般分为牛角型、鱼钩型、无力型和瀑布型。牛角型多见于矮胖体形者；鱼钩型为最常见的胃型，见于匀称体形者；无力型多见于瘦长体形者；瀑布型多见于匀称型或矮胖型。

胃的轮廓在胃小弯和胃窦大弯侧光滑整齐；胃底和胃体大弯侧轮廓常呈锯齿状，系横、斜走行的黏膜皱襞所致。

胃黏膜皱襞的可塑性很大，与疏松的黏膜下层组织密切相关。正常胃底部的皱襞呈不规则网状，胃底处为纵行的条纹，靠大弯处渐变斜行，因而大弯缘呈锯齿状。胃窦部黏膜皱襞为胃体黏膜皱襞的延续，可斜行或与胃长轴一致。

3. 十二指肠　上起幽门，下接空肠，全程呈“C”字形，分为球部、降部、水平部和升部。球部呈轮廓光滑边缘整齐的等腰三角形或圆锥形，尖端（称顶部）连接降段，底部中央为幽门管开口，两侧称穹隆角。黏膜皱襞呈纵行集中于球部。降部和升部黏膜皱襞变化较大，多为羽毛状，亦可为纵行、横行。蠕动波呈波浪式推进，偶可见逆向蠕动。

4. 空肠和回肠　空肠上接十二指肠，在中腹部逐渐移行于回肠，无明显分界。回肠经回盲瓣连接于结肠。空肠黏膜皱襞较密集，呈环形条纹或羽毛状，蠕动活跃。回肠黏膜皱襞较稀。回肠末端的黏膜皱襞常纵行走向。空肠蠕动迅速有力，回肠蠕动慢而弱。

5. 结肠　结肠分为盲肠、升结肠、横结肠、乙状结肠和直肠。升结肠转向横结肠处为肝曲，横结肠转向降结肠处为脾曲。肝曲、脾曲和直肠位置均较固定，其余部分移动性较大。盲肠和直肠较粗，直径为6cm。

结肠黏膜皱襞呈花纹状，结肠充盈时肠腔呈对称性袋装凸出，称结肠袋，右半结肠较左半结肠明显。直肠没有结肠袋。阑尾充盈时表现为管条状阴影，位于盲肠内下方，边缘光滑，移动性大。

（三）常见疾病的 X 线表现

1. 食管静脉曲张 食管静脉曲张是门静脉高压的重要并发症，常见于肝硬化。X 线表现为早期食管下段黏膜皱襞稍增宽或略迂曲，管壁边缘稍不整齐。典型表现为食管中下段的黏膜皱襞明显增宽、迂曲，呈蚯蚓状或串珠状充盈缺损，管壁边缘呈锯齿状。

2. 食管癌 40 岁以上男性多见，主要症状为进行性吞咽困难。X 线表现为如下特征。

（1）黏膜皱襞破坏，代之以肿瘤表面杂乱不规则的影像。

（2）宫腔狭窄，表现为局限性狭窄，钡剂通过受阻，其上方食管扩张。

（3）充盈缺损。

（4）轮廓不规则，且有与食管纵轴一致的长形龛影。

（5）受累段局部管壁僵硬（图 10－11）。

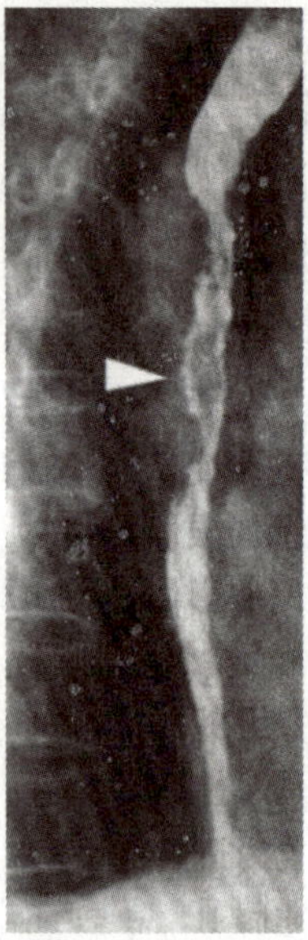

图 10－11 食管癌

3. 胃、十二指肠溃疡 胃、十二指肠溃疡是消化道较常见的疾病。临床主要症状为上腹部疼痛，具有周期性、节律性和反复性等特点。X 线表现为如下特征。

（1）胃溃疡 其直接征象为龛影（图 10－12），多见于小弯，切线位呈凸出于胃轮廓外的乳头状、锥状或其他形状的阴影，边缘光滑、整齐，底部较平整。正位呈圆形或椭圆形致密钡斑影。龛影口部常有一圈黏膜水肿所形成的透明带，为良性溃疡的特征，如为宽 1～2mm 的透明线，称“黏膜线”；透明带宽 5～10mm 如圈状，称“项圈征”；龛影口部明显狭小如颈状，称“狭颈征”。慢性溃疡周围的瘢痕收缩，使黏膜皱襞呈放射状向龛影口部集中，也是良性溃疡的特征。

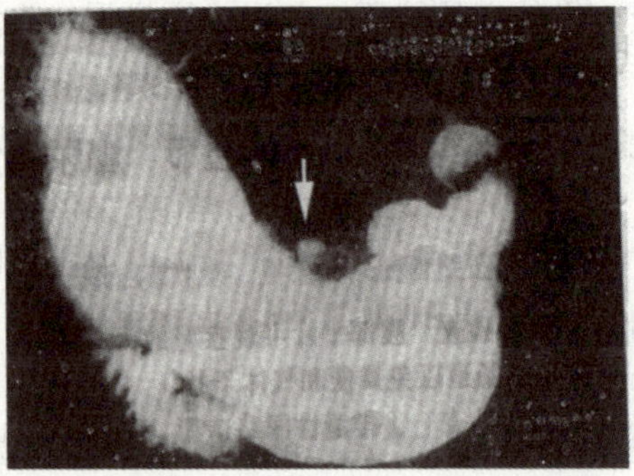

图 10－12 胃小弯溃疡

间接征象：①痉挛性字形、三叶形、葫芦形等。②激惹征，表现为钡剂到达球部后不易停留，迅速排出。③幽门痉挛，开放延迟。④胃分泌增多，胃张力及蠕动方面的改变等。⑤球部有固定压痛。

（2）十二指肠溃疡 十二指肠溃疡绝大部分发生在球部，占90%以上。龛影是十二指肠溃疡的直接征象，因十二指肠球部腔小壁薄，发生溃疡后容易变形，表现为“山”字形、花瓣形或管状等，此时龛影常不显示。间接征象有激惹现象，表现为钡剂不在球部停留，迅即通过。

4. 慢性胃炎 浅表性胃炎X线检查常无阳性发现。黏膜层增厚时，则示胃黏膜纹增粗，皱襞间距加宽，排列不规则。重者黏膜皱襞呈息肉状改变，按之甚软，胃壁柔软，不要误为肿瘤。在胃腺体萎缩、腺外组织炎性浸润消退、黏膜皱襞变薄时，则示胃黏膜皱襞变细，胃大弯缘皱襞可消失，甚至管腔可变小。

5. 胃癌 胃癌是消化道最常见的肿瘤，多发生在40岁以上的男性。X线检查是早期发现病变的检查方法之一。胃癌可以发生在胃的任何部位，但以胃窦部和胃小弯最为常见。胃癌常分为蕈伞型（息肉型、包块型、增生型）、浸润型（硬癌）和溃疡型三个类型。表现为：①充盈缺损，形状不规则，多见于蕈伞型癌。②龛影，位于胃轮廓之内，形状不规则，多呈半月形，周围绕以宽窄不等的透明带（即环堤），其中常见结节状或指压迹状充盈缺损，多见于溃疡型癌（图10-13）。③胃腔狭窄、胃壁僵硬，主要由浸润型癌引起，也可见于蕈伞型癌。④黏膜皱襞破坏、消失或中断。⑤癌瘤区蠕动消失。

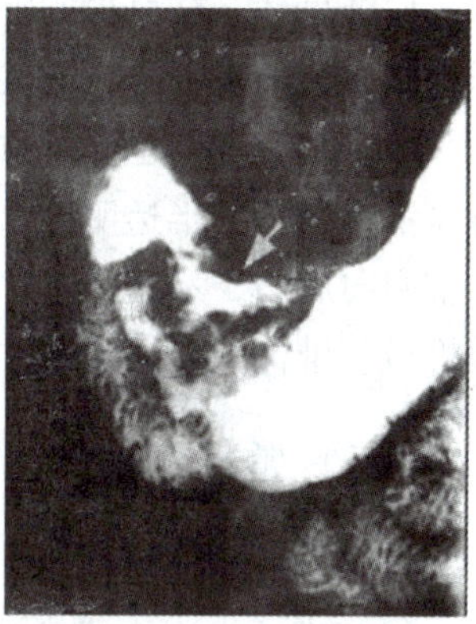
图10-13 溃疡型胃癌

五、骨与关节的X线检查

（一）检查方法

1. 透视 透视主要用于四肢外伤性骨折与脱位的诊断与复位，也可用于寻找不透X线异物并定位。

2. 摄片 摄片是骨关节的主要检查方法，摄片需注意：①一般四肢长骨、关节和脊柱摄正侧两个位置。②有些部位加摄特殊体位片，如肋骨骨折加拍斜位，髌骨骨折和跟骨骨折加拍轴位。③骨骼X线检查还需包括周围的软组织。④四肢长骨摄片至少包括邻近的一个关节。⑤行脊柱摄片，包括相邻的脊椎节段。⑥两侧对称的骨关节，需同时投照对侧，以便对比观察。

（二）正常X线表现

1. 骨 骨与软组织均属结缔组织。成人软骨只限于关节软骨，X线上是透明的表现。软骨除非其中有钙化，骨X线上呈高密度影。骨质根据其结构分为密质骨和松质骨两种。长骨的骨皮质和扁骨的内外板为密质骨，X线片显影密度高且均匀。松质骨由多数骨小梁组成，松质骨 X 线显影密度低于密质骨，且可见多数小梁交叉排列。

2. 四肢关节 关节由两个或两个以上的骨端组成，关节周围为关节囊所包绕，其内层是滑膜，外层是致密结缔组织。X 线上关节囊和关节软骨均不显影。构成关节的两骨端之间有一半透明间隙，称关节间隙，包括两骨端的关节软骨及其间真正的关节腔隙。年龄越小，关节间隙越宽。成年人的关节间隙宽度基本不变。

3. 脊柱 由脊柱和其间的椎间盘组成，成人脊柱存在生理性弯曲。除第 1、2 颈椎和骶尾椎外，每个脊椎均分为椎体和椎弓两部分。椎弓由椎弓根、椎板、棘突、横突和关节突组成。

正位片，椎体呈长方形影像，自上而下逐渐增大，主要为松质骨，四周为一薄层致密的骨皮质。椎体两侧有横突影。横突内侧可见椭圆形环状致密影，为椎弓根横断面影像，称椎弓环。椎弓根的上下方为上下关节突的影像。椎板在正后方联合成棘突，投影于椎体中央的偏下方，呈尖向上类三角形的致密影，大小与形状不同。

侧位片，椎体也呈长方形，其上下缘与后缘呈直角。椎弓居其后方。椎体后方的椎管显示为纵行的半透明区。椎板位于椎弓根与棘突之间。棘突在胸椎上段不易显示，在腰椎则向后凸，易于显示。椎间盘呈密度均匀的横行透明影，称椎间隙。椎间孔位于相邻椎弓、椎体、关节突和椎间盘间，呈半透明影。

（三）常见疾病的 X 线表现

1. 骨折

（1）长骨骨折 骨折是骨的连续性中断。骨断裂面多不整齐，X 线可见不规则的透明线，称骨折线（图 10－14），在骨皮质显示清楚整齐，在松质骨表现为骨小梁中断、扭曲和错位。骨折断端相互嵌入，形成嵌入性骨折时为密度增加的条带状影，并不显示骨折线。若看不到骨折线，需根据骨轮廓的改变进行判断。儿童骨骼柔韧性较大，外力不易使骨质完全断裂，仅表现为骨小梁扭曲，骨皮质部分断裂、凹陷或隆突，即青枝骨折。骨折断端常发生移位，确定移位根据骨折远端的移位方向和程度来判断，可有横移位、纵移位、成角移位、旋转移位等。

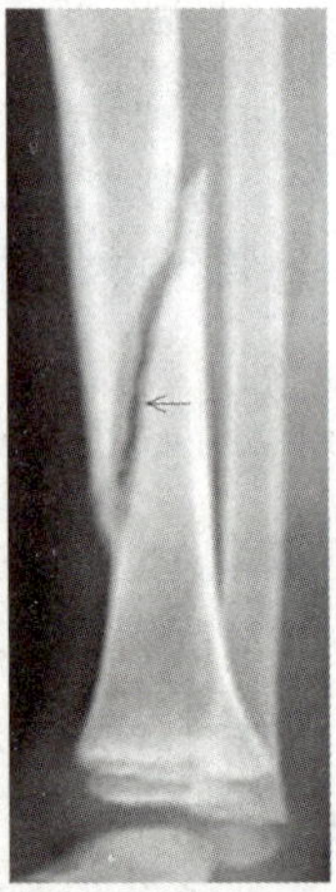

图 10－14 胫骨骨折

（2）脊柱骨折 暴力使脊柱骤然过度弯曲，可致应力的脊椎发生骨折。多发生在活动度较大的胸椎下段和腰椎上段，以单个椎体多见。X 线表现为椎体压缩密度增高，正位片受压椎体变扁，侧位片见椎体呈前窄后宽的楔形（图 10－15）。由于断端嵌入，可见横形不规则线状致密带，不见骨折线。有时椎体前上方有分离的骨碎片的阴影。其上下椎间隙一般保持正常。严重者脊椎后凸可移位、错位压迫脊髓，也可伴有棘突或横突等骨折。

2. 关节脱位 关节外伤性脱位大多发生在活动范围大、关节囊和周围韧带不强、结构不稳定的关节，如肩、肘和髋关节。X 线表现为组成关节的两个骨端失去正常的相对位置（图 10－16），严重者并发骨折或骨骺分离。成年人小关节脱位和骨骺未完全骨化的关节脱位，特别是不完全脱位，X 线征象不明确，诊断较难，常需加摄健侧片比较，才能确诊。先天性髋关节脱位为小儿常见先天性畸形，表现为股骨头位于髋臼外，并向上、向后移位，髋臼变浅发育不良，病程长者股骨头与髂骨翼可构成假关节，患侧骨盆和股骨发育细小。

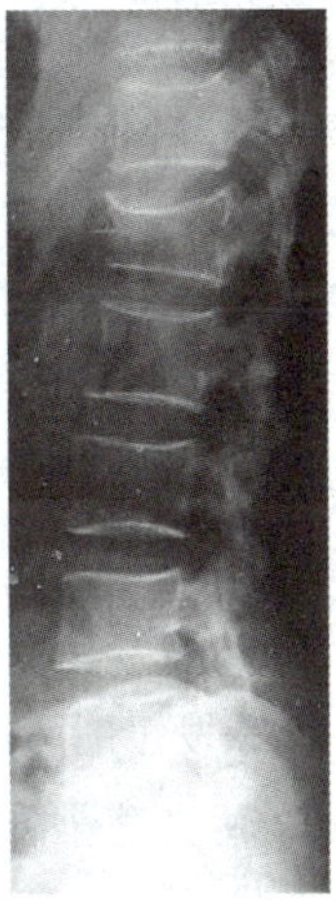

图 10－15　腰椎压缩骨折

3. 化脓性骨髓炎　化脓性骨髓炎是血液或直接感染化脓性细菌引起的骨髓炎症。常见的致病菌为金黄色葡萄球菌、溶血性葡萄球菌和链球菌等。病变好发于四肢长骨，通常从干骺端开始向骨干方向发展，以胫骨上端、股骨下端、肱骨和尺桡骨多见。

（1）急性化脓性骨髓炎　临床表现为发病急、进展快、高热、寒战和明显中毒症状，局部可出现红、肿、热、痛等。X 线表现为先出现软组织改变，皮下脂肪层增厚，密度增高，有网状阴影。肌间隙模糊或消失。发病两周后见骨骼改变，先在干骺端骨松质中出现局限性骨质疏松，继而出现多发、分散的骨质破坏区，边缘模糊，骨皮质呈虫蚀样或筛孔样破坏，病变向骨干蔓延，可达全骨干。同时骨皮质周围出现骨膜增生，表现为一层密度不高的新生骨，与骨干平行（图 10－17）。有时可引起病理性骨折。

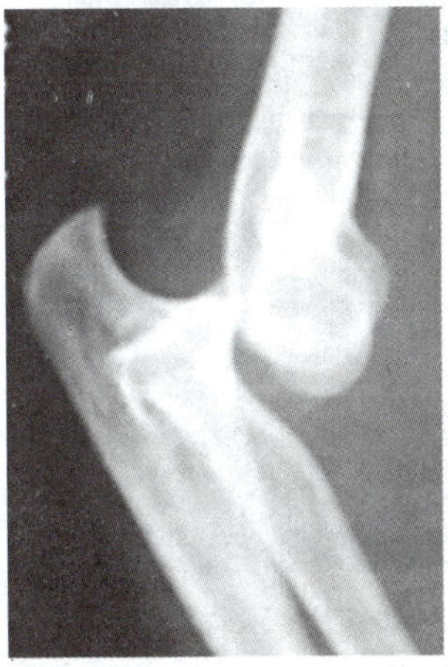

图 10－16　肘关节脱位

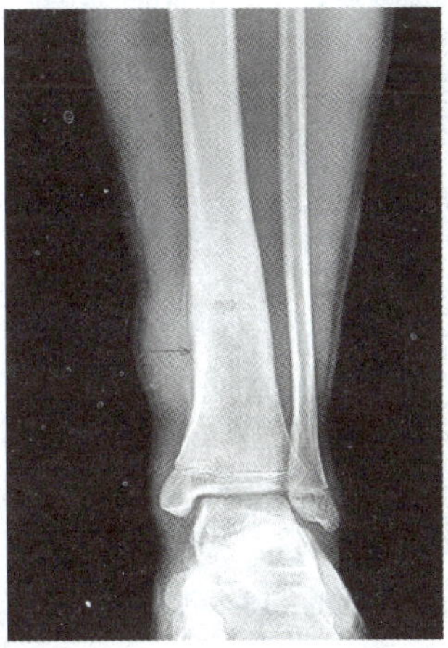

图 10－17　胫骨急性化脓性骨髓炎

（2）慢性化脓性骨髓炎　急性化脓性骨髓炎若治疗不彻底，即转化为慢性化脓性骨髓炎，也有开始即为慢性化脓性骨髓炎。此时多无全身症状，局部可出现肿痛、窦道形成、流脓等，久治不愈。X 线表现为可见明显的修复，即在骨破坏周围有骨质增生硬化现象，但如未痊愈，仍可见骨质破坏和死骨。

4. 退行性骨关节病

（1）四肢关节退行性变　早期改变开始于软骨，为缓慢发生的软骨变性、坏死和溶解。继而造成骨性关节，关节面骨质增生、硬化，并与边缘形成骨赘。早期X线表现为骨性关节面模糊、中断、消失。中晚期表现为关节间隙变窄；关节面骨质增生硬化；关节边缘骨赘形成；关节附近假囊肿形成；关节内游离体；关节半脱位。

（2）脊椎退行性变　①椎间小关节的改变：关节间隙变窄；关节面骨质硬化；上、下关节突变尖；椎间孔变小；病变部椎体向前或后移位。②椎间盘退行性变：椎间隙变窄；椎体前后缘骨质增生，可有骨桥形成（图10－18）；椎间孔变小；纤维环钙化或髓核钙化。

5. 骨肉瘤　骨肉瘤是起源于骨间叶组织最常见的恶性骨肿瘤。多见于青少年，男性较多，好发于股骨下端、胫骨上端和肱骨上端。干骺端为好发部位，病变进展迅速。

（1）成骨型骨肉瘤

①骨膜反应：骨膜被刺激首先产生平行型或放射型骨膜反应，有时可见葱皮型骨膜反应。因肿瘤发展快而超出骨膜的适应能力，在平行型骨膜反应的中部被肿瘤穿破，进入周围软组织，两侧残留的骨膜反应呈三角形，即Codman三角（也称骨膜三角）。

②骨质变化：瘤区骨质密度明显增高，瘤内结构及该处的正常骨结构不易分辨。致密的瘤区骨质边缘不清楚。

③软组织肿块：可见界线清楚的类圆形肿块影和界线模糊的弥漫性软组织肿胀。

④瘤骨：软组织内可见针状瘤骨及棉絮状瘤骨（图10－19）。

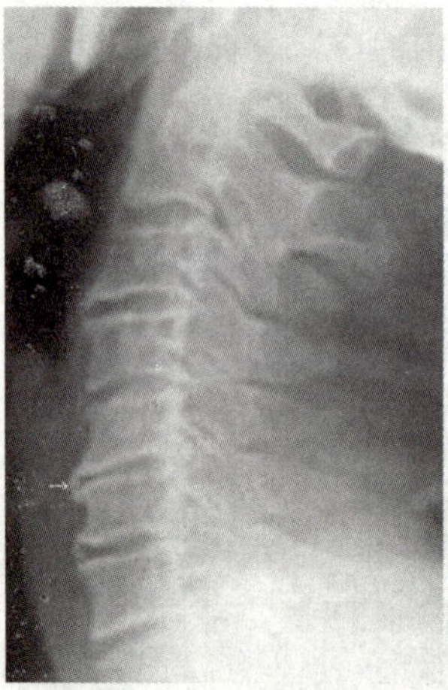

图10－18　颈椎病

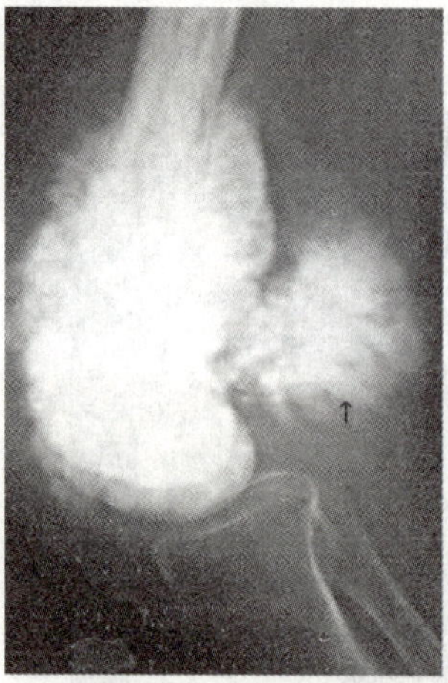

图10－19　股骨肉瘤

（2）溶骨型骨肉瘤　以骨质破坏为主，很少或没有骨质增生；骨质破坏为不规则斑片状或大片的溶骨性骨破坏区，边界模糊。可能有浅淡的三角形骨膜反应，软组织中无瘤骨形成；易引起病理性骨折。

（3）混合型骨肉瘤　X线表现介于上述两型间，骨质增生与破坏的程度大致相同。

六、X线检查的相关指导与护理

X线检查的护理配合工作对保证被评估者安全、保证检查质量、获得满意的检查结果有重要意义。

（一）X线检查的护理

检查前需详细阅读申请单，了解检查目的、方法和体位，并向被评估者说明，以取得配合，嘱其除去被摄部位体表不透X线的膏药、辅料和可显影的物品等。若被评估者对X线检查有疑虑或恐惧，应向其解释X线曝射量在容许范围内，不会影响身体健康，消除其顾虑。

1. 胸部X线检查 摄像前教会深呼吸和屏气方法，嘱被评估者身着薄层、易穿脱的衣服，除去衣服上的金属饰物、文胸上的金属挂钩、上衣口袋内的硬币、打火机及钥匙等。

2. 腹部X线检查 除急腹症和孕妇外，摄像前均应先清除肠腔内容物。

（1）自洁法 摄像前1日晚睡前服缓泻剂，如蓖麻油20～30mL或番泻叶5～10g，摄像次日晨禁食，摄像前先行腹部透视，确定肠腔内清洁方可摄像。

（2）灌肠 摄像前2小时用肥皂水或生理盐水清洁灌肠，清除肠腔内容物。

3. 头颅X线检查 除去被评估者头部的发卡、饰物和活动的义齿等物品。

4. 骨盆X线检查 摄像前清除肠腔内容物，排空膀胱内尿液。

5. 脊柱X线检查 腰椎、骶尾椎摄像前，询问被检者近期有无服用高原子序数的药物，是否做过消化道钡餐检查，骶尾椎摄像前先行排便。

（二）X线造影检查的护理

1. 常规检查前准备

（1）向被评估者说明造影的目的和程序，以取得配合。

（2）询问被评估者有无造影的禁忌证，如有无过敏，有无慢性病和严重心、肝、肾等疾病。

（3）碘过敏试验：需用碘造影剂进行造影者，提前做碘过敏试验。可静脉注入将拟用的造影剂1.0mL，观察15分钟内有无不良反应，如出现周身灼热感、荨麻疹、胸闷、咳嗽、气促和恶心呕吐等，即为阳性，不宜行造影检查。但应指出，尽管无上述症状，造影中也可发生反应。因此，关键在于应有抢救过敏反应的准备与能力。

（4）碘过敏反应的处理：碘过敏反应包括轻度反应和重度反应两种情况。

①轻度反应：被评估者出现全身灼热感、头晕、面部潮红、胸闷、气急、恶心、呕吐、皮疹等轻度碘过敏反应，一般经吸氧或短时休息可好转，必要时给予肾上腺素1mg皮下注射。

②重度反应：若被评估者出现喉头水肿、支气管痉挛、呼吸困难、心律失常，甚至心搏骤停等严重碘过敏反应，应立即停止检查，给予吸氧、抗过敏和对症治疗等抢救措施。

2. 各器官、系统造影检查的准备与护理

（1）上消化道钡餐

检查前准备：①检查前3天禁服不透X线（如钙、铁、铋剂等）的药物。②检查前12小时禁食、禁饮。③上消化道出血者一般需出血停止和病情稳定数天后方可检查。④嘱被评估者穿舒适服装（取下假牙、腰带、金属物品等）。⑤疑有胃肠穿孔、肠梗阻等，禁止检查。

护理：①检查后被评估者可进一般饮食。②嘱被评估者多饮水，以促进钡剂排出，便秘者事先给缓泻剂。③使用交感神经阻滞剂时，应注意其不良反应。

(2) 钡灌肠

检查前准备：①造影前3天内不服用影响胃肠功能的药物和含重金属的药物。②检查前1天半流质饮食，睡前服番泻叶或硫酸镁制剂50mL，使肠内排空，也可检查当日晨清洁灌肠2次。③造影前禁食至少6小时。④充分排便，身着舒适衣服（去掉腰带）。

护理：①检查应协助被评估者拭净臀部，有困难者协助更衣。②嘱检查后可以进食，多次饮水，以促使钡剂排出。

(3) 子宫输卵管造影

检查前准备：①择期造影：选择月经后3～7天进行造影，造影前3天不宜过性生活。②检查前1天做碘过敏试验。③检查前1天晚上服缓泻剂导泻，必要时进行清洁灌肠。④造影前备皮，冲洗引道。⑤有生殖器急性炎症、近期发生过宫内大出血者暂不能行此项造影检查。

护理：①子宫输卵管造影后两周内不可进行性生活，避免感染。②嘱保持卫生和清洁，防止炎症感染，可给予抗生素预防感染。

(4) 静脉肾盂造影

检查前准备：①造影前必须了解被评估者的心、肝、肾功能情况，全身情况。极度衰弱，肝、肾功能严重不全者不可进行该项检查。②检查前1天除按腹平片要求外，检查前6～12小时限制饮水。③检查前行碘过敏试验，并记录。

护理：①检查后观察有无荨麻疹、腹痛等延迟碘过敏反应。②嘱多饮水，加快造影剂的排泄。③使用泛影葡胺易出现腹泻，需观察。

(5) 肾动脉造影

检查前准备：①检查前备皮（双侧腹股沟及会阴部）。②行碘过敏试验，并记录。③检查前晚清洁灌肠。④检查当日晨禁食，备齐肝素、造影剂和抢救药物等。

检查中协助医师常规消毒皮肤，局麻下行股动脉穿刺，插入导管抽出导管丝，在X线监护下导管抵达肾动脉，注入造影剂并摄片，完全显影满意后拔出穿刺针，加压包扎；检查中注意观察有无碘过敏反应。

护理：①检查后密切观察出血情况，每30分钟测血压1次。②局部加压30分钟以上，卧床制动12小时。③观察术侧下肢渗血及足背动脉搏动情况。

(6) 心导管造影

检查前准备：①检查前1天根据插管部位，给予备皮。②术前心理护理，消除顾虑。③检查前6小时禁食。④行碘过敏试验，并记录。⑤检查前30分钟肌内注射地西泮，嘱患者排便。⑥训练深吸气、憋气和强有力的咳嗽动作以配合检查。

检查中协助被评估者仰卧于造影诊断床上，系好固定带，如果旋转检查应事先向被评估者说明；连接固定监护电极，防止电极或导线出现在造影视野内；建立静脉通路，测量并记录血压、心率、呼吸，行左心导管术时记录术中肝素用量和时间；协助医师进行皮肤消毒、铺无菌巾、手术衣；及时递送所需要的器械；协助医师连接压力换能器、测压管、注液器、采集血氧标本。

护理：①检查后密切观察被评估者的生命体征和临床征象，如有无胸痛、剧烈咳嗽、呼吸困难等。②切口包扎处压迫止血4～6小时，左心导管术后切口压迫8～12小时。③观察切口渗血、渗液，以及切口以下肢体皮肤温度、色泽、感觉、肢体远端动脉搏动。④绝对卧床8～12小时，无特殊情况12小时后可下床活动。

【病例分析】

X线表现：右侧第三前肋以上有大片密度增高的致密影，密度尚均匀，上部密度较淡，边界不清，下部密度稍高。下缘清楚，代表水平裂。余肺未见异常，心膈正常。

诊断：右上肺大叶性肺炎。

第二节　超声检查

一、概述

超声是指物体（声源）振动频率在2万赫兹（Hz）以上的，超过人耳听觉范围2万的声波。超声检查（ultrasonic examination）是指运用超声波的物理特性和人体器官组织声学性质上的差异，对人体组织的物理特征、形态结构与功能状态作出判断而进行疾病诊断的一种非创伤性检查方法。

超声检查具有操作简便、无创伤、无痛苦、可多次重复、能及时获得结论、无特殊禁忌证和无放射性损伤等优点，应用广泛，在现代医学影像诊断中占有重要地位。

（一）超声波的产生与特性

医学超声所用的声源振动频率为1～10MHz（兆赫兹），通常为2.5～5.0MHz。

1. 压电效应与超声波的产生和接收

（1）压电效应　目前，医学诊断用超声波发生装置多根据压电效应原理制造。在某些晶体的一定方向上施加压力或拉力时，晶体的两个表面将分别出现正、负电荷，即机械能转变为电能，此现象称正压电效应；将压电晶体置于交变电场中，晶体就沿一定的方向压缩或膨胀，即电能转变为机械能，此现象称逆压电效应。

（2）超声波的产生和接收　医用超声诊断仪由主机和探头两部分组成。探头即换能器，由压电晶体组成，用以产生和接收超声波。超声波的产生是利用压电晶体的逆压电效应，当压电晶体受到仪器产生的高频交变电压作用时，压电晶体将在厚度方向上产生胀缩现象，即机械振动，这个振动的晶片即成为超声波的声源。该振动引起邻近介质形成疏密相间的波，即超声波。超声波的接收是利用压电晶体的正压电效应。当回声信

号作用于压电晶体上，相当于对其施加一个外力（机械能），在正压电效应晶体两边产生携带回声信息的微弱电压信号，这种电信号经过放大、处理之后，即显示出用于诊断的声像图。

2. 超声波的物理特性

（1）指向性　超声波与一般声波不同，由于频率极高，波长很短，在介质中呈直线传播，具有良好的指向性。此即超声对人体器官进行定向探测的基础。

（2）反射、透射、折射、散射　超声在密度均匀的介质中传播，不产生反射和散射。在传播中，当经过两种不同介质的界面时，就发生反射、折射和散射。

①反射和透射：一部分能量由界面处返回第一介质，此即反射（reflection）。其方向与声束和界面间的夹角有关，反射角和入射角相等，如两者垂直，即沿原入射声束的途径返回；另一部分能量能穿过界面，进入第二介质，此即透射（transmission）。两介质声阻相差愈小，则界面处反射愈少，透射入第二介质愈多，甚至可以没有反射，只有透射。

②折射和散射：超声在传播时，遇到与超声波波长近似或小于波长（小界面）的介质时，产生散射与绕射。散射为小介质向四周发散超声，又成为新的声源。绕射是超声绕过障碍物的边缘，继续向前传播。散射回声强度与超声入射角无关。穿过大界面的透射波如果发生声束前进方向的改变，称为折射。折射是由于两种介质声速不同引起的。

超声检查时，通过人体内各组织器官的界面反射和散射回声，不仅能显示器官的轮廓及毗邻关系，而且能显示其细微结构及运动状态，故界面的反射和散射回声是超声成像的基础。

（3）超声波的吸收与衰减　当超声波在弹性介质中传播时，随传播距离的增加入射声能逐渐被吸收而减少的现象，称为超声衰减。吸收与衰减的多少和超声波的频率、介质的黏滞性、导热性、温度及传播的距离等因素有密切关系。

（4）多普勒效应（Doppler effect）　这一现象在自然界中普遍存在，是指超声束在介质中传播时，当遇到与声源（探头）发生相对运动的活动界面（心脏）时，其反射波的频率将发生改变，称为多普勒效应。这一物理特性已广泛应用于心血管等活动脏器疾病的检查。

（二）超声成像的基本原理

1. 声像图的形成　人体结构对超声波而言是一个复杂的介质，各种器官与组织，包括病理组织有它特定的声阻抗和衰减特性。超声波射入体内，由表面到深部，将经过不同声阻抗和不同衰减特性的器官与组织，从而产生不同的反射与衰减。这种不同的反射与衰减是构成超声图像的基础。将接收到的回声，根据回声强弱，用明暗不同的光点依次显示在显示屏上，则可显出人体的断面超声图像，称为声像图。声像图是层面图像，改变探头位置可得任意方位的声像图，并可观察活动器官的运动情况。声像图是以明（白）暗（黑）之间不同的灰度来反映回声的有无和强弱，无回声则为暗区（黑影），强回声则为亮区（白影）。

2. 人体组织的声学分型　超声波经过不同正常器官或病变的内部，其内部回声分为无回声、低回声或不同程度的强回声。

（1）无回声　是超声波经过的区域没有反射，成为无回声的暗区（黑影）。

①液性暗区：均质的液体，声阻抗无差别或差别很小，不构成反射界面，形成液性暗区，如血液、胆汁、尿和羊水等。因此，血管、胆囊、膀胱和羊膜腔等脏器即呈液性暗区。胸腔积液、心包积液、腹水、脓液、肾盂积水，以及含液体的囊性肿物及包虫囊肿等也呈液性暗区。在暗区后方常见回声增强，出现亮的光带（白影）。

②衰减暗区：肿瘤，如巨块型癌，由于肿瘤对超声的吸收，造成明显衰减，而没有回声，出现衰减暗区。

③实质暗区：均质的实质，声阻抗差别小，可出现无回声暗区。肾实质、脾等正常组织和肾癌及透明性变等病变组织可表现为实质暗区。

（2）低回声　实质器官例如肝脏、脾脏，内部回声为分布均匀的点状回声，在发生急性炎症，出现渗出时，其声阻抗比正常组织小，透声增高，而出现低回声区（灰影）。

（3）强回声　分为较强回声、强回声和极强回声。

①较强回声：实质器官内组织致密或血管增多的肿瘤，声阻抗差别大，反射界面增多，使局部回声增强，呈密集的光点或光团（灰白影），如癌、肌瘤和血管瘤等。

②强回声：介质内部结构致密，与邻近的软组织或液体有明显的声阻抗差，引起强反射。例如骨质、结石、钙化，可出现带状或块状强回声区（白影），由于透声差，下方声能衰减，而出现无回声暗区，即声影。

③极强回声：含气器官如肺、充气的胃肠，因与邻近软组织之声阻抗差别极大，声能几乎全部被反射回来，不能透射，而出现极强的光带。

（三）超声的检查方法

1. A 超声型诊断法　A 超声型诊断法是幅度调制型超声的简称，是最早和最基本的检查方法。主要用于简单的解剖结构的线度测量，也可通过分析回波幅度的大小和形状判断组织的特征信息。因 A 型超声提供的不是形态学信息，故 A 型超声不属于医学影像学的范畴。

2. B 超声型诊断法　B 超声型诊断法为辉度调制型，将扫描深度叠加在显示器的垂直方向上，可清晰显示脏器外形与毗邻关系，以及软组织的内部回声、内部结构、血管与其他管道分布情况等。因此，B 型超声诊断法是目前临床使用最为广泛，也是最重要、最基本的一种超声诊断法。

3. M 型超声诊断法　M 型超声诊断法即超声光点扫描法。此法系将单声束超声波所经过的人体各层解剖结构的回声以运动曲线的形式从时间上和空间上加以展开显示的一种超声诊断法。其图像纵轴代表回声界面空间位置关系和深度，横轴代表扫描时间。此法主要用于动态器官，如心脏的观察。

4. D 型超声诊断法　D 型超声诊断法即超声多普勒诊断法。当声源与接收器做相对运动时，声波的频率会发生变化，此种现象即多普勒效应。频率的变化称频移。频移即多普勒信号，经仪器处理后，以波、色彩等形式表示出来。D 型超声诊断正是利用多普勒效应的基本原理探测血管、心脏内血液流动反射回来的各种多普勒频移信息，以频谱或色彩的形式显示，从而进行疾病诊断的一种方法。

目前，常用的 D 型超声诊断法有频谱多普勒诊断法和彩色多普勒血流显像两种。

（1）频谱多普勒诊断法　是将血流的信息以波形（即频谱）的形式显示，横轴代表时间，纵轴代表频移或流速。同时可监听血液流动状态的声音称多普勒音，正常为悦耳的声音。

（2）彩色多普勒血流显像　系在二维显像基础上，对血流的多普勒信号进行彩色编码，以色彩形式显示血流的方法，有很强的直观感和空间感。目前多数采用红色表示血流方向朝向探头，蓝色表示血流方向背离探头，湍流则以绿色或多彩表示。应用 D 型超声诊断法，可检测血流的方向、速度、性质、分布范围、有无返流和异常分流等，具有重要的临床应用价值。

（四）超声检查的临床应用

超声检查能够显示组织器官的解剖结构和某些功能状态，临床广泛用于颅脑、眼球、心血管、肝脏、胆囊、脾脏、胰腺、肾脏、膀胱、前列腺、肾上腺、子宫、卵巢、甲状腺等组织器官探测，以及肺脏和胃肠道某些疾病的诊断。

临床应用的主要目的：①检测实质性脏器的大小、形态和物理特性。②检测囊性器官的大小、形状、走向及某些功能状态。③检测心脏、大血管及外周血管的结构、功能与血流力学状态。④鉴定脏器内占位性病变的物理特性，部分可鉴别良、恶性。⑤检测积液的存在与否，并对积液量作出初步估计。⑥随访经药物或手术治疗后各种病变的动态变化。⑦引导穿刺、活检或导管置入，进行辅助诊断及超声介入治疗。

二、心脏与大血管的超声检查

1. 二尖瓣狭窄

（1）二维声像图　瓣叶回声增粗，反射增强，增厚大于 0.3cm，变形、硬化、腱索缩短，瓣叶间粘连，导致瓣口狭窄，瓣口面积减少。舒张期瓣体可向左室流出道膨出，使二尖瓣前叶呈气球样改变。间接征象是左房、右室扩大。

（2）多普勒超声检查　多普勒超声心动图，频谱多普勒显示二尖瓣瓣口血流变窄，舒张期血流速度增快，E 峰下降速率明显减慢，且与狭窄程度有关；彩色多普勒显示舒张期经二尖瓣口血流呈五彩镶嵌，似喷泉状。

2. 二尖瓣关闭不全

（1）二维声像图　可见瓣叶增厚、反射增强，收缩期见瓣口对合欠佳。间接征象是左房、左室扩大。

（2）彩色多普勒超声检查　收缩期可见蓝色为主的多彩血流束从二尖瓣口返流至左心房内。根据返流深度和返流束与左房面积比值，可粗略分为轻、中、重返流。

3. 先天性心脏病

（1）房间隔、室间隔缺损 均在二维声像图上见到房、室间隔缺损部位的回声不连续或中断，缺损断端回声增强。彩色多普勒血流显像可见穿隔缺损部位分流的血流颜色，并可见分流频谱（图10－20）。

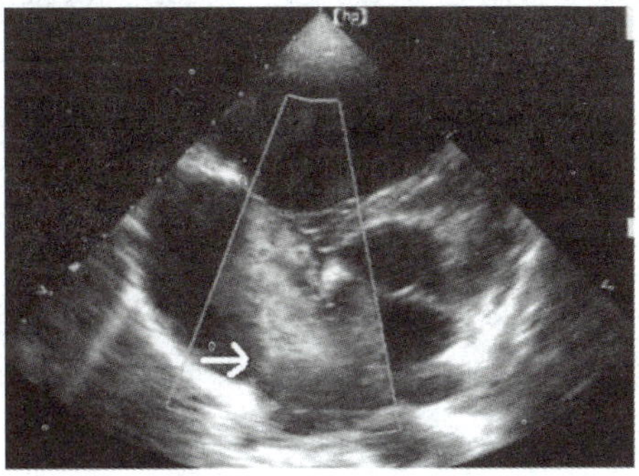

图10－20 房间隔缺损

（2）动脉导管未闭 在二维声像图上可见左心室增大，或双心室及左心房增大；降主动脉与主肺动脉分叉处，或降主动脉与左肺动脉起始部有一无回声的通道。该通道即是未闭的动脉导管。彩色多普勒超声检查，可见以红色为主的五彩镶嵌的血流从降主动脉经未闭导管进入主肺动脉。未闭动脉导管越粗，五彩镶嵌的血流束就越宽。

4. 心包积液 心包腔内无回声区，少量时位于左室后壁后方，大量心包积液时占据全部心包腔，心脏游离于其中并随心搏发生摆动。超声心动图对心包积液的诊断准确率极高。

三、肝、胆、胰、脾的超声检查

1. 肝脏正常声像图 正常肝脏切面轮廓清晰，被膜呈细线状回声，光滑完整。肝实质表现为均匀一致细小的点状中等度回声。肝内显示的管道结构主要是门静脉和肝静脉分支，门静脉壁较厚，回声较强，肝静脉较薄，回声弱，汇流至下腔静脉。

2. 肝癌 肝癌包括原发性肝癌和继发性肝癌。

（1）原发性肝癌 是指源于肝细胞或肝内胆管上皮细胞的恶性肿瘤，其中80%～90%为肝细胞癌。临床上简称为肝癌，好发于30～60岁，男性多见。早期一般无症状，中晚期表现为肝区疼痛、消瘦乏力、黄疸、腹部包块等。

声像图表现：

①直接征象：显示肝实质内单发或多发肿块，一般与正常肝组织边界欠清晰，且多不规则。癌肿与其周围正常肝实质回声比较，有低回声型、等回声型、强回声型和混合回声型等。病灶周边可有低回声晕环，部分病灶可出现后方的声衰减、外展的侧方声影等。当癌块较大时，中心有时可见液化之无回声暗区，很多病例同时伴肝硬化的声像图改变。

②间接征象：多数病例有肝硬化声像图表现；门静脉或胆管内癌栓，则在扩张的门静脉内或胆管内见到高回声病灶；肝门、腹腔、腹膜后可有淋巴结转移，表现为多发增

大的低回声淋巴结。

(2) 继发性肝癌　全身各组织器官的恶性肿瘤均可转移至肝脏，称为继发性肝癌。其肝内转移灶多表现为在肝内出现多发的、大小及形态特征相似的占位性病变。但病灶的内部回声特征与原发灶有关，如淋巴瘤、肉瘤和霍奇金病的肝转移瘤多表现为低回声区；乳腺癌、肺癌转移瘤呈“牛眼征”；结肠癌、胃癌、食管癌和泌尿系癌肿肝转移灶多为高回声结节。

3. 肝硬化　病因很多，常见病因为病毒性肝炎、自身免疫性肝炎和酗酒。常见临床表现为食欲不振、腹胀、黄疸、腹水、呕血和肝性脑病等。

声像图有如下表现。

①直接征象：典型的肝硬化表现为肝脏萎缩、变形，肝表面高低不平，呈锯齿状或凹凸状；肝实质回声不均匀增强，呈粗颗粒样，可见肝内门静脉变细、僵直、迂曲、模糊，门静脉末梢甚至不能显示，提示肝血流量明显减少。

②间接征象：脾大、腹水，门静脉主干和主支增粗。

4. 胆道系统正常声像图　横切面和纵切面胆囊的形状表现为圆形、类圆形或长方形，大小直径4~5cm，轮廓清晰，壁薄光滑，厚度0.2~0.3cm。囊内均匀无回声，后方回声增强。

5. 胆囊结石　胆囊结石是临床上常见病，以中年女性多见。临床表现为反复、突发性右上腹部绞痛，并放射至背部或右肩胛区。

超声检查是诊断胆囊结石最准确、最简便的方法，准确率可达95%以上。典型胆囊结石的声像图具备3个特征：①胆囊内可见1个或多个强回声光团。②强光团后伴有声影（图10-21）。③改变体位时，强光团依重力方向移动。

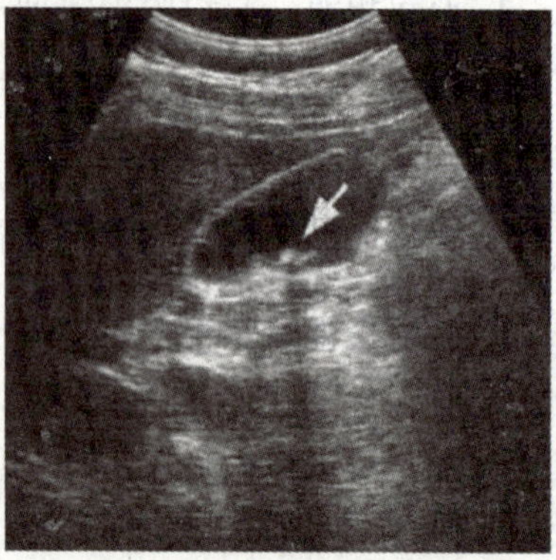

图10-21　胆囊结石

不典型的胆囊结石可有：①胆囊内泥沙样结石：因结石常沉积于胆囊后壁，故超声表现为胆囊后壁回声反射毛糙、增强，后方声影较弱，且变动体位可见沉积带移动。胆囊内充满结石时，超声表现为正常胆囊的无回声液性暗区消失，仅在胆囊区见到一圆形或弧形强回声光带，其后伴明显声影。②胆囊壁内结石：在胆囊壁内可见1个或数个直径为数毫米的强回声光点或光斑，其后方可见“彗尾征”，改变体位时，其位置不变。

6. 胰腺正常声像图　正常胰腺轮廓整齐、光滑，其实质呈细小、均匀的点状回声，随着年龄的增长，胰腺组织萎缩，显微组织增生，脂肪浸润增加。主胰管横贯于胰腺中部，呈细管状无回声区。

7. 急性胰腺炎　急性胰腺炎系胰液外溢所致的胰腺和周围组织的化学性炎症，病因多因胆道疾病、酗酒、暴饮暴食等，是常见的急腹症。临床表现为突发性上腹部剧痛及向腰背部放射，并有恶心、呕吐、发热等，甚至休克。

声像图表现：

①胰腺体积弥漫性或局限性增大，轮廓模糊。②胰腺实质呈不均匀回声，或呈不规则的无回声或弱回声区，其内夹杂有颗粒状光点。③急性出血坏死性胰腺炎时，可于胰腺周围及腹腔见到不规则的液性暗区。

8. 胰腺癌　通常指胰腺导管癌，临床上早期无特异性症状和体征，随肿瘤进展，胰头癌可产生进行性无痛性梗阻性黄疸，有时可表现为反复发作性急性胰腺炎，体尾部肿瘤晚期可出现持续性剧烈左腰背部疼痛。

声像图表现：

①胰腺丧失正常形态，多有局限性增大。②包块多位于胰头，边界不清，可见“蟹足样”或花瓣状浸润，包块内部多呈低回声。③包块较大时，其中心可发生坏死液化，此时可表现为不规则的无回声区。④胰头癌压迫胆总管可显示胆系和胰管扩张。

四、肾、膀胱、前列腺的超声检查

（一）正常声像图

1. 肾　肾随着扫查方向不同可以呈圆形、卵圆形或豆形，肾被膜光滑呈线状较强回声，轮廓清晰，长10～12cm，宽5～6cm，厚3～5cm。外周部分为肾皮质，呈均匀低回声，其间尚可见放射状排列、回声更低的肾锥体；中心部分呈复合椭圆形密集明亮的光点群，边界凹凸不平，长轴与肾一致，是由肾盂、肾盏、肾血管及脂肪构成的肾窦部分，其宽度占整个肾宽度的1/2～2/3。

2. 膀胱　充盈适当时，横切面常呈四方形或椭圆形，周边为膀胱壁的强回声光带，显示清晰、完整，无明显凹凸现象，中心呈无回声暗区。

3. 前列腺　可经腹壁、直肠或会阴部探查。经腹壁探查时，横切面呈左右对称而圆钝的三角形或栗子形，纵切面难显示全貌。前列腺的前后径、上下径及左右径大约分别为2cm、3cm、4cm，其包膜完整，其内呈较均匀的低回声。

（二）常见疾病声像图

1. 肾结石　肾窦区内出现1个或多个强回声光点或光斑，较大结石其后可伴声影，即彗星尾征。一般0.3cm以上结石可做出诊断，如结石过小，其后无声影，则不易诊断。肾结石嵌顿可致肾积水。超声检查可发现X线平片检查阴性的结石，弥补了X线检查的不足。

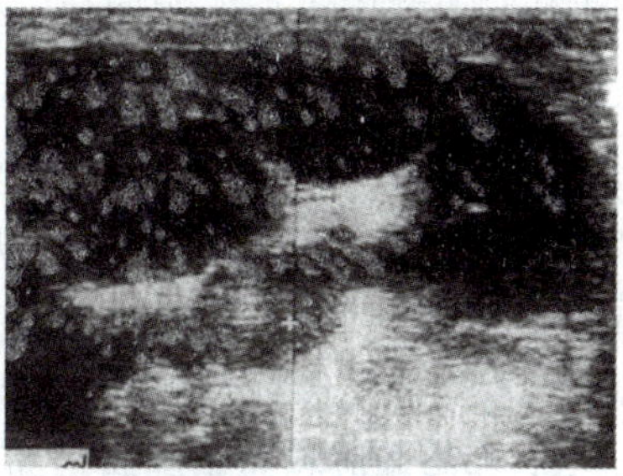

图10－22　肾积水

2. 肾积水　超声极易诊断肾积水，出现液性暗区，前后径超过1.0cm，可呈长条形、椭圆形和“手套状”或“烟斗状”的无回声区（图10－22）。肾窦区强回声可部分或全部被增宽的液性无回声区所取代，即所谓分离现象。重度积水时，整个肾脏呈无回声区，其内可见不完全分隔，肾实质受压变薄，肾体积明显增大。

3. 肾肿瘤 肾肿瘤多数为恶性。声像图特征为肾内出现实质性异常回声光团，可呈强回声、低回声或等回声，边界尚清晰。肿瘤内部可因出血或坏死液化而出现不规则无回声区。此外，肾肿瘤还可引起肾外形的失常和不同程度的肾积水。

4. 肾囊肿 肾囊肿可为孤立性单发，也可为多发。在一侧或双侧肾实质内可探及单个或多个大小不等的圆性无回声暗区，壁纤薄，后壁回声增强。多发囊肿的肾实质和集合系统失去正常形态或二者结构分不清楚，双肾肿大。

5. 前列腺增生症 超声检查是前列腺增生的首选影像诊断方法。

声像图表现：

①前列腺径线增大，形态改变为圆形或近圆形，两侧不对称，边界整齐清晰。②前列腺可凸入膀胱腔内，尿道回声可偏于一侧。③前列腺腔内可有强回声斑点（前列腺结石），后方伴有明显声影。

6. 膀胱结石 声像图表现与胆囊结石相似，确诊率极高。典型的膀胱结石表现为单个、多个点状或团块状强回声光团，其后伴声影。强回声光团可随体位改变位置。小于0.3cm结石常无典型声影，诊断时需注意与膀胱异物相鉴别。

五、子宫、卵巢的超声检查

超声检查对妇产科疾病的诊断有较高的应用价值，可了解子宫、附件的大小、形态及有无发育异常；诊断子宫、附件病变，确定节育环的位置；早期妊娠诊断；监测胎儿发育情况，有无畸形，以及羊水、胎盘情况等；并可在超声引导下进行诊断性穿刺和治疗。

1. 正常子宫声像图 子宫位于充盈的膀胱后方，纵切面一般呈倒置的梨形，横切面呈椭圆形，轮廓清晰，被膜光滑，子宫肌层呈均匀低回声区，中央可见呈强回声表现的宫腔内膜线。成年妇女正常子宫长径5.5～7.5cm，前后径3～4cm，横径4～5cm。

2. 子宫肌瘤 子宫肌瘤为妇科常见的良性肿瘤，其声像图表现与肌瘤的位置、大小和有无继发改变等因素有关。

声像图表现：

①子宫增大或出现局限性隆起，致宫体切面形态失常。②肌瘤结节一般呈圆形低回声或等回声区（图10－23），有时结节周围可见低回声晕，内部回声一般较均匀，较大肌瘤内部可因缺血、坏死而出现相应的无回声区，肿瘤发生钙化时，则其内部或边缘可见不规则强回声光点或光团，其后方伴声影。③黏膜下肌瘤或肌壁间肌瘤可推压宫腔，使宫腔内膜回声线移位或变形。④浆膜下肌瘤可使膀胱产生压迹与变形。

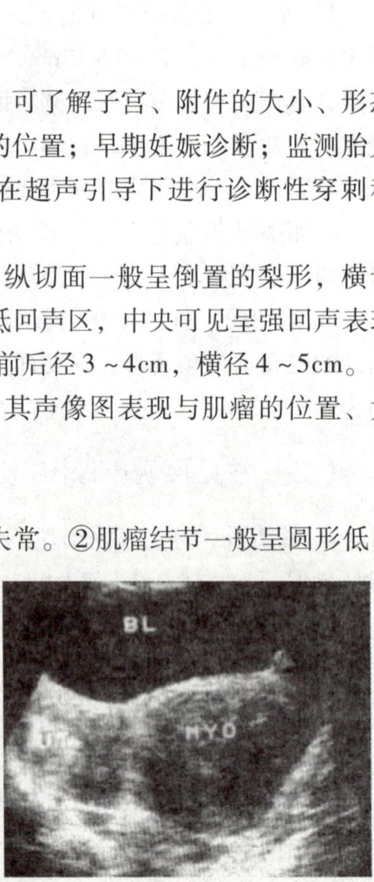

图10－23 子宫肌瘤

3. 卵巢囊肿和卵巢肿瘤 卵巢囊肿较小时多无症状，囊肿大可因重力作用引起腰痛。重心偏向一侧或妊娠期子宫位置改变时，易发生蒂扭转，为常见的妇科急症。

（1）卵巢囊肿性占位病变　是卵巢的常见肿瘤。常见病变类型的声像图有如下表现。

①浆液性囊腺瘤：多为双侧，直径一般为 5～10cm，多数为单房，亦可呈多房，壁薄而光滑，内呈无回声区，有时囊壁或分隔的光带上可见点状或乳头状回声，后壁回声增强（图 10－24）。

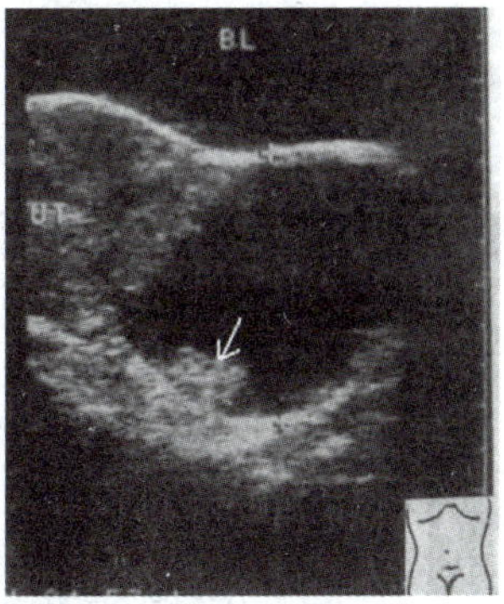

图 10－24　浆液性囊腺瘤

②黏液性囊腺瘤：较前者少见，多为单侧多房性，体积较大，一般大于 10cm，囊壁光滑、较厚（大于 5mm），很少有乳头凸起，囊内呈均匀细光点回声光团。

③皮样囊肿：声像图表现复杂，除一般卵巢囊肿表现外，尚有一些特征表现，如脂液分层征（即囊内可见一强回声水平分界线，线上方为脂液成分，呈均匀密集细小光点，下方为无回声区）、面团征（即肿物无回声区内有强光团回声，边界清晰，附于囊壁一侧）、杂乱结构征（即囊内出现回声明显增强的光点、光团和光斑等，为内含的油脂物、牙齿、骨组织的回声）。

（2）卵巢恶性肿瘤　卵瘤多呈双侧，常合并大量腹水。

4. 正常妊娠子宫的诊断

（1）早孕　超声诊断早孕的依据是在宫腔内（或其他部位）发现妊娠囊。一般在妊娠第 5 周时即可显示，第 6 周时妊娠囊的检出率达 100%，声像图表现为圆形或椭圆形光环，其内呈无回声；第 7 周妊娠囊内可见胚芽回声；第 8 周可发现原始血管搏动。

（2）中晚期妊娠　超声很容易诊断，超声检查多系要求明确妊娠有无异常或评定胎儿生长发育情况与孕龄估计或做胎儿生理评分，以便采取相应措施。

六、超声检查的相关指导与护理

1. 肝、胆及胰腺常规检查　一般空腹进行，必要时饮水 400～500mL，使胃充盈作为声窗，以使胃后方的胰腺和腹部血管等结构充分显示。胃的检查需饮水和服胃造影剂，显示胃黏膜和胃腔。

2. 早孕、妇科、肾、膀胱和前列腺的检查　被评估者需于检查前 2 小时饮水 400～500mL 憋尿以充盈膀胱。

3. 婴幼儿和检查不合作者　可给予 10% 水合氯醛灌肠，待安静入睡后再行检查。

4. 腹部检查　检查前两日内避免行胃肠钡剂造影和胆系造影，因钡剂可能干扰超声检查。

5. 超声引导下穿刺　超声引导下穿刺包括怀疑有出血者，术前检测血小板计数、凝血酶原时间和活动度；禁食 8～12 小时；向被评估者说明与检查有关的并发症，征得被评估者或其亲属知情、签字后方可进行检查。

第三节 CT 检查

一、概述

CT 是计算机断层成像（Computed Tomography）的简称，由 Hounsfield 于 1969 年首先设计成功，经神经放射诊断学家 Ambrose 应用于临床。CT 是利用 X 线束对人体选定层面进行扫描，取得信息，经计算机处理而获得的重建图像。所显示的是人体横断面解剖图像，其密度分辨力明显优于 X 线图像，显著扩大了人体的检查范围，提高了病变的检出率和诊断的准确率，促进了医学影像学的发展。因对医学的伟大贡献，Hounsfield 获得了 1979 年的诺贝尔奖。

（一）CT 成像的基本原理

用 X 线束对人体某一部位一定厚度的层面进行多方向扫描，由探测器接收透过该层面的 X 线，将其转变为可见光后，由光电转换器转变为电信号，再经模拟/数字转换器转为数字，输入计算机处理。扫描所得信息经计算而获得每个体素（人为地将扫描的层面分为若干个体积相同的长方体，每一个长方体为一个体素），再排列成矩阵，即数字矩阵，可存贮于磁盘或光盘中。经数字/模拟转换器将数字矩阵中的每个数字转为由黑到白不等灰度的小方块，即像素，并按矩阵排列构成该层的 CT 横断图像。图像可用多幅照相机摄于胶片上，供读片、存档和会诊用。所以 CT 图像是由一定像素组成的计算机重建的断面图像。

（二）CT 机的发展和类型

CT 机发展很快，性能不断提高，共经历了大约五代，大致可分为三大类型。

1. 普通 CT 机 普通 CT 机又称常规 CT 机，主要包括三部分：①扫描部分：由 X 线管、探测器和扫描架组成，可对检查部位进行扫描。②计算机系统：将扫描收集到的信息数据进行贮存运算。③图像显示和存储系统：将经计算机处理、重建的图像显示在显示器上或用多幅照相机或激光照相机将图像摄下。

2. 螺旋扫描 CT 机 螺旋扫描 CT 机是指 X 线焦点相对被评估者做旋转运动，以容积方式采集数据。其优点是检查时间短，避免了运动的干扰，提高了图像质量，有助于早期发现病变。第四代 CT 机可行三维重建。

3. 电子束 CT 机 电子束 CT 机又称超速 CT 机或第五代 CT 机，是用电子枪发射电子束轰击 4 个环靶所产生的 X 线进行扫描。扫描时间可短至 40ms 以下，每秒可获得多帧图像。由于快速扫描减少了运动伪影，且扫描范围广，主要用于心血管造影及小儿、老人和外伤等不能很好合作的被评估者检查。

（三）CT 图像特点

1. CT 值 CT 图像是断面图像，常用的是横断面，系由一定数目的由黑到白不同灰度的像素组成。像素反映的是扫描层面每个单位体积（体素）的 X 线吸收率。像素越小、数目越多，构成的图像就越清晰，分辨力就越高。与 X 线图像一样，密度高的组织为白影，密度低的组织为黑影。CT 的密度分辨率高，即使人体软组织之间的密度差别很小也能形成对比，在良好的解剖图像上显示出病变的图像。

CT 图像可以用组织对 X 线的吸收系数说明其密度高低，并可以量化。在实际工作中，将吸收系数换算成 CT 值来表示组织的密度，其单位为 Hu（Hounsfield unit）。CT 值是以数值说明组织影像密度的高低，但不是绝对值，而是以水为标准，其他组织与水比较的相对值，即以水的 CT 值为 0Hu，空气为 -1000Hu，骨为 +1000Hu，共分为 2000 个等级。人体各种组织均包括在 2000 个等级之内。

2. 窗位和窗宽　一般 X 线照片的黑白对比度是固定的，但 CT 机监视器的黑白即灰度可以通过调节窗位和窗宽而改变。窗位是指图像显示所指的 CT 值范围的中心。例如观察脑组织常用窗位为 +35Hu，观察骨质则用 +300 ~ +600Hu。窗宽是指图像显示的 CT 值范围。例如观察脑的窗宽用 100Hu，观察骨的窗宽用 1000Hu。这样同一层面的图像数据，通过调节窗位和窗宽，便可分别得到适于显示脑组织与骨质的两种密度图像。使用窄窗宽，有利于发现与邻近正常组织密度差别小的病灶。

（四）CT 检查方法

1. 体位、层厚和层距的选择　根据检查目的、病情和受检部位，将被评估者按一定体位固定在检查床上。层厚一般在 5 ~ 10mm，也可做 1 ~ 3mm 薄层扫描。层厚越薄，图像越清晰，扫描眼眶和蝶鞍等细致结构时采用薄层。层距为两个层面之间的间隔，如层厚和层距相等为连续扫描，层距小于层厚为重叠扫描，大于层厚为间隔扫描。

2. 扫描方法

（1）*普通扫描*　亦称平扫，即不用造影剂，而仅利用人体天然密度对比进行的检查方法。常规先行平扫。例如，急性脑出血、支气管扩张、肝囊肿和肾结石等，平扫即能诊断。

（2）*对比增强扫描*　通过静脉给予含碘造影剂后再行扫描的方法，较为常用。血液内碘浓度增高后，血供丰富的器官或病变组织与缺乏血供的组织内碘的浓度形成密度差，可使某些病变显示更为清晰；可分为普通增强扫描、多期增强扫描、CT 血管成像和 CT 灌注成像。

（3）*CT 能谱检查*　CT 能谱最显著的特征就是提供了多种定量分析方法与多参数成像为基础的综合诊断模式，如单能量图像、能谱曲线等。

（4）*图像后处理技术*　应用计算机软件能够进行多种图像后处理，获得新的显示方式，以供观察和分析。

二、CT 检查的临床应用

CT 检查由于它的特殊诊断价值，已广泛应用于临床。但 CT 设备比较昂贵，检查费用偏高，某些部位的检查，诊断价值尤其是定性诊断，还有一定限度，所以不宜将 CT

检查视为常规诊断手段，应在了解其优势的基础上，合理地选择应用。

1. 中枢神经系统疾病 CT的诊断价值较高，应用普遍。对颅内肿瘤、脓肿与肉芽肿、寄生虫病、外伤性血肿与脑损伤、脑梗死、脑出血，以及椎管内肿瘤、椎间盘脱出症等疾病诊断较为可靠。螺旋CT扫描可以获得比较精细和清晰的血管重建图像，即CT血管造影，临床应用日趋广泛。

2. 头颈部疾病 对眶内占位性病变、早期鼻窦癌、中耳小胆脂瘤、听骨破坏与脱位、内耳骨迷路的轻微破坏、耳先天发育异常，以及鼻咽癌的早期发现等，CT检查有一定价值。

3. 胸部疾病 对胸部疾病的诊断，随着高分辨CT的应用，日益显示出它的优越性。通常采用造影增强扫描以明确纵隔和肺门有无肿块或淋巴结增大，支气管有无狭窄或阻塞，对原发和转移性纵隔肿瘤、淋巴结结核、中心型肺癌等的诊断均很有帮助。肺内间质、实质性病变也可以得到较好的显示。对胸膜、膈肌、胸壁病变也可显示清楚。

4. 心脏大血管 主要用于心包病变的诊断，观察冠状动脉和心瓣膜钙化、大血管壁钙化及动脉瘤改变等，电子束CT对心脏疾病的诊断价值较高。

5. 腹部及盆腔疾病 主要用于肝、胆、胰、腹膜腔和腹膜后间隙，以及泌尿和生殖系统的疾病诊断，尤其是占位性、炎症性和外伤性病变等。胃肠道病变向腔外侵犯，以及向邻近和远处转移等，CT检查也有一定价值。胃肠道病变主要还依赖于钡剂造影和内镜检查。

6. 骨、关节疾病 对于脊柱和脊髓的疾病，横断面CT可直接观察椎管狭窄变性，测量椎管大小，并探明引起椎管狭窄的原因。CT扫描可直接显示凸出于椎管或椎间孔的软组织块影。

三、CT检查的相关指导与护理

（一）CT检查的常规准备

1. 向被评估者说明CT是一种简单、迅速、参考价值高的检查方法，检查无痛苦和危险，对被评估者做好耐心的解释工作，以消除其顾虑和紧张情绪。

2. 准备好被评估者多种检查结果，如携带X线检查、B超检查、放射性核素检查和化验结果等，以便于扫描和诊断时参考。

3. 认真检查，并除去检查部位的金属饰物和异物，防止产生伪影。

4. 对于胸、腹部扫描者，应训练被评估者吸气与屏气，以减少移动伪影，提高扫描层面的准确性。

5. 凡需做增强扫描的被评估者，扫描前4小时禁食，检查前做碘过敏试验，试验阴性者可行增强扫描检查。

6. 腹部扫描前1周不要做胃肠造影，扫描前4小时禁食。

7. 对躁动不安或不合作的被评估者，可根据情况给予镇静剂。

（二）CT检查的特殊准备

检查部位的不同，扫描前准备各有不同。

1. 上腹部　通常上腹部的检查都要口服稀释的阳性对比剂，作用是使胃肠道充盈，使所观察的部位与胃肠道区分开。对比剂按1%～2%的比例调制，检查前口服500～1000mL。

2. 腹部、腹膜后腔　扫描前90分钟起口服1%～2%阳性对比剂，总量约1000mL，每30分钟口服250mL，服完后即可扫描。

3. 盆腔　检查前5小时起口服1%～2%阳性对比剂，总量1500mL。方法是每隔1小时服300mL，直至检查，并且要多饮水使膀胱充盈。对已婚妇女，还应在阴道内放置阴道塞或纱布填塞，以显示阴道和宫顶的位置。

4. 泌尿系统　若需观察泌尿系有无结石，应注意不能先做碘过敏试验，以防少量的对比剂与微小的结石混淆。

5. 脊柱　除去扫描部位的金属饰物，以及皮带、金属扣、拉链等。要求被评估者扫描期间保持体位不动，颈椎扫描时避免做吞咽动作。

第四节　MRI检查

一、概述

磁共振成像（Magnetic Resonance Imaging，MRI），是利用原子核在磁场内共振所产生的信号，经计算机重建成像的一种检查技术。早在1946年Block和Purcell就发现了物质的磁共振现象，并用于化学分析。1973年Lauterbur发表MRI成像技术，使其应用于临床医学领域。1976～1978年间Mansfield等先后通过MRI扫描，获得手、胸、头和腹部的图像。由于对MRI成像的贡献，Lauterbur和Mansfield共获2003年的诺贝尔奖。

（一）MRI检查原理

磁共振是一种核物理现象，含单数质子的原子核。例如，人体内广泛存在的氢原子核，在均匀的磁场中，用特定的射频脉冲进行激发，能发生磁共振现象。停止发射射频脉冲，氢原子核将吸收的能量逐渐释放出来，其相位和能级都恢复到激发前的状态。这一恢复过程称弛豫过程，所需要的时间称弛豫时间。弛豫时间有两种，一种是纵向弛豫时间，又称T_1弛豫，是纵向磁化矢量从最小值恢复到平衡状态的63%时所需要的时间。依赖T_1而重建的图像称T_1加权像。另一种是横向弛豫时间，又称T_2弛豫，是横向磁化矢量由最大值减少到37%时所需要的时间。依赖T_2而重建的图像称T_2加权像。T_2反映氢质子间的相互作用，它的强度代表了质子数量。任何物质的T_2总是比T_1短，为T_1的10%～20%。人体不同器官的正常组织与病理组织的T_1和T_2是相对固定的，且它们之间存在一定差别。这种组织间弛豫时间上的差别，反映为信号强度的差别，在图像上则表现为灰阶的差别，这是MRI检查的基础。

（二）MRI 设备

1. MRI 设备 MRI 设备由主磁体、梯度线圈、射频系统和计算机系统组成。

（1）主磁体 可产生均匀稳定的静磁场，使组织磁化，有永磁型、常导型和超导型三种类型。主磁体直接关系到磁场强度、均匀度和稳定性，并影响 MRI 的图像质量。通常用磁体类型说明 MRI 检查设备的类型。

（2）梯度线圈 改变主磁场，产生梯度磁场，用作选层和信息的空间定位。梯度磁场由 X、Y、Z 三个方向的梯度磁场线圈组成。

（3）射频系统 主要包括射频发射器和核磁共振信号接收器。射频发射器可产生不同的脉冲序列，以激发人体内氢原子核产生共振信号。核磁共振信号接收器将接收到的核磁共振信号，经处理后送入计算机处理。

（4）计算机系统 由硬件和软件两大部分组成，可进行系统控制，检查系统扫描和图像采集、重建、显示和存储等。

2. MRI 设备的主要指标 MRI 设备的主要指标是磁场强度，即场强。目前，临床应用的 MR 设备有两种主流机型。

（1）高场强 1.5T 和 3.0T 超导型 MR 机 场强稳定，图像的信噪比高，图质好，功能齐全，能够进行各种脉冲序列，除用于临床疾病诊断外，还常用于科学研究。

（2）低场强 0.2～0.35T 永磁型 MR 机 图质尚佳，但成像脉冲序列受限，不能进行或难以获得较佳的图像。此类 MR 设备主要用于临床疾病诊断。

（三）MRI 检查方法

1. 平扫检查 不注射造影剂直接进行的扫描。

2. 对比增强检查 是通过注射 MRI 造影剂，缩短组织在外磁场作用下的共振时间、增大对比信号的差异、提高成像对比度和清晰度的一类检查方法。

3. MRA 检查 MR 血管成像，主要用于诊断血管疾病，是一种无创的血管造影技术。

4. MR 水成像检查 主要用于胆管成像，显示肝内外胆管及胆囊，确定有无结石及胆道扩张。

5. 1H 磁共振波谱检查 对脑肿瘤、前列腺癌、乳腺癌等肿瘤的诊断和鉴别诊断有很大帮助。

6. 功能磁共振成像检查 其原理是利用磁振造影测量神经元活动所引发的血液动力的改变。目前主要用于研究人和动物的脑或脊髓。

（四）MRI 检查图像的特点

MRI 图像的形成，主要取决于氢质子的密度、T_1 与 T_2 弛豫时间、流空效应。MRI 检查图像显示的解剖结构非常逼真，病变与解剖结构的关系明确，具有一定 T_1 差别的各种组织，可转为模拟灰度的黑白影像。需要注意的是，影像同样用不同灰度显示，但反映的是 MRI 信号强度的不同，或弛豫时间 T_1 和 T_2 的长短不同，与 CT 图像反映的是组织密度完全不同。MRI 检查图像主要反映组织间特征参数，分别是 T_1 加权像（T_1 weighted image，T_1WI）和 T_2 加权像（T_2 weighted image，T_2WI），前者主要反映组织间 T_1 特征参数，后者主要反映组织间 T_2 特征参数。因此，一个层面可有 T_1WI 和 T_2WI 两种扫描成像方法，分别获得 T_1WI 和 T_2WI，这有助于显示正常组织与病变组织。正常组织间 T_1 差别明显，所以 T_1WI 有利于观察解剖结构，T_2WI 则对显示病变组织较好。例如在 T_1WI 上，脂肪 T_1 短，MRI 信号强，影像白；脑与肌肉 T_1 居中，影像灰；脑脊液 T_1 长，MRI 信号弱，影像黑。在 T_2WI 上，则与 T_1WI 不同，例如脑脊液 T_2 长，MRI 信号强而呈白影。

流空效应，也是 MRI 的一个图像特点。流空效应是因心脏大血管内血液迅速流动，使发射 MRI 信号的氢原子居于接受范围之外，测不到信号，在 T_1 或 T_2 加权像中均呈黑色影像。这一效应使心脏大血管不用造影剂也能显示，这是其他影像技术不能比拟的。

此外，对于运动器官成像，MRI 采用科和心电图门控（gating）成像技术，不仅能改善心脏大血管的 MRI 检查，还可获得其动态图像，其图像质量优于 CT 检查。

二、MRI 检查的临床应用

1. 神经系统 在神经系统应用较为成熟。对脑干、幕下区、枕大孔区、脊髓与椎间盘的显示明显优于 CT。在对中枢神经系统疾病的诊断中，除对颅骨骨折及颅内急性出血不敏感外，其他如对脑脱髓鞘疾病、脊髓的肿瘤、脊髓先天性异常与脊髓空洞症的诊断价值很高。对脑部肿瘤、颅内感染、脑血管病变、脑白质病变、脑发育畸形、脑退行性病变、脑室及蛛网膜下腔病变，以及感染、血管性病变的诊断均具较大优势。特别是 MRI 诊断超急性期脑梗死更具有优越性。

2. 胸部 由于纵隔内血管的流空效应和纵隔内脂肪的高信号特点，形成了纵隔 MRI 图像的优良对比。MRI 对纵隔和肺门淋巴结肿大，以及中央型肺癌的诊断具有较高价值，但对肺内钙化及小病灶的检出不敏感。

3. 心脏及大血管 MRI 可显示心脏大血管内腔，故对心脏大血管的形态学与动力学的研究可在无创的检查中完成。特别是 MR 电影、MRA 的应用，使得 MRI 检查在对心血管疾病的诊断方面具有良好的应用前景。在 MRI 检查中血管因流空效应而显影，故可分析病变与血管的关系，用于心肌梗死、先天性心脏病、心肌病、主动脉夹层等的诊断。与 CT 比较，原则上心脏和大血管疾病的诊断应首选 M 内血管及淋巴结的鉴别较容易，是盆腔肿瘤、炎症、子宫内膜异位症、转移癌等病变的最佳影像学血管受侵的信息，并可评价手术疗效。

4. 腹部与盆腔器官 MRI 用于肝、肾、膀胱、前列腺和子宫等疾病的诊断也有相当价值。在恶性肿瘤的早期、对血管的侵犯，以及肿瘤的分期方面优于 CT。

5. 骨髓 在 MRI 上表现为高信号区，侵及骨髓的病变，如肿瘤、感染及代谢疾病，MRI 上可清楚显示。在显示关节内病变和软组织方面 MRI 也有其优势。

6. 骨骼及胃肠道 MRI 在显示骨骼和胃肠道方面受到限制。

三、MRI 检查的相关指导与护理

1. 检查时应携带相关检查资料，尤其是相关检查部位的 X 线片、CT 等影像检查资料，供 MRI 检查时参考。

2. 检查前询问病史，排除禁忌证。MRI 设备具有强磁场，如装有心脏起搏器、体内有金属或磁性物植入者和早期妊娠 3 个月以内的早孕者不能进行检查，以免发生意外。

3. 向被评估者解释检查的目的、意义，检查过程和时间，以利配合。

4. 不能配合的小儿须采取镇静措施后方能检查，如水合氯醛灌肠等。

5. 被评估者不可携带金属物品及磁性物体，以防干扰检查结果和损坏物品。

6. 腹部 MRI 检查前 4 小时禁食禁水。

7. 对于进行 MRCP（胆道水成像）者需检查前 1 天晚 10 时后禁水禁食。

8. 检查头、颈部者需检查前 1 天洗头，勿擦头油。

9. 磁共振检查时间较长，且环境幽暗、噪声较大，嘱被评估者有思想准备，不要急躁，在医师指导下保持体位不动，耐心配合，以免影响图像质量。

10. 有意识障碍、昏迷、精神症状等不能有效配合检查者，除非经相关专业临床医师同意，否则不能进行 MRI 检查。

第五节　放射性核素检查

核医学是利用放射性核素进行疾病诊断与治疗的医学学科，分为基础核医学和临床核医学，临床核医学又分为诊断核医学和治疗核医学。通常所讲的放射性核素显像为诊断核医学，是临床核医学的重要组成部分，是医学现代化的重要标志之一。其诊断方法分为两类：无需将放射性核素引入体内者称为体外检查法，如放射免疫分析；需将放射性核素引入体内者称为体内检查法。体内检查法根据是否成像又分为显像和非显像两种。

一、概述

（一）诊断原理

1. 体内检查法的诊断原理　放射性核素或其标记化合物引入人体后，被脏器、组织摄取并能在其中停留足够的时间，利用曲线图、平面或断层显像，了解组织、脏器的功能、代谢或血流灌注等情况。

2. 体外检查法的诊断原理　体外检查法是以放射性标记的配体为示踪剂，以竞争结合反应为基础，在试管内检查的微量生物活性物质的检测技术，最有代表性的是放射免疫分析。

（二）放射性药物与检测仪器

1. 放射性药物　放射性药物是指能够安全用于诊断或治疗疾病的放射性核素和放射性标记化合物。其中用于非显像检查者称为示踪剂，用于显像检查者称为显像剂，临床最常用的放射性核素有^{99m}锝、^{131}碘。

2. 检测仪器　目前，临床常用的发射计算机断层仪包括单光子发射计算机断层仪和正电子发射计算机断层仪。

（1）单光子发射计算机断层仪　单光子发射计算机断层（SPECT）主要以发射单光子的放射性核素为探测对象。在病变的早期发现、观察病变累及范围及器官功能检查方面有独特优势，缺点是图像分辨率较低。

（2）正电子发射计算机断层仪　正电子发射计算机断层（PET）主要以发射正电子的放射性核素为探测对象，在一定程度上提高了图像的分辨率。

二、核医学检查前被评估者的准备

1. 向被评估者说明该项检查的目的及其临床意义，取得理解和配合，消除对核素检查的畏惧心理。

2. 使用放射性药物前必须仔细核对被评估者的姓名，放射性药物名称、化学形式和活性等。

3. 根据不同的检查方法和内容，给予特殊的准备。

（1）甲状腺摄碘试验和甲状腺显像检查前需禁食含碘食物和药物，检查当日空腹，以保证^{131}碘的充分吸收。

（2）心肌灌注显像检查前两天停服受体阻滞剂和抗心绞痛药物，检查当日空腹4小时以上，^{99m}Tc－MIBI显像时带脂餐。

（3）肝胆动态显像检查前禁食4～12小时，自备脂餐。

（4）肝血流血池显像注药前1小时常规口服高锰酸钾400mg。

4. 儿童、孕妇进行核医学检查或治疗要慎重。

5. 在核医学检查或治疗中，被评估者可能会发生病情变化，必须准备好抢救用品。

三、放射性核素检查的临床应用

（一）脏器功能检查

1. 甲状腺摄^{131}碘功能检查　用于甲状腺功能亢进症、甲状腺功能减退症、地方性甲状腺肿等疾病的诊断。

2. 邻^{131}碘马尿酸肾图检查　用于判断两侧肾脏的功能及尿路的通畅情况。

（二）脏器显像

1. 内分泌系统　用于甲状腺结节功能的诊断；异位甲状腺的寻找；甲状腺癌转移

灶的定位；判断甲状腺的大小和重量；亚急性甲状腺炎慢性淋巴细胞性甲状腺炎的辅助诊断（图 10－25）。

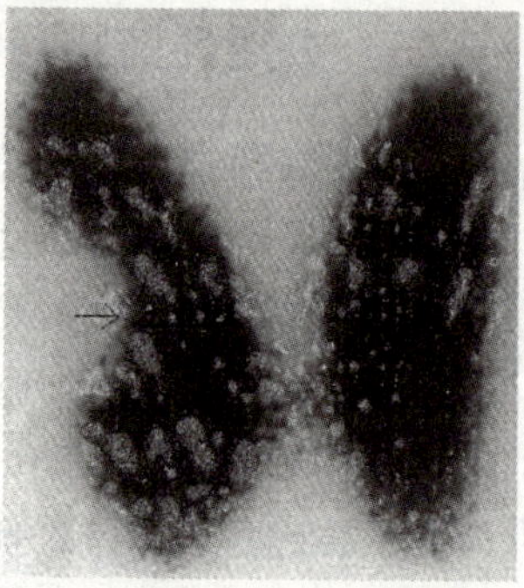
图 10－25　甲状腺显像

2. 循环系统　核素心血管显像主要用于冠心病心肌缺血的诊断和心功能评价；室壁瘤的诊断与鉴别诊断；束支传导异常和预激综合征的辅助诊断；心肌病、心肌炎及瓣膜疾病的辅助诊断和心功能评价。

3. 骨骼系统　骨骼系统用于早期诊断骨转移癌，确定骨转移范围，指导治疗方案的选择及疗效监测；还用于探测不明原因骨痛是否由肿瘤骨转移引起，原发性骨肿瘤的诊断与鉴别诊断，确定肿瘤侵犯范围并指导治疗。

4. 神经系统　脑静态显像用于评估颈动脉血流状态（有无阻塞、弯曲或严重狭窄）、脑血管病（如脑梗死、脑出血）的早期诊断等。脑动态显像用于偏头痛、帕金森病、癫痫、脑梗死的诊断等。脑代谢显像用于脑梗死、中枢神经变性疾病、癫痫、脑肿瘤的诊断等。脑脊液间隙显像用于交通性脑积水的诊断、脑脊液漏的诊断等。

5. 呼吸系统　呼吸系统包括肺灌注显像、肺通气显像和肺肿瘤显像，临床用于肺动脉血栓栓塞症的诊断和疗效评价、慢性阻塞性肺部疾病的诊断、肺动脉高压的诊断、肺癌的诊断和根治切除的可能性估计。

6. 消化系统　肝动态显像用于肝内肿瘤的鉴别诊断；肝静态显像用于肝内占位性病变的发现、定位诊断和肝功能判断；肝胆动态显像用于了解肝胆系统功能、形态及胆道通畅情况，用于诊断急性胆囊炎、黄疸的鉴别、肝内胆管扩张、胆汁淤积等。

7. 泌尿系统　肾动态显像用于诊断肾功能受损、尿路梗阻、移植肾监测等。肾静态显像用于诊断双肾位置形态异常，以及先天性畸形、肾动脉狭窄、移植肾监测等。

8. 血液系统　骨髓显像用于诊断再生障碍性贫血、白血病、骨髓纤维化、骨髓瘤等。

目标检测

一、选择题

1. X 线检查中最适合自然对比的部位是（　）。

A. 腹部　　B. 头部　　C. 胸部
D. 颈部　　E. 脊柱

2. 下列防护物质中，最理想的防护物是（　）。

A. 铜　　B. 铅　　C. 铁
D. 铝　　E. 锌

3. 下列对成骨型骨肉瘤描述正确的是（　）。

A. 瘤骨形成为主　　B. 早期骨皮质受侵　　C. 引起病理骨折
D. 软组织肿胀　　E. 以骨质破坏为主

4. 碘制造影剂可发生过敏反应，不属于轻度反应的是（　）。

A. 恶心、呕吐　　B. 气喘、呼吸困难　　C. 荨麻疹
D. 头昏、头痛　　E. 全身灼热感

5. CT 的优点是（　）。
A. 密度分辨率高　　B. 空间分辨力率高　　C. 密度分辨率低
D. 空间分辨力低　　E. 以上均不对

6. 关于 CT 的应用，不常用的是（　）。
A. 椎间盘　　B. 气管、支气管、肺　　C. 头颅
D. 四肢及关节　　E. 脊柱

7. 下列对椎体压缩性骨折 X 线片描述正确的是（　）。
A. 单个椎体　　B. 相邻两个椎体　　C. 椎间隙变窄
D. 椎间隙破坏　　E. 可见骨折线

8. 造影检查的目的是（　）。
A. 增加器官组织的密度　　B. 降低器官组织的密度
C. 增加器官组织的自然对比　　D. 增加器官组织的人工对比
E. 以上都对

9. 常规 CT 的组成部分，正确的是（　）。
A. 计算机系统　　B. 超导线圈　　C. 射频发生器
D. 探头　　E. 主磁体

10. MRI 成像与 CT 扫描比较，具有优点，但不包括（　）。
A. 空间分辨率高　　B. 多参数成像　　C. 多方位成像
D. 组织分辨率高　　E. 软组织分辨率好

二、简答题

1. 简述 X 线的特性。
2. 简述上消化道钡餐造影检查的准备和护理。

第十一章 护理病历书写

教学要求

1. 掌握护理病历书写格式和内容；掌握一般护理记录和危重患者护理记录的内容和方法。

2. 熟悉护理病历书写的基本要求；熟悉日常护理记录的内容和方法。

3. 了解护理病历书写的目的和意义。

护理病历是护理文件的重要组成部分，是护理人员在患者入院时和整个住院过程中，通过问诊、身体评估、实验室检查等方法将所收集的资料经过整理、分析、归纳形成的书面记录。护理病历记录包括入院护理评估记录、住院期间护理的病程记录。一份完整、有效的护理病历不仅是临床护理人员为患者提供护理的重要依据，也是进行护理教学、科研的宝贵资料来源，同时还是医疗纠纷和诉讼的重要依据之一。

第一节 护理病历书写的目的和意义

1. 指导护理教学与科研 完整而规范的护理病历是理论与实践相结合的具体体现，是最为真实的教学素材。完整的护理病历也是护理科研重要的资料来源。

2. 指导临床护理实践 护理病历是对患者健康状况及其在住院期间病情演变过程的全面记录，是做出护理诊断、制定护理计划的重要依据，同时也是评价治疗和护理效果的依据。

3. 评价临床护理质量 护理病历可了解对患者的护理措施是否有效，是护理工作的具体体现，也是医院护理管理者的重要信息来源，是护理质量好坏的重要评价指标。

4. 提高法律依据 护理病历是护士实施护理过程的全面、真实的记录，是护士从事护理工作的主要证明文件，具有法律意义，也是医疗保险理赔、处理和解决医疗纠纷的重要法律依据。

第二节 护理病历书写的基本要求

1. 客观真实，全面完整 护理病历必须真实、客观地反映患者的健康状况、病情变化，以及实施护理计划后的结果等。护理病历的各项记录需保持完整，不可漏记或丢失。护理人员要认真、仔细、全面、系统地收集患者的有关资料，绝不能以主观臆断代替真实而客观的评估。

2. 描述精炼，用语准确 护理病历要求所记录的资料要准确无误，文字精炼。要使用中文和规范的医学术语、通用的外文缩写，无正式中文译名的症状、体征、疾病名称等可使用外文。度量衡单位一律使用国家统一规定的名称和标准。整个护理病历要求重点突出、条理清楚、标点符号使用正确。

3. 格式标准，签名齐全 护理病历须严格按照标准格式和规定的内容、要求及时书写，并注明日期和时间，然后签名或盖章，目的是明确责任。若为实习生或试用期护理人员书写的护理病历，应经带教老师审阅并签名后，书写人再签名。

4. 字迹清晰，修改规范 书写护理病历要求字迹清晰、语句通顺，如果有书写错误，需用原色笔在错字上画双线，或进行修改并签名，不得采用刮、粘、涂等方法遮盖，或去除原来的字。除特殊说明外，需使用黑色签字笔书写。上级护理人员有审查修正下级护理人员护理病历的责任。修改和补充时需用红色签字笔，并签名，注明修改日期。修改须保持原记录清晰、可辨。

5. 书写及时，据实补记 通常新入院者，首次入院护理病历需在 24 小时内完成。因抢救急危重病者，未能及时书写的，须在抢救结束后 6 小时内据实补记，并加以注明。书写时间一律用 24 小时制。

第三节 护理病历的格式与内容

一、入院护理评估表

入院护理评估表是患者入院后，对其健康状况经过客观分析整理后所做的总结性记录。内容包括患者的一般情况、健康史、身体评估、实验室检查及其他检查结果、医疗诊断和护理诊断等。通常要求护理人员在患者入院 24 小时内完成。

首次入院护理评估表多以护理理论框架为指导而设计。目前应用较多的是 Marjory Gordon 的功能性健康型态，其他的有奥瑞姆（Orem）的自理模式、马斯洛（Maslow）的人类需要层次理论、人类健康反应型态等。

入院护理评估表分开放式、表格式和混合式 3 种，以混合式最常用。混合式入院护理评估表以表格为主。表格中的内容为需要评估的项目，护理人员需根据项目内容进行填写，避免遗漏（表 11－1）。

表 11-1 入院护理评估表

科别：________ 病区：________ 床号：________ 住院号：________

一般资料

姓名：	性别：
年龄：	婚姻：
民族：	职业：
籍贯：	住址（工作单位）：
文化程度：	医疗费用支付形式：
入院日期：	入院方式：
入院医疗诊断：	记录日期：
病史叙述者：	可靠程度：
主管医生：	主管护士：

护理病史

主诉：

现病史：

既往史：

既往健康状况：良好□ 一般□ 较差□

曾患疾病和传染病史：无□ 有□（ ）

外伤史：无□ 有□（ ）

手术史：无□ 有□（ ）

过敏史：无□ 有□（过敏原： 临床表现： ）

健康感知与健康管理型态

自觉健康状况：良好□ 一般□ 较差□

家族遗传疾病史：无□ 有□（描述：______）

吸烟：无□ 有□（________年，平均________支/日。戒烟：未□ 已□________年）

嗜酒：无□ 有□（________年，平均________两/日。戒酒：未□ 已□________年）

其他：无□ 有□（描述：____________________）

营养与代谢型态

饮食形态：普食□（ 餐/日） 软食□（ 餐/日） 半流质□（ 餐/日） 流质□（ 餐/日）
禁食□（ ） 忌食□（ ） 治疗饮食□（ ）

食欲：正常□ 亢进□ 减退□

近6个月内体重变化：无□ 有□（________kg 增加/减少）

饮水：正常□ 多饮□（________mL/d） 限制饮水□（________mL/d）

咀嚼困难：无□ 有□（描述：____________________）

吞咽困难：无□ 有□（描述：____________________）

排泄型态

排便：正常□ 便秘□ 腹泻□（______次/日） 失禁无□ 有□（______次/日）

造瘘：无□ 有□（描述：____________________，能否自理：能□ 否□）

应用泻药：无□ 有□（药物名称：______，用法：______）

排尿：正常□增多□（ 次/日） 减少□（ 次/日） 颜色（描述：____________________）

排尿异常：无□ 有□（描述：____________________）

活动与运动型态

生活自理能力（在空格中填上相应数字，1. 完全自理；2. 部分自理；3. 完全不能自理）

进食______，转位______，洗漱______，如厕______，洗澡______，穿衣______，行走______，上下楼梯______，购物______，备餐______，理家______

活动耐力：正常□ 容易疲劳□

体位：自主体位□ 被动体位□ 半卧位□ 其他□（描述：____________________）

步态：正常□ 异常□（描述：____________________）

瘫痪：无□ 有□（描述：____________________）

肌力：______级

咳嗽：无□ 有□ 咳痰：无□ 易咳出□ 不易咳出□ 吸痰□

睡眠与休息型态

睡眠：正常□ 入睡困难□ 多梦□ 早醒□ 失眠□

睡眠/休息后精力充沛：是□ 否□

辅助睡眠：无□ 有□（描述：____________________）

认知与感知型态

疼痛：无□ 有□（急性□ 慢性□ 描述：____________________）

视力：正常□ 近视□ 远视□ 失明□（左□ 右□）

听力：正常□ 耳鸣□ 减退□（左□ 右□） 耳聋（左□ 右□） 助听器：有□ 无□

味觉：正常□ 减退□ 缺失□ 味觉改变□

眩晕：无□ 有□（原因____________________）

语言能力：正常□ 失语□ 构音困难□

自我概念型态

对自我的看法：肯定□ 否定□（描述：____________________）

情绪：（描述：____________________）

角色与关系型态

就职情况：胜任□ 短期不能胜任□ 长期不能胜任□

家庭结构（描述：____________________）与家庭关系：和谐□ 紧张□

社会交往：正常□ 较少□ 回避□

角色适应：良好□ 不良□

家庭及个人经济情况：足够□ 勉强够□ 不够□

性与生殖型态

月经：正常□ 失调□ 经量：正常□ 一般□ 多□

孕次（描述：＿＿＿＿＿＿＿＿＿＿＿＿）　产次（描述：＿＿＿＿＿＿＿＿＿＿＿＿）

性生活：正常□　障碍□

压力与压力应对型态

对疾病和住院反应：否认□　适应□　依赖□

过去1年内重要生活事件：无□　有□（描述：＿＿＿＿＿＿＿＿＿＿＿＿）

适应能力：能独立解决问题□　需要帮助□　依赖他人解决□

支持系统：照顾者：胜任□　勉强□ 不胜任□　家庭应对：忽视□　能满足□　过于关心□

价值与信念型态

宗教信仰：无□　有□（描述：＿＿＿＿＿＿＿＿＿＿＿＿）

身体评估

实验室及其他检查

初步护理诊断

签名
日期

二、健康教育计划

健康教育是有计划、有组织、有系统和有评价的教育活动，目的是教育人们树立健康意识，养成良好的健康行为和生活方式，保护和促进个体和群体健康。健康教育是护理工作的重要组成部分。通过健康教育，可提高患者及家属对患者健康状况、治疗、护理及康复措施等的了解程度，提高患者的自我护理能力和预防疾病的能力，充分发挥家庭等支持系统的作用，改变患者不良的健康行为。对患者及家属进行健康教育是促进患者康复、恢复其最佳健康水平的重要环节。

健康教育的内容主要包括入院宣教；疾病教育，如相关疾病的诱因、临床表现、宜忌等；相关检查及其注意事项；饮食、生活起居等注意事项；术前、术后指导；用药指导；出院康复指导等。

目前，国内已根据不同疾病的特点，将患者及其相关人员需要了解或掌握的有关知识和技能编制成标准健康教育计划。护理人员可参照标准健康教育计划为患者提供健康教育。健康教育的内容和方式需根据患者的文化层次、认知能力、对有关知识和技能的了解程度、现有条件等具体情况而定。

临床中因护理单元不同，健康教育计划的内容和侧重点也有所区别（表11－2、表11－3）。

表 11－2　内科健康教育计划表

病区_______　　床号_______　　住院号_______　　诊断_______

内容		日期	对象		护士签名
			患者	家属	
入院教育	1. 病室环境、设施 2. 医院规章制度、分级管理 3. 介绍管床责任护士、责任医师				
疾病教育	1. 疾病的临床表现、诊治方法 2. 疾病的饮食宜忌、营养 3. 疾病的护理要点 4. 手术前、后的护理要点 5. 疾病的预防方法				
用药指导	用药目的、作用、不良反应、注意事项、药物名称 1. ____________ 2. ____________ 3. ____________ 4. ____________				
特殊检查/治疗	检查/治疗目的、配合、注意事项 1. ____________ 2. ____________ 3. ____________ 4. ____________				
出院康复指导	1. 生活起居、寒暖调摄 2. 休息、活动、锻炼 3. 膳食营养 4. 用药知识 5. 自我保健、防护方法				
其他					

注：入院教育要当班完成，出院指导在出院的前 3 天内完成。

表 11－3　外科健康教育计划表

病区_______　　床号_______　　住院号_______　　诊断_______

内容		日期	对象		护士签名
			患者	家属	
入院教育	1. 病室环境、设施 2. 医院规章制度、分级管理 3. 介绍管床责任护士、责任医师				
饮食	1. 合理结构____________ 2. 宜、忌____________				

续表

内容		日期	对象		护士签名
			患者	家属	
用药指导	用药目的、作用、不良反应、注意事项 1. ______ 2. ______ 3. ______ 4. ______				
特殊检查/治疗	检查/治疗目的、配合、注意事项 1. ______ 2. ______ 3. ______ 4. ______				
术前指导	1. 心理护理 2. 术前准备 肠道、皮肤、床位 3. 床上便器使用 4. 有效咳嗽、咳痰 5. 个人卫生、沐浴、剃须、剪指甲				
术后指导	1. 卧床目的及配合 2. 各类导管目的及注意点 3. 切口疼痛缓解方法 4. 床上、床下活动的目的、时间、方法 5. 各类造口、空肠/膀胱造瘘、人工肛门 6. 功能锻炼 上肢、下肢、全身				
出院康复指导	1. 用药指导及注意事项 2. 心理与疾病的关系 3. 饮食种类与注意事项 4. 预防疾病的自我保健 5. 出院后随访及注意事项				
其他					

注：入院教育要当班完成，出院指导在出院的前3天内完成。

目标检测

一、选择题

1. 首次入院护理病历评估的书写应在（　）内完成。

A. 6 小时　　B. 12 小时　　C. 18 小时

D. 24 小时　　E. 病情变化时随时记录

2. 若为实习生书写的护理病历，书写后规范的签名格式是（　）。

A. 实习生签名　B. 带教老师签名

C. 带教老师审阅并签名后实习生签名　D. 实习生签名后带教老师再签名

E. 谁签名都可以

3. 护理病历书写有误，确需改错时（　）。

A. 可以涂抹　B. 可以刀刮　C. 可以粘贴

D. 可以遮盖原来字迹　E. 应在错字上画双横线，并签名，注明时间

4. 因抢救急危重症者未能及时书写护理病历，需在抢救结束（　）。

A. 6 小时内据实补记　B. 6 小时后据实补记

C. 8 小时内据实补记　D. 8 小时后据实补记

E. 12 小时内据实补记

二、简答题

1. 如何理解护理病历要求“内容客观真实、全面完整 ”。

2. 健康教育的内容包括什么？

第十二章 健康评估实训指导

技能实训一 健康史的采集

【实训目的】

1. 掌握问诊的内容、方法和技巧，使收集的被评估者主观资料内容系统、完整且逻辑性强。

2. 充分认识问诊的重要性，通过问诊能够与被评估者初步建立良好的护患关系。

3. 通过整理问诊内容，逐步掌握护理诊断过程的思维方法，能够书写护理病历的病史部分。

【实训要求】

1. 认真观摩教师示教的内容和方法。

2. 5 名学生一组相互练习本次实训内容，掌握评估方法。

3. 实训结束后书写实训报告。

【实训内容】

护理人员对被评估者或相关人员进行有目的的系统询问，以获取被评估者的健康资料，了解其疾病发生、发展及变化过程，判断其目前存在哪些需要解决的健康问题，以及需要观察和预防的潜在健康问题。护理问诊流程见图 12－1。

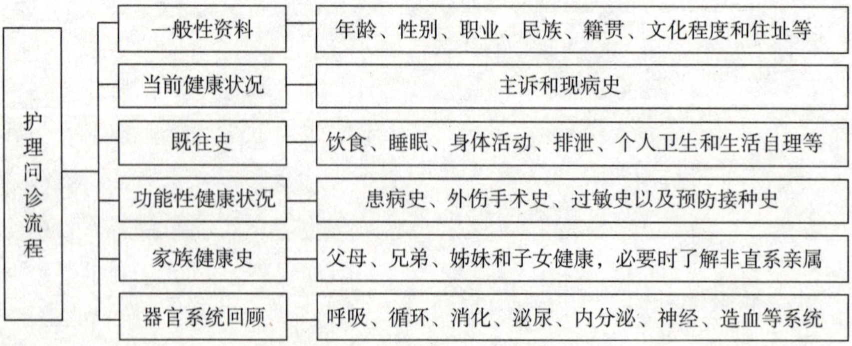

图 12－1 护理问诊流程图

1. 准备

（1）选择合适的时间和环境　在被评估者入院安排就绪后，选择不会受到干扰的环境进行。

（2）确定会谈对象　带教老师先到病房找好病例，根据被评估者的基本情况和病情确定会谈内容。

（3）确定会谈方法　为了达到会谈目的，确定会谈方式，做好相应资料准备。

2. 实施会谈

（1）进入会谈　包括自我介绍、询问入院感受及一般情况，逐步进入会谈。

（2）实质性会谈　按护理病史顺序逐步进行。

（3）结束会谈　复述部分会谈内容，以纠正沟通过程中理解的错误或口误所出现的错误。回答被评估者提出的问题，有礼貌地结束会谈。

3. 收集资料

（1）一般资料　包括姓名、性别、年龄、民族、婚姻、文化程度、职业、宗教信仰、医疗费用支付形式、通讯地址及电话、联系人及联系方式等，以及资料来源、可靠程度、会谈日期等。

（2）主诉　被评估者感觉不适、最主要的症状或体征及其性质和持续时间，即就诊或住院最主要的原因，包括 1 个或 2 ~ 3 个主要症状或体征及其性质，以及经过的时间。

（3）现病史　围绕主诉，详细询问被评估者自发病以来健康问题的发生、发展及应对全过程。

（4）既往史　包括既往健康状况、存在的健康问题、求医经验及对自身健康的态度。既往健康史应按症状、体征进行系统回顾，对传染病史、过敏史按时间顺序询问并记录。

【实训方法】

1. 教师示范　实训前由带教老师预先设计 1 ~ 2 个被评估者的基本资料，带教老师承担被评估者角色，通过情景模拟，使学生能全面、系统地收集被评估者的主观资料。对存在的问题和注意事项师生共同讨论，有问题随时纠正。

2. 现场实施　由带教老师带领，进入教学医院或社区卫生服务站，4 ~ 6 人一组，对被评估者进行独立问诊，采集资料。

3. 总结评价　按健康评估顺序和内容要求，整理问诊内容，按照正确格式书写实训报告，并按表 12 - 1 进行自我评价。

表 12-1 健康史采集实训效果自我评价表

实训要求	考评等级		
	基本达标	部分达标	尚未达标
记忆			
1. 问诊的目的	□	□	□
2. 问诊的内容	□	□	□
理解			
1. 问诊与病史采集的关系	□	□	□
2. 问诊的步骤、方法与技巧	□	□	□
3. 特殊情况问诊的方法与技巧	□	□	□
应用			
能从护理专业角度，独立进行系统的健康史采集	□	□	□

技能实训二　常见症状的评估

【实训目的】

1. 掌握常见症状发热、水肿、呼吸困难、咯血、发绀、心悸、便血、黄疸、意识障碍的评估要点。

2. 了解常见症状发热、水肿、呼吸困难、咯血、发绀、心悸、便血、黄疸、意识障碍的病因及其临床表现，并能对咯血与呕血、黑便与便血、昏迷与非昏迷进行判断。

3. 熟悉上述常见症状与相关护理诊断或合作性问题的联系。

【实训要求】

1. 认真分析案例。
2. 实训结束后书写实训报告。

【实训内容】

1. 案例一

被评估者，男，14 岁。因咳嗽、喘息 2 天，氨茶碱治疗无效收入院。查体：T 38.5℃，R 30 次/分，P 120 次/分，端坐体位，张口喘息，皮肤弹性差，大汗淋漓，唇发绀，两肺叩诊过清音，呼气明显延长，伴满肺哮鸣音，心律整齐，心音遥远，未闻及杂音，腹部无异常发现，下肢不肿。既往有类似发作两次，口服氨茶碱可缓解，未引起注意。此次发作后极度紧张；睡眠差，进食量少，大便未解，小便量小。医疗诊断为重症支气管哮喘。

分析思考：列出 5 个主要的护理诊断及其相关因素。

2. 案例二

被评估者，女，75 岁。慢性咳嗽 20 年，患高血压病 13 年。1 天来无明显诱因，突感左胸持续性疼痛伴气促，查体 BP 160/90mmHg，R 24 次/分，左胸呼吸音减低，未闻及干湿性啰音，心音遥远，心律齐。

分析思考：

（1）被评估者最主要的护理诊断及其相关因素是什么？

（2）被评估者其他的护理诊断及其相关因素（不少于 5 个）是什么？

3. 案例三

被评估者，男，34 岁。患支气管扩张，反复咳脓痰、咯血 5 年。今晨起突然咯血 500mL 左右，随之胸闷、气急、发绀、呼吸音减弱。

分析思考：

（1）被评估者最主要的护理诊断及其相关因素是什么？

（2）被评估者其他的护理诊断及其相关因素是什么？

4. 案例四

被评估者，何某，因大叶性肺炎住院。T 40.5℃，有时高低不一，日差在 1℃ ~ 2℃，持续 5 天不退，P 96 次/分，脉搏细弱，BP 90/60mmHg，R 25 次/分。查体：口腔黏膜干燥，左颊黏膜有一处 0.2cm × 0.2cm 溃疡面，基底潮红。

分析思考：

（1）被评估者的体温属于哪种的热型？

（2）被评估者最主要的护理诊断及其相关因素是什么？

（3）被评估者其他的护理诊断及其相关因素是什么？

5. 案例五

被评估者，男，35 岁。呕吐、腹胀 5 小时，明显腹痛。既往有消化性溃疡病史，上腹压痛，腹肌紧张，BP 90/70mmHg，P 108 次/分，血淀粉酶 250U/dL（Somogy 法），血钙 1.7mmol/L，初步诊断急性胰腺炎出血坏死型。

分析思考：

（1）被评估者的血压属于哪种类型？

（2）被评估者最主要的护理诊断及其相关因素是什么？

（3）被评估者其他的护理诊断及其相关因素是什么？

6. 案例六

被评估者，女，50 岁。尿频尿急、尿痛反复发作 20 余年，4 年前出现颜面水肿，周身乏力，夜尿增多。近 1 年，时有头晕，血压增高，间断服用降压药近 1 个月。近日水肿加重，伴腹水，并出现恶心呕吐，食欲差，周身皮肤瘙痒。医疗诊断：慢性肾盂肾炎（肾功能衰竭）。

分析思考：

（1）被评估者的水肿属于哪种程度？

（2）被评估者最主要的护理诊断及其相关因素是什么？

7. 案例七

被评估者，男，25 岁。1 小时前劳动过程中突然出现剧烈头痛，呕吐 3 次，均为胃内容物，继而意识不清，摔倒。在送往医院途中意识恢复，但仍觉头痛。无抽搐及二便失禁。既往健康，否认高血压和外伤手术史。身体评估：T 37℃，P 70 次/分，BP 135/90mmHg，呼吸平稳，神清能配合检查。右上眼睑轻度下垂，右眼球外展位，右侧瞳孔散大，直径 5mm，对光反射迟钝；左侧瞳孔直径 3mm，对光反射灵敏。四肢运动、感觉和反射均未见明显异常。颈项强直，克尼格征阳性。医疗诊断：蛛网膜下腔出血。

分析思考：

（1）被评估者目前有无意识障碍？生命体征如何？

（2）列出被评估者最主要的护理诊断及其相关因素。

【实训方法】

1. 案例分析。

2. 总结评估。依据常见症状的定义、临床表现及对被评估者的影响，整理各种症状的问诊要点与内容，提炼初步的护理诊断或合作性问题假设，列举相关因素或危险因素。按照正确格式书写实训报告，并按表 12－2 进行自我评价。

表 12－2　常见症状评估实训效果自我评价表

实训要求	考评等级		
	基本达标	部分达标	尚未达标
记忆			
1. 各种常见症状的定义	□	□	□
2. 各种常见症状的病因与临床表现	□	□	□
3. 各种常见症状的问诊要点与内容	□	□	□
理解			
1. 各种常见症状的发生机制	□	□	□
2. 各种常见症状各自类型临床表现的异同	□	□	□
3. 各种常见症状对被评估者的影响	□	□	□
4. 与症状相关的护理诊断或合作性问题	□	□	□
应用			
1. 基本掌握各种常见症状的问诊要点	□	□	□
2. 能够在收集和分析资料的基础上，确认被评估者有无该症状、症状的类型及严重程度，判断被评估者对其现存的或潜在的反应，提出初步的护理诊断，并列举相关因素	□	□	□

技能实训三　一般状态与头颈部检查

【实训目的】

1. 掌握一般状态及头颈部检查的主要内容和查体顺序。

2. 熟悉正确进行体温、脉搏、呼吸、血压生命体征检查，以及瞳孔测量、意识状况评估的方法。

3. 了解营养状态的判断标准、分级和特点。

【实训要求】

1. 认真观摩教师示教的内容及方法。

2. 4 名学生一组，相互练习本次实训内容，掌握评估方法。

3. 实训结束后书写实训报告。

【实训内容】

（一）生命体征测量

1. 体温 互测体温，测前注意消毒，将汞柱甩到35℃以下。测时腋下放置 5 分钟，取出后读数、记录。

2. 呼吸 通过视诊，观察胸、腹部的运动频率和节律情况，并记录。

3. 脉搏 一般常用桡动脉处触诊，记录 1 分钟脉搏的频率和节律情况。

4. 血压 常用袖带加压法进行测量：检查前 30 分钟内禁烟、禁咖啡，安静休息 5～10分钟；取右上肢，肘部置于心脏同一水平；气袖下缘距肘窝以上 2～3cm；闻肱动脉搏动声消失后再上升 20～30mmHg。

（二）一般状态

1. 发育 通过身高、体重、年龄与智力之间的关系判断为正常或不正常。

2. 营养 根据皮肤、毛发、皮下脂肪、肌肉发育情况综合判断为良好、中等或不良。简便的方法是测量体重和检查皮下脂肪的充实度。计算标准体重和体重质量指数（BMI），据前者进行肥胖、超重、正常、消瘦、明显消瘦和恶病质的判断；据后者进行消瘦、正常、超重和肥胖的判断。

3. 神志 清晰、嗜睡、意识模糊、谵妄、昏睡、昏迷的区分，Glasgow 昏迷评分量表的应用。

4. 体位 自动、被动、强迫。

5. 表情 正常、淡漠、烦躁不安、痛苦、忧郁。

6. 面容 急性面容、慢性面容、贫血面容、病危面容、二尖瓣面容、肝病面容、肾病面容、甲亢面容、黏液性水肿面容等。

7. 步态 正常、异常步态（蹒跚步态、醉酒步态、共济失调步态等）。

（三）皮肤

1. 色泽 发绀、苍白、潮红、黄疸、色素沉着。

2. 弹性 正常、减弱。检查时取手背或上臂内侧位，用食指与拇指将皮肤捏起，正常人于松手后皱襞立即平复，弹性减弱时皱襞平复缓慢，见于长期消耗性疾病或严重脱水者。

3. 温度 正常、增高、冰冷。

4. 湿度 正常、湿润、干燥。冷汗为手脚皮肤发凉而大汗淋漓，夜间睡后出汗为盗汗。

5. 皮下出血 根据直径大小和伴随情况分为瘀点、紫癜、瘀斑、血肿。

6. 蜘蛛痣 蜘蛛痣为皮肤小动脉末端分支性扩张所形成的血管痣，形似蜘蛛而得名。检查时用火柴杆或指尖压迫蜘蛛痣的中心（即中央小动脉干部），其辐射的小血管网即退色。常见于急、慢性肝炎或肝硬化。

7. 毛发分布 正常、增多、稀少。

8. 水肿 轻度（仅见于眼睑、眶下软组织、胫骨前、脚踝部皮下组织）、中度（全身组织均见明显水肿）、重度（全身组织严重水肿，身体低位皮肤紧张发亮，甚至有液体渗出）。

9. 皮疹 临床常见斑疹、玫瑰疹、丘疹、斑丘疹和荨麻疹等。

（四）浅表淋巴结

1. 检查顺序与部位 耳前、耳后、乳突区、枕骨下区、颌下区、颏下区、颈部（颈前、后三角）、锁骨上窝、腋窝、滑车上、腹股沟等。

2. 检查内容 肿大淋巴结的部位、大小、数目、硬度、红肿、压痛、移动度，有无瘢痕及瘘管等。

（五）头部

1. 头颅 头发（量、色泽）、形状（正常、方颅）、大小（正常、小颅、巨颅）、压痛、肿块、头皮。

2. 眼 眼眉（有无脱落）、睫毛（有否倒睫）、眼睑（下垂、水肿）、眼球（凸出或凹陷、运动自如或受限）、角膜（透明、云翳、白斑）、瞳孔［形状、大小、对光反应（包括直接反应和间接反应）］、调节反应、结合膜（充血、出血、砂眼滤泡）、巩膜（黄疸）。眼球随目标方向移动，一般按左→左上→左下→右→右上→右下 6 个方向的顺序进行，观察眼球运动是否受限。

3. 鼻 外形（正常、蛙鼻、鞍鼻）、鼻翼扇动、鼻中隔偏曲、鼻衄、分泌物、鼻旁窦压痛（上颌窦、额窦、筛窦）。

4. 耳 耳郭外形、耳前瘘管、分泌物、乳突压痛、听力（用捻指声或手表声测定，正常人约1m处即可听到手表声或捻指声，此为粗略测定）。

5. 口腔 气味、流涎。健康人口腔无特殊气味，糖尿病酮症酸中毒者可有烂苹果味，有机磷杀虫药中毒者有大蒜味。

6. 唇 色泽、溃疡、疱疹。

7. 口腔黏膜 色泽、溃疡、出血点、色素沉着、斑疹。

8. 牙齿 数目、色泽、形状、缺齿、义齿、龋齿、齿龈（出血、齿槽溢脓、色素沉着、铅线）等。

9. 舌 伸出位置（正中、偏斜）、震颤（有或无）、舌体（正常、肿大）、舌苔（颜色、厚薄）、舌乳头（萎缩或肿胀）。

10. 咽部 咽部有无充血、出血点、分泌物。

11. 扁桃体 颜色、分泌物、大小。扁桃体肿大分为Ⅰ度（不超过咽腭弓）、Ⅱ度（超过咽腭弓）、Ⅲ度（超过咽后壁中线）。

12. 腮腺 正常、肿大。

（六）颈部

观察外形、活动、包块、血管（颈静脉充盈、颈动脉搏动）、甲状腺、气管情况。

1. 静脉过度充盈 正常人坐位时颈静脉不明显，平卧时可稍见充盈，仅限于锁骨上缘至下颌角距离下2/3内。若处30°~45°半卧位，静脉充盈度超过正常水平，称颈静脉怒张。提示静脉压增高，常见于右心功能不全、心包积液、上腔静脉综合征等。

2. 动脉搏动 正常人颈动脉搏动微弱或看不见。颈动脉搏动增强见于主动脉瓣关闭不全、高血压等。

3. 甲状腺

（1）视诊 有无肿大、肿大程度（Ⅰ度：不能看出肿大但能触及；Ⅱ度：能看到肿大也能触及，但在胸锁乳突肌以内；Ⅲ度：超过胸锁乳突肌）、对称性。检查时，让被评估者做吞咽动作，可见肿大的甲状腺随吞咽动作上下移动，以此可与颈部肿块鉴别。

（2）触诊 可用双手或单手两种方法进行。

4. 气管 正常位于颈前正中位置。检查方法：

（1）被评估者取坐位或仰卧位。

（2）评估者食指和环指分别置于被评估者两侧胸锁关节上。

（3）以中指触摸气管，观察中指是否在食指与环指中间。

【实训方法】

1. 集体观看相应的教学视频资料，由教师对重点评估内容进行示教，然后每4~5个人一组进行相互评估，教师做巡回指导。

2. 总结评估。结束前教师进行总结，纠正存在的问题。结束后按护理病历书写格式和内容书写实训报告，并按表12-3进行自我评价。

表 12-3 一般状态及头颈部检查实训效果自我评价表

实训要求	考评等级		
	基本达标	部分达标	尚未达标
记忆			
1. 生命体征的检查内容	□	□	□
2. 影响发育的因素和判断发育正常的标准	□	□	□
3. 营养状态检查方法、临床分级和判断标准	□	□	□
4. 皮肤、头颅、眼、耳、鼻、口、颈部和气管检查的内容，以及异常检查结果的临床表现特点	□	□	□
理解			
1. 评估生命体征的重要意义	□	□	□
2. 病态发育与内分泌疾病的关系	□	□	□
3. 营养不良与肥胖的病因及临床意义	□	□	□
4. 皮肤、头颅、眼、耳、鼻、口、颈部和气管异常检查结果的临床意义	□	□	□
应用			
1. 能够熟练、规范进行生命体征的测量	□	□	□
2. 能够正确判断体形的类型，识别病态发育，并解释其临床意义	□	□	□
3. 能正确判断营养状态检查结果，并解释异常营养状态的临床意义	□	□	□
4. 能够正确区分皮肤、头颅、眼、耳、鼻、口、颈部和气管检查结果的正常和异常，合理解释异常体征的临床意义	□	□	□

技能实训四 胸部评估

【实训目的】

1. 掌握胸部的解剖和体表标志；骨骼标志、胸部分区及人工画线。

2. 掌握胸壁、肺、心脏视、触、叩、听的评估内容及方法。

3. 掌握心尖搏动及震颤的触诊方法、5 个瓣膜听诊区的位置及听诊顺序，正确识别正常第一、第二心音的特点。

4. 熟悉和正确区分胸部检查各种叩诊音及 3 种正常呼吸音的听诊部位与特点。

5. 了解心率、心律、心音、异常及常见杂音的听诊特点和临床意义。

【实训要求】

1. 认真观摩教师示教的内容及方法。

2. 3 名学生一组相互练习本次实训内容，掌握评估方法。

3. 实训结束后书写实训报告。

【实训内容】

1. 胸部体表标志 正确描述胸部评估发现，描述时最好采用先水平再垂直的记录方式，便于准确记录。

2. 肺部评估

（1）评估的注意事项 体位、环境、评估顺序、注意左右对比等。

（2）视诊 胸廓形态、呼吸运动、胸壁静脉。

（3）触诊 胸壁压痛、胸廓扩张度、语音震颤、胸膜摩擦感。

（4）叩诊 注意事项、肺部叩诊（肺部叩诊音、肺界叩诊）。

（5）听诊 注意事项、听诊方法、听诊内容及顺序。

3. 心脏评估

（1）视诊 注意事项、评估内容（心前区有无隆起，心尖搏动位置、范围、强度）。

（2）触诊 触诊的手法、内容（心尖搏动、震颤、心包摩擦感）。

（3）叩诊 注意事项、评估方法（心界的叩诊方法和测量记录）。

（4）听诊 注意事项（环境、体位、胸件选择、听诊顺序等）、听诊内容（心率、心律、心音、杂音、心包摩擦音）。

（5）血管评估 颈动脉异常搏动、颈静脉充盈、肝颈静脉回流征、毛细血管搏动征、动脉枪击音和杜氏双重杂音等。

【实训方法】

1. 示范教学 集体观看相应的教学视频资料，教师对重点评估内容和手法进行示教，然后每3人一组（一人为评估者，一人为被评估者，一人为质控员），3人交替练习，相互进行评估，其间教师做巡回指导。

2. 反向示教 实训结束前随机抽取1~2名学生进行反示教，同学和教师共同对出现的问题进行点评和纠正。

3. 总结评估 教师对实训总体情况做总结，纠正存在问题。结束后按护理病历书写格式和内容如实书写实训报告，并按表12-4进行自我评价。

表12-4 胸部评估实训效果自我评价表

实训要求	考评等级		
	基本达标	部分达标	尚未达标
记忆			
1. 胸部骨骼标志、解剖区域和人工画线、乳房的检查内容和方法	□	□	□
2. 胸、肺、心脏部视、触、叩、听诊的内容与方法	□	□	□
3. 正常与异常胸壁、肺、心脏部视、触、叩、听诊结果临床表现特点	□	□	□

续表

实训要求	考评等级		
	基本达标	部分达标	尚未达标
理解			
1. 乳房检查异常的临床意义	☐	☐	☐
2. 肺部叩诊音异常的临床意义	☐	☐	☐
3. 胸膜摩擦音，以及干、湿性啰音的临床意义	☐	☐	☐
4. 心前区震颤、心包摩擦感产生机制、触诊特点及临床意义	☐	☐	☐
5. 心浊音界异常改变的临床意义	☐	☐	☐
6. 第一、二心音形成机制和临床意义，以及心律失常的临床意义	☐	☐	☐
应用			
1. 熟练地将胸部体表标志用于标记正常胸部脏器的位置和轮廓	☐	☐	☐
2. 能正确区分胸壁、胸廓和乳房检查结果的正常和异常，解释异常体征的临床意义	☐	☐	☐
3. 能正确区分肺部视、触、叩、听诊结果的正常和异常，解释异常体征的临床意义	☐	☐	☐
4. 能正确区分心脏视、触、叩、听诊结果的正常和异常，解释异常体征的临床意义	☐	☐	☐

技能实训五　腹部评估

【实训目的】

1. 掌握腹部视、触、叩、听诊操作方法和内容，重点掌握腹部主要脏器（肝、脾）的触诊操作方法。

2. 熟悉腹部体表标志和分区（四分法、九分法）及其与内脏器官的对应关系。

3. 掌握移动性浊音的叩诊和肠鸣音的听诊方法。

【实训要求】

1. 认真观摩教师示教的内容及方法。

2. 3 名学生一组相互练习本次实训内容，掌握评估方法。

3. 实训结束后书写实训报告。

【实训内容】

（一）正常人腹部评估

1. 腹部分区法

（1）四区分法　通过脐的水平线与垂直线将腹部分为左上腹、左下腹、右上腹、右下腹。

（2）九区分法　通过两条水平线（两侧肋弓下缘连线和两侧髂前上棘连线）与两条垂直线（左右髂前上棘至腹中线连线的中点为两条垂直线），四线相交将腹部划分为九区。

2. 腹部检查

（1）视诊　腹部外形、呼吸运动、腹壁静脉等。

（2）触诊　原则是先浅后深、先健后患。如无明确病痛部位，一般先从左下腹开始逆时针方向，由下而上、先左后右进行触诊全腹（四个象限）；同样遵循先浅部，而后以同样顺序进行深部触诊。触诊内容：①腹部触诊，重点为肝、脾触诊及测量方法。②正常人腹部可触到的脏器。③测量腹围。

（3）叩诊　①肝上界、肝下界、肝上下径。②胃泡鼓音界（Traube 区）。

（4）听诊　肠鸣音和振水音。

（二）病理腹部检查

1. 视诊

（1）蛙状腹、舟状腹，腹围测量。

（2）腹部皮肤：妊娠纹和腹壁静脉怒张、静脉血流方向等。

（3）腹式呼吸：增强或减弱。

（4）胃（肠）型及蠕动波。

2. 触诊

（1）腹壁紧张度、压痛、反跳痛。

（2）肝、脾触诊，测量方法。

（3）液波震颤检查法。

（4）腹部肿块。

3. 叩诊　移动性浊音。

4. 听诊　肠鸣音亢进、振水音、血管音。

【实训方法】

1. 示范教学　集体观看相应的教学视频资料，教师对重点评估内容和手法进行示教，然后每 3 人一组，交替练习，相互评估，其间教师做巡回指导。

2. 反向示教　实训结束前随机抽取 1 ~2 名学生进行反示教，同学和教师共同对出现的问题进行点评和纠正。

3. 总结评估　教师对实训总体情况进行总结，纠正存在问题。结束后按护理病历书写的格式和内容如实书写实训报告，并按表 12 –5 进行自我评价。

表 12－5　腹部评估实训效果自我评价表

实训要求	考评等级		
	基本达标	部分达标	尚未达标
记忆			
1. 腹部体表标志与分区	□	□	□
2. 腹部视、触、叩、听诊内容	□	□	□
3. 正常腹部视、触、叩、听诊的表现	□	□	□
4. 异常腹部视、触、叩、听诊结果的临床表现特点	□	□	□
理解			
1. 腹部各区域腹腔脏器的对应关系	□	□	□
2. 腹壁曲张静脉血流方向确定的方法和临床意义	□	□	□
3. 肠鸣音改变和振水音阳性的临床意义	□	□	□
4. 肝区、肾区叩击痛和移动性浊音阳性的临床意义	□	□	□
5. 腹壁紧张度改变、压痛与反跳痛的临床意义	□	□	□
6. 脾大的分度和临床意义	□	□	□
应用			
1. 能熟练运用腹部体表标志与分区标记脏器及病变的位置	□	□	□
2. 能熟练、规范地进行腹部视、触、叩、听诊	□	□	□
3. 能正确区分腹部视、触、叩、听诊结果的正常和异常，解释异常体征的临床意义	□	□	□

技能实训六　脊柱、四肢和神经反射评估

【实训目的】

1. 掌握脊柱、四肢和神经反射（主要是病理反射和脑膜刺激征）的检查方法。
2. 熟悉脊柱、四肢和神经反射检查的内容和注意事项。
3. 了解脊柱、四肢常见体征和神经反射（主要是病理反射和脑膜刺激征）的临床意义。

【实训要求】

1. 认真观摩教师示教的内容和方法。
2. 3 名学生一组，相互练习本次实训内容，掌握评估方法。
3. 实训结束后书写实训报告。

【实训内容】

（一）脊柱、四肢检查

1. 脊柱弯曲度 从被评估者背后观察躯干是否对称，注意脊柱有无异常弯曲和畸形（前凸、后凸、侧凸）。检查时用手指沿脊椎棘突，以适当压力（不使其感到疼痛），自上而下划过，划后皮肤上出现一条红线，以此观察脊柱有无侧弯。

2. 脊椎压痛与叩击痛

（1）脊椎压痛 用右手拇指自上而下逐个按压脊椎棘突，观察有无压痛。脊椎出现压痛提示病变所在。

（2）脊椎叩击痛 ①间接叩击法：被评估者取端坐位，评估者左手掌面放在其头顶，右手半握拳，以小鱼际肌部叩击左手，观察其有无叩痛。②直接叩击法：以叩诊锤或手指直接叩击各个脊椎棘突。

3. 脊柱活动度 嘱被评估者做前屈、后伸、侧弯、旋转等动作，以观察脊柱的活动情况，注意是否有活动受限现象。临床意义：脊柱颈椎、腰椎段活动受限可见于软组织损伤。

4. 四肢检查 注意有无关节畸形或肿胀、肢体瘫痪、肌肉萎缩、手指震颤、杵状指、反甲、水肿等。拉塞格（Lasegue）征阳性（即直腿抬高试验），可见于坐骨神经痛、腰椎间盘突出症或腰骶神经根炎等。

（二）神经反射

1. 浅反射

（1）角膜反射 嘱被评估者眼球向内上方注视，评估者用细棉签从眼球外侧迅速触及角膜边缘，避免触及睫毛，正常情况被触眼睑立即闭合，称直接角膜反射。如果刺激一侧角膜，对侧也出现眼睑闭合反应称间接角膜反射。

（2）腹壁反射 用钝棉签在被评估者腹部两侧肋缘下、脐水平、腹股沟上自外向内划，正常可看到被划处的腹肌向内快速收缩，即腹壁反射。

（3）提睾反射 用竹签轻划男性大腿内侧上部，同侧的提睾肌收缩使睾丸上提，即为提睾反射。

2. 深反射

（1）肱二头肌反射 被评估者前臂屈曲，评估者以左手拇指置于其肱二头肌肌腱上，右手持叩诊锤叩击评估者左拇指，可见肱二头肌收缩，前臂出现快速屈曲运动。

（2）肱三头肌反射 被评估者外展上臂，半屈肘关节，评估者用左手托住其上臂，右手用叩诊锤直接叩击其鹰嘴上方的肱三头肌，可见肱三头肌收缩，引起前臂呈伸展运动。

（3）桡骨膜反射 评估者以左手托住被评估者腕部，并使腕关节自然下垂，随即以叩诊锤叩击桡骨茎突，可见肱桡肌收缩，发生屈肘和前臂旋前动作。

（4）膝反射 采取坐位或卧位。坐位时，小腿完全松弛下垂或与大腿呈直角；卧位时，评估者用左手托起被评估者的膝关节约120°，右手持叩诊锤叩击膝盖髌骨下方股四头肌肌腱，可见小腿伸展动作。

（5）跟腱反射　被评估者取仰卧位，下肢外旋，外展位，评估者用左手将其足部背屈呈直角，以叩诊锤叩击跟腱，反应为腓肠肌收缩，足向跖面屈曲。

3. 病理反射

（1）巴彬斯基（Babinski）征　检查方法同跖反射。

（2）奥本汉姆（Oppenhiem）征　评估者用拇指和食指沿被评估者胫骨前缘两侧用力由上往下滑，阳性表现同Babinski征。

（3）戈尔登（Gordon）征　评估者用手以适当的力量捏压腓肠肌，阳性表现同Babinski征。

（4）霍夫曼（Hoffmann）征　评估者左手握住被评估者腕关节上方，右手中指和食指夹住被评估者的中指，向手背方向提拉，用拇指迅速向下弹刮其中指的指甲，引起其余四指轻度掌屈反应为阳性。

4. 脑膜刺激征

（1）颈项强直　被评估者去枕仰卧，评估者用手托住其枕部，并将其颈部向胸前抬起做屈颈动作，如感抵抗力增强即阳性。

（2）克尼格（Kernig）征　被评估者取仰卧位，评估者托起一侧大腿，使髋、膝关节均呈直角，再用力抬高小腿。膝关节伸直达不到135°时，出现抵抗且引起疼痛或屈肌痉挛即为阳性。

（3）布鲁辛斯基（Brudzinski）征　被评估者取仰卧位，下肢伸直，评估者左手托扶其枕部，右手置于胸前，然后被动向前屈颈。双膝关节与髋关节同时有反射性屈曲动作即为阳性。

【实训方法】

1. 示范教学　集体观看相应的教学视频资料，再由教师对重点评估内容及手法进行示教，然后每3人为一组，3人交替练习，相互进行评估，其间教师做巡回指导。

2. 反向示教　实训结束前随机抽取1~2位学生进行反示教，同学和教师共同对出现的问题进行点评和纠正。

3. 总结评估　教师对实训总体情况进行总结，纠正存在问题。结束后按护理病历书写的格式和内容如实书写实训报告，并按表12-6进行自我评价。

表12-6　脊柱、四肢和神经反射评估实训效果自我评价表

实训要求	考评等级		
	基本达标	部分达标	尚未达标
记忆			
1. 正常脊柱弯曲度和活动度的检查方法与内容	□	□	□
2. 四肢及其关节型态和运动检查的方法与内容	□	□	□

续表

实训要求	考评等级		
	基本达标	部分达标	尚未达标
3. 深浅反射的检查方法，正常与异常检查结果的表现	□	□	□
4. 病理反射和脑膜刺激征检查项目、方法，正常与异常检查结果的表现	□	□	□
理解			
1. 脊柱压痛、叩击痛及其活动受限的临床意义	□	□	□
2. 各种深浅反射阳性的临床意义	□	□	□
3. 各种病理反射阳性的临床意义	□	□	□
4. 各种脑膜刺激征阳性的临床意义	□	□	□
应用			
1. 熟练、规范地进行脊柱、四肢及其关节检查	□	□	□
2. 能正确判断脊柱、四肢及其关节检查结果的正常和异常，解释异常体征的临床意义	□	□	□
3. 熟练、规范地进行神经反射和脑膜刺激征检查	□	□	□
4. 能正确判断神经反射和脑膜刺激征检查结果的正常和异常，解释异常体征的临床意义	□	□	□

技能实训七　心理、社会评估

【实训目的】

1. 掌握心理、社会评估的内容和方法。
2. 掌握心理评估各种量表的使用。
3. 熟悉心理评估的注意事项和社会评估的目的。
4. 了解社会评估的注意事项。

【实训要求】

1. 认真观摩教师示教的内容和方法，或观看相关视频资料。

2. 4~6 名学生为一组，练习本次实训内容，各组选出 2 名学生模拟评估全过程进行反向示教，系统掌握本部分的评估方法。

3. 实训结束后书写实训报告。

【实训内容】

（一）心理、社会评估常用方法

1. 观察法　观察法是通过直接观察和记录被评估者的外显行为、精神状态、面部表情、衣着等获得心理等方面健康资料的方法，包括自然观察法和控制观察法。护理评估以自然观察法为宜。

2. 会谈法 会谈法是最常用的基本方法，包括自由式会谈和结构式会谈。

3. 心理测量学方法 该方法是心理评估常用的标准化手段之一，得到的结果比较客观和科学。

（二）评估注意事项

1. 心理、社会评估与身体评估同样重要，不可偏颇。

2. 评估过程中着重被评估者目前的心理、社会状况，并与身体评估紧密结合。

3. 评估者需尽可能理解并准确评估被评估者的行为，不可将自己的态度、偏见、观念带到评估中，以免影响评估结果。

（三）患者基本资料评估表（表 12－7）

表 12－7 患者基本资料评估表

1. 年龄：________岁
2. 性别：男□ 女□
3. 婚姻状况：已婚□ 未婚□ 离婚□ 分居□ 丧偶□ 再婚□ 其他□
4. 教育程度：文盲□ 小学□ 初中□ 高中/中专□ 大专□ 本科□ 硕士□ 博士□
5. 职业：教育□ 公务员□ 工人□ 家务□ 商人□ 医务人员□ 其他________（请注明）
6. 收入：________元/月
7. 医疗费支付方式：公费□ 部分公费□ 自费□ 其他________（请注明）
8. 近两年所花费医疗费用：________元/年
9. 您家里有多少家庭成员：________________________（请写出您的具体家庭成员）
10. 如果你遇到问题，在家里谁对您的帮助最大（在认定的角色前打√）

□祖父母 □祖父 □祖母 □父母 □父亲 □母亲

□配偶 □子女 □兄弟姐妹 □亲戚 □其他________（请具体列出）

11. 如果您遇到问题，您的单位或朋友能给您帮助吗？

□单位能 □朋友能 □单位不能 □朋友不能

以上条目是想要得到有关您病情的一些信息，请结合最近您的状况给予回答！

（四）家庭评估

1. 家庭功能能量表 见表 12－8。

表 12－8 Smilkstein 的家庭功能量表

	经常	有时	很少
1. 当我遇到问题时，可以从家人得到满意的帮助 补充说明：________________________	□	□	□
2. 我很满意家人与我讨论各种事情及分担问题的方式 补充说明：________________________	□	□	□

续表

	经常	有时	很少
3. 当我希望从事新的活动或发展时，家人都能接受且给予支持 补充说明：________________	□	□	□
4. 我很满意家人对我表达感情的方式及对我情绪（如愤怒、悲伤、爱）的反应 补充说明：________________	□	□	□
5. 我很满意家人与我共度时光的方式 补充说明：________________	□	□	□

注：经常这样为3分，有时这样为2分，几乎很少这样为1分。得分越高，说明家庭功能越健全。

2. 家庭支持量表　见表12－9。

表12－9　Procidana与Heller的家庭支持量表

	是	否
1. 我的家人给予我所需要的精神支持	□	□
2. 遇到棘手的事时，我的家人帮我出主意	□	□
3. 我的家人愿意倾听我的想法	□	□
4. 我的家人给予我情感支持	□	□
5. 我和我的家人能开诚布公地交谈	□	□
6. 我的家人分享我的爱好与兴趣	□	□
7. 我的家人能时时察觉我的需求	□	□
8. 我的家人善于帮助我解决问题	□	□
9. 我和我的家人感情深厚	□	□

注：选择“是”为1分，选择“否”为0分，得分越高，家庭支持度越高。

（五）负性情绪评估

1. 抑郁自评量表（SDS）　这是一个含有20个项目、分为4级评分的自评量表。其特点是使用简便，能相当直观地反映抑郁患者的主观感受（表12－10）。

（1）项目、定义和评分标准　SDS采用4级评分，主要评定症状出现的频度。4级的记分标准为偶尔1分，有时2分，经常3分，持续4分。

表12－10　抑郁自评量表

评估内容	偶尔	有时	经常	持续	评估者评定
1. 我觉得闷闷不乐，情绪低沉	□	□	□	□	1□
2. 我觉得一天之中早晨最好	□	□	□	□	2□
3. 我一阵阵哭出来或觉得想哭	□	□	□	□	3□
4. 我晚上睡眠不好	□	□	□	□	4□
5. 我吃得跟平常一样多	□	□	□	□	5□

续表

评估内容	偶尔	有时	经常	持续	评估者评定
6. 我与异性密切接触时和以往一样感到愉快	□	□	□	□	6□
7. 我发觉我的体重在下降	□	□	□	□	7□
8. 我有便秘的苦恼	□	□	□	□	8□
9. 我的心跳比平时快	□	□	□	□	9□
10. 我无缘无故地感到疲乏	□	□	□	□	10□
11. 我的头脑跟平常一样清楚	□	□	□	□	11□
12. 我觉得经常做的事情并没有困难	□	□	□	□	12□
13. 我觉得不安而平静不下来	□	□	□	□	13□
14. 我对将来抱有希望	□	□	□	□	14□
15. 我比平常容易生气激动	□	□	□	□	15□
16. 我觉得做出决定是容易的	□	□	□	□	16□
17. 我觉得自己是个有用的人，有人需要我	□	□	□	□	17□
18. 我的生活过得很有意思	□	□	□	□	18□
19. 我认为如果我死了别人会生活得好些	□	□	□	□	19□
20. 平常感兴趣的事我仍然照样感兴趣	□	□	□	□	20□

（2）适用对象　SDS 主要适用于具有抑郁症状的成年人。除了对有严重阻滞症状者评定起来有困难外，一般来讲，无论门诊患者还是住院患者都是可以接受的。

（3）评定方法与注意事项

1）评定方法：此为精神科的一种自评表，在自评者评定之前，一定要让其将整个量表的填写方法和每个问题的含义都弄明白，然后做出独立的、不受任何人影响的自我评定。评定时须根据最近一星期的实际情况，在适当的方格打勾（√）。

如果自评者的文化程度太低，无法理解或看懂 SDS 的内容，可由护理人员念给他听。逐条念，让其独立地自己做出评定，1 次评定通常可在 7 分钟内完成。

2）注意事项

①评定的时间范围，应强调是“现在”或“最近一星期”。这一时间范围应十分明确地告诉自评者。

②评定结束时，护理人员应仔细查看自评结果。除特殊情况外，应提醒自评者不要漏评某一项目，也不要在相同项目中打两个勾（√），即不要重复评定。

③SDS 应在开始治疗（或开始研究）前让自评者评定 1 次，然后至少在治疗后（或研究结束时）再让评定 1 次，以便通过 SDS 总分变化分析其症状变化情况。治疗期间的评定时间可由研究者自行安排。

（4）结果分析　SDS 的分析主要是统计总分，但需经过 1 次转换，将粗分转化成标准分。自评结束后，将 20 个项目中的各项得分相加，即得到粗分。粗分乘以 1. 25，取整数部分，得到标准分。分值越高，症状越严重。

2. 焦虑自评量表（SAS）　焦虑自评量表是一个含有 20 个项目，分为 4 级评分的自评量表，用于评价焦虑患者的主观感受。

(1) 项目、定义和评分标准 SAS 采用 4 级评分，主要评定项目所定义的症状出现的频度。评分标准："1" 偶尔；"2" 有时；"3" 经常；"4" 持续（其中 "1" "2" "3" "4" 均指计分数），见表 12－11。

表 12－11 焦虑自评量表

评估内容	偶尔	有时	经常	持续	评估者评定
1. 我觉得比平常容易紧张和着急	□	□	□	□	□
2. 我无缘无故地感到害怕	□	□	□	□	□
3. 我容易心里烦乱或觉得惊恐	□	□	□	□	□
4. 我觉得我可能将要发疯	□	□	□	□	□
5. 我觉得一切都很好，也不会发生什么不幸	□	□	□	□	□
6. 我手脚发抖打战	□	□	□	□	□
7. 我因为头痛、头颈痛和背痛而苦恼	□	□	□	□	□
8. 我觉得很容易衰弱和疲乏	□	□	□	□	□
9. 我觉得心平气和，并且容易安静坐着	□	□	□	□	□
10. 我觉得心跳得很快	□	□	□	□	□
11. 我因为一阵阵头晕而苦恼	□	□	□	□	□
12. 我有晕倒发作或觉得要晕倒似的	□	□	□	□	□
13. 我呼气、吸气都感到很容易	□	□	□	□	□
14. 我手脚麻木和刺痛	□	□	□	□	□
15. 我因为胃痛和消化不良而苦恼	□	□	□	□	□
16. 我常常要小便	□	□	□	□	□
17. 我的手常常是干燥温暖的	□	□	□	□	□
18. 我脸红发热	□	□	□	□	□
19. 我容易入睡并且一夜睡得很好	□	□	□	□	□
20. 我做噩梦	□	□	□	□	□

(2) 适用对象 SAS 适用于具有焦虑症状的成年人。它与 SDS（抑郁自评量表）一样，具有较广泛的适用性。

(3) 评定方法与注意事项 详见 SDS 关于评定方法与注意事项的说明。

(4) SAS 的主要统计指标 为总分制，自评者评定结束后，将 20 个项目的各项得分相加即得粗分，乘以 1.25 后取整数部分，得到标准分；也可以查"粗分标准分换算表"进行转换。标准分越高，症状越严重。

SAS 的 20 个项目中，第 5 条、第 9 条、第 13 条、第 17 条和第 19 条，这 5 个项目的计分必须反向计算。如果依据前面一般规定，这里应计为"1"。但它属于反向计算的项目，则必须为"4"。

（六）价值观与健康保健观评估

1. 影响人们对健康问题的认识。

2. 影响人们对解决问题缓急的决策。

3. 影响人们对治疗手段的选择：如东南亚和中国人信仰中医药，吉卜赛、印第安人喜欢草药。

4. 影响人们对医疗保密措施的选择。

5. 影响人们对疾病与治疗的态度。

6. 价值观评估。价值观处于塔的最底层，存在于潜意识中，不直观也难于言表，目前尚无现成的评估工具，主要通过会谈获取价值观。

（七）信念与信仰的评估

1. 信仰和信念的概念 信仰是指人们对某种事物、思想和主义的极度尊崇，并将其作为自己的精神寄托和行为准则。信念是人们自己认为可以确信的看法，是信仰形成过程的最终和最高阶段，是对世间万物的感知与见解。

2. 信仰与健康关系

（1）影响人们对健康、疾病定义的理解。

（2）信仰与人的精神健康关系最为密切，当前世界上存在三大宗教——佛教、基督教和伊斯兰教。

（3）信仰、态度受其文化模式影响。

【实训方法】

1. 示范教学 集体观看相应的教学片，由教师对重点评估内容及方法进行示教，然后每4～6人为一组进行练习，相互进行评估，其间教师做巡回指导。

2. 反向示教 实训结束前各组抽取1～2名学生模拟评估全过程进行反示教，同学和教师共同对出现的问题进行点评和纠正。

3. 总结评估 教师对实训总体情况做总结，纠正存在问题。结束后按护理病历书写的格式和内容如实书写实训报告，并按表12－12进行自我评价。

表12－12 心理、社会评估实训效果自我评价表

实训要求	考评等级		
	基本达标	部分达标	尚未达标
记忆			
1. 感知觉、情绪与情感、自我概念评估方法和内容	□	□	□
2. 自我概念紊乱的表现	□	□	□
3. 被评估者角色适应不良的类型及影响被评估者角色适应的因素	□	□	□
4. 文化、家庭、环境评估方法与内容	□	□	□

续表

实训要求	考评等级		
	基本达标	部分达标	尚未达标
理解			
1. 智能障碍类型及认知障碍相关的护理诊断	□	□	□
2. 常见异常情绪及情绪、情感相关的护理诊断	□	□	□
3. 自我紊乱的高危人群及相关的护理诊断	□	□	□
4. 被评估者角色体征	□	□	□
5. 文化、家庭、环境评估在健康评估中的重要性	□	□	□
6. 与角色适应不良、文化、家庭、环境相关的护理诊断	□	□	□
应用			
1. 能综合应用会谈、观察、医学检测、评定量表测评的方法对个体认知功能、情绪与情感、自我概念进行评估，正确评价并确认其中的问题，提出相关的护理诊断	□	□	□
2. 能综合应用会谈、观察、量表测评的方法对个体角色、文化核心要素、家庭及个体环境中的危险因素进行评估，正确评价并确认其中的问题，提出相关的护理诊断假设	□	□	□

技能实训八　心电图机操作

【实训目的】

1. 掌握心电图机的一般操作方法，以及常用心电图导联连接方法。
2. 了解心电图机在特殊情况下的操作。

【实训要求】

1. 认真观摩教师示教的内容和方法。
2. 每5~8人一组，在带教老师指导下做心电图描记。
3. 实训结束后书写实训报告。

【实训内容】

（一）实训准备

1. 准备心电图检查床和电源。
2. 单导联心电图机4~6台，心电图纸若干，并备酒精或热水棉球。
3. 备心电图报告单，每名学生1份。

（二）心电图描记方法

1. 了解被评估者是否曾经做过心电图，如果是首次做心电图应给予解释和说明，并静卧数分钟，消除紧张情绪。

2. 嘱被评估者去除身上的金属饰品、电子表，以防电波干扰；平卧于检查床上，裸露安放电极部位，注意遮挡和保暖，避免肌肉震颤产生干扰。如在铁床上做心电图，应注意绝缘，可垫放橡皮和塑料布。

3. 拭去放置电极部位皮肤上的汗渍和污垢，用酒精或蘸水棉球涂擦后将电极固定于皮肤上。

4. 安放电极，接好导联线，左手黄线，右手红线，左足绿线，右足黑线，胸前白线。

5. 心电图机接通交流电源，打开电源开关。将心电图纸置于心电图机，将导联变换器转至“零”位，预热 1～2 分钟，打开输入开关。

6. 定标准电压，即加 1 毫伏特电压可使记录笔上移 10mm 为准。如不够 10mm 或多于 10mm，可使用灵敏度调节（增益）旋钮调节。

7. 关上输入开关，将导联变换器转至 I 处；然后打开输入开关，此时可见记录笔随心动而摆动。根据需要开记录开关，记录若干心动周期的波群，一般记录 3～5 个心动周期波群即可。关上记录开关，即记录了 I 导联心电图。之后按照同样方法，调拨导联选择开关，依次记录Ⅱ、Ⅲ、aVR、aVL、aVF、V_1、V_2、V_3、V_4、V_5、V_6 等导联。

8. 出现基线不稳定或呼叫干扰时，查看被评估者呼吸情况，电极接触是否良好，有无交流电干扰等，明确原因后给予纠正。

9. 描记心电图完毕后关闭电源，取下电极，擦干净电极放置的体表，帮助被评估者离床。

10. 在描记心电图纸上标注被评估者的姓名、性别、年龄、描记时间和各导联符号。

【实训方法】

1. 示范教学 带教老师边讲边示教心电图机的各部分仪器，以及心电图操作方法（包括心电图各导联的联接方式）。

2. 反向示教 每 5～8 人一组，每位同学都进行心电图机操作训练。实训结束前随机抽取 1～2 名学生进行反示教，同学和教师共同对出现的问题进行点评和纠正。

3. 总结评估 教师对实训总体情况进行总结，纠正存在问题。结束后将本次实训结果如实书写实训报告，并按表 12－13 进行自我评价。

表 12－13　心电图机操作实训效果自我评价表

实训要求	考评等级		
	基本达标	部分达标	尚未达标
记忆			
1. 肢体导联和心前区导联点击的位置	□	□	□
2. 心电图各波段的命名	□	□	□
理解			
1. 心电图产生的原理	□	□	□
2. 心电图各波段的形成	□	□	□
应用			
1. 能熟练、规范地进行心电图机操作	□	□	□
2. 能正确辨认心电图各波段，知道其命名	□	□	□

技能实训九　心电图分析

【实训目的】

1. 掌握正常心电图各波的特点、测量方法及正常值。
2. 掌握常见异常心电图的特征。
3. 了解分析心电图的程序和方法。

【实训要求】

1. 认真观摩教师示教的内容和方法。
2. 每 3～5 人一组，在带教老师指导下做心电图描记和分析。
3. 实训结束后书写实训报告（心电图正式报告）。

【实训内容】

1. 复习心电图的基本知识。
2. 心电图测量方法及正常值
（1）心率测量法。
（2）电压高低（振幅）的测量（等电位线、心电图各波测量法）。
（3）时间长短的测量（各波、波段）。
3. 分析程序
（1）检视：导联有无错误、电压是否定准。
（2）心律：窦性心律和异位心律。

4. 异常心电图分析

（1）左心房、右心房、左心室、右心室增大的心电图特征。

（2）心肌缺血：典型心肌梗死的心电图特征及定位诊断。

（3）常见心律失常：窦性心律失常、过早搏动、阵发性心动过速、心房扑动、颤动、房室传导阻滞。

【实训方法】

1. 示范教学 带教老师边讲边示教心电图基本知识、分析程序、测量方法；示教正常和异常心电图幻灯片。

2. 学生自我练习 每3～5人一组，每位同学根据分析程序自行分析1份下发的正常心电图图片，并记录其结果，写出心电图描记和分析报告，其间教师做巡回指导。同学和教师共同对出现的问题进行探讨和纠正。

3. 总结评估 教师对实训总体情况做总结，归纳存在的主要问题。结束后将本次实训结果如实书写实训报告，并按表12－14进行自我评价。

表12－14 心电图分析实训效果自我评价表

实训要求	考评等级		
	基本达标	部分达标	尚未达标
记忆			
1. 心电图各波段的正常值	□	□	□
2. （心房、心室）肥大、心肌缺血、心律失常、心电图特征	□	□	□
3. 心肌梗死3种基本图形	□	□	□
4. 钾、钙紊乱及洋地黄中毒的心电图特征	□	□	□
理解			
1. 心电图的分析方法与步骤	□	□	□
2. 正确解释心电图各波段的特点	□	□	□
3. 急性冠状动脉供血不足的类型	□	□	□
4. 心肌梗死的图形演变和诊断	□	□	□
5. 各类心律失常的临床意义	□	□	□
6. 血钾异常的心电图图形的变化	□	□	□
应用			
1. 能熟练、规范地进行心电图描记	□	□	□
2. 能对心室肥大、心肌缺血、心律失常做出初步诊断	□	□	□
3. 能对心肌梗死的3种图形进行分析，作出初步的心肌梗死分期与定位诊断	□	□	□
4. 能对血钾、血钙、洋地黄中毒、奎尼丁剂量变化的心电图进行分析，做出初步诊断	□	□	□

技能实训十　影像学检查方法及其护理

【实训目的】

1. 掌握X线检查的准备与处理原则，能指导和协助被评估者做好X线检查前的准备。

2. 掌握X线检查术前护理健康宣教、术中配合。

3. 了解各系统常见病的基本放射学表现。

【实训要求】

1. 认真观摩教师示教的内容和方法。

2. 每4～6人一组，在带教老师指导下初步学习阅读X片。

3. 实训结束后书写实训报告。

【实训内容】

（一）X线检查方法

1. 透视　指出透视在呼吸系统X线诊断中的重要性，以及在胃肠造影检查中的配合作用。

2. 平片　后前位和侧位的应用价值。肺部基本病变：渗出、增殖、纤维化、钙化、空洞、肿块和积液等。

3. 造影检查　支气管造影适应证和方法、胃肠造影检查的适应证和方法、胆囊造影检查适应证和方法、静脉肾盂造影检查。

4. CT（计算机体层摄像）　检查、MRI磁共振成像检查在内科疾病诊断中的应用。

（二）X线检查前准备

1. 向被评估者说明做X线检查的目的，并就有关方法和要求进行解释，使其放松身心并配合检查。

2. 指导透视检查。除去检查部位一切外物，如发夹、金属饰物、膏药、敷料等，并脱去厚层衣服，指导被评估者充分裸露检查部位，并指导练习屏气1～2次。胸部摄片时要屏气；胃肠摄片者，要清除肠道气体和粪便。

3. 造影检查前了解被评估者的病史、碘过敏史（过敏者不宜造影），并备齐各类急救用物和药物。

（1）给接受碘剂造影者做碘过敏试验的方法　①用35%碘造影剂滴入眼结合膜，15分钟后观察有无充血反应。②用同剂型造影1mL做缓慢静脉注射，15分钟内观察有无胸闷、心慌、恶心、呕吐、呼吸急促、头晕、头痛；有无荨麻疹、血管水肿、支气管

痉挛及低血压等。出现不良反应者给予肾上腺素、糖皮质激素、抗组织胺药进行处理，严重反应者立即抢救。

（2）支气管碘酒造影　造影前3天每日服祛痰药，并做体位引流，尽量将痰排出；造影前1天做碘剂和普鲁卡因过敏试验；造影者禁食3小时，造影前1小时给服地西泮5mg，造影前30分钟给皮下注射阿托品0.5mg。

（3）心血管造影　造影前1天做碘剂、普鲁卡因和青霉素过敏实验，穿刺部位备皮；造影前禁食3小时，造影前30分钟给服苯巴比妥0.1g；造影前连接心电图导联及示波器，必要时给予氧气吸入。

（4）胃肠钡餐和钡灌肠　胃肠钡餐前3天禁服影响胃肠功能的药物和含铋、镁、钙等重金属药物；禁食10小时以上；幽门梗阻者先抽出胃内容物，并洗胃；钡灌肠前1天进食少渣半流质饮食，下午到晚间饮水1000mL左右（做钡气双重造影者，检查前1晚服用番泻叶导泻），检查日禁食早餐，检查前2小时做彻底清洁灌肠。

（5）静脉肾盂造影　造影前3天禁服含重金属药物；造影前1天做碘过敏试验，进食少量无渣、少胀气食物；造影前1晚服用番泻叶导泻：造影前限制饮水6小时；术前施行清洁灌肠；碘过敏，严重肝、肾损害，心力衰竭者为禁忌。

（6）脑血管造影　造影前1天做碘和普鲁卡因过敏试验，造影前查出、凝血时间；造影前禁食4~6小时；造影前半小时给服苯巴比妥0.1g，并皮下注射阿托品0.5mg。

【实训方法】

1. 示范教学　在放射科观看X线检查的各种方法，听放射科老师讲解X线检查的准备要求。

2. 小组学习　每4~6人一组，由放射科老师指导在灯光下初步学习阅X片，并对X线片上的常见病变有所了解。同学和教师共同对出现的问题进行探讨和纠正。

3. 总结评估　教师对实训总体情况进行总结，归纳存在的主要问题。结束后将本次实训结果如实书写实训报告，并按表12-15进行自我评价。

表12-15　影像检查方法及其护理实训效果自我评价表

实训要求	考评等级		
	基本达标	部分达标	尚未达标
记忆			
1. X线常规和造影检查的准备与处理	□	□	□
2. CT与MRI检查的准备与处理	□	□	□
理解			
各种X线检查的检查方法与检查目的	□	□	□
应用			
1. 能识别和处理不同级别碘对比剂不良反应和外渗	□	□	□
2. 能初步识别不同系统放射学检查正常与异常的表现，解释其临床意义	□	□	□

技能实训十一　护理病历书写

【实训目的】

1. 掌握护理病历首页、护理计划单、护理记录和健康教育评估记录的格式与内容。
2. 掌握规范书写护理病历的基本要求。
3. 了解采集被评估者资料的方法和技巧，以便能够与其建立良好的关系。

【实训要求】

1. 认真观摩教师示教的内容和方法。
2. 每 4 ~7 名学生一组，对 1 名标准化被评估者进行病史采集。
3. 实训结束后书写实训报告（入院护理评估单）。

【实训内容】

1. 复习护理病历书写基本要求。

2. 示教护理病历的格式和内容。

3. 根据典型病历，收集被评估者相关资料，并进行评估；讨论护理诊断、护理计划、健康教育内容。

4. 编写护理病历，见表 12 - 16。

表 12 - 16　被评估者入院首次护理评估表

科别：________　　病区：________　　床号：________　　入院号：________

一、一般资料				
姓名：	性别：	年龄：	职业：	民族：
籍贯：	文化程度：	医疗费用支付方式：		
住址：		联系电话：		
入院时间：		入院诊断：		
资料收集时间：		资料来源：	资料可靠程度：	
入院类型：门诊□　急诊□　转入□（转出医院或科室________________________）				
入院方式：步行□　扶走□　轮椅□　平车□　其他□________				
入院处置：沐浴□　更衣□　未处置□				
入院介绍：住院须知□　对症宣教□　饮食□　作息制度□　探陪制度□　其他□________				
二、护理病史				

主诉：

现病史：

三、人体功能性健康型态

1. 健康观念/健康管理型态	自觉健康状况：良好□　一般□　较差□　差□ 既往病史：无□　有□________ 家族史：无□　有□________ 过敏史：药物：无□　不详□　有□________ 　　　　食物：无□　不详□　有□________ 吸烟：无□　有□（________年，平均________支/日）；戒烟：未□　已□________年 饮酒：无□　有□（________年，平均________两/日）；戒酒：未□　已□________年 药物依赖/药瘾/吸毒：无□　有□（名称________，剂量________/日，________年） 环境中危险因素：无□　有□________ 遵从医护计划/健康指导：完全遵从□　部分遵从□　不遵从□（原因________） 寻求促进健康的行为：无□　有□________ 对疾病的认识：完全认识□　部分认识□　不认识□
2. 营养/代谢型态	膳食种类：普通膳食□　软食□　半流食□　流食□　禁食□　治疗膳食□ 饮食习惯：偏食□　忌食□　其他□ 食欲：正常□　亢进□（________天）　减退□（________天） 进食方式：正常□　亢进□　鼻饲□　空肠造瘘□　全静脉营养□　其他□________ 饮水：正常□　多饮□（________mL/d）　限制饮水□（________mL/d） 近6个月内体重变化：无□　增加□（________kg）　减少□（________kg） 咀嚼困难：无□　有□（原因________________）
3. 排泄型态	吞咽困难：无□　有□（原因________________） 排便：________次/日　　颜色：________　　性状：________ 便秘（1次/________日）　腹泻（________次/日）　失禁（________次/日） 造瘘（类型________，能否自理：能□　否□） 应用泻剂：无□　有□ 排尿：________次/日　颜色：________　性状：________　量：________毫升/次 尿失禁□（________级）　尿潴留□　排尿困难□　尿路刺激征□　留置导尿□　膀胱造瘘□ 引流：无□　有□（类型：________性状：________量：________mL）

<table>
<tr><td>4. 活动/运动型态</td><td>生活自理能力：
<table>
<tr><th>项目</th><th>0</th><th>1</th><th>2</th><th>3</th><th>4</th><th></th></tr>
<tr><td>进食/饮水</td><td></td><td></td><td></td><td></td><td></td><td rowspan="11">0 = 能够完成
1 = 需借助辅助用具才能完成
2 = 需有他人帮助才能完成
3 = 需有他人帮助，并借助用具才能完成
4 = 自己不能完成，完全依赖他人帮助
（请在格子内打√）</td></tr>
<tr><td>沐浴</td><td></td><td></td><td></td><td></td><td></td></tr>
<tr><td>穿衣/洗漱</td><td></td><td></td><td></td><td></td><td></td></tr>
<tr><td>如厕</td><td></td><td></td><td></td><td></td><td></td></tr>
<tr><td>床上活动</td><td></td><td></td><td></td><td></td><td></td></tr>
<tr><td>转位</td><td></td><td></td><td></td><td></td><td></td></tr>
<tr><td>走动</td><td></td><td></td><td></td><td></td><td></td></tr>
<tr><td>上下楼梯</td><td></td><td></td><td></td><td></td><td></td></tr>
<tr><td>购物</td><td></td><td></td><td></td><td></td><td></td></tr>
<tr><td>烹饪</td><td></td><td></td><td></td><td></td><td></td></tr>
<tr><td>理家</td><td></td><td></td><td></td><td></td><td></td></tr>
</table>
辅助用具：手杖□　拐杖□　轮椅□　助行器□　义肢□　其他□
活动耐力：正常□　容易疲劳□　呼吸困难□　吸氧□</td></tr>
<tr><td>5. 休息/睡眠型态</td><td>睡眠：正常□　入睡困难□　多梦□　早醒□　失眠□
午睡：无□　有□（约　　小时）
休息后精力是否充沛：是□　否□（原因________________________）
辅助睡眠：无□　有□（ ________）</td></tr>
<tr><td>6. 认知/感知型态</td><td>疼痛：无□　有□（部位：________　性质：________　程度：________　持续时间：________
视力：正常□　近视□　远视□　失明□（左眼□ 右眼□）
听力：正常□　耳鸣□　减退□（左耳□　右耳□）　耳聋□（左耳□ 右耳□）　助听器□
味觉：正常□　减退□　缺失□　其他□________
记忆力：良好□　减退□（短时记忆□ 长时记忆□）　丧失□
注意力：正常□　分散□
语言能力：正常□　失语□　构音障碍□
定向力：正常□　障碍□</td></tr>
<tr><td>7. 自我概念型态</td><td>对自我的看法：满意□　不满意□　其他□________
情绪：焦虑□　恐惧□　绝望□　抑郁□　其他□________</td></tr>
<tr><td>8. 角色关系型态</td><td>就业情况：固定职业□　短期丧失劳动力□　长期丧失劳动力□　失业□
家庭结构：________家庭关系：和谐□　紧张□
社会交往情况：正常□　较少□　回避□
角色适应：良好□　角色冲突□　角色缺如□　角色强化□　角色消退□
经济状况：良好□　一般□　较差□</td></tr>
</table>

9. 性/生殖型态	性生活：正常□ 障碍□ 月经：正常□ 紊乱□ 痛经□ 绝经□ 经量：正常□ 一般□ 多□ 持续时间□ 生育史：孕次：________ 产次：________
10. 压力/压力应对型态	对疾病和住院反应：否认□ 适应□ 依赖□ 过去1年内重要生活事件：无□ 有□ 支持系统（照顾者）：胜任□ 勉强□ 不胜任□ 家庭应对：忽视□ 能满足□ 过于关心□
11. 价值信念型态	宗教信仰：无□ 佛教□ 基督教□ 天主教□ 其他□________

四、体格检查

（1）生命体征
体温：________℃ 脉搏：________次/分 呼吸：________次分 身高：________cm
体重：________kg 血压：________mmHg

（2）全身状况
意识状态：清晰□ 嗜睡□ 意识模糊□ 昏睡□ 浅昏迷□ 深昏迷□ 谵妄□
营养：良好□ 中等□ 不良□ 肥胖□ 消瘦□ 恶液质□
面容：正常□ 病容□（类型：________________）
体位：自动体位□ 被动体位□ 强迫体位□（类型：________________）
步态：正常□ 异常□（类型：________________）

（3）皮肤黏膜
颜色：正常□ 发红□ 苍白□ 发绀□ 黄染□ 色素沉着□ 色素脱失□
湿度：正常□ 潮湿□ 干燥□
温度：正常□ 热□ 冷□
弹性：正常□ 减退□
完整性：完整□ 皮疹□ 皮下出血□（部位及分布：________________）
压疮：无□ 有□（描述：________________）
水肿：无□ 有□（描述：________________）
瘙痒：无□ 有□（描述：________________）

（4）淋巴结
正常□ 肿大□（描述：________________）

（5）头部
眼睑：正常□ 水肿□
结膜：正常□ 水肿□ 出血□
巩膜：正常□ 黄染□
瞳孔：正常□ 异常□（描述：________________）
口唇：红润□ 发绀□ 苍白□ 疱疹□ 㖞斜□
口腔黏膜：正常□ 出血点□ 溃疡□ 其他□
牙齿：完好□ 缺失□ 义齿□

（6）颈部
颈项强直：无□ 有□
颈静脉：正常□ 充盈□
气管：居中□ 偏斜□
肝颈静脉反流征：阴性□ 阳性□

(7) 胸部 呼吸方式：自主呼吸□　机械呼吸□　简易呼吸器辅助呼吸□ 呼吸节律：规则□　不规则□（描述：______________） 呼吸困难：无□　轻度□　中度□　重度□　极重度□ 吸氧：无□　有□（描述：______________） 呼吸音：正常□　异常□（描述：______________） 啰音：无□　有□（描述：______________） 心率：　　次/分　心律：齐□　不齐□（描述：______________） 杂音：无□　有□（描述：______________）
(8) 腹部 外形：正常□　膨隆□　凹陷□　胃型□　肠型□ 腹肌紧张：无□　有□（描述：______________） 压痛：无□　有□（描述：______________） 反跳痛：无□　有□（描述：______________） 肝大：无□　有□（描述：______________） 脾大：无□　有□（描述：______________） 移动性浊音：阴性□　阳性□ 肠鸣音：正常□　亢进□　减弱□　消失□
(9) 肛门、直肠 未查□　正常□　异常□（描述：______________）
(10) 生殖器 未查□　正常□　异常□（描述：______________）
(11) 脊柱四肢 脊柱：正常□　畸形□（描述：______________）；活动情况：正常□　受限□ 四肢：正常□　畸形□（描述：______________）；活动情况：正常□　受限□
(12) 神经系统 肌张力：正常□　增强□　减弱□ 肢体瘫痪：无□　有□（描述：______）　肌力：______级 Barbinski 征：阴性□　阳性□
五、实验室及其辅助检查
六、初步护理诊断 护士签名： 年　月　日　时　分

【实训方法】

1. 示范教学　带教老师示教讲解护理病历的格式和内容。

2. 小组讨论　学生每 4 ~7 人一组，阅读典型病历资料；以小组为单位共同对病例进行护理诊断、护理计划和健康教育内容讨论，教师做巡回指导。

3. 总结评估　教师对实训总体情况做总结，归纳存在的主要问题。结束后如实填写入院护理评估单，然后上交，并按表 12 - 17 进行自我评价。

表 12-17　护理病历书写实训效果自我评价表

实训要求	考评等级		
	基本达标	部分达标	尚未达标
记忆			
1. 护理病历的概念及其书写的基本原则、内容和要求	□	□	□
2. 入院护理评估单、护理记录单、健康教育计划单的记录内容	□	□	□
理解			
护理病历书写的目的与意义	□	□	□
应用			
能正确、规范地书写入院被评估者护理评估单	□	□	□

主要参考书目

[1] 美·Lynda Juall Carpenito – Moyet 著．护理诊断手册．第 11 版．景曜主译．西安：世界图书出版公司，2008.

[2] 邹恂．现代护理诊断手册．第 3 版．北京：北京大学医学出版社，2004.

[3] 吕探云，孙玉梅．健康评估．第 3 版．北京：人民卫生出版社，2012.

[4] 刘成玉．健康评估．第 3 版．北京：人民卫生出版社，2014.

[5] 李晓慧．健康评估．上海：同济大学出版社，2008.

[6] 张雅丽，陈淑英，郭荣珍．新编健康评估．上海：复旦大学出版社，2010.

[7] 湖南医科大学附属湘雅医院．整体护理程序与操作．长沙：湖南科学技术出版社，2002.

[8] 陈文彬，潘祥林．诊断学．第 7 版．北京：人民卫生出版社，2008.

[9] 李广元，谢晖．健康评估．第 2 版．西安：第四军医大学出版社，2012.

[10] 万学红，卢雪峰．诊断学．第 8 版．北京：人民卫生出版社，2013.

[11] 申丽静，陈文福．健康评估．郑州：郑州大学出版社，2010.

[12] 徐新娥，张朝霞．健康评估．第 2 版．武汉：华中科技大学出版社，2014.

[13] 朱鹏云．健康评估．南昌：江西出版集团，2008.

[14] 夏惠丽．健康评估．北京：人民卫生出版社，2007.

[15] 童晓云．健康评估．南京：东南大学出版社，2006.

[16] 刘惠莲．健康评估．北京：人民卫生出版社，2010.

[17] 诸葛毅．健康评估学习荟萃．杭州：浙江大学出版社，2009.

[18] 张亚丽，王瑞莉．健康评估．北京：人民卫生出版社，2013.

[19] 王琦．健康评估．第 2 版．北京：中国中医药出版社，2012.

[20] Janet Weber，JaneH，Kelley. Health Assessmentin Nursing（4th）. Lippincott Williams& Wilkins，2010.

[21] Patricia M，Dillon，Nursing Health Assessment：Acritical Thinking，Case Studies Approach（2nded）. F. A. Davis Company，2007.